临床诊疗案例分析丛书

出生缺陷防控——遗传病临床诊疗案例分析

刘　丽　史云芳　李晓洲　张美姿　谢晓媛　任晨春　主编

天津出版传媒集团
天津科学技术出版社

图书在版编目(CIP)数据

出生缺陷防控 : 遗传病临床诊疗案例分析 / 刘丽等主编 . -- 天津 : 天津科学技术出版社 , 2023.5（2025.3 重印）
（临床诊疗案例分析丛书）
ISBN 978-7-5742-0675-5

Ⅰ . ①出… Ⅱ . ①刘… Ⅲ . ①新生儿疾病－遗传病－病案－分析 Ⅳ . ① R722.11

中国版本图书馆 CIP 数据核字 (2022) 第 212628 号

出生缺陷防控 : 遗传病临床诊疗案例分析
CHUSHENG QUEXIAN FANG KONG : YICHUANBING LINCHUANG ZHENLIAO ANLI FENXI
责任编辑：张　跃
出　　版：天津出版传媒集团 / 天津科学技术出版社
地　　址：天津市西康路 35 号
邮　　编：300051
电　　话：（022）23332400
网　　址：www.tjkjcbs.com.cn
发　　行：新华书店经销
印　　刷：天津午阳印刷股份有限公司

开本 787×1092　1/16　印张 24.75　插页 3　字数 600 000
2025 年 3 月第 1 版第 5 次印刷
定价：90.00 元

编者名单

主编

刘　丽　天津市第一中心医院　主任技师
史云芳　天津医科大学总医院　副主任医师
李晓洲　天津医科大学总医院　副主任医师
张美姿　天津市第一中心医院　副研究员
谢晓媛　天津市妇女儿童保健中心　副主任医师
任晨春　天津市中心妇产科医院　研究员

编者（按作者单位及汉语拼音排序）

天津医科大学总医院：
董海伟　高晓丽　韩　姹　侯文静　琚　端　李　洁　马瑞玉
孟凡荣　孟曦龙　苗　苗　佘富蔓　孙　艳　王　平　王秀艳
吴金珊　徐　茜　杨　萌　袁碧波　周佳妍
天津市第一中心医院：
邸建永　方　祺　梁玥宏　李　虹　李　卉　刘　荣　刘　烨
王媛媛　徐凤琴　张暄琳　张翊昕
天津市妇女儿童保健中心：
崔　岚　冯凌燕　冯树人　李阔韬　刘慧坤　刘　爽　刘　霞
邵　平　谭桂兰　王　鹏　王舒婷　吴　芳　辛　力　姚静怡
张　钰
天津市中心妇产科医院：
郝颖新　鞠明艳　王玲红　王文靖　武　超　杨微微　张海霞
天津河西坤如玛丽妇产医院：
王浩利　张　娟

序

《临床诊疗案例分析》系列丛书的问世，是天津市医学会精心组织、辛勤努力的结果，我首先祝贺这套丛书的成功出版。

天津的临床医学有着悠久的历史和深厚的文化底蕴，从医疗资源到医疗人才、医疗设施等各个方面在全国都有举足轻重的地位。为了把临床医师们多年来积累的宝贵经验传承下去，发扬光大，天津市医学会自 2021 年开始，组织所属的 88 个专科分会中经验丰富的临床医师，将自己多年来的临床案例分析撰写成文，由医学会总其成，编辑为《临床诊疗案例分析》丛书，将其奉献给读者。这不仅可以促进临床医师之间经验共享，从而更好地提高临床诊疗技术，促进相关学科发展，同时也可以将临床医师的宝贵经验保存下来，传承下去。

临床医生既要具备扎实的理论知识，也要拥有足够的实践经验。系列丛书对临床医生和青年学者是一个不可多得的知识宝库。丛书内容实用，贴近临床，全书以病例讨论的形式呈现，所有案例均来自于临床真实病例，涵盖各学科的常见病、多发病、疑难病等，临床思维成熟，诊疗思路清晰，处理规范。丛书严谨生动，可读性强，通过典型临床案例的分享，引导青年医师在诊疗过程中及诊疗结束后总结思考，培养青年医师横向思维、发散思维能力，提高青年医师临床诊疗水平。

万千砂砾寻明珠，大浪淘沙始出金。《临床诊疗案例分析》系列丛书是我市临床医学多年来实践工作的优秀成果，出版后将使更多的临床医生受益，对普通读者而言，也可以从中获得医学知识的普及。愿这套丛书能在早日实现健康中国的目标中发挥助力作用。

国医大师　中国工程院院士　吴咸中

2022 年 12 月

序　言

我国历来高度重视出生缺陷的防控工作，建立了出生缺陷三级预防体系。经过多年的不懈努力，出生缺陷防控工作取得了可喜的成绩。2015 年至 2020 年，婴儿死亡率从 8.1‰降至 5.4‰，5 岁以下儿童死亡率从 10.7‰降至 7.5‰，孕产妇死亡率从 20.1/10 万降至 16.9/10 万，主要健康指标居于中高收入国家前列。

但我国仍面临多重疾病威胁并存、多种健康影响因素交织的复杂局面，尤其是生育政策的调整，三孩政策的放开，高龄生育的增加，使出生缺陷的防控面临新的挑战。《"十四五"国民健康规划》中提出要"实施出生缺陷综合防治能力提升计划，构建覆盖城乡居民，涵盖婚前、孕前、孕期、新生儿和儿童各阶段的出生缺陷防治体系"。

出生缺陷中遗传性因素占总出生缺陷的 30%，由于遗传性出生缺陷的治疗十分困难，因此在孕前和产前进行预防性筛查、产前诊断从而避免出生缺陷的发生、减少严重出生缺陷儿的出生是非常重要而且是必要的。

随着基因测序为代表的遗传检测技术的飞速发展，孕 / 产前筛查及产前诊断技术也取得了突破性进展。但出生缺陷综合防治能力的提升，不只是遗传检测技术的发展，还需要提升临床医生对遗传病的认知能力。目前我国临床医生对遗传病的认识普遍不足。我国遗传学家黄尚志教授提倡"以遗传学的视角看临床，用临床语言谈遗传"。为了提高临床医生对遗传病的认识及理解，普及遗传病诊断和治疗的相关知识，在天津市医学会的领导下，天津市医学会医学遗传学分会组织天津医科大学总医院、天津市第一中心医院、天津市妇女儿童保健中心以及天津市中心妇产科医院等四个天津市产前诊断中心编写了《出生缺陷防控—遗传病临床诊疗案例分析》一书。该书的特点是①所有病例均来源于作者临床工作的积累，囊括出生缺陷一级预防、二级预防和三级预防；②用叙事医学的手法，阐述遗传病案例及专业知识；③针对每一个病例均有专家点评，其目的是帮助临床医生提高对遗传病的认识及诊疗水平。

本书在编写过程中得到了天津市医学会的大力帮助，天津医科大学总医院、天津市第一中心医院、天津市妇女儿童保健中心以及天津市中心妇产科医院等四个天津市产前诊断中心的同仁们的大力支持。本书的出版得到了天津华大医学检验所有限公司及天津金域医学检验实验室有限公司的鼎力支持和帮助，在此表示深深的谢意！

由于编写时间仓促，谬误与疏漏在所难免。望同道们不吝指教，提出宝贵意见，我们将不胜感激。

天津市医学会医学遗传学分会原主任委员　张　颖　陈　悦

2023 年 1 月

目　　录

第一章　出生缺陷三级预防体系及相关遗传病

一、出生缺陷三级预防体系

我国政府高度重视妇女儿童健康事业发展，近年来随着母婴安全保障措施的开展，孕产妇死亡率和儿童死亡率逐年降低。根据中国出生缺陷防治报告（2012）显示，我国的出生缺陷总发生率约为5.6%，与世界中等收入国家水平接近，但由于我国人口基数庞大，每年新增出生缺陷约90万例。其中，出生缺陷是导致早期流产、死胎、围产儿死亡、婴幼儿死亡和先天残疾的主要原因，不但严重危害儿童生存和生活质量，影响家庭幸福和谐，也会造成巨大的潜在寿命损失和社会经济负担。

出生缺陷是指胚胎或胎儿在发育过程中所发生的结构或功能代谢的异常。我国出生缺陷监测（监测期为孕满28周至出生后7天）数据表明，2000—2017年间，先天性心脏、多指（趾）、马蹄内翻、并指（趾）、总唇裂、尿道下裂、先天性脑积水、直肠肛门闭锁或狭窄、腭裂及肢体短缩等10类疾病是我国围产儿排名前10位的高发致畸疾病。在导致出生缺陷的风险来源中遗传因素约占40%，包括单基因遗传、多基因遗传、染色体病等；环境因素约占5%~10%，包括人口学因素、化学因素、物理因素、生物因素、营养因素等；两者共同作用或原因不明约占50%。

我国历来高度重视出生缺陷防治工作。多年来，我国以保护妇女儿童健康权益，减少出生缺陷和先天残疾，提高出生人口素质为目标，认真贯彻实施《母婴保健法》《中国妇女发展纲要》和《中国儿童发展纲要》等，逐步完善出生缺陷防治相关法律法规和政策措施。卫生部先后印发了《孕产期保健管理办法》《产前诊断技术管理办法》《新生儿疾病筛查管理办法》等一系列规章和技术规范，使出生缺陷防治在各个环节基本实现了有法可依。逐步健全了包括妇幼保健机构、综合医院、妇女儿童专科医院、基层医疗卫生机构、相关科研院所等在内的出生缺陷综合防治体系。大力推广适宜技术，提高出生缺陷防治服务的公平性和可及性。在加强常规孕、产妇保健和儿童保健的基础上，针对性地开展婚前医学检查、产前筛查、产前诊断、新生儿疾病筛查、患儿治疗康复等出生缺陷防治服务。

为减少出生缺陷的发生，世界卫生组织（WHO）提出了出生缺陷的三级预防策略，其中一级预防（婚前、孕前保健）即病因预防，是指在孕前及孕早期（又称为围孕期）阶段进行综合干预，这是防止出生缺陷的第一道防线。具体措施包括：健康教育、婚前医学检查、孕前保健、遗传咨询、计划生育、增补叶酸、孕早期保健（包括合理营养、预防感染、谨慎用药、戒烟戒酒和避免接触有毒有害物质）、最佳生育年龄选择等。孕前也可通过鉴别遗传病可能携带者、查找先证者致病基因、产前诊断检测胎儿或胚胎（第三代试管婴儿）基因状态、适当的干预，来阻断疾病的遗传，满足父母获得健康子女的愿望。

二级预防是指在孕期进行产前筛查和产前诊断，做好孕期保健，这是防止和减少出生缺陷的第二道防线，可减少严重出生缺陷儿的出生。产前筛查通过简便、经济和较少创伤的检测方法从孕妇群中发现某些有先天性缺陷和遗传性疾病胎儿的高风险孕妇，以便进一步明确诊断，是产前诊断技术的组成部分，有利于提高产前诊断的效率。在天津市三级妇幼转诊网络 2000 多家单位，6000 多个网点妇幼人的共同努力下，天津市已连续几年将出生缺陷率控制在 10‰左右，为 5000 多个家庭带来了新的希望。

三级预防（新生儿筛查）即出生缺陷患儿出生后采取及时、有效的诊断、治疗和康复，它是最大限度地减轻出生缺陷危害、提高患儿生活质量的第三道防线。筛查项目包括甲低、苯丙酮尿症、遗传代谢性疾病、听力障碍、白内障、先心病、髋关节发育不良、孤独症、神经心理行为发育（脑瘫）等。通过常规的儿童体检、幼儿园定期查体等方式，10 年来我市共检出 4 万多名偏离正常的孩子，并为有需要的 1000 余名儿童实施了政府救助，让他们得到免费的治疗与干预。中残联和国家统计局 2011 年残疾人状况监测显示，天津市 0~6 岁残疾儿童比例明显低于全国平均水平，和周边城市相比，聋校、盲校、启智学校生源减少，80% 聋儿进入普通幼儿园和小学学习。

有效预防控制出生缺陷，不但能直接减少残疾、提高出生人口素质，而且能有效降低婴儿死亡率，提高人均希望寿命，更有利于促进家庭幸福、社会和谐和经济发展。

二、出生缺陷相关遗传病

随着我国经济的快速发展，医疗卫生水平的不断提高，诸如营养不良、感染等长期影响着中国婴幼儿健康的疾病发生率显著下降，而结构、功能或代谢异常等出生缺陷的发生率逐年上升。据统计，目前我国出生缺陷的总发生率已达 5.6%，成为婴幼儿死亡的第二大病因。其中出生缺陷既可由环境因素所致，也可由遗传因素或环境和遗传因素共同作用所致。欧美国家统计数据显示，出生缺陷中单基因病占 7.5%，染色体异常约占 6 %；而我国数据显示，染色体病或单基因病导致的出生缺陷在部分地区可达 30%。当前，占出生缺陷总发生率四分之一以上的疾病包括了先天性心脏病、神经管缺陷、地中海贫血、镰状细胞贫血、21 三体综合征和蚕豆病，这些疾病全部或部分与遗传因素相关。

遗传性疾病是由于生殖细胞或是受精卵内的遗传物质在数目、结构或是功能上发生改变从而导致个体罹患疾病。目前遗传性疾病已达 9000 多种，它涉及人体多个器官系统，一般治疗方法无效，是新生儿和儿童病死的重要因素，同时也是流产、畸胎形成和新生儿先天性畸形的主要原因。

遗传病主要分为单基因遗传病、多基因遗传病、染色体病和线粒体基因病四大类。①单基因遗传病：是指受一对等位基因控制的遗传病，其遗传方式遵循孟德尔遗传规律。它的遗传方式包括：常染色体显性遗传（AD），如软骨发育不全、Marfan 综合征、常染色体显性多囊肾病等；常染色体隐性遗传（AR），如遗传性耳聋、苯丙酮尿症、脊肌萎缩症、地中海贫血、眼皮肤白化病等；X 连锁显性遗传（XD）：如抗维生素 D 佝偻病、Alport 综合征、色素失调症等；X 连锁隐性遗传（XR）：如血友病、红绿色盲、假肥大性肌营养不良等；Y 连锁遗传：如外耳道多毛症、无精子因子 AZF 基因等。②多基因病：有一定的遗传基础，往往有家族性的倾向，但是它们的遗传方式不是决定于一对基因，而是几对基因共同作用的结果，同时受环境因素的影响，如先天畸形（唇裂、腭裂、脊柱裂等）、精神分裂症、强直性脊柱炎等。③染色体病：由染色体的数目或结构异常引起，包括染色体数目的异常，如 21 三体综合征、18 三体综合征、先天性卵巢发育不全综合征（Turner 综合征）等；染色体结构畸变，如平衡易位、倒位、染色体微缺失 / 重复综合征等。④线粒体基因病：线粒体基因组中发生基因突变所致的一类疾病，它为细胞质遗传，属母系遗传，即突变的 mtDNA 通过母亲卵子细胞质传给子代，如药物性耳聋、Leber 遗传性视神经病、线粒体脑肌病等。

综上所述，遗传病的病种多，病因复杂，其诊断可通过病史、症状和体征、系谱分析、染色体核型分析、生物化学分析和基因诊断等予以确定。在这里要强调的是，确定为遗传病后还须进一步分析致病基因是由新发突变产生的，还是由上一代遗传下来的，从而分析再发风险，避免或减少遗传病和其他先天异常儿的出生。同时人群中常见单基因病的携带者约为 20%~25%，对于常见的隐性发病单基因病进行孕前 / 孕早期的携带者筛查可以显著降低单基因遗传病所致的出生缺陷的发生。

第二章　染色体病专题

染色体(chromosome)是遗传物质的载体,由DNA和蛋白质等构成,具有储存和传递遗传信息的作用。由染色体数目异常和结构畸变所致的疾病称为染色体病(chromosomal disorders)。

染色体病构成了人类遗传性疾病的一大类。自1971年巴黎国际染色体命名会议以来,现已发现人类染色体数目异常和结构畸变2万多种,染色体病综合征200多种。通过对流产、死产、新生儿和一般人群的调查表明,染色体异常占流产胚胎的50%~70%,占死产婴的10%,占新生儿死亡者的10%,占新生儿的5‰~10‰,占一般人群的5‰。

根据累及的染色体不同,染色体病可分为常染色体病和性染色体病。常染色体病共同的临床表现为:先天性非进行性智力障碍,生长发育迟缓,常伴有颅面部、五官、四肢、内脏等方面的畸形。性染色体病共同的临床表现为:性发育不全或两性畸形,有的患者仅表现为生殖力下降、继发性闭经、智力稍差、行为异常等。染色体病严重致愚、致残、致死,目前缺乏有效的治疗手段,预防染色体病唯一有效的途径是通过产前筛查、胚胎植入前诊断、产前诊断等手段发现染色体异常胎儿,选择性终止妊娠。

第一节　染色体数目异常

染色体数目的恒定对于维持物种的稳定性具有重要意义,染色体数目是物种鉴定的重要标志之一。如果人类某一条染色体数目发生增加或减少(非整倍体改变),或染色体组的成倍增减(整倍体改变),都属于染色体数目异常。

1. 整倍体　染色体的数目变化是单倍体(n)的整数倍,即以n为基数成倍地增加或减少,称为整倍体(euploid)。超过二倍体的整倍体称为多倍体(polyploid)。例如,在2n的基础上如果增加一个染色体组(n),则染色体数为3n,即为三倍体(triploid);若增加2个n,则染色体数为4n,即四倍体(tetraploid);若减少一个n,则称为单倍体(haploid)。

在自发流产的胎儿中,染色体畸变者占42%。其中三倍体占18%,四倍体占5%,可见3n是流产胎儿中常见的类型。只有极少数3n的个体能存活到出生,存活者多为2n/3n的嵌合体。一般认为,3n胎儿引发流产的原因是在胚胎发育过程中,细胞有丝分裂时会形成三极纺锤体,造成染色体在细胞分裂中、后期的分布和分配紊乱,最终导致子细胞中染色体数目异常,严重干扰胚胎的正常发育而引起流产。4n比3n更为罕见,多发生在流产的胚胎中,且往往是4n/2n嵌合体。

整倍体畸变的机制主要包括双雌受精、双雄受精、核内复制和核内有丝分裂;3n形成的主要原因是双雄受精或双雌受精;4n形成的主要原因是核内复制或核内有丝分裂。

2. 非整倍体　如果一个体细胞的染色体数目增加或减少了一条或数条,这种细胞或个体称为非整倍体(aneuploid),是临床上最常见的染色体异常类型。非整倍体可分为亚二倍体(hypodiploid)以及超二倍体(hyperdiploid)。

一、夫妻之一染色体数目异常 - 经产前诊断可以生育正常子代

病例 1　女性 21 三体综合征患者生育染色体正常子代一例

【背景知识】

21 三体综合征是迄今为止最常见、认识最深的染色体疾病,也是最常见的导致轻度至中度智力障碍的遗传性疾病。21 三体综合征的临床表现多样,主要包括特殊面容、智力障碍、生长发育迟缓和肌张力减退等,该病的发生与孕妇分娩年龄的关系已被肯定,其发病风险随孕妇分娩时年龄的增大而升高。21 三体综合征胚胎发生流产的比例约为 75%~80%,存活并出生的胎儿也会因为合并多系统疾病而过早死亡,能长大成人后妊娠的就更少了。本病例报道一名 21 三体综合征的孕妇生育染色体正常的子代。

【病例情况】

患者,女,30 岁,因“G_2P_0 孕 18 周,本人染色体为 47,XX,+21”就诊。

患者幼儿时在外院诊断为 21 三体综合征。曾自然流产 1 次,流产物未行检查。本次妊娠为自然受孕,在家人陪同下按时产检。孕 11^{+3} 周,超声检查胎儿头臀径与孕周相符,颈项透明层(nuchal translucency, NT)1.5 mm,鼻骨可见,静脉导管未见 a 波倒置,膀胱未见异常增大。孕期定期产检,孕 18 周超声检查未见明显异常,建议患者行羊膜腔穿刺检查胎儿染色体。平素月经周期规律,否认遗传病家族史、有毒有害物质接触史及孕期服药史。

【病例分析】

因患者本人情况特殊,家属陪同完成羊膜腔穿刺前相关检查,跟患者家属充分沟通并签署知情同意书后,于妊娠 21 周在超声引导下行羊膜腔穿刺术。抽取羊水 20 mL,其中 15 mL 用于细胞培养,检查胎儿染色体核型, 5 mL 羊水进行单核苷酸多态性微阵列芯片(single nucleotide polymorphism array, SNP array)检测。同时抽取孕妇外周血 1 mL(肝素抗凝),再次分析其染色体核型。

细胞遗传学结果:羊水细胞按常规方法培养,制片,G 显带,显微镜下计数 20 个分裂相,选取 3~5 个核型进行分析。羊水细胞染色体核型未见异常,为 46,XX(图 2-1-1)。孕妇外周血染色体核型为 47,XX,+21(图 2-1-2)。

SNP array 检查:采用 Affymetrix CytoScan 750K SNP array 芯片进行检测,操作规程严格按照说明书进行,结果显示胎儿在全染色体基因组范围内未发现有染色体片段拷贝数(copy number variations, CNV)的异常变化。

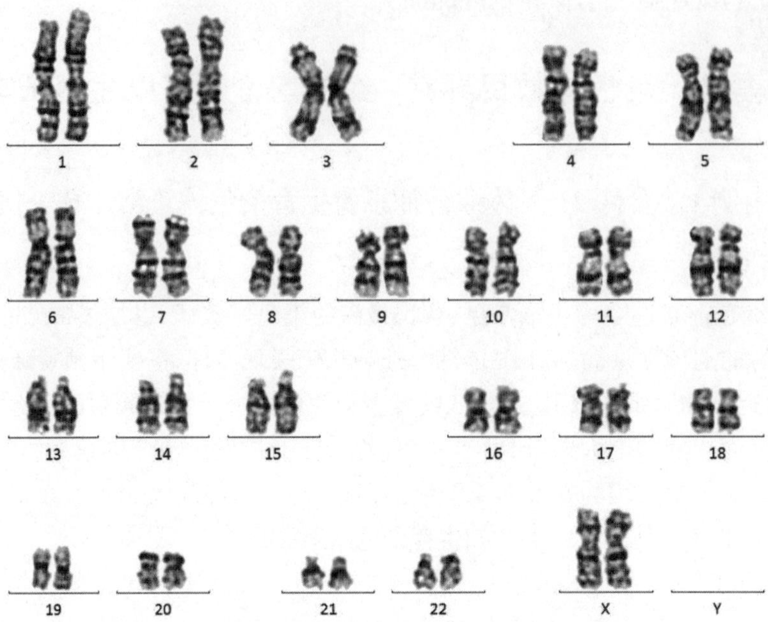

图 2-1-1 羊水细胞染色体核型图

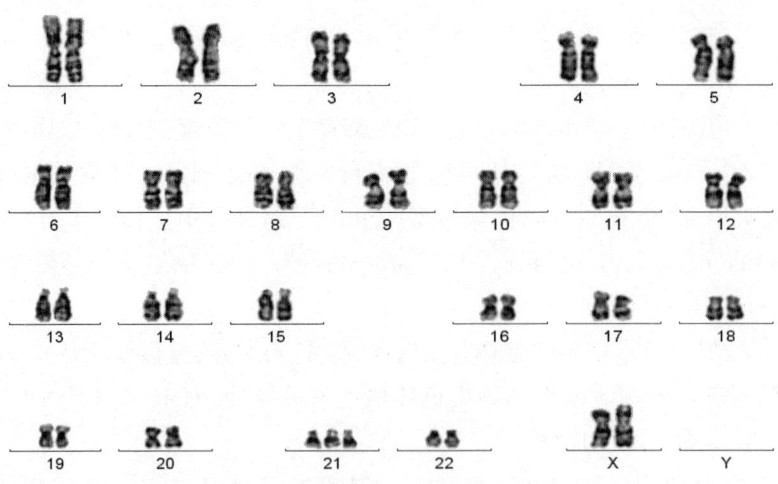

图 2-1-2 孕妇外周血染色体核型图

随访:患者孕 24 周系统超声检查未见明显异常,孕期产前检查未见异常,足月剖腹产下一名女婴,体重 3500 g,Apgar 评分 10 分。追踪至出生后两年,智力及运动功能发育未见异常。

【专家点评】

21 三体综合征又称为唐氏综合征(Down's syndrome, DS)、Down 综合征,是人类最常见的常染色体异常疾病[1]，在我国新生儿中的患病率达到 1.25‰~1.67‰。该病在 1866 年由 John Langdon Down 首先临床报道，其共同的临床特征为生长发育迟缓、智力障碍、特殊面容[2]。1959 年，科学家发现大部分 Down 综合征患儿有 47 条染色体，多出的染色体为近端着丝粒染色体—21 号染色体。

21 三体综合征的病因尚不清楚，有学者认为，孕妇早期感染及用药，长期接触染发剂或烫发剂等有毒化学物质，以及装修材料释放的甲醛等有毒物质是引起染色体突变、诱发唐氏综合征患儿的重要因素[3]。高龄妊娠（>35 周岁），特别是 40 岁以上的孕妇，随着年龄的增长，卵泡在卵巢中积存的时间越长，致使卵泡的染色体发生“老化”，“老化”后的孕妇卵子可能会引起染色体不分离，是导致 21 三体综合征患儿发生的另一个重要原因[4]。目前普遍认可的发生机制是在生殖细胞减数分裂产生配子时，或者受精卵在有丝分裂过程中，21 号染色体出现不分离现象，从而造成胚胎体细胞中产生三条 21 号染色体，多余的一条 21 号染色体可能引发某些基因表达提升或者正常基因产物过多，最终造成生化代谢紊乱。

21 三体综合征分为四类核型：21 三体型（标准型），约占患者的 95%，核型为 47,XX/XY,+21；罗伯逊异位型，约占患者的 4%，非同源罗氏异位型最常见核型为 46,XX/XY, der(14;21)(q10;q10),+21；嵌合体型；21 部分三体型。

我国每年出生的 21 三体综合征儿童在 2.7 万名左右，给患者家庭和社会造成了巨大的经济损失[5]，但是目前针对 21 三体综合征尚无有效治疗措施，早发现、早干预，选择性终止妊娠，避免此类患儿的出生显得尤为重要。传统的 21 三体综合征筛查主要采用二联[甲胎蛋白和人绒毛膜促性腺激素游离 β 亚基（AFP+freeβ-hcg）]、三联[AFP+freeβ-hcg+游离雌三醇（uE3）]等发光免疫检测法[6]，同时结合孕妇年龄、体重、超声提示孕周及采血时孕周、有无糖尿病等因素，对胎儿 21、18 三体综合征及神经管缺陷风险进行评估，但是存在检出率低、阳性预测值低和假阴性较高等问题。目前特异性和灵敏度比较高的产前筛查手段是无创产前检测（noninvasive prenatal testing，NIPT），其原理为检测孕妇外周血中胎儿游离 DNA（cell free fetal DNA，cffDNA），通过高通量测序获得遗传学信息，不仅可检测胎儿染色体非整倍体疾病，而且在染色体微重复及微缺失的检测也有一定的优势[7]。该检测方法相比较传统的血清学检查，阳性预测值高和假阴性率低，对于 21 三体综合征的检出率可达 90% 左右，已成为一线筛查方法。对于 NIPT 提示高风险的孕妇，可进一步采取绒毛取样、羊膜腔穿刺术、脐静脉穿刺术等技术进行产前诊断。

21 三体综合征男性患者通常没有生育能力，但女性患者有生育能力，因其后代有 50% 的概率仍为 21 三体综合征患者，所以必须进行产前诊断以免生育 21 三体综合征患儿。本病例患者为标准型 21 三体，通过产前诊断生育一染色体正常的子代。

【参考文献】

[1] 戚庆炜，孙念怙. 产前唐氏综合征筛查概论 [J]. 实用妇产科杂志，2008，24（1）：4-7.

[2] DOWN，J L. Observations on an ethnic classification of idiots.1866[J]. Ment Retard，1995，33（1）：54-56.

[3] 蒋群芳，张崇林，唐娟，等. 唐氏综合征产前诊断的研究进展[J]. 中国优生与遗传杂志，

2014，22(7):150-152.

[4] SHERMAN S L，FREEMAN S B，ALLEN E G，et al. Risk factors for nondisjunction of trisomy 21[J]. Cytogenet Genome Res，2005，111(3-4)：273-280.

[5] MANIKANDAN K，SESHADRI S. Down syndrome screening in India：Are we there yet?[J]. J Obstet Gynaecol India，2017，67(6)：393-399.

[6] 刘晓，仲人前. 唐氏综合征产前筛查方法研究进展 [J]. 第二军医大学学报，2014，35(1):89-93.

[7] AGATISA P K，MERCER M B，LEEK A C，et al. A first look at women's perspectives on noninvasive prenatal testing to detect sex chromosome aneuploidies and microdeletion syndromes[J]. Prenat Diagn，2015，35(7)：692-698.

（史云芳　王秀艳　李晓洲）

病例2　8三体嵌合女性生育染色体正常子代一例

【背景知识】

8号染色体三体嵌合是一种罕见的可存活状态，男性多见。患者表型多样，从轻度畸形到严重畸形不等，主要表现为面部畸形、纵向足底沟、骨骼和心血管异常以及肾脏畸形等。但8号染色体三体嵌合患者临床表型的严重程度和嵌合比例之间关系不明显，患者表型严重程度的确切机制仍不清楚，患者的生育能力或生殖能力也报道较少。本病例报告8号染色体三体嵌合女性患者一例，该患者无明显临床表现，且生育染色体正常子代。

【病例情况】

患者，女，29岁，因“G_2P_0 孕20周，本人染色体异常”就诊。

患者第一次妊娠时因“胎儿畸形”引产，具体情况不详。之后在外院检查本人外周血染色体，结果为8号染色体三体嵌合47,XX,+8[80]/46,XX[20]，复查后仍为8号染色体三体嵌合。血常规及骨髓活检等结果未见明显异常。孕妇身高162 cm，体重70 kg，BMI 26.67 kg/m^2。平素月经规律，否认遗传病家族史。

【病例分析】

经过遗传咨询，孕妇及家属同意行羊膜腔穿刺进行产前诊断。在完善相关检查、签署知情同意书后，于孕24周在超声引导下行羊膜腔穿刺术。抽取羊水20 mL，其中15 mL用于细胞培养，检查胎儿染色体核型，5 mL羊水进行SNP array检测。同时抽取孕妇外周血1 mL(肝素抗凝)，再次分析其染色体核型。

细胞遗传学检查：羊水细胞按常规方法培养，制片，G显带，显微镜下计数20个分裂相，选取3~5个核型进行分析。胎儿染色体核型未见异常，为46,XX，见图2-1-3。孕妇外周血染色体核型为47,XX,+8[31]/46,XX[19]，见图2-1-4。

SNP array检查：采用Affymetrix CytoScan 750K SNP array芯片进行检测，操作规程严格按照说明书进行，结果显示胎儿在全染色体基因组范围内未发现有染色体片段拷贝数的异常变化。

随访：孕妇足月顺产一女婴，体重 3700 g，Apgar 评分 10 分。追踪至出生后两年，智力及运动功能发育均未见异常。

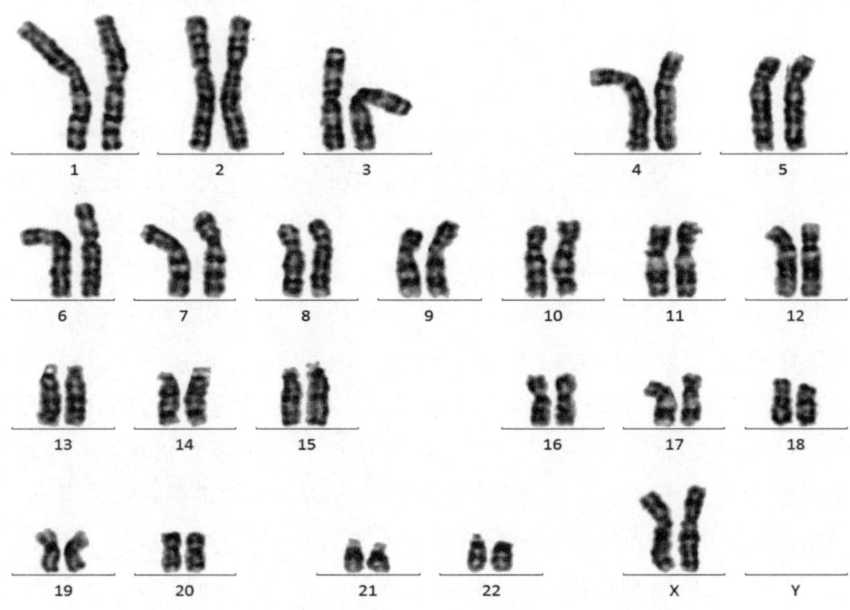

图 2-1-3 羊水染色体核型图

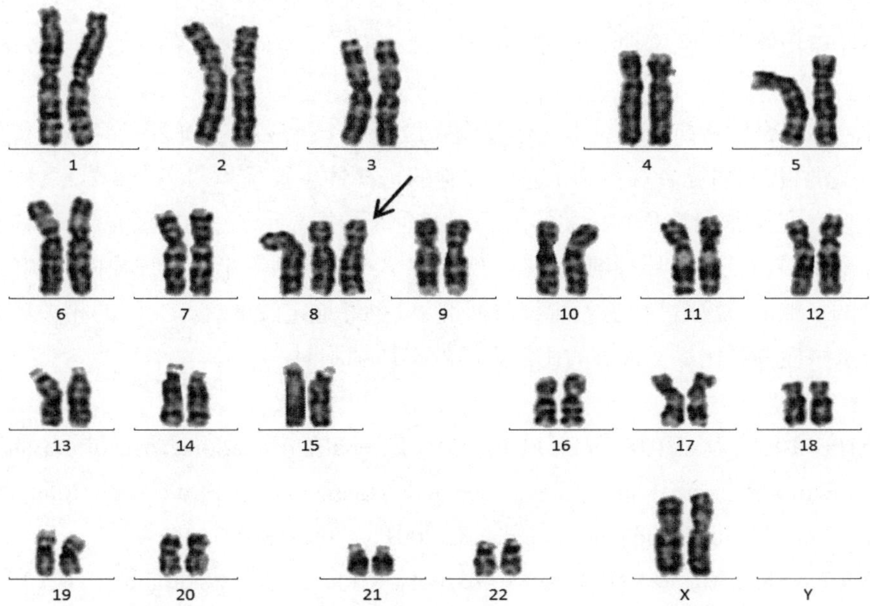

图 2-1-4 孕妇外周血染色体核型图，箭头示 8 号染色体三体

【专家点评】

8 三体综合征又称 Warkany 综合征（Warkany syndrome），是 Grouchy 于 1971 年首次报道一种少见的常染色体三体。游离型 8 三体通常是致死的，占自然流产的 0.7%~0.8%[1]，产后病例很少观察到。嵌合 8 三体是一种罕见的可存活的疾病，发病率约为（2~4）/10 万，男女之比为 5 : 1[2]。在所有已确认的妊娠中，发生率约 0.1%，且通常是新发变异[3]，主要是由于有丝分裂染色体不分离导致。8 三体嵌合患者表型多种多样，从轻度畸形到严重畸形不等。影响多个系统，包括中枢神经、眼睛、心脏、胃肠、泌尿生殖系统和肌肉骨骼等，足底深折痕是该病的重要特征[4]。除此之外，患者发生白血病和骨髓增生异常综合征的风险也增加。文献表明 8 三体嵌合患者的异常与血液或皮肤的嵌合程度无关，少量三体细胞的患者可能表现出严重的表型，导致 8 三体嵌合患者表型严重程度的确切机制尚不清楚[5]。本文中孕妇表型未见明显异常，因妊娠拒绝做进一步全身体格检查，所以未能发现与 8 三体相关的一些微小的临床症状，生殖腺或其他组织中的嵌合水平因妊娠也未做进一步研究。

由于已报道的 8 三体嵌合患者大多为新生儿或儿童，因此对患者的生育能力或生殖能力知之甚少。查阅相关文献，男性患者通常不能生育[6]，表型和发育正常或有轻微异常的女性患者有流产史[7]，但关于 8 三体嵌合患者自然流产发生率是否增加的相关报道非常有限。妊娠成功的报道则更少，2003 年有一例 23 岁伴有发育迟缓和畸形的 8 三体嵌合女性患者成功妊娠，且胎儿染色体核型正常（46,XX）的病例被报道[7]。本研究中该孕妇仅有一次胎儿畸形史，本次妊娠没有产科合并症，胎儿染色体未见异常。随访两年，孕妇及胎儿发育也未见异常。鉴于 8 三体嵌合患者更常合并急性髓细胞白血病和骨髓增生异常综合征，建议对患者进行长期随访。

本病例报道表明，尽管不常见，但 8 三体嵌合女性妊娠是可能的，而且没有证据表明后代染色体非整倍体的风险增加。同时本病例对 8 三体嵌合患者未来的生育可能性提供了一定的指导。

但 8 三体嵌合的产前检测对于遗传咨询来说是一个挑战，一是羊膜腔穿刺可能漏诊，已有多例相关的报道，研究者观察到了正常细胞的选择性生长优势和嵌合 8 号三体细胞的生长劣势[8-10]；二是通常很难预测相关的产后表型。有数据显示[11]，如果胎儿超声检查没有发现先天性异常，具有明显局限性胎盘嵌合现象和羊水中有低水平嵌合现象的病例的总体预后是积极的。然而，需要进行更大规模的研究，以更好地定义嵌合 8 三体的相关风险，特别是当在羊水中检测到比本文报道的比例更高的三体细胞时。

【参考文献】

[1] CAMPBELL S，MAVRIDES E，PREFUMO F，et al. Prenatal diagnosis of mosaic trisomy 8 in a fetus with normal nuchal translucency thickness and reversed end-diastolic ductus venosus flow[J]. Ultrasound Obstet Gynecol，2001，17（4）：341-343.

[2] WIŚNIEWSKA M，MAZUREK M. Trisomy 8 mosaicism syndrome[J]. J Appl Genet，2002，43（1）：115-118.

[3] LEON E，JAMAL S M，ZOU Y S，et al. Partial trisomy 8 mosaicism due to a pseudoisodi-

centric chromosome 8[J]. Am J Med Genet A，2011，155 A(7):1740-1744.

[4] AGRAWAL A，AGRAWAL R. Warkany syndrome：a rare case report[J]. Case Rep Pediatr，2011，2011:437101.

[5] GIRALDO G，GÓMEZ A M，MORA L，et al. Mosaic trisomy 8 detected by fibroblasts cultured of skin[J]. Colomb Med(Cali)，2016，47(2):100-104.

[6] RODRÍGUEZ M J，MORENO-CID M，RUBIO A，et al. Trisomy 8 mosaicism a controversial prenatal diagnosis[J]. J Obstet Gynaecol，2013，33(2):204-205.

[7] RAUEN K A，GOLABI M，COTTER P D. Fertility in a female with mosaic trisomy 8[J]. Fertil Steril，2003，79(1):206-208.

[8] CHEN C P，CHEN M，PAN Y J，et al. Prenatal diagnosis of mosaic trisomy 8：clinical report and literature review[J]. Taiwan J Obstet Gynecol，2011，50(3):331-338.

[9] HULLEY B J，HUMMEL M，COOK L L，et al. Trisomy 8 mosaicism：selective growth advantage of normal cells vs. growth disadvantage of trisomy 8 cells[J]. Am J Med Genet A，2003，116 A(2):144-146.

[10] CHEN C P，SU Y N，CHERN S R，et al. Prenatal diagnosis of trisomy 8 mosaicism[J]. Taiwan J Obstet Gynecol，2012，51(4):666-668.

[11] CASSINA M，CALÒ A，SALVIATI L，et al. Prenatal detection of trisomy 8 mosaicism：Pregnancy outcome and follow up of a series of 17 consecutive cases[J]. Eur J Obstet Gynecol Reprod Biol，2018，221:23-27.

（史云芳　孙艳　李晓洲）

病例 3　47,XXY 患者通过显微取精生育染色体正常子代一例

【背景知识】

克氏综合征(Klinefelter's syndrome，KS)也称先天性睾丸发育不良，是一种性染色体异常所致的以睾丸发育障碍不育为主要特征的疾病，是男性不育中最常见的染色体非整倍体疾病，1942 年 Klinefelter 首先报道了该综合征。KS 在男性中的发病率约为 0.17%，在无精子症患者中占 13%。KS 典型体征：四肢修长，第二性征发育异常，体征女性化，男性乳房发育，胡须及阴毛稀少，阴茎小，睾丸体积小，睾酮低下和不育[1]。KS 患者临床表现多样，青春期前主要表现为男性第一性征发育异常、语言和运动障碍以及学习能力下降等；青春期后主要表现为第二性征发育异常，常有性腺机能减退症状(体毛稀疏、性欲下降、阴茎勃起功能障碍)，不育等。

大多数 KS 患者临床表现为无精子症。既往认为 KS 导致的无精子症无法治疗，患者只有通过供精辅助生育或领养来实现当父亲的愿望。传统睾丸活检手术精子获取率低，目前显微镜下睾丸切开取精术(micro-dissection testicular sperm extraction，micro-TESE)的出现极大地提高了 KS 患者睾丸内找到精子的概率，通过睾丸取精技术联合辅助生殖技术(assisted reprodutive technology，ART)- 卵胞质内单精子显微注射(intracytoplasmic sperm injection, ICSI)技术,使得许多患者有更多的机会孕育具有自己遗传学特征的后代。

【病例情况】

1. 主诉　男,32岁,结婚3年,双方均初婚,婚后同居,性生活正常,婚后未避孕未育。

2. 现病史　婚后未避孕3年未育。2018~2019年外院多次精液常规分析未见精子。身高173 cm,体重85 kg,指距173 cm,上下身比正常。胡须、喉结、阴毛、阴茎发育均未见异常。左侧睾丸体积2 mL,右侧睾丸体积2 mL,双侧睾丸质地稍软。双侧附睾、输精管及精索静脉均未见明显异常。

3. 辅助检查

(1)精液常规分析:液化时间30 min,量0.63 mL, pH 7.5,未见精子,高速离心后镜检沉渣未见精子。性激素:促卵泡成熟激素(FSH)35.5 mIU/mL(参考值1.7~12 mIU/mL),促黄体生成素(LH)11.97 mIU/mL(参考值1.1~7.0 mIU/mL),雌二醇(E_2)44.12 pg/mL(参考值<60 pg/mL),泌乳素(PRL)16.06 ng/mL(参考值3.0~25.0 ng/mL),睾酮(T)1.24 ng/mL(参考值2.27~10.3 ng/mL);抗苗勒管激素(AMH)0.07 ng/mL(0.63~19.66 ng/mL)。

(2)遗传检测:染色体核型47,XXY(图2-1-5),未见Y染色体微缺失。

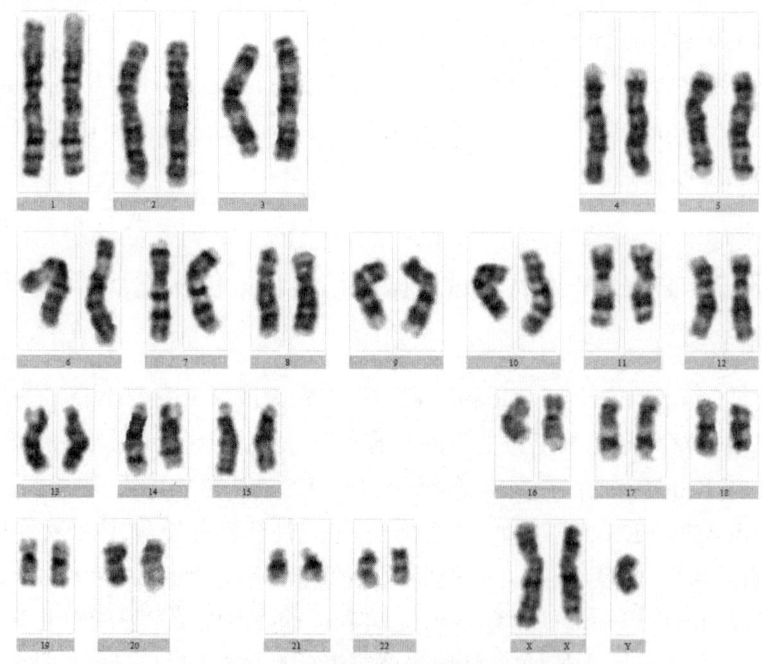

图2-1-5　患者染色体核型47,XXY

根据体格检查、辅助检查结果,初步诊断:①原发不育;②非梗阻性无精子症;③ KS综合征;④高促性腺激素性性腺功能减退症;⑤双侧睾丸发育不良。

【诊疗经过】

1. 诊断　细胞遗传学检测是KS确诊的首选技术。如果染色体核型分析发现可疑但无法确认的X或Y染色体时,可选择拷贝数变异检测,如染色体微阵列(chromosomal mi-

croarray analysis，CMA）或低深度全基因组测序技术（copy number variation sequencing，CNV-seq），或行荧光原位杂交（fluorescence in situ hybridization，FISH）检测。NIPT 联合性染色体非整倍体（sex chromosomal aneuploidies，SCA）检查或者新生儿染色体检查等在胎儿或新生儿范围内筛查 KS，将疾病的诊断关口前移。

2. 鉴别诊断[2] 推荐对以下人群进行 KS 筛查：成人有第二性征的不全发育和青春期睾丸体积（< 4mL）。伴有高促性腺激素性性腺功能减退的糖尿病或骨质疏松患者。四肢比例失调，出现长臂或长腿，少精、无精或不育与下列疾病鉴别。

（1）输精管梗阻，囊性纤维化跨膜传导调节因子（cystic fibrosis transmembrane conductance regulator，*CFTR*）相关疾病，包括囊性纤维化（cystic fibrosis，CF）和先天性双侧输精管缺如（congenital bilateral absence of the vas deferens，CBAVD）。

（2）感染，如流行性腮腺炎性睾丸炎、附睾炎、尿道炎，一般可通过既往史与克氏征相鉴别。

（3）内分泌异常，很罕见，例如先天性肾上腺皮质增生症、孤立的 FSH 不足和高泌乳素血症。这些可通过激素检测来鉴别。卡尔曼综合征与 GnRH 缺陷和嗅觉缺失相关，需要考虑。*KAL1* 与 *FGFR1* 是已知仅有的与卡尔曼综合征相关的两个基因。

（4）暴露于有毒物质如放射、化疗、热暴露（完整的病史评估）。

（5）平衡的染色体重排，约 1.5% 的非梗阻性无精子症和少精子症男性，可通过细胞遗传学评估检测。在这种情况下，也可能有多次流产和 / 或各种表型异常的家族史。

3. 遗传咨询 由于额外的 X 染色体的存在，大多数非嵌合型 KS 男性的睾丸进行性损伤，精细胞发育障碍导致无精子症和不育。由于残存的睾丸组织中存有精子，大约 50% 的 KS 男性可以通过 TESE 或 micro-TESE 获得精子，再通过结合 ICSI，KS 男性也可以生育自己的后代[3]。可在取卵当天进行同步显微取精获精后行 ICSI 或非同步显微取精，获精后将精子冷冻保存备辅助生殖技术助孕。若未获精，使用精子库精子供精。

睾丸显微取精术可帮助 KS 患者生育亲生子代，精子冻存技术的优化和改进利于男性生育力保护，联合辅助生殖技术帮助其生育亲生子代，目前临床数据证实活产子代染色体异常概率 <1%。推荐 KS 患者家庭进行产前遗传评估或胚胎植入前遗传学筛查（preimplantation genetic testing，PGT）[4]。妊娠后建议 NIPT、产前诊断。

4. 体外受精 - 胚胎移植（in vitro fertilization and embryo transfer，IVF-ET）治疗 对患者行显微取精：医生在手术显微镜下充分暴露睾丸小叶内的生精小管，选取粗壮、饱满、混浊的最可能含有精子的生精小管，送实验室镜检，将所取得的睾丸组织转移到含有 1 毫升平衡液的培养皿中，随后对组织进行机械性研磨，显微镜下进行观察，可见稀少不活动精子。镜下观察右侧睾丸生精小管发育并不优于左侧，选取 2 处较为粗大的生精小管送实验室镜检，偶见稀少不活动精子。微量精子冷冻法冻存 2 管。

女方 30 岁，AMH 2.5 ng/mL，AFC 10 个。既往史、个人史、家族史无特殊，查体未见明显异常。基础性激素、诊刮病理未见明显异常。染色体核型 46,XX。2020 年 8 月接受 IVF 治疗，采用卵泡期长效长方案（LP2）进行控制性超促排卵（COS）12 天，促性腺激素（Gn）总量 2625 U。扳机日直径 ≥ 14 mm 卵泡 19 个，注射 hCG 5000 IU。36 小时后经阴道 B 型超声引导下取卵，获得卵子 12 枚，MII 卵 12 枚。解冻男方显微取精手术所获精子，ICSI 正常受精 12 枚，第三天优胚 4 枚，冻存 2 枚卵裂期胚胎（8I 9I），10 枚胚胎继续培养形成 7 枚囊胚。2020 年 10 月移植冻融胚胎 1 枚 4AB，移植后 14 天测血 hCG>1500 mIU/ml，移植后 28 天经阴道 B 型超声检查提示为宫内单活胎妊娠，移植后 10 周超声检查胎儿头臀径与孕周相符，NT 1.8 mm，胎儿鼻骨可见，静脉导管未见 a 波倒置，膀胱未见异常增大。孕 20 周行羊膜腔穿刺，核型为 46,XY，CNV-seq 检测未见异常。2021 年 9 月孕 38 周剖宫产一男婴，体重 3000 g，新生儿出生评分良好，后期生长发育符合标准。

【专家点评】

KS 是由于生殖细胞减数分裂（第一次或者第二次）时父源或者母源的 X 姐妹染色单体不分裂造成的，异常的 X 染色体 50% 来自父亲，50% 来自母亲。主要核型为 47,XXY，约占 90%，可见 46,XY/47,XXY 嵌合型，偶见 48,XXXY 或者 49,XXXXY 等。多出的 X 染色体导致生精细胞发育障碍。KS 的表型随着 X 染色体数目的增加而加重，主要表现在机体发育严重畸形和智力低下。99% 的 KS 患有男性不育，其中绝大多数表现为非梗阻性无精子症，少数 KS 患者精液可表现为隐匿精子症或重度少精子症，极个别病例报道 KS 患者可自然生育[5]。

那么 KS 患者生育子代是否需要进行 PGT？

KS 患者产生 47,XXY 核型的主要原因，是配子在减数分裂或在有丝分裂中发生了错误，导致性染色体不分离，出现 XY 或 XX 配子。他们与正常的 X 或 Y 配子结合，产生非整倍体胚胎。从大规模的临床数据上看，KS 生育的后代中再次发生的机会很少，主要原因是 XX 或 XY 配子本身比较难以产生，同时在和卵子结合时难度很大，因此遗传的机会非常小，目前已知结局的后代再次出现 KS 的比例接近自然发病率。KS 患者子代并未出现高达 5%~7% 的非整倍体率[6]，可能与正常精子比非整倍体精子来源的胚胎发育潜能更佳，或者胚胎发育过程中的自然选择有关。所以可不采用 PGT 助孕，通过 ICSI 妊娠后建议行 NIPT、产前诊断。

无精子症患者中可能出现的遗传学异常主要有染色体异常、Y 染色体微缺失和 Y 染色体性别决定基因（sex-determining region of Y，*SRY*）异常等。男性不育患者发生染色体结构、数量异常的概率是正常男性的 8~10 倍。其中，非梗阻性无精子症患者染色体异常的发生率为 19%。染色体异常中以性染色体异常最常见，所以无精子症患者首先要进行染色体核型检查。

【参考文献】

[1] 《男性生殖遗传学检查专家共识》编写组，中华医学会男科学分会. 男性生殖遗传学检查专家共识 [J]. 中华男科学杂志，2015，21（12）：1138-1142.

[2] FAN Y，SILBER S J. Y Chromosome Infertility. 2002 Oct 31 [Updated 2019 Aug 1]. In：Adam MP，Ardinger HH，Pagon RA，et al.，editors. GeneReviews [Internet]. Seattle（WA）：University of Washington，Seattle；1993-2022.

[3] CORONA G，PIZZOCARO A，LANFRANCO F，et al. Sperm recovery and ICSI outcomes in Klinefelter syndrome：a systematic review and meta-analysis[J]. Hum Reprod Update，2017，23(3)：265-275.

[4] 李朋，白刚，孟凯，等. 克氏综合征早期筛查诊断与不育症治疗策略[J]. 中华生殖与避孕杂志，2021，41(10)：943-947.

[5] TERZOLI G，LALATTA F，LOBBIANI A，et al. Fertility in a 47,XXY patient：assessment of biological paternity by deoxyribonucleic acid fingerprinting[J]. Fertil Steril，1992，58(4)：821-822.

[6] FAINBERG J，HAYDEN R P，SCHLEGEL P N. Fertility management of Klinefelter syndrome[J]. Expert Rev Endocrinol Metab，2019，14(6)：369-380.

（刘丽　方祺　徐凤琴　张暄琳）

病例 4　48,XXYY 患者生育染色体正常子代一例

【背景知识】

48,XXYY 综合征是一种罕见型染色体异常疾病，其发病率为(2.5~5.56)/10 万，患者常表现为身材高大、性腺机能减退、睾丸发育异常、认知障碍、行为障碍、癫痫发作、焦虑、孤独症等。然而，48,XXYY 综合征在胎儿期多无异常表型或症状轻微，通过常规产检、超声或血清学筛查等检测手段难以发现。目前其发病机制更倾向于父源性原因。48,XXYY 综合征患者目前没有很好的治疗方法，成人患者睾丸组织结构发生严重的纤维化增生，促使其生精细胞形成过程发生严重的障碍和病理变化，这是导致 48,XXYY 综合征男性患者不育的主要原因。本例则报道 48,XXYY 综合征患者，配偶自然受孕生育一名染色体核型正常子代。

【病例情况】

患者，男，25 岁，因“本人外周血染色体核型为 48,XXYY，配偶孕 20 周”就诊。

现病史：患者自幼智力低下，外院检测外周血染色体核型为 48,XXYY，父母染色体核型未见异常。患者配偶轻度智力障碍，性激素以及染色体核型分析无异常发现，外周血染色体核型为 46,XX。患者配偶为自然受孕，现孕 20 周，孕期各项检查无异常。平素月经周期规律，否认遗传病家族史。

【病例分析】

患者及其配偶因担心胎儿存在染色体异常，要求做产前诊断。完善术前相关检查，与患者及家属充分沟通并签署知情同意书，超声引导下经腹部取羊水 20 mL，进行羊水细胞染色体核型分析，胎儿染色体为 46,XY(图 2-1-6)。

再次抽血检测患者外周血染色体，为 48,XXYY(图 2-1-7)。

【专家点评】

48,XXYY 综合征是一种罕见型染色体异常疾病，其发病率为(2.5~5.56)/10 万[1]。1960 年，Muldal 和 Ockey 首次报道了 48,XXYY 综合征是 Klinefelter 综合征的一种变异型，并将此类患者称为“双性男性”[2]。随后 Parker 等人报道了 48,XXYY 综合征是不同于

Klinefelter 综合征的一种独特的临床和遗传实体[3]。48,XXYY 综合征患者与 Klinefelter 综合征患者部分临床表现相似,最典型的是身材高大,然而 48,XXYY 在外貌特征性改变、神经发育和行为特征方面相较于 47,XXY 通常更严重[4-6]。

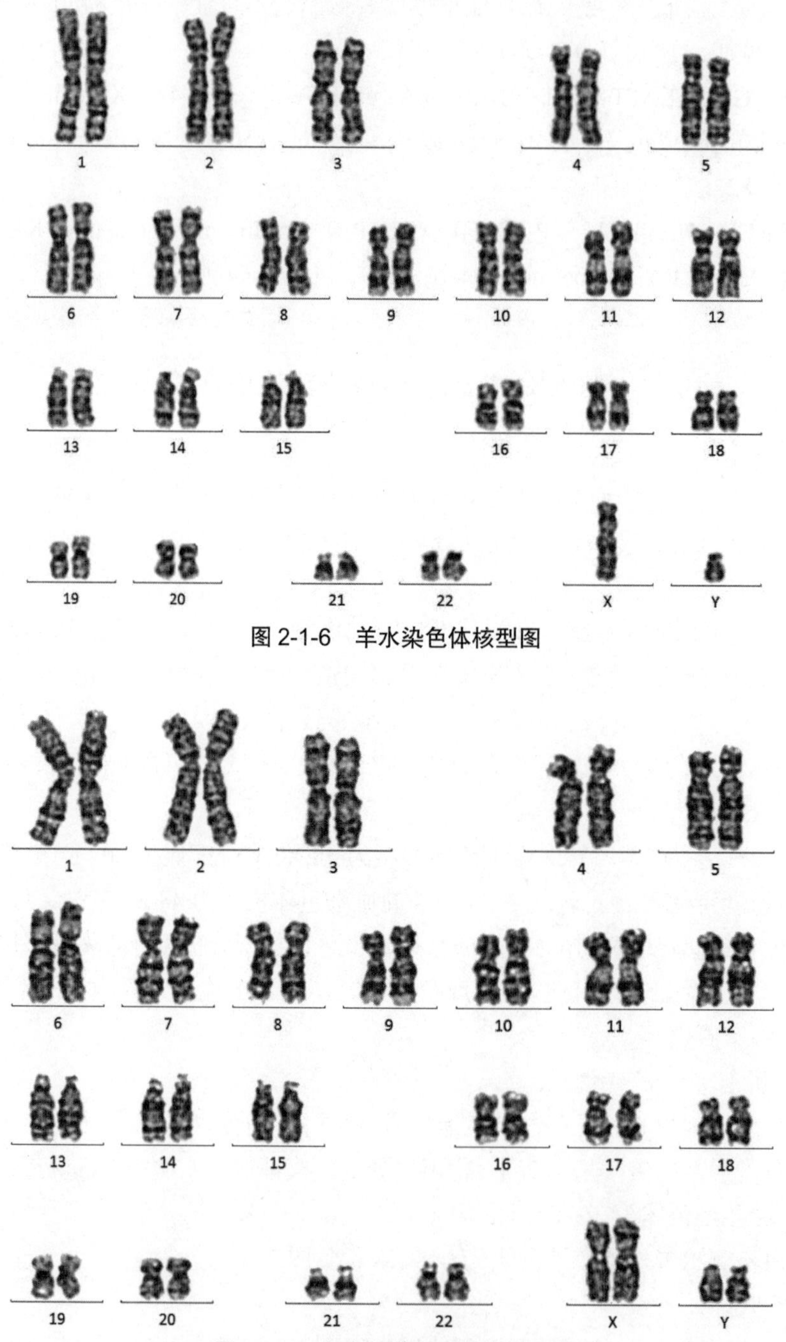

图 2-1-6 羊水染色体核型图

图 2-1-7 患者外周血染色体核型图

48,XXYY 综合征病因未明,其发病机制报道比较少,按理论分析可能为①父亲生殖细胞形成时第一次分裂时性染色体不分离,第二次分裂时产生出 X 和 XYY 两种配子, XYY

型精子与母亲正常的 X 型卵子结合，形成 48,XXYY。②生殖细胞正常，而受精卵在有丝分裂时发生差错，导致间期复制产生的 2 条 X 姐妹染色单体和 2 条 Y 姐妹染色单体均不分离，形成一个胚胎细胞为 44,00 没有性染色体，另一个胚胎细胞为 48,XXYY。前者由于缺乏 X 染色体支持而凋亡，后者持续有丝分裂，导致整个个体发育成 48,XXYY。③母亲生殖细胞形成时性染色体减数分裂发生一次不分离形成 XX 配子；同时父亲生殖细胞形成时第二次减数分裂不分离形成 YY 配子，母亲异常的 XX 型卵子与父亲异常 YY 型精子结合，形成 48,XXYY。根据报道出的病例分析，发生①的可能性更大一些[7,8]。

Tartaglia 等人[9]大量的临床数据证明 48,XXYY 综合征患者除了有高血压、斜视、扁平足和牙齿发育等问题外，还会出现多动症（72.2%）、情绪障碍（46.8%）、过敏和哮喘（>50%）、先天性心脏缺陷（19.4%）、桡尺骨滑膜病（17.2%）、腹股沟疝和 / 或隐睾症（16.1%）、癫痫（15%）。48,XXYY 综合征患者另外一个突出的临床表现为不育，有研究学者取患者睾丸组织进行研究，发现 48,XXYY 综合征患者睾丸组织结构发生严重的纤维化增生，导致非特异性屏障增厚和血睾屏障严重破坏，促使其生精细胞形成过程发生严重程度的障碍和病理学变化，这是造成其男性不育的主要原因[10]。故此类患者常需要人类辅助生殖技术从而达到生育目的。然而本病例中患者与配偶却自然受孕，产下一名核型正常的子代，这在临床上实属罕见，说明 48,XXYY 综合征患者并非绝对不育，做好遗传咨询尤为重要。

48,XXYY 综合征目前没有很好的治疗方法，对于 NIPT 筛查提示性染色体异常的孕妇及时行羊膜腔穿刺术进行产前诊断，及时干预，避免这类患者的出生。对于已经出生的 48,XXYY 综合征患者确诊后服用雄激素补充治疗，在一定程度上可以促进患者的第二性征发育，减少临床症状的出现，增加患者的社会适应能力，提高患者生活质量的同时也减少家庭及社会的负担。有条件的可以提前储备精子，则拥有自己后代的几率大大增加。

【参考文献】

[1] KRISHNAMOORTHY S，GOPIKRISHNA V. Endodontic management of a hypertaurodontic tooth associated with 48,XXYY syndrome：A review and case report[J]. J Conserv Dent，2015，18（3）：265-268.

[2] MULDAL S，OCKEY C H，THOMPSON M，et al. “Double male”-a new chromosome constitution in the Klinefelter syndrome[J]. Acta Endocrinol（Copenh），1962，39：183-203.

[3] PARKER C E，MAVALWALA J，MELNYK J，et al. The 48,XXYY syndrome[J]. Am J Med，1970，48（6）：777-781.

[4] ZELANTE L，PIEMONTESE M R，FRANCIOLI G，et al. Two 48,XXYY patients：Clinical，cytogenetic and molecular aspects[J]. Ann Genet，2003，46（4）：479-481.

[5] BORJA-SANTOS N，TRANCAS B，SANTOS PINTO P，et al. 48,XXYY in a general adult psychiatry department[J]. Psychiatry（Edgmont），2010，7（3）：32-36.

[6] TARTAGLIA N，AYARI N，HOWELL S，et al. 48,XXYY，48,XXXY and 49,XXXXY

syndromes: not just variants of Klinefelter syndrome[J]. Acta Paediatr, 2011, 100(6): 851-860.

[7] RINALDI A, ARCHIDIACONO N, ROCCHI M, et al. Additional pedigree supporting the frequent origin of XXYY from con-secutive meiotic non-disjunction in paternal gametogenesis[J]. J Med Genet, 1979, 16(3):225-226.

[8] IITSUKA Y, BOCK A, NGUYEN D D, et al. Evidence of skewed X-chromosome inactivation in 47,XXY and 48,XXYY Klinefelter Patients[J].Am J Med Genet, 2001, 98(1): 25-31.

[9] TARTAGLIA N, DAVIS S, HENCH A, et al. A new look at XXYY syndrome: medical and psychological features[J]. Am J Med Genet A, 2008, 146 A(12):1509-1522.

[10] 刘永章，竺海波. 48,XXYY 综合征患者的荧光原位杂交检测及睾丸组织超微结构研究[J]. 中华医学遗传学杂志，2003，20(5):433-435.

（李晓洲　王秀艳　史云芳）

二、胎儿染色体数目异常

病例 5　NIPT 提示 21 三体综合征高风险—产前诊断易位型 21 三体综合征一例

【背景知识】

随着出生人口的增加及孕妇高龄化，缺陷出生儿的病例总数也在逐年上升，其中染色体异常是导致新生儿出生缺陷的重要原因之一。目前临床上应用广泛的 NIPT 技术可以在产前筛查出染色体异常胎儿，对降低出生缺陷率有很大的帮助。

香港中文大学教授卢煜明在 1997 年首次发现母体血液中有胎儿游离 DNA，之后通过对游离 DNA 的特性进行研究，证明了通过胎儿游离 DNA 来诊断遗传性疾病的可行性与实际性，并最终开创了借助第二代基因测序的方式以检测唐氏综合征的新途径[1]。加之孕妇对脐带血、绒毛膜以及羊膜腔穿刺等产前诊断手段不良影响的顾虑，促使 NIPT 成为多数孕妇产前筛查手段的首选。NIPT 用于筛查胎儿 21 三体、18 三体、13 三体综合征的临床价值已得到肯定，可较好避免部分染色体异常胎儿的出生[2]。伴随高龄产妇的增多以及人群对产前检查的重视，NIPT 得到快速发展与应用。

【病例情况】

患者，女，31 岁。

1. 主诉　G_1P_0，孕 19 周。因“NIPT 提示 21 三体高风险”就诊。

2. 现病史　平素月经规律，停经 30 天自测尿 HCG(+)，早孕反应较重，孕早期无感冒发热史，无阴道出血保胎史。NIPT 提示“21 三体高风险”。查体：T 36.5 ℃，P 80 次 / 分，R 20 次 / 分，BP 120/80mmHg。发育正常，营养良好，神志清醒，查体合作。腹软，妊娠腹型，未及宫缩，肝脾未触及。脊柱及四肢无畸形。生理反射存在，病理反射未引出。产科情况：宫底位于脐耻之间。

3. 辅助检查　羊膜腔穿刺行核型分析。

【病例分析】

1. 诊疗过程　患者 NIPT 提示“21 三体高风险”，孕 19 周行羊膜腔穿刺，核型分析结果：46,XY,der(14;21)(q10;q10),+21，为易位型 21 三体综合征，见图 2-1-8。建议其父母行外周血核型分析。

2. 检测结果　其父染色体核型为：45,XY,der(14;21)(q10;q10)，见图 2-1-9，母亲染色体 46,XX。

3. 随访　患者孕 25^{+1} 周于超声引导下行腔内注射药物终止妊娠。

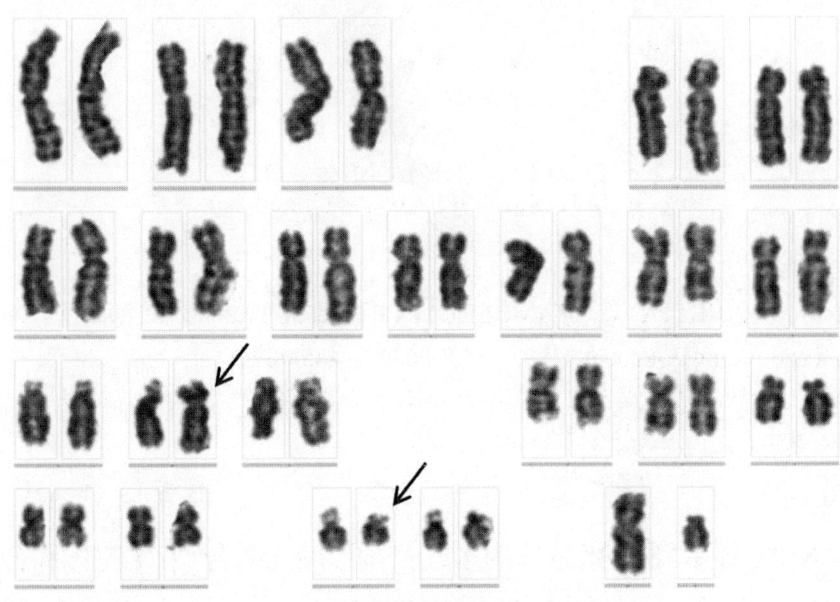

图 2-1-8　孕妇羊水染色体 G 显带

核型为 46,XY,der(14;21)(q10;q10),+21，箭头示异常染色体

【专家点评】

NIPT 提示“21 三体高风险”，羊水染色体结果 46,XY,der(14;21)(q10;q10),+21，胎儿为易位型 21 三体，变异来源可能有两种：一种是新发突变，一种是父母遗传。因此一定要检查父母染色体，排除由于遗传因素所致的罗氏易位，为再次生育提供指导。

本病例发现父亲为罗氏易位携带者，胎儿为易位型 21 三体，遗传自父亲，因此夫妻再次生育应给予以下建议：①若自然怀孕，一定要进行产前诊断；②若行 PGT，孕期也需行产前诊断。

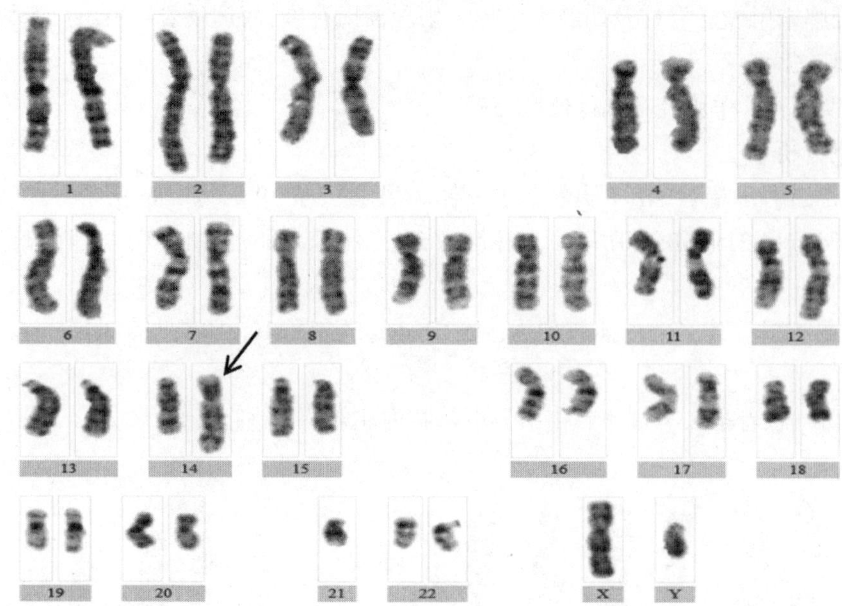

图 2-1-9 父亲外周血染色体 G 显带

核型为 45,XY,der(14;21)(q10;q10),箭头示异常染色体

【参考文献】

[1] LO Y M, CORBETTA N, CHAMBERLAIN P F, et al. Presence of fetal DNA in maternal plasma and serum[J]. Lancet, 1997, 350(9076): 485-487.

[2] 余宏盛, 胡晞江. 基于高通量测序技术应用于孕期无创产前筛查人群的结果分析[J]. 实用医学杂志, 2019, 35(3): 433-436.

（鞠明艳　王文靖　任晨春）

病例 6　NIPT 提示“8 号染色体偏多”,产前诊断为嵌合型 21 三体综合征一例

【背景知识】

NIPT 的检测靶标是孕妇血浆中的游离 DNA,其中大部分是母体自身细胞降解所释放的游离 DNA。在妊娠期,胎盘 DNA 滋养层细胞的凋亡也将释放游离 DNA 进入母体外周血循环,这部分 DNA 即游离胎儿 DNA,通常认为可以准确反映胎儿的遗传信息。目前的 NIPT 方法并不对血浆中母体和胎儿来源的游离 DNA 进行物理分离,而是通过非整倍体胎儿所引入的额外染色体剂量,通过高通量测序来进行准确检测。因此,尽管 NIPT 的准确性显著高于传统血清学生化筛查,但由于母体外周血中游离胎儿 DNA 的来源以及含量变化等生物因素都会影响 NIPT 检测准确性,对于目标疾病,会出现检测出的胎儿染色体异常结果与胎儿真实的核型分析结果存在不一致的情况[1,2]。因此在孕妇接受该项检测时,临床医生需要对该技术的优势和局限性给予充分的介绍,同时,也应重视孕期包括超声学检查等常规临床检测,用以弥补 NIPT 的技术局限性。

【病例情况】

患者，女，33 岁。

1. 主诉　G_1P_0，孕 23^{+1} 周，发现胎儿染色体异常 10 天。

2. 现病史　平素月经规律，停经 30 天自测尿 HCG（+），早孕反应不重，孕早期无感冒发热史，无阴道出血保胎史。孕早期超声于孕周相符，孕 4 月自觉胎动至今，致畸四毒阴性。NIPT 提示“8 号染色体偏多”，行羊膜腔穿刺，结果提示妊娠胎儿为嵌合型 21 三体。患者无血压升高，双下肢无水肿。现孕 23^{+1} 周，患者及家属要求引产，收入院。查体：T 36.5 ℃，P 78 次 / 分，R 20 次 / 分，BP 120/80mmHg。发育正常，营养良好，神志清醒，查体合作。全身皮肤粘膜无黄染、无出血点，全身浅表淋巴结未触及肿大。头颅无畸形，五官正常，口唇无发绀。颈软，气管居中，甲状腺无肿大。胸廓对称无畸形，双肺呼吸音清，未闻及干湿啰音。心率 78 次 / 分，心律齐，心音有力，各瓣膜听诊区未闻及病理性杂音。腹软，妊娠腹型，未及宫缩，肝脾未触及。脊柱及四肢无畸形。生理反射存在，病理反射未引出。产科情况：宫底脐耻之间。

3. 辅助检查　B 超　宫内孕，单胎，头位。胎儿左肾囊肿。

【病例分析】

患者孕期 NIPT 提示“8 号染色体偏多”，于 19 周行羊膜腔穿刺，应用细胞培养及 CNV-seq 方法行核型分析及拷贝数变异检测。羊水核型分析结果：47,XX,+21[7]/46,XX[26]，见图 2-1-10；CNV-seq：47,XX,+21[29%]/46,XX[71%]，见图 2-1-11。结果均显示该胎儿为 21 三体嵌合型。告知患者该患儿可能存在智力低下等唐氏儿表现，有文献显示嵌合部位不同患者出生后表现不同。患者权衡利弊，选择终止妊娠。

【专家点评】

出现目标染色体非整倍体嵌合时，该染色体有效 DNA 含量就会低于其他没有嵌合的染色体。如，某一条染色体三体的嵌合比例为 50%，该母体血浆中的胎儿含量是 10%，那出现三体嵌合的这条染色体则是 5%，这样就给后续数据信息分析带来了很大的挑战[3]。

由于胎盘嵌合引起的 NIPT 检测假阴性，一般都是后期 B 超发现异常或者 NIPT 检测显示其他染色体异常进行羊膜腔穿刺发现的。Wang 等[4]报道了 2 例由于胎盘嵌合导致的 21 三体假阴性的案例，NIPT 检测结果均为低风险，在 B 超检查异常后进行羊水或脐血检测才发现，并对引产后的胎盘进行检测得以确定。另外 2 个案例都是关于 18 三体假阴性：① NIPT 检测结果为 45,X，但 B 超异常，羊膜腔穿刺核型结果为 47,XX,+18。胎盘组织检测发现大部分细胞为 45,X（67%，46/69），只有小比例的 T18 细胞（30%，28/92）[5]；② 1 例胎盘嵌合导致 T18 漏检的案例，孕妇 NIPT 检测结果为 XXX 高风险，B 超显示双侧马蹄足，双侧脉络丛囊肿，后进行羊膜腔穿刺，定量荧光 PCR（quantitative fluorescent PCR，QF-PCR）和核型分析，结果为 48,XXX,+18，孕妇选择终止妊娠，分别在胎盘 7 个位置取组织进行检测，结果显示 T18 的嵌合比例为 20%~30%，XXX 的嵌合比例较高为 70.9%（73/103），胎儿组织检测为完全的 XXX 和 T18[6]。

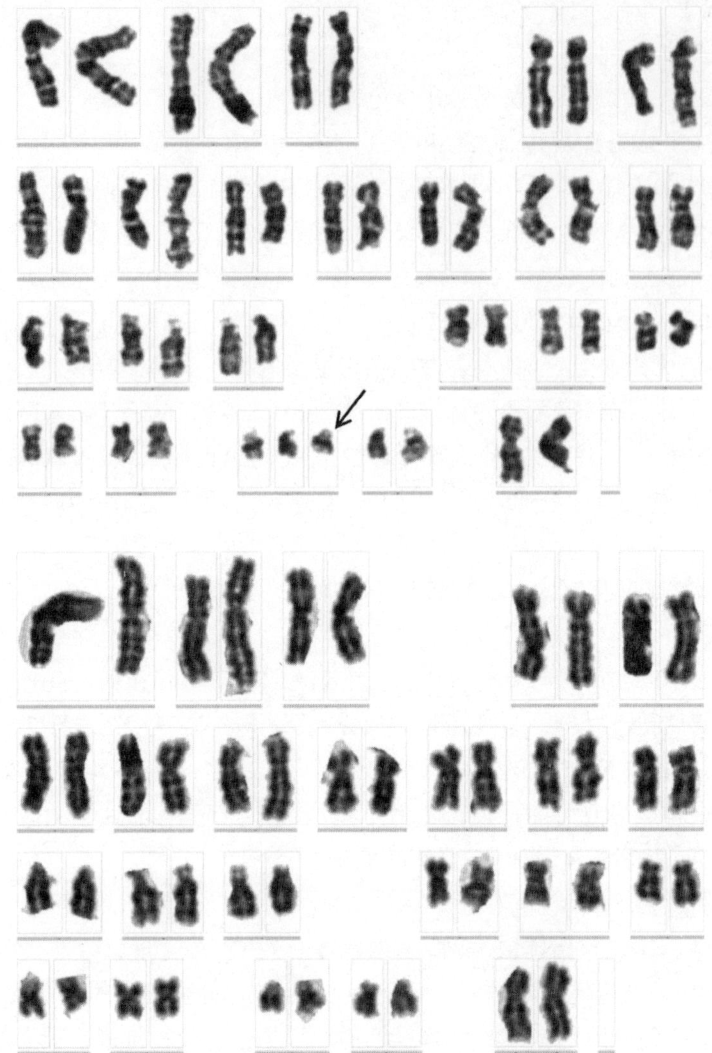

图 2-1-10　孕妇羊水染色体 G 显带

核型为 47,XX,+21[7]/46,XX[26],箭头示异常染色体

Chr21

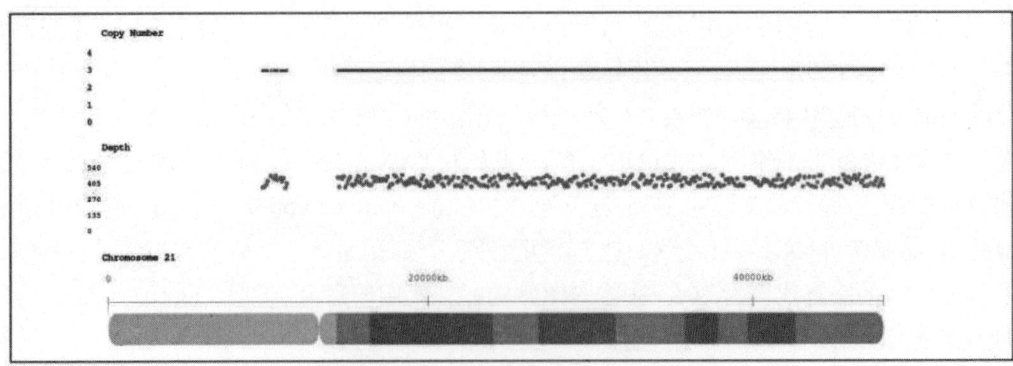

图 2-1-11　孕妇羊水 CNV-seq

结果为 seq[GRCh37]21p11.2-21q22.3*3[0.29]

羊水嵌合体的诊断方法包括核型分析、FISH、QF-PCR、SNP array、微阵列比较基因组杂交技术（array comparative genomic hybridization，aCGH）和CNV-seq（表2-1-1），各种技术均可检出常染色体非整倍体嵌合体，但关键在于嵌合比例高低以及所采用的样本类型，会影响嵌合体的检出率。对于性染色体非整倍体嵌合体，CMA或CNV-seq有局限性，容易漏诊或误诊，应与核型分析、FISH联合应用；环状染色体、等臂染色体和标记染色体嵌合体发生时，核型分析用于形态学改变的确认，FISH、CMA或CNV-seq用于嵌合体的确认和致病性评估；染色体片段重复或缺失（≤10Mb）嵌合体发生时，核型分析检出率受染色体制备水平和分析水平影响，容易漏诊，FISH、CMA或CNV-seq用于嵌合体的确认和致病性评估。核型分析在高比例嵌合体检测方面存在优势，但发生低比例嵌合时容易漏诊，需要联合其他技术。FISH检测对嵌合体数目异常具有快速诊断、分辨率高、可灵活定制等优势，需要注意的是，FISH通常无法准确检出极低比例嵌合（≤10%），并且也无法排除其它因素导致的假性结果（如样本本身的细胞抽样误差等），建议结合临床信息，根据病例实际情况考虑是否结合其它适宜技术验证。常染色体非整倍体或结构异常嵌合时，若FISH探针较难获得，建议结合实验结果和临床信息，考虑选择适宜技术验证（如初检核型异常则选择CNV-seq/aCGH，初检为CNV-seq则采用SNP array验证，诸如此类）。多倍体嵌合、性染色体非整倍体或存在不平衡的结构异常时，不建议采用CNV-seq或CMA辅助验证，建议结合临床，酌情考虑其它适宜技术。检测流程见图2-1-12。

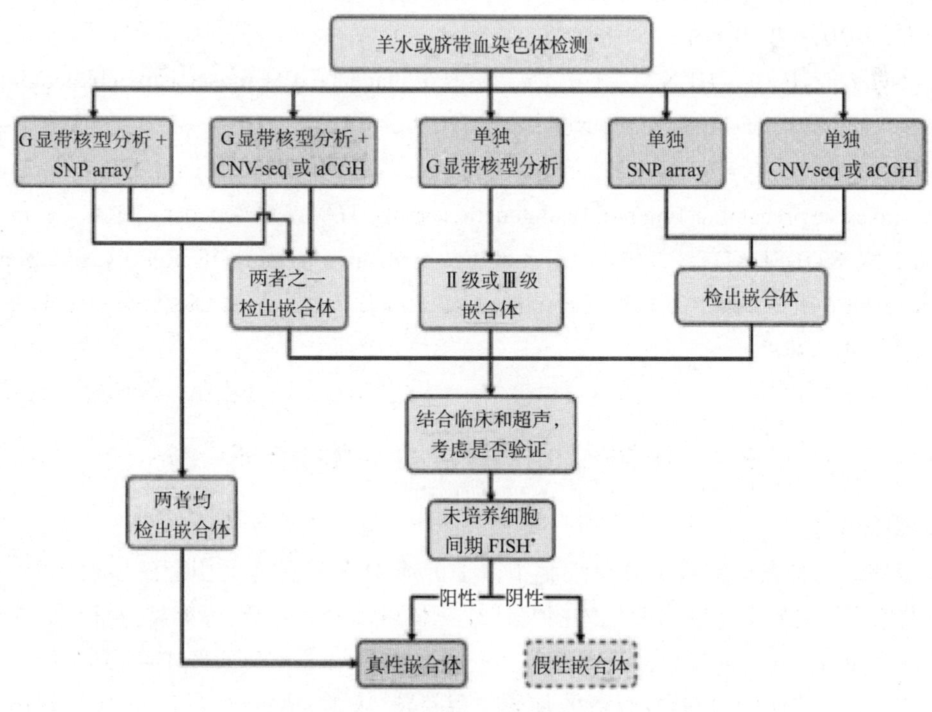

图2-1-12　羊水或脐血染色体检测流程

表 2-1-1 产前细胞与分子遗传学技术检测染色体嵌合的适用性

检测技术	非整倍体	三倍体	四倍体	染色体结构异常（非平衡性）	UPD	检测范围	建议常规报告的嵌合比例下限（%）
G 显带核型分析	+	+	+	+	-	≥ 5-10Mb	-
FISH	+	+	+	+	-	特定位点	10
QF-PCR	+	+	+	-	-	特定位点	20
SNP array	+	+	+	+	+	全基因组	30
aCGH	+	-	-	+	-	全基因组	30
CNV-seq	+	-	-	+	-	全基因组	20

本例患者 NIPT 提示“8 号染色体偏多”，核型分析和 CNV-seq 结果均提示 21 三体嵌合型。因此，NIPT 提示异常时建议进行产前诊断，条件允许的情况下需结合多种技术进行综合分析。

【参考文献】

[1] 张玉鑫，闫露露，刘颖文，等. 无创产前诊断检测对于筛查非目标染色体异常的价值[J]. 中华医学遗传学杂志，2020，37（6）：621-626.

[2] WANG J C，SAHOO T，SCHONBERG S，et al. Discordant noninvasive prenatal testing and cytogenetic results：a study of 109 consecutive cases[J]. Genet Med，2015，17（3）：234-236.

[3] 张卫华，李素萍，唐萍，等. 无创产前检测对预防出生缺陷的价值 [J]. 中华医学遗传学杂志，2020，37（10）：1061-1064.

[4] WANG Y，ZHU J，CHEN Y，et al. Two cases of placental T21 mosaicism：challenging the detection limits non-invasive prenatal testing[J]. Prenat Diagn，2013，33（12）：1207-1210.

[5] PAN Q，SUN B，HUANG X，et al. A prenatal case with discrepant findings between non-invasive prenatal testing and fetal genetic testings[J]. Mol Cytogenet，2014，7：48.

[6] GAO Y，STEJSKAL D，JIANG F，et al. False-negative trisomy 18 non-invasive prenatal test result due to 48,XXX,+18 placental mosaicism[J]. Ultrasound Obstet Gynecol，2014，43（4）：477-478.

（杨微微 鞠明艳 任晨春）

病例 7 复杂嵌合结构异常 21 三体综合征一例

【背景知识】

21 三体综合征是全部或部分体细胞中多了 1 条 21 号染色体而引起的染色体病，为最常见的染色体数目异常。根据染色体核型，21 三体可以分为 4 类：标准型、易位型、嵌合型和 21 部分三体型，其中标准型占绝大部分。嵌合型 21 三体是临床实践中，特别是产前遗传咨询中经常碰到的遗传学问题，患者的临床表型各异，从无表型到典型 21 三体表型均有发现。如果在产前诊断中发现胎儿嵌合型 21 三体，对判断胎儿的预后和临床表型的轻重以及遗传咨询将会带来非常大的挑战。

【病例情况】

患者,女,34 岁。

1. 主诉 G_2P_1 孕 20^{+4} 周,NIPT 提示 21 三体高风险。

2. 现病史 患者平素月经规律,5~6/28~30 天,量中等,无痛经。孕期平顺。NT1.4 mm,NIPT 提示 21 三体高风险,超声未发现胎儿发育异常。现因 NIPT 提示 21 三体高风险行羊膜腔穿刺术,进行胎儿羊水细胞染色体核型分析、FISH 及 CNV-seq 检测。自述既往体健。否认家族遗传病史,否认外伤史,否认毒物、药物及放射性物质接触史,否认传染病史。

【病例分析】

1. 检测结果 胎儿羊水细胞染色体核型显示 46,XY,del(21)(p11)[53]/46,XY,r(21;21)(p11q22;p11q22)[4]/46,XY,rob(21;21)(q10;q10)[3](图 2-1-13~2-1-15)。FISH 检测共计数 100 个细胞,其中有 16 个细胞为 GLP21 探针三个信号点,占比为 16%,为 21 三体细胞;84 个细胞为 GLP21 探针两个信号点,占比为 84%,为正常二体细胞(彩图 1、2)。CNV-seq 检测未发现异常。孕妇夫妇行染色体检查,未见异常。胎儿羊水细胞染色体核型分析、FISH 及 CNV-seq 检测三种检测技术中,核型和 FISH 均提示染色体存在 21 三体嵌合,但因为 21 三体细胞比率较低,CNV-seq 检测未发现嵌合。目前三种检测技术中两种均提示嵌合,根据《人类细胞基因组学国际命名体系(ISCN2019)》及《胎儿染色体核型分析判读指南》,可以判定胎儿为 21 三体真性嵌合。其父母外周血未见异常,考虑为胎儿新发异常可能性大。

2. 遗传咨询 标准型 21 三体的发生机制主要是生殖细胞减数分裂过程中 21 号染色体不分离,产生含 2 条 21 号染色体的配子,与正常配子受精后形成 21 三体合子,占 95% 左右;易位型占 3%,多为罗伯逊易位;嵌合型患者体内同时存在正常细胞和 21 三体细胞,占 2%~4% 左右,发生机制主要是合子有丝分裂过程中 21 号染色体不分离。在活产婴儿中 21 三体的发病率约为 1.25‰~1.67‰。而在产前诊断样本中,21 三体总的检出率约为 3.50%。在新生儿中,嵌合型 21 三体的发生率为(2.40~5.99)/10 万[1]。

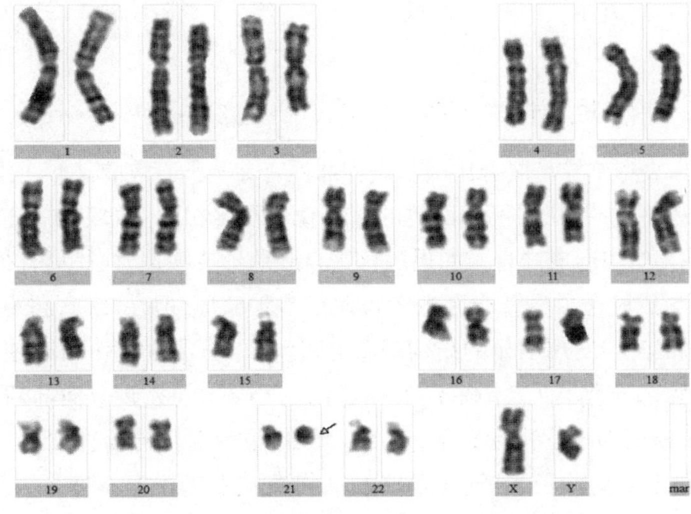

图 2-1-13 胎儿染色体核型 46,XY,del(21)(p11)[53]

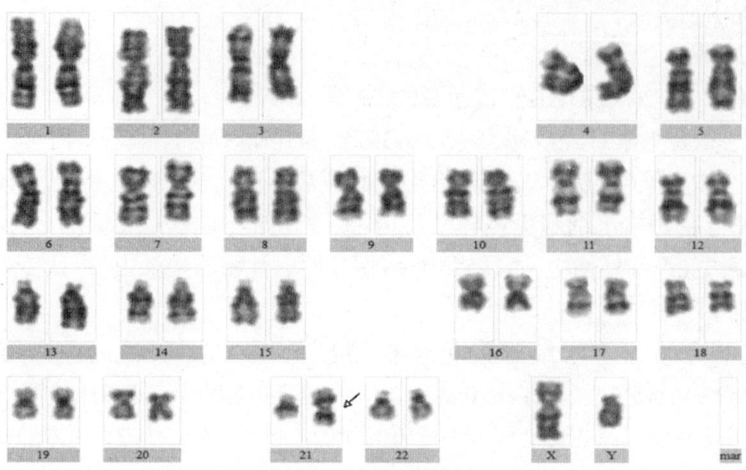

图 2-1-14 胎儿染色体核型 46,XY,rob(21;21)(q10;q10)[3]

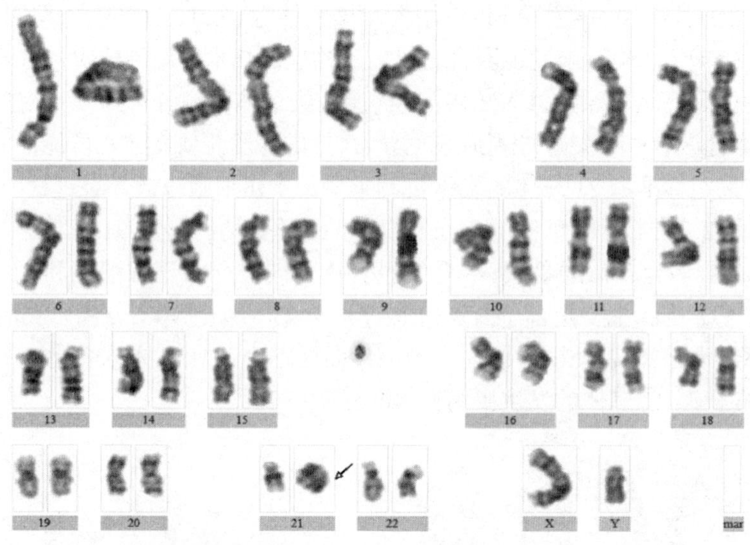

图 2-1-15 胎儿染色体核型 46,XY,r(21;21)(p11q22;p11q22)[4]

嵌合体的临床表型差异与嵌合比例及嵌合部位有关[2]。通常情况下，21 三体细胞比例越高的患者临床表现越明显，但不同部位的嵌合比例不尽相同。如果嵌合来自胚胎形成早期，往往会造成许多组织形成嵌合。如果嵌合来自胚胎形成晚期，往往只有很少部分的细胞或者特定的组织会成嵌合。尽管产后患者表现出多种畸形，但在产前，超声仅可在部分 21 三体胎儿中（25%~33%）发现明显的结构畸形[3]，包括心脏异常（室间隔缺损、房室共道、心内膜垫缺损等）、腹部异常（十二指肠闭锁、脐膨出），小部分可发现颜面部畸形。不过，大部分 21 三体胎儿可检出超声软指标异常，如 NT 增厚、鼻骨发育异常、颈部皮肤的皮褶增厚、侧脑室增宽、肠管回声增强、长骨短、肾盂扩张、小指第二指节发育不良等。其中 NT 增厚是产前筛查 21 三体最可靠的超声软指标，约 75% 的 21 三体胎儿会有 NT 增厚表现。而嵌合型 21 三体胎儿的超声异常和筛查异常的概率远远低于标准型 21 三体[4]。

产前诊断出的嵌合型 21 三体胎儿发生不良预后的风险较高，且与嵌合水平相关，但难以根据嵌合水平做出准确预测。嵌合比例根据异常细胞所占比例的高低划分为几个等级：①轻度：异常细胞 <10%；②中度：异常细胞 10%~30%；③重度：异常细胞 30%~50%；④极重度：异常细胞 >50%[5]。通常嵌合体的临床表现较非嵌合体轻，但是嵌合比例的高低不能作为预后评估的唯一指标，还需考虑嵌合在胚胎期的发生时间及发生部位的随机性和特异性，即异常细胞在组织中的分布也是影响表型的重要因素[6]。嵌合涉及的染色体不同，其预后风险也不尽相同，对于 21 三体嵌合，有学者将其预后评估为中高风险[7]。

在经过充分的遗传咨询后，孕妇及家人选择终止妊娠。

【专家点评】

随着产前筛查和产前诊断技术的不断发展，越来越多的嵌合体在胎儿阶段被检出，由于胎儿表型信息有限且不易获得，还有很多表型在胎儿期不表现，如何准确诊断，如何判断预后及如何精准咨询成为摆在产前医务工作者面前的难题。这就需要我们对各种染色体异常的发生率、产前产后的临床表型、预后、检测方法等进行系统汇总，为遗传咨询及临床决策提供信息、依据和指导。

【参考文献】

[1] PAPAVASSILIOU P，CHARALSAWADI C，RAFFERTY K，et al. Mosaicism for trisomy 21：a review[J]. Am J Med Genet A，2015，167 A（1）：26-39.

[2] 刘敏，蒋馥蔓，王阳，等. 21 号染色体三体、嵌合及单亲二体的临床特征和遗传学检测[J]. 中国产前诊断杂志（电子版），2021，13（3）：12-16.

[3] 邬玲仟，张学. 医学遗传学 [M]. 北京：人民卫生出版社，2016：103.

[4] BORNSTEIN E，LENCHNER E，DONNENFELD A，et al. Comparison of modes of ascertainment for mosaic vs complete trisomy 21[J]. Am J Obstet Gynecol，2009，200（4）：440.e1-5.

[5] MARTINE-GLEZ V，TENORIO J，NEVADO J，et al. A six-attribute classification of genetic mosaicism[J]. Genet Med，2020，22（11）：1743-1757.

[6] 刘维强，孙路明，沈亦平. 染色体三体，嵌合体及单亲二体的产前诊断和遗传咨询[J]. 中国产前诊断杂志（电子版），2020，12（2）：1-5.

[7] WALLERSTEIN R，MISRA S，DUGAR R B，et al. Current knowledge of prenatal diagnosis of mosaic autosomal trisomy in amniocytes：karyotype/phenotype correlations[J]. Prenat Diagn，2015，35（9）：841-847.

（梁玥宏　刘丽　王媛媛　李卉）

病例 8　NIPT 筛查 18 三体综合征假阴性一例

【背景知识】

孕妇血浆中的 cffDNA 可通过高通量测序（high-throughput sequencing，HTS）技术即二代测序技术（next generation sequencing，NGS）技术进行精确检测，并应用于胎儿染色体非整倍体疾病的无创产前检测，即 NIPT。目前 NIPT 技术是进行胎儿染色体非整倍体异常产前筛查最有效的手段，尤其是应用于 21 三体综合征、18 三体综合征和 13 三体综合征的产前筛查。但由于一些母体因素及胎儿因素可影响 NIPT 的检测结果，造成 NIPT 检查的假阴性及假阳性发生。本病例分析一例 NIPT 18 三体综合征假阴性的产生原因，旨在说明临床处理这类情况的方案。

【病例情况】

1. 主诉　孕 23 周，系统超声提示胎儿畸形。

2. 现病史　孕 16 周，NIPT 提示胎儿 X 染色体数目偏多，未行羊膜腔穿刺；孕 23 周，系统超声发现胎儿叠指（图 2-1-16a）、房室间隔缺损（图 2-1-16b）。

3. 产前诊断　羊膜腔穿刺后取羊水细胞进行染色体核型分析，胎儿核型为 48,XXX,+18（图 2-1-17）；FISH 检测结果可见蓝色的 18 号染色体信号和绿色的 X 染色体信号均为 3 个（彩图 3）。因产前诊断胎儿染色体异常，故孕妇及家属选择终止妊娠。引产胎儿表型见图 2-1-18，可见明显叠指畸形。引产组织分别取脐带根部、脐带头部、母面胎盘中心和整个胎盘中心组织进行 CNV-seq 检测，结果发现脐带样本均为 X 及 18 三体，胎盘样本均为 X 及 18 三体 40% 嵌合异常，具体情况见表 2-1-2。胎盘组织 CNV-seq 检测结果见图 2-1-19。

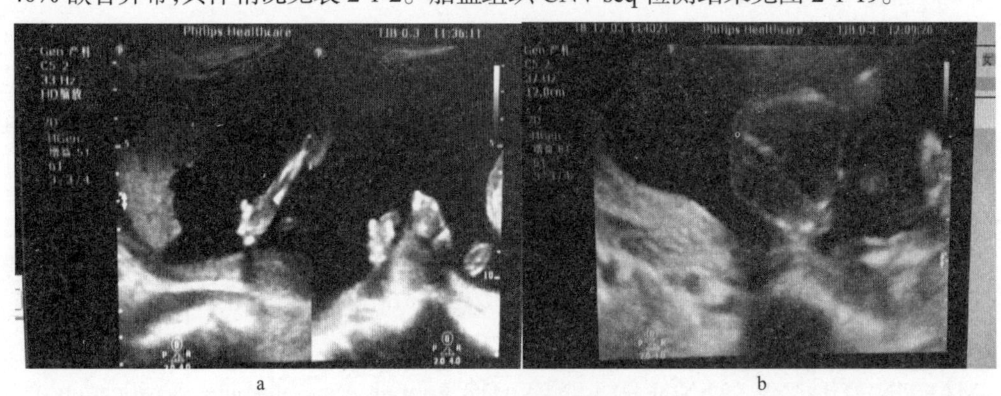

图 2-1-16　超声检查结果图

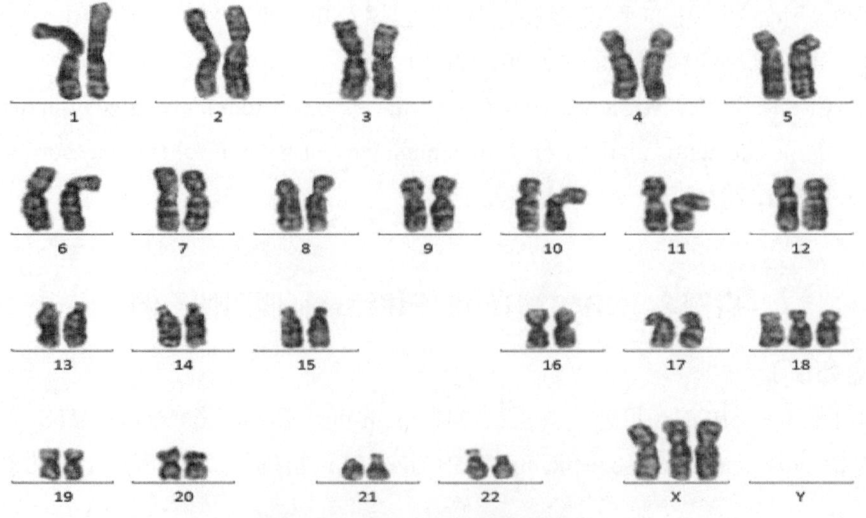

图 2-1-17　羊水细胞核型分析图

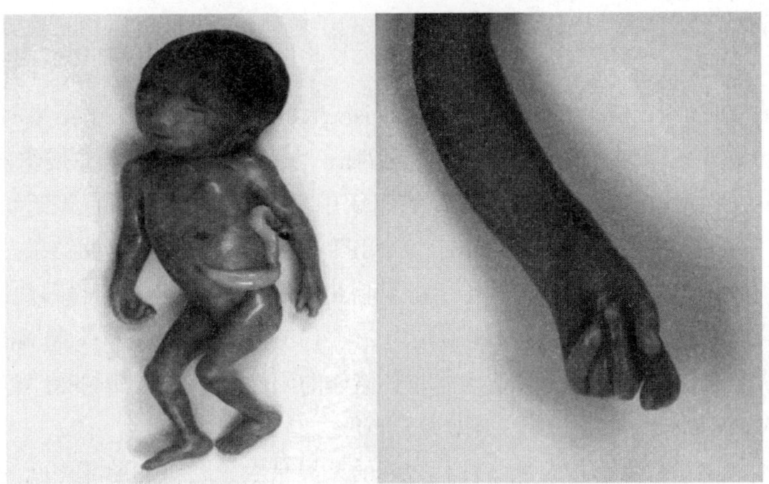

图 2-1-18　引产胎儿及胎儿手部，可见 18 三体特征性叠指畸形

表 2-1-2　不同部位胎儿附属物染色体结果

样本编号	取材位置	结果
1	胎儿面胎盘脐带根部	XXX&T18
2	脐带头段	XXX&T18
3	母亲面胎盘中心	XXX&T18，40% 嵌合
4	整个胎盘中心	XXX&T18，40% 嵌合

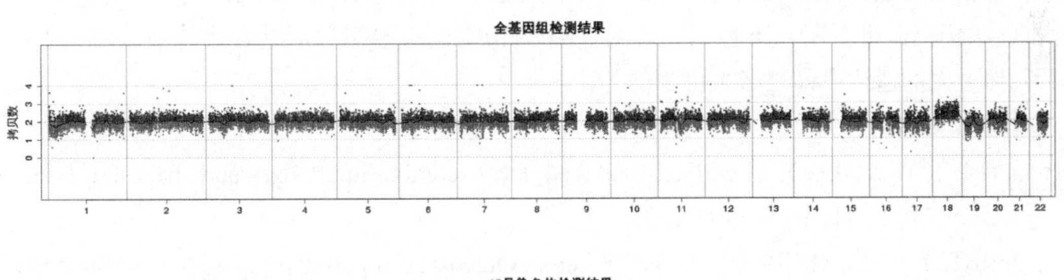

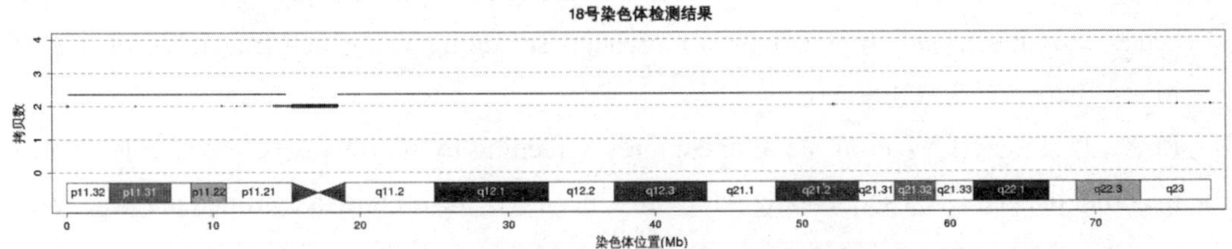

图 2-1-19　胎盘组织 CNV-seq 检测结果图

【专家点评】

机体的造血细胞和体细胞在细胞凋亡的过程中，会产生一些 DNA 片段游离于血浆中，即 cfDNA 片段。在非孕女性血浆中的 cfDNA 基因组谱反映的是个体的染色体情况。而在妊娠期间，胎盘滋养层细胞和少数胎儿细胞在细胞凋亡过程中产生的 cffDNA 也被释放到

母体血浆中，那么 cffDNA 基因谱可以反映胎儿的染色体情况，这可以用来检测胎儿染色体异常[1]。

局限性胎盘嵌合（confined placental mosaicism，CPM）是引起 NIPT 结果与胎儿染色体核型不一致的最常见原因[2]。染色体嵌合是指在一个个体内发现两个（或更多）具有不同染色体核型的细胞系。嵌合现象可以在所有组织中发生，也可局限于特定组织。在妊娠期间，异常细胞系可能局限于胎盘，即 CPM。在 NIPT 检测时，CPM 会干扰结果。如果异常细胞系存在于胎盘，而正常二倍体细胞系存在于胎儿组织，可引起 NIPT 假阳性结果；反之如果正常的二倍体细胞系局限于胎盘，而胎儿为 21、13 或 18 三体，则可引起 NIPT 假阴性结果。同样文献报道，NIPT 检测不同染色体非整倍体的阳性预测值与其 CPM 发生率负相关。本病例报道的 18 三体假阴性主要原因即为 CPM[3]。

在本病例中，NIPT 和胎儿染色体核型之间的差异是由于胎盘和胎儿之间的遗传信息不一致。在估计胎儿占 5.6% 和整倍体母体背景的情况下，可以排除胎儿比例不足和母体背景异常的影响。据报道，CPM 可引起少量但不可忽略的假 NIPT 结果。由于 5.6% 的胎儿 cffDNA 片段和 40% 的三条 18 号染色体嵌合导致有效胎儿片段减少，引起该病例 18 三体的 NIPT 检测结果为假阴性。由于 18 三体多合并中胚层及其衍化物的异常，尤其是心脏、骨骼系统等畸形，本病例在随后的四维超声检查中发现胎儿心脏畸形及手形态畸形，也为进一步的侵入性产前诊断提供依据[4]。

因此，胎盘、胚胎核型差异和嵌合水平均可影响 NIPT 结果。同时对于提示其它染色体异常，尤其是重复病例，可造成目标疾病染色体 cffDNA 量相对降低，仍不能忽视产前诊断。对于 NIPT 检测低风险的妊娠妇女，随后的系统超声检查也尤为重要，尤其是对于超声发现异常的病例仍需进行胎儿染色体异常的检测。NIPT 的检测结果应结合其他临床信息进行解释，而全面的遗传咨询是必不可少的。

【参考文献】

[1] CHIU R W K，LO Y M D. Cell-free fetal DNA coming in all sizes and shapes[J]. Prenat Diagn，2021，41（10）：1193-1201.

[2] GRATI F R，FERREIRA J，BENN P，et al. Outcomes in pregnancies with a confined placental mosaicism and implications for prenatal screening using cell-free DNA[J]. Genet Med，2020，22（2）：309-316.

[3] LI X，JU D，SHI Y，et al. Fetal aneuploidy screening by non-invasive prenatal testing of maternal plasma DNA sequencing with “false negative” result due to confined placental mosaicism：A case report[J]. Medicine（Baltimore），2020，99（29）：e20848.

[4] ROSA R F，ROSA R C，ZEN P R，et al. Trisomy 18：review of the clinical，etiologic，prognostic，and ethical aspects[J]. Rev Paul Pediatr，2013，31（1）：111-120.

（李晓洲　袁碧波　史云芳）

病例 9　产前诊断嵌合 15 三体综合征一例

【背景知识】

嵌合体，是指同一个体中同时存在两种或两种以上的不同细胞系。随着 CMA、NGS 等遗传学新的检测技术在疾病诊断中的广泛应用，嵌合体的检出有不断增加的趋势。CMA 可以检出约 30% 的嵌合，而 NGS 可以检出低至 10% 的嵌合体。不同于出生后个体，产前检测的嵌合体无论诊断还是预后评估均有其特殊性。染色体嵌合体的产前诊断首先涉及产前诊断样本的合理选择，其次是遗传学检测技术的合理应用，以及检测结果的全面分析和综合评估。

【病例情况】

患者女，43 岁。

1. 主诉　G_4P_2 孕 19 周，NIPT 提示 15 三体高风险。

2. 现病史　患者平素月经规律，5/28~30 天，量中等，无痛经。孕期平顺。NT1.9 mm，NIPT 提示 15 三体高风险，超声未发现胎儿发育异常。因 NIPT 提示 15 三体高风险行羊膜腔穿刺术，进行胎儿羊水细胞染色体核型分析及 CNV-seq 检测。自述既往体健，育 2 子，均体健。四年前人流 1 次。否认家族遗传病史，否认外伤史，否认毒物、药物及放射性物质接触史，否认传染病史。

【病例分析】

1. 检测结果　胎儿羊水细胞染色体核型显示 46,XX（图 2-1-20），CNV-seq 提示 15 三体嵌合 55%（图 2-1-21），根据《人类细胞基因组学国际命名体系（ISCN2019）》及《胎儿染色体核型分析判读指南》，原则上，至少两种检测技术均检出嵌合时才能确立真性嵌合体的诊断；当一种检测技术检出嵌合体而另一种未检出时，其结果解释需谨慎。在与孕妇及家属充分沟通后，建议再次羊穿行未培养 FISH 检测。两周后第二次羊穿，未培养 FISH 提示 15 三体嵌合 26%（彩图 4），至此可确定胎儿为 15 三体真性嵌合。用甲基化特异性聚合酶链反应（methylation-specific PCR，MS-PCR）将培养后羊水细胞进行单亲二体（uniparental disomy，UPD）检测，提示为母源性 UPD（图 2-1-22）。

2. 遗传咨询　减数分裂错误而形成的三体细胞，随后部分发生三体自救，将多余的一条染色体丢弃而产生了二体细胞系，从而形成二体细胞和三体细胞的嵌合。在细胞发生三体自救的过程中可能形成 UPD 现象。

嵌合体的临床表型通常取决于嵌合体形成的早晚、异常细胞系在不同组织、器官中所占比例的大小。嵌合体病例的临床表现严重程度往往取决于三体细胞系的组织分布与嵌合比例。评估 15 三体的再发风险与孕妇年龄、夫妇是否存在生殖腺低比例 15 三体嵌合、夫妇是否是涉及 15 号染色体的平衡易位或罗伯逊易位携带者及是否存在导致减数分裂错误的风险因素相关[1]。

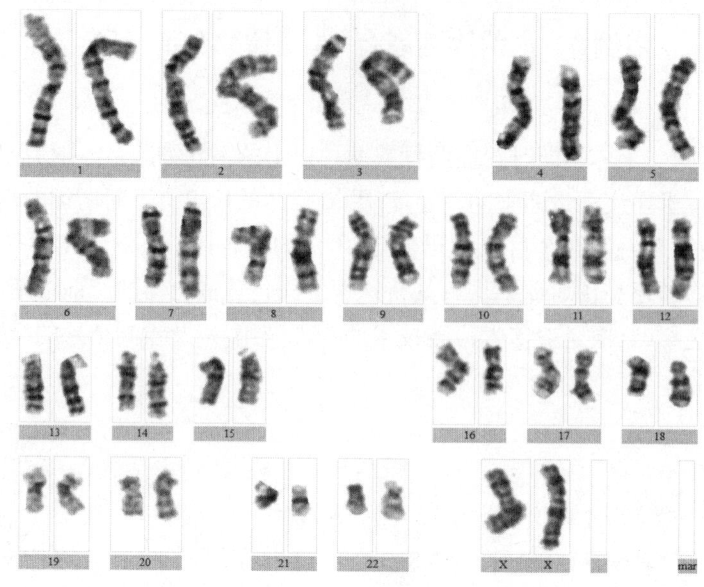

图 2-1-20　胎儿核型 46,XX

seq[GRCh37]dup(15p13q26.3)chr15:g.1-102531392dup（嵌合比例：55%）

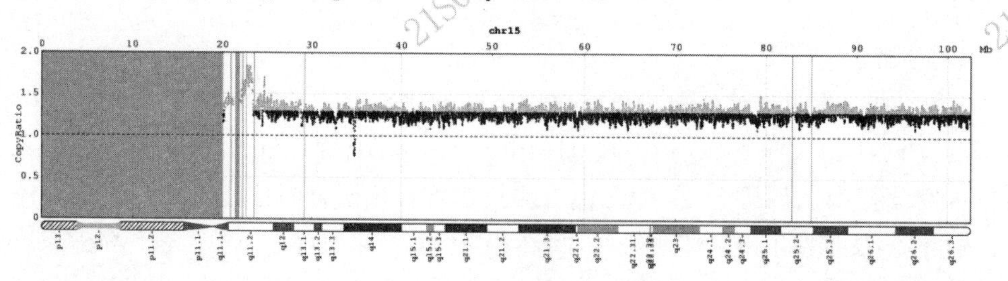

图 2-1-21　胎儿 CNV-seq 结果

通常胎儿羊水或脐血经过培养后因存在细胞优势克隆生长，其结果不能反应嵌合体细胞系的真实比例情况，目前可靠的方法是利用未经培养的胎儿组织进行检测[2]。若发现异常则更能说明嵌合真实情况。本例中羊水未培养细胞 CNV 及 FISH 分析均提示胎儿存在 15 三体嵌合异常，培养细胞核型分析未发现异常。我们认为可能与培养细胞存在优势生长有关。在产前诊断中，至少两种检测技术均检出嵌合时才能确立真性嵌合体的诊断；当一种检测技术检出嵌合体而另一种未检出时，其结果解释需谨慎，最好加做第三种方法，以确保结果的准确性。

Prader-Willi 综合征（Prader-Willi syndrome，PWS）为染色体 15q11.2-q13 区印记基因的功能缺陷所致的遗传病。绝大多数 PWS 为散发，发病率介于（0.33~1）/ 万，无明显种族差异[3]。PWS 的临床表现因年龄而异：胎儿期表现为胎动少，新生儿期主要表现为肌张力低下、哭声弱、吸吮无力、喂养困难等，婴幼儿期表现为生长发育及语言运动发育迟缓，儿童期表现为矮胖、小手足和认知功能障碍等，青春期以身高明显不足、肥胖、性腺发育不良、异常行为、学习困难等为主要特征。

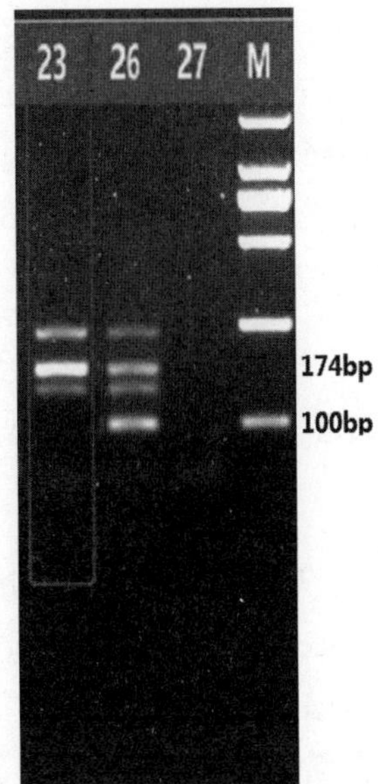

图 2-1-22 胎儿 MS-PCR 结果

注：23- 胎儿，26- 阴性对照，27- 空白对照，174bp 条带存在而 100bp 条带缺失为母源性 UPD，174bp 条带缺失而 100bp 条带存在为父源性 UPD

父源染色体 15q11.2-q13 片段缺失是 PWS 最常见的遗传学类型，在西方患者人群中占 65%~75%，在亚洲人群中更高，约为 80%。20%~30% 的 PWS 是由于母源性 15 号染色体 UPD 所致，即患者的两条 15 号染色体均来自母亲，等同于 15q11.2-q13 区域父源性等位基因缺失，因而表现为 PWS[4,5]。甲基化分析可以同时检出缺失、UPD 和印记中心缺陷，对 PWS 的检出率达 99% 以上，因此是诊断 PWS 的首选策略。

经过充分的遗传咨询后，孕妇及家人选择终止妊娠。

【专家点评】

产前筛查中如果遇到 6，7，11，14，15，20 等涉及印记综合征相关染色体非整倍体高风险病例，应该考虑可能存在染色体嵌合及 UPD 可能，可以提前预留未培养标本以便行相关检查；产前诊断中如果明确存在涉及印记综合征相关染色体的非整倍体嵌合体，应该使用甲基化分析、短串联重复序列（short tandem repeat，STR）或 SNP array 等技术进行分析，以判断是否存在 UPD。

【参考文献】

[1] CHEN C P，CHERN S R，CHEN Y N，et al. Mosaic trisomy 15 at amniocentesis：Prenatal diagnosis，molecular genetic analysis and literature review[J]. Taiwan J Obstet Gynecol，2015，54（4）：426-431.

[2] CHEN C P，HSU T Y，KO T M，et al. Cytogenetic discrepancy between uncultured amniocytes and cultured amniocytes in mosaic trisomy 15 at amniocentesis[J].Taiwan J Obstet Gynecol，2020，59（5）：728-735.

[3] 中华医学会医学遗传学分会遗传病临床实践指南撰写组. Prader-Willi 综合征的临床实

践指南 [J]. 中华医学遗传学杂志，2020，37(3)：318-323.
[4] SMITH A，HUNG D. The dilemma of diagnostic testing for Prader-Willi syndrome[J]. Transl Pediatr，2017，6(1)：46-56.
[5] YANG L，ZHOU Q，MA B，et al. Perinatal features of Prader-Willi syndrome：a Chinese cohort of 134 patients[J]. Orphanet J Rare Dis，2020，15(1)：24.

（梁玥宏　刘丽　徐凤琴　李卉）

病例 10　NIPT 发现双胎之一 47,XXY 一例

【背景知识】

相较于单胎妊娠而言，NIPT 对于双胎或多胎妊娠的准确性尚缺乏充分的证据。2016 年美国妇产科医师学会(American College of Obstetricians and Gynecologists，ACOG)/ 美国母胎医学会(Society for Maternal-Fetal Medicine，SMFM)指南并未推荐将 NIPT 用于多胎妊娠的非整倍体筛查。我国《孕妇外周血胎儿游离 DNA 产前筛查与诊断技术规范》将双胎或多胎妊娠作为 NIPT 的慎用人群[1]。近期有几项研究显示，NIPT 筛查双胎或多胎妊娠染色体非整倍体的灵敏度与特异性与单胎相似[2-4]。NIPT 对双胎妊娠孕妇 13 三体、18 三体、21 三体及 X 染色体异常筛查是准确的，单胎妊娠 NIPT 的产前诊断标准可在双胎妊娠中发挥良好的作用，可作为常规产前筛查推广应用。

【病例情况】

患者，女，30 岁。

1. 主诉　G_2P_0，双胎，F1：20^{+2} 周，F2：19^{+1} 周，因"NIPT 提示性染色体数目偏多"就诊。

2. 现病史　平素月经规律，停经 30 天，自测尿 HCG(+)，早孕反应较重，45 天超声检测提示双胎妊娠，双绒毛膜双羊膜囊双胎(dichorionic diamniotic，DCDA)。孕早期无感冒发热史，无阴道出血及保胎史。NIPT 提示"性染色体偏多"，患者主诉自然受孕。

3. 辅助检查　羊膜腔穿刺行胎儿核型分析。

【病例分析】

1. 诊疗过程　患者行 NIPT 检测，提示"性染色体数目偏多"。孕 22 周行羊膜腔穿刺。

2. 检测结果　核型分析结果：F1：46,XX；F2：47,XXY，见图 2-1-23 和图 2-1-24。

3. 随访　患者孕 25^{+1} 周于超声引导下行腔内注射药物减胎术。继续妊娠，超声监测胎儿发育，足月分娩一正常女婴。

【专家点评】

双胎妊娠存在两种合子性质，根据合子性质不同划分为单卵双胎和双卵双胎。所谓的单卵双胎是由一个受精卵分裂得到的，其在双胎妊娠中的发生率约为 30%[5]。单卵双胎的发生机制为受精卵在卵裂过程中部分细胞分离，分别发育为一个胚胎。受卵裂后分裂时间的影响会形成两种分裂结果，分别是单绒毛膜(占单卵双胎的 66% 左右)、双绒毛膜(占单卵双胎的 33% 左右)。双卵双胎是通过两个受精卵分裂所形成的，其发生率占双胎妊娠的 70% 左右，而且都属于双绒毛膜[6,7]。

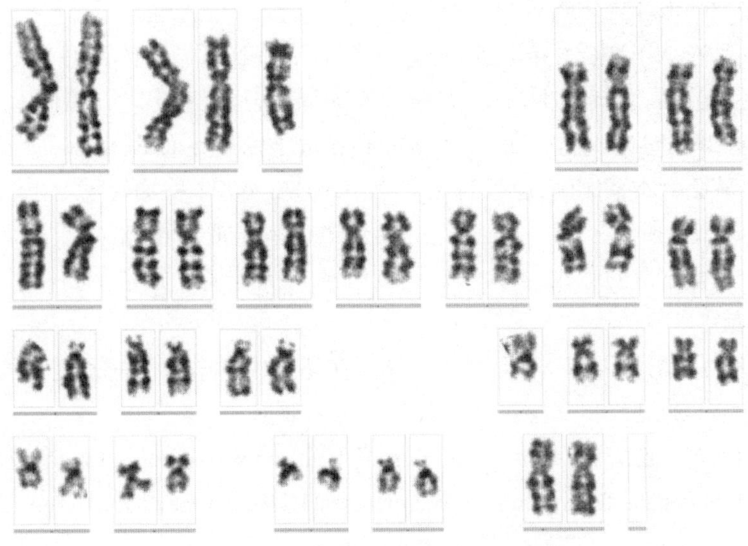

图 2-1-23　F1 胎儿染色体核型 46,XX

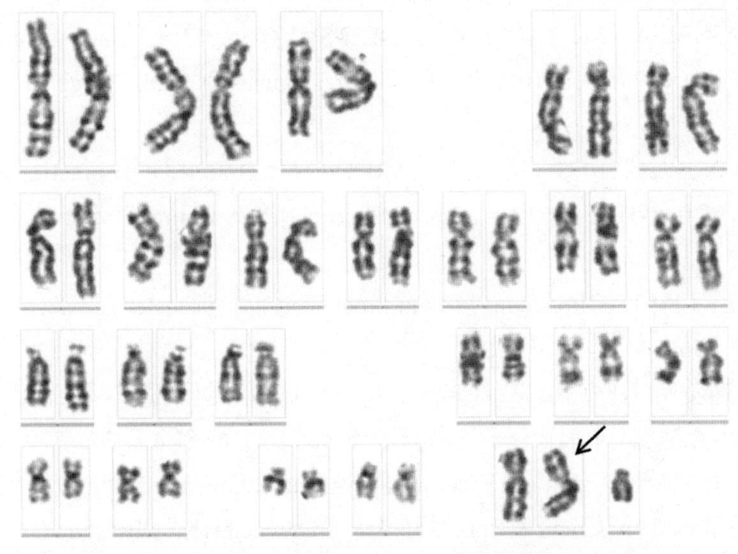

图 2-1-24　F2 胎儿染色体核型 47,XXY, 箭头示异常染色体

目前,产前检测技术大多是采用绒毛活检或者羊膜腔穿刺,在得到样本后对胎儿染色体进行核型的判断。研究表明,若为单绒毛膜双胎,在检测时可以仅仅对双胎中某个胎儿进行样本的提取,但有少数单绒毛膜双胎的双胎核型不同的案例,因而学者建议在对单绒毛膜双胎进行联合筛查时若发现其中一个胎儿出现异常要对各个胎儿采用介入性产前诊断。NIPT 作为一种无创产前诊断技术具有极高的准确性和特异性,在 2015 年一组 146958 份基于 MPS-NIPT 的检测的大数据研究使这一研究成果得到了进一步验证 [8]。此外,NIPT 在双胎妊娠染色体非整倍体检测中亦拥有超高的运用价值。双胎妊娠早孕期应用母体血浆中 cffDNA 筛查 21 三体具有较高的敏感性和特异性,筛查效能与单胎妊娠近似,且优于早孕期

联合筛查或中孕期母体生化筛查[9]。

双胎产前筛查 NIPT 提示异常者，应进一步行产前诊断，做遗传咨询。对于双胎之一出现严重的染色体异常，为提高活产率，在孕周 <28 周时，建议在患者知情同意的前提下行减胎术；但孕周 >28 周时进入围产期，能否减胎存在医学伦理方面的问题，需经医院相关伦理委员会同意后减胎。本案例中，患者自然受孕，DCDA，NIPT 检测提示"性染色体高风险"，行产前诊断，核型分析结果为一胎正常，一胎性染色体异常为 47,XXY。患者经遗传咨询，希望得到一个完全正常的胎儿，本人决定行减胎术，足月生育一正常女婴。

【参考文献】

[1] 闫有圣，王一鹏，刘妍，等. 无创产前检测在特殊人群中应用的研究进展[J]. 中华医学遗传学杂志，2021，38（7）：694-698.

[2] YU W，LV Y，YIN S，et al. Screening of fetal chromosomal aneuploidy diseases using noninvasive prenatal testing in twin pregnancies[J]. Expert Rev Mol Diagn，2019，19（2）：189-196.

[3] YANG J，QI Y，HOU Y，et al. Performance of non-invasive prenatal testing for trisomies 21 and 18 in twin pregnancies[J]. Mol Cytogenet，2018，11：47.

[4] MOTEVASSELIAN M，SALEH GARGARI S，YOUNESI S，et al. Non-invasive prenatal testing to screen common trisomies in twin pregnancies[J]. Mol Cytogenet，2020，13（5）：254-264.

[5] SALOMON L J，ALFIREVIC Z，BILARDO C M，et al. ISUOG practice guidelines：performance of first-trimester fetal ultrasound scan[J]. Ultrasound Obstet Gynecol，2013，41（1）：102-113.

[6] MORIN L，LIM K. Ultrasound in twin pregnancies[J]. J Obstet Gynaecol Can，2011，33（6）：643-656.

[7] 许旭平，谢美娟，甘海燕，等. 基于高通量测序技术无创筛查双胎染色体非整倍体及胎儿游离 DNA 浓度分析[J]. 分子诊断与治疗杂志，2016，8（6）：375-379.

[8] ZHANG H，GAO Y，JIANG F，et al. Non-invasive prenatal testing for trisomies 21，18 and 13：clinical experience from 146,958 pregnancies[J]. Ultrasound Obstet Gynecol，2015，45（5）：530-538.

[9] 中华医学会围产医学分会胎儿医学学组，中华医学会妇产科学分会产科学组. 双胎妊娠临床处理指南（2020 年更新）[J]. 中华围产医学杂志，2020，23（8）：505-516.

（王文靖　杨微微　任晨春）

病例 11　NIPT 提示性染色体偏多，产前诊断 48,XXXX 一例

【背景知识】

女性性染色体数目大于等于 3 条称为超雌综合征，是一种性染色体异常综合征。1959 年科学家首次描述含有 3 条 X 染色体的女性。虽然此种染色体异常在女性中发生率较高，

但很难在婴儿期做出诊断[1]。

超雌综合征的遗传学基础为配子减数分裂或合子有丝分裂过程中发生错误，最终导致X染色体不分离事件发生，约90%的染色体不分离是因为卵母细胞减数分裂错误，10%是因为精原细胞减数分裂错误，其中卵母细胞减数分裂错误约60%发生在减数分裂I期，发生在减数分裂II期约为20%，其余的20%发生在卵母细胞受精形成合子后的有丝分裂时期[2]。

【病例情况】

患者，女，33岁。

1. 主诉　G_1P_0，孕15^{+1}周。因“NIPT提示性染色体偏多”就诊。

2. 现病史　平素月经规律，停经30天自测尿HCG(+)，早孕反应较重，孕早期无感冒发热史，无阴道出血及保胎史。NIPT提示“性染色体偏多”就诊。查体：T 36.5 ℃，P 76次/分，R 20次/分，BP 120/80mmHg。发育正常，营养良好，神志清醒，查体合作。产科情况：宫底脐耻之间。

3. 辅助检查　羊膜腔穿刺行胎儿核型分析。

【病例分析】

1. 诊疗过程　患者孕期NIPT提示“性染色体偏多”，于19周行羊膜腔穿刺，应用细胞培养法行核型分析，结果为48,XXXX，见图2-1-25。告知患者该胎儿为超雌综合征，可能存在较47,XXX更为严重的智力低下，子宫发育不良等表型，胎儿发育存在不确定因素，最终患者权衡利弊，自己要求终止妊娠。

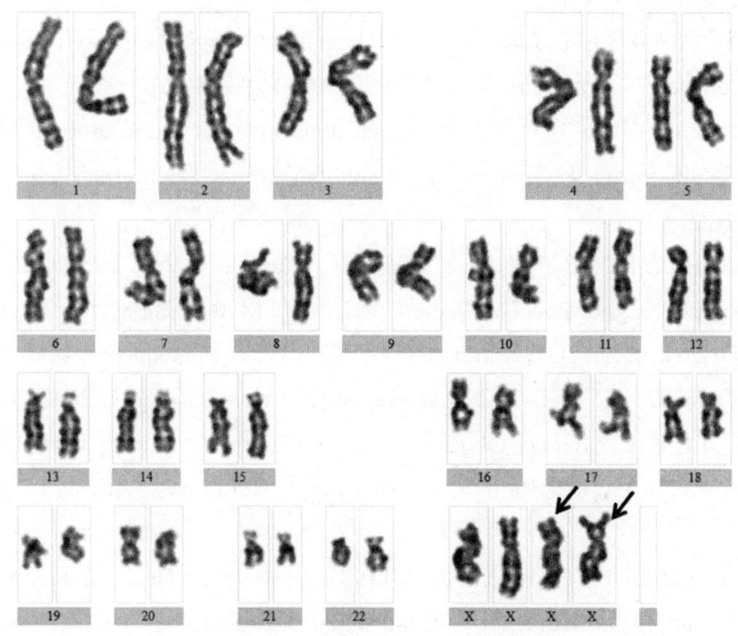

图2-1-25　孕妇羊水染色体G显带

核型为48,XXXX，箭头示异常染色体

2. 随访　患者于孕 25^{+3} 周终止妊娠。

【专家点评】

人群研究表明，多数超雌综合征患者表型与正常女性并无多大差异，只是有时可能有轻微的出生缺陷[3]。超雌综合征患者大多数发育正常[4]，有些可表现为性发育幼稚，少数会有泌尿、生殖系统结构异常，有可能出现继发性闭经或卵巢功能早衰等影响生育力的现象，其发生精神异常的可能性较正常人群增加[5]。

X 染色体四体是一种罕见的女性染色体非整倍体，到目前为止，只有 100 多例这样的病例被报道[6]。XXXX 综合征的临床表现包括面部畸形、卵巢功能不全和智力障碍，还包括骨骼异常、再生障碍性贫血和神经发育异常[7]。

一般来说，3 条 X 染色体的患者症状不明显，建议病人可以保留。但是 X 染色体数目越多，智力损害和发育畸形越严重。48,XXXX 综合征患者多余的 X 染色体被认为大多是来自于母亲，通常是由母亲减数分裂 I 期过程中 X 染色体不分离导致的。并且孕妇年龄越大，不分离发生的频率越高。本病例中的胎儿母亲 33 岁，不属于高龄孕妇，所以产生 X 四体型胎儿的原因可能与不明因素导致的卵子发生过程中引起减数分裂异常有关。这类胎儿若出生，会面临着语言障碍、精神异常和社交障碍等临床表现。本例中 XXXX 综合征的胎儿虽然能成活，但对成长过程中身体的发育及成年后生育都有不同程度的影响。本病例中孕妇进行遗传咨询后最终选择了引产，同时建议未来再生育时进行遗传咨询及产前诊断。

【参考文献】

[1] 张静敏，王世雄，胡琴，等. 47,XXX 综合征临床与细胞遗传学分析 [J]. 中国优生与遗传杂志，2006，14(9)：49.

[2] MAY K M，JACOBS P A，LEE M，et al. The parental origin of the extra X chromosome in 47,XXX females[J]. Am J Hum Genet，1990，46(4)：754-761.

[3] NIELSEN J，WOHLERT M. Chromosome abnormalities found among 34,910 newborn children：results from a 13-year incidence study in Arhus，Denmark[J]. Hum Genet，1991，87(1)：81-83.

[4] LIEBEZEIT B U，ROHRER T R，SINGER H，et al. Tall stature as presenting symptom in a girl with triple X syndrome[J]. J Pediatr Endocrinol Metab，2003，16(2)：233-235.

[5] PATWARDHAN A J，BROWN W E，BENDER B G，et al. Reduced size of the amygdala in individuals with 47,XXY and 47,XXX karyotypes[J]. Am J Med Genet，2002，114(1)：93-98.

[6] UPPAL S，JEE Y H，LIGHTBOURNE M，et al. Combined pituitary hormone deficiency in a girl with 48,XXXX and Rathke's cleft cyst[J]. Hormones（Athens），2017，16(1)：92-98.

[7] SAMANGO-SPROUSE C，KEEN C，MITCHELL F，et al. Neurodevelopmental variability in three young girls with a rare chromosomal disorder，48,XXXX[J]. Am J Med Genet A，2015，167A(10)：2251-2259.

（鞠明艳　杨微微　任晨春）

病例 12　妊娠中期诊断三倍体综合征一例

【背景知识】

正常人体细胞内含有 46 条（23 对）染色体，为二倍体（2n）细胞，三倍体则是指每一个细胞中具有三套完整的染色体组，其染色体总数为 69 条（3n），即每一号染色体有 3 条相同个体，细胞内比正常二倍体多了一套完整的单倍体染色体。在早期自然流产中，三倍体并不少见，是胚胎期最常见的染色体畸变之一，大部分胚胎在妊娠前 3 个月自然死亡，很少能存活至妊娠中期，只有极个别患儿出生，一般可存活至出生者均为二倍体 / 三倍体的嵌合体[1, 2]。本例则报告妊娠中期三倍体综合征一例。

【病例情况】

孕妇常 **，39 岁，G_1P_0，自然受孕，因“孕 17 周，超声发现胎儿多发畸形、宫内发育迟缓 2 周”就诊。

现病史：平素月经规律，11 岁初潮，5~6/28 天，量中，无痛经。停经 40 天查尿 HCG（+），停经 56 天超声提示宫内早孕，孕早期少量阴道出血，予保胎治疗一周后出血停止自行停药。孕早期未行妊娠四毒及甲功检查，孕 12 周 NT 2.0 mm，血清学筛查提示 18 三体高风险（1∶10），未予重视，孕 17 周超声提示胎儿发育与实际孕周不符，小于实际孕周 2 周，伴多发畸形。既往体健，否认其他疾病史及不良生育史，否认家族遗传病史。

【病例分析】

孕妇及家属商议后要求终止妊娠。孕妇入院后行常规术前检查，无明显禁忌，签署知情同意书后予米非司酮 - 米索前列醇引产，引产胎儿临床表型为：小眼、小口、小下颌、低位耳，手脚特殊形态，手指叠加，双足为摇椅足（图 2-1-26）。同时，行引产胎儿脐带血染色体核型检测提示 69,XXX（图 2-1-27）。

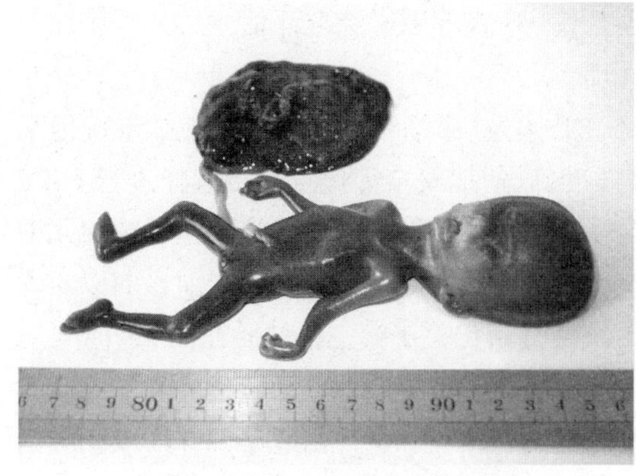

图 2-1-26　引产胎儿临床表型

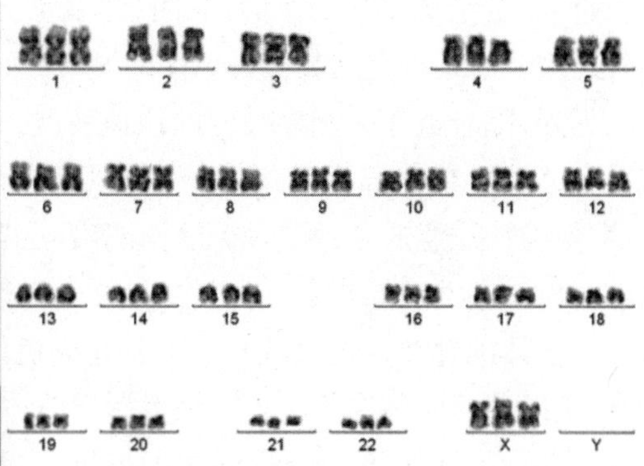

图 2-1-27　引产胎儿脐带血染色体核型

【专家点评】

三倍体综合征是一种严重的染色体数目异常疾病，占妊娠早期自然流产遗传学病因的

8%~18%[3]，由于其多为致死性，大多数于流产后在检测流产胚胎染色体时发现，极少数能维持至妊娠中晚期，据报道，在妊娠中期羊水中三倍体的发现率为 4 / 万 [4]。按照其发生机制，三倍体综合征可分为双雄受精、双雌受精和正常受精后有丝分裂染色体分离障碍 3 种 [5]，其中以双雄受精最为常见，其次为双雌受精。双雄受精（父源性）是指一个正常卵子和一个正在复制的精子或同时与两个正常精子发生受精，染色体核型可表现为 69,XXX、69,XXY 或 69,XYY 任意一种；而一个二倍体异常卵子与一个正常精子发生受精产生一个三倍体的合子，称为双雌受精（母源性），染色体核型为 69,XXX 或 69,XXY。

受基因组印迹影响，双雄或双雌受精所形成三倍体的临床表现有所不同。父源性双雄受精所形成的三倍体胎儿生长发育一般相对较好，头部大小比例相对正常，可有颈项透明层增厚，面部或颅脑畸形，胎儿手足异常等，约 50% 以上胎儿有三、四指并指畸形，胎盘大呈囊状且多合并部分性葡萄胎；而母源性双雌受精所形成的三倍体胎儿常表现为严重的宫内生长发育迟缓，其头部大小正常，但躯体细小，且通常具有异常的小胎盘 [6-8]。本例孕妇引产胎儿的染色体核型为 69,XXX，由于未对胎儿及其父母基因组中等位基因进行 STR 或 SNP 分型研究，故无法确定其具体形成机制及亲本来源，但根据引产胎儿主要表现为宫内生长发育迟缓、多发畸形及头腹比例不协调（不成比例头大），胎盘检查未见明显囊性水泡等，可初步推测其三倍体为母源性双雌受精产生的可能性大。

因三倍体胎儿多于妊娠早期自然流产，即使存活至孕晚期，出生后新生儿并发症多，死亡率高，因此早期诊断意义重大，一经确诊应立即建议终止妊娠。本例孕妇孕早期出现少量阴道出血，予药物保胎治疗一周后出血停止，其孕早期先兆流产征象可能与胚胎发育不良，内源性黄体不足相关。该孕妇孕早期血清学筛查即提示 18 三体高风险（1∶10），但孕妇并未重视，拒绝进一步行产前诊断，而在随后的孕中期因超声检查发现胎儿多发畸形、宫内发育迟缓才决定终止妊娠，最终引产胎儿染色体核型诊断为三倍体。由此可见，虽然产前血清学筛查可发现一定染色体异常情况，且应用于唐氏综合征及 18 三体综合征的筛查方法已得到广泛认同，本例孕妇在产前血清学筛查中即提示 18 三体高风险，但在出现这样的筛查结果时，仍需要结合孕妇的年龄、孕周、健康状况及超声检查等因素综合评估，除 18 三体综合征外还应考虑是否存在其他染色体的异常。

另外，随着近年来测序技术的快速发展，NIPT 作为“唐筛”新技术，能够更加准确地筛查染色体非整倍体异常 [9]，许多孕妇也因其高效准确、便捷安全等优点直接选择进行 NIPT 检测，但应该注意的是，NIPT 无法检测出三倍体。即使孕妇筛查结果低风险，但后续胎儿系统超声检查中发现异常者，仍应建议孕妇进行遗传咨询，必要时进行介入性产前诊断以明确有无三倍体的存在，截至目前，羊水胎儿染色体核型分析仍是确诊三倍体胎儿的“金标准”。因此，临床遗传咨询医师应当熟练掌握三倍体综合征的临床特征、遗传学特征及产前诊断方法，联合应用产前筛查及胎儿超声检查技术，及时发现三倍体综合征高危孕妇并采取相应措施，以助于降低我国缺陷儿的出生率。

【参考文献】

[1] 周静，林远珊，曹荔，等. 69,XXY 伴严重生长迟缓及眼球突出病例的产前诊断[J]. 中

国优生与遗传杂志，2007，15(10)：51-53+F0004.
[2] 陆国辉，徐湘民. 临床遗传咨询[M]. 北京：北京大学医学出版社，2007：131-197.
[3] 田芯瑗，惠玲，郑雷，等. 产前诊断 69,XXX 纯合子三倍体一例[J]. 国际生殖健康 / 计划生育杂志，2021，40(5)：382-385.
[4] HORGER E O, FINCH H, VINCENT V A. A single physician's experience with four thousand six hundred genetic amniocenteses[J]. Am J Obstet Gynecol, 2001, 185(2): 279-288.
[5] 陆国辉. 产前遗传病诊断[M]. 广州：广东科技出版社，2002：92-95.
[6] 贺骏，王卫红，李红玉，等. 产前诊断三倍体综合征 4 例的临床分析及文献复习 [J]. 中国优生与遗传杂志，2011，19(4)：39-40.
[7] 蒋彦，韦小妮. 产前诊断胎儿染色体三倍体 69,XXY 一例[J]. 中国优生与遗传杂志，2014，22(1)：58，123，封 2.
[8] CHEN C P, CHIEN S C, LIN H H. Prenatal sonographic features of triploidy[J]. J Med Ultrasound, 2007, 15(3): 175-182.
[9] DAN S, WANG W, REN J, et al. Clinical application of massively parallel sequencing-based prenatal noninvasive fetal trisomy test for trisomies 21 and 18 in 11,105 pregnancies with mixed risk factors[J]. Prenat Diagn, 2012, 32(13): 1225-1232.

（史云芳　马瑞玉　李洁　李晓洲）

病例 13　产前诊断来源亲代额外小标记染色体一例

【背景知识】

额外小标记染色体(supernumerary small marker chromosome，sSMC)是指通过常规细胞遗传学显带技术可以辨认但无法确定结构，大小通常等于或小于同一核型 20 号染色体的染色体片段，它可以来自于任何一条染色体，在结构上可能是倒位、重复、双随体、环状或者其它微小结构。在产前诊断中，sSMC 的发生率约为 0.07%，携带者近 2/3 表型正常。由于产前诊断的特殊性，胎儿临床表型不一定能够完全表现出来，因此，如果在产前诊断中发现胎儿携带 sSMC，对判断胎儿的预后和临床表型的轻重以及遗传咨询带来非常大的挑战。

【病例情况】

患者，女，33 岁。

1. 主诉　G_1P_0 孕 22^{+2} 周，因配偶染色体核型为 47,XY,+mar 要求产前诊断。

2. 现病史　患者平素月经规律，5/28~30 天，量中等，无痛经。因原发不孕 5 年行 IVF-ET 治疗。患者夫妇于 IVF-ET 前常规检查发现男方染色体核型为 47,XY,+mar，SNP array 检测未发现异常。孕期平顺。NT 2.3 mm，NIPT 未做，超声未发现胎儿发育异常。现因配偶染色体核型 47,XY,+mar 要求行羊膜腔穿刺术，进行胎儿羊水细胞染色体核型分析及 SNP array 检测。自述既往体健，无特殊病史。否认家族遗传病史，否认外伤史，否认毒物、药物及放射性物质接触史，否认传染病史。

【病例分析】

1. 检测结果 孕妇配偶的核型为 47,XY,+mar（图 2-1-28），SNP array 检测未发现致病性变异。胎儿羊水染色体核型为 47,XX,+mar，且 sSMC 大小形态与其父相同（图 2-1-29），胎儿 SNP array 检测同样未发现致病性变异。考虑胎儿 sSMC 来源于父亲且不含有明确致病的 DNA 片段，可能为异染色质区域。

2. 遗传咨询 胎儿与其父染色体核型均携带有 sSMC，且 sSMC 大小形态相同，胎儿和父亲 SNP array 检测均未发现致病性变异。推测 sSMC 可能为异染色质区域，考虑到父亲表型正常，建议继续妊娠，常规产检加强孕期监测。后随访新生儿足月生产，未见异常。

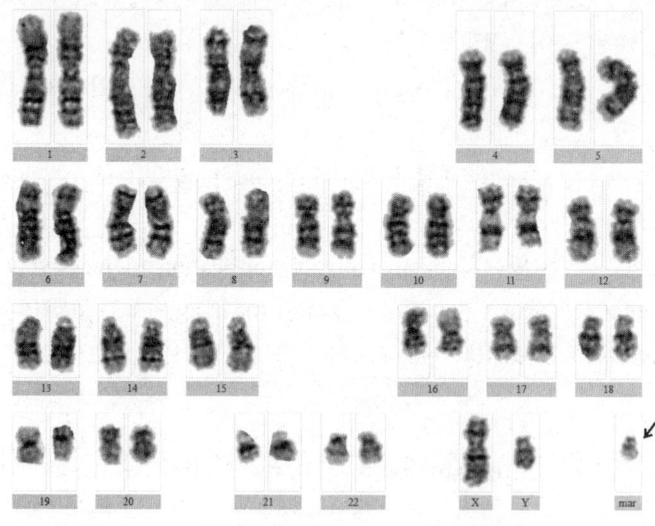

图 2-1-28 孕妇配偶核型 47,XY,+mar

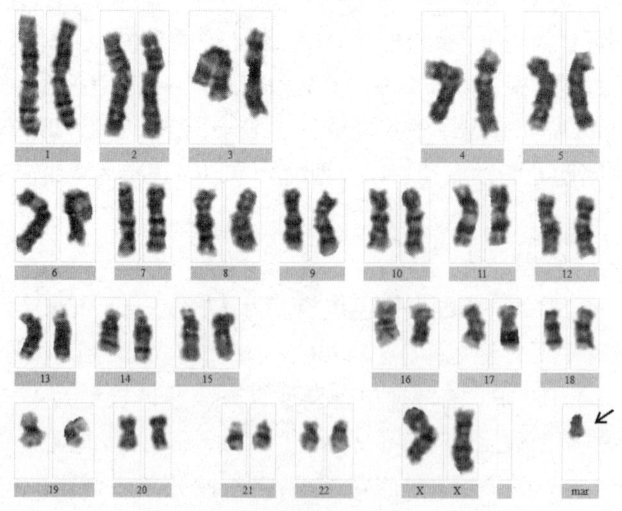

图 2-1-29 胎儿核型 47,XX,+mar

【讨论】

全世界约有 3.1x10^5 人携带 sSMC,其中 70% 的新发突变和 98% 的遗传性的 sSMC 没有临床表型,部分表现为严重的智力低下和其它异常。产前诊断中 sSMC 的发生率为约 0.04% 到 0.08%[1]。

sSMC 胎儿是否出现异常表型主要取决于遗传特性、来源、基因组含量、是否嵌合型及嵌合比例,是否存在 UPD 效应等因素。因此选用适当的检测方法检出 sSMC 并能判断它的遗传特性及来源对遗传咨询至关重要。sSMC 30% 通过遗传获得,70% 为新生突变,也可能为父母染色体存在异常通过遗传产生异常的配子产生。如果 sSMC 为遗传且父母没有异常表现则后代一般无或很少有临床表型,如果为新发突变则胎儿出生后表型异常的概率为 26%,如果系统超声检查未发现胎儿异常,则风险降至 18%[2-4]。

【专家点评】

sSMC 既可以来源于常染色质也可以来源于异染色质,完全由异染色质构成的 sSMC 一般无异常临床表现。该病例核型检测发现 sSMC 而 SNP array 检测未见明显异常,判断 sSMC 可能来源于异染色质,来源于异染色质的 sSMC 通常不能通过分子遗传学检测手段检测出来。综上所述,出现 sSMC,首先根据父母核型判断是遗传获得还是新发突变,再通过 SNP array 检测 sSMC 来源,如果 SNP array 未见异常考虑 sSMC 来源于异染色质。家族中能稳定遗传的 sSMC 携带,若亲代表型正常,子代异常的风险较低,家系成员的核型检查对遗传咨询有指导意义。

【参考文献】

[1] 祁鸣,黄涛生. 临床遗传学[M]. 杭州:浙江大学出版社,2008:681-683.

[2] 潘虹. 额外小标记染色体的特点、产前诊断和遗传咨询[J]. 中华围产医学杂志,2012,15(10):588-591.

[3] 杨兰,张晓,林娟,等. 额外小标记染色体的遗传学检测和临床效应分析[J]. 中华医学遗传学杂志,2019,36(10):1047-1050.

[4] 吴海燕,黄柳萍,罗小芳,等. 产前诊断中出现额外小标记染色体的检测模式探讨及遗传咨询[J]. 中国优生与遗传杂志,2019,27(12):1432-1434.

(梁玥宏 刘丽 李卉 李虹)

病例 14 和病例 15 产前诊断 sSMC^T 二例

【背景知识】

sSMC 被定义为额外的小标记染色体片段,这些片段太小,无法通过细胞遗传学的显带技术来明确识别,而需要用分子生物学方法进行鉴定。sSMC 通常具有异常的形态(如倒置重复、双随体或环状)[1],可以出现在数值正常的“基本核型”中,也可以出现在数值异常的染色体中,如特纳综合征核型 sSMC^T。sSMC 的来源多变,可能来源于 1 号到 22 号染色体或者 X 染色体或 Y 染色体的任何一条或多条,携带 sSMC 的患者有发育迟缓、智力残疾、混合性性腺发育不良或不孕症等临床表型,对携带 sSMC 的胎儿进行产前诊断,明确其来源对遗传咨询来说非常重要。

【病例情况】

病例 14

1. 主诉　孕妇于孕 20 周时 NIPT 提示“胎儿性染色体数目偏少”就诊。

2. 现病史　孕妇，28 岁，G_1P_0，无不良孕产史，自然受孕，月经周期规律，7/30 天，LMP：2017 年 06 月。既往体健，无异常家族史，在怀孕前或怀孕期间未接触过致畸剂。孕 20 周时 NIPT 提示“胎儿性染色体数目偏少”，超声检查未见异常。配偶 31 岁，体健。

3. 辅助检查　夫妻双方行外周血染色体核型检测未见异常。

【病例分析】

孕妇于孕 20^{+1} 周，超声引导下行羊膜腔穿刺，抽取羊水 20ml 进行常规羊水细胞培养及染色体核型分析。羊水细胞染色体核型分析结果显示 45,X[26]/46,X,+mar[16]/47,X,+mar1,+mar2[8]（图 2-1-30A-C），夫妻双方的外周血染色体核型正常，表明该标记是新发生的突变。为了确定标记染色体的来源和嵌合比例，结合 NIPT 的结果，使用位于染色体 X、Y 着丝粒区域的 CSP18/CSPX/CSPY 探针对羊水标本进行 FISH 检测，结果提示计数 100 个细胞，一个绿色信号（CSP X）的细胞占比 57%，两个绿色信号的细胞占比 26%，三个绿色信号的细胞占比 17%（彩图 5A-F），确定细胞核型中 mar 包括 X 染色体着丝粒 p11.1-q11.1 片段。孕妇于孕 27 周选择终止妊娠。

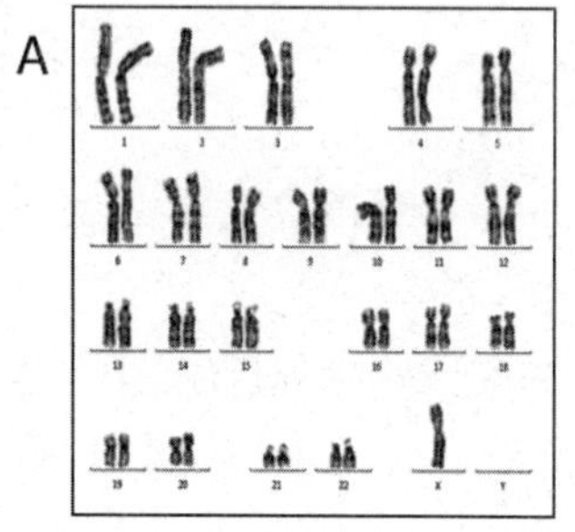

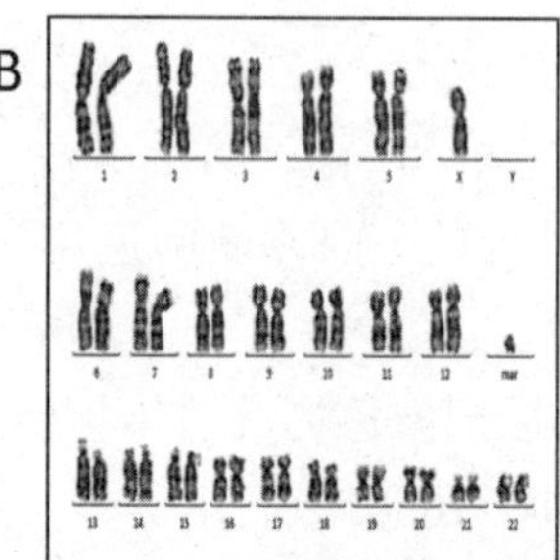

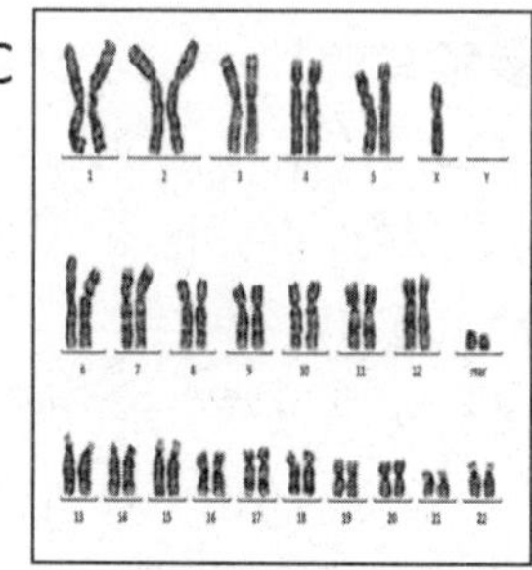

图 2-1-30　羊水细胞染色体核型图

病例 15

1. 主诉　患者，G_1P_0，孕 18^{+1} 周，因超声检查提示“羊水过少，单脐动脉”就诊。

2. 现病史　患者，女，27 岁，平素月经规律，6/30~35，停经 30 天自测尿 HCG（+），早孕反应不重，孕早期无感冒发热史，无阴道出血保胎史。18 周超声提示“羊水过少，单脐动脉”就诊。查体：T 36.5 ℃，P 78 次 / 分，R 20 次 / 分，BP 120/80mmHg。发育正常，营养良好，神志清醒。产科检查：宫底脐耻之间。

3. 辅助检查　超声检查提示羊水过少，单脐动脉（图 2-1-31）。

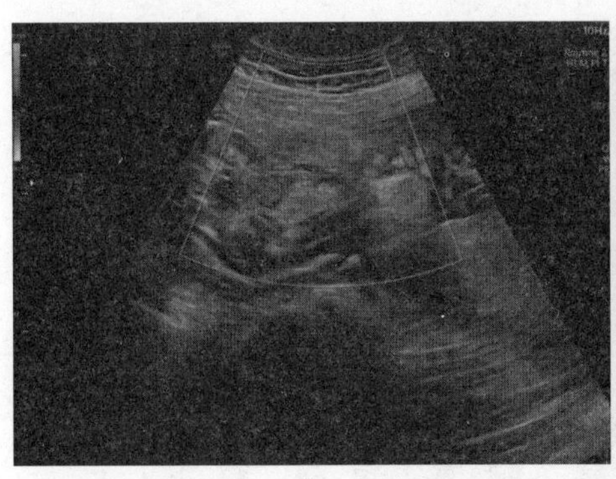
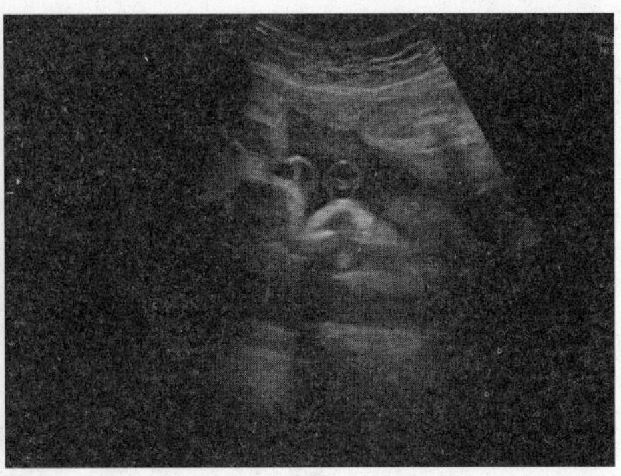

图 2-1-31　孕妇超声检查结果

【病例分析】

患者孕期超声检查提示“羊水过少，单脐动脉”，于 19 周行羊膜腔穿刺，应用细胞培养法和 FISH（13/16/18/21/22/X/Y）方法行核型分析及细胞计数分析。羊水核型分析为嵌合型 46,X,+mar[36]/45,X[26]（图 2-1-32）。FISH 结果：针对 XY 染色体，该样本共计数 100 个细胞，其中一个绿色信号点（CSPX）共 14 个，占比 14%（45,X 异常细胞）；一个绿色信号点一个红色信号点（CSPY）共 86 个，占比 86%（46,XY 正常细胞）（彩图 6）。FISH 方法检测 Y 染色体探针位点位于 p11.1-q11.1，确定细胞核型分析结果中 mar 包含 Y 染色体着丝粒 p11.1-q11.1 片段。同时超声检查提示外生殖器呈“郁金花”征，不能确定其为肥大的阴蒂还是短小的阴茎。经过遗传咨询，孕妇及家人选择终止妊娠。

【专家点评】

sSMC 在人群中的发生率非常低，据 Liehr 等[2]报道，sSMC 在产前诊断中的发生率为 0.077%，新生儿中的发生率为 0.043%，人群中 sSMC 约 70% 来自子代新发突变，30% 来自亲代遗传。sSMC 具有来源多变、形态多样、临床表型不确定的特点，给产前诊断带来一定困难。据统计[3]，约 2/3 的 sSMC 携带者表型正常，余下 1/3 临床症状轻重不一，可从很轻微到很严重，甚至宫内死亡；尽管 sSMC 的携带与多种综合征的发生有关，但患者基因型和临床表型的关系仍难以评估。FISH 技术利用特异性探针，对畸变染色体进行定位分析，确定其来源，同时具有快速、特异性强、敏感度高等优点，结果可作为产前诊断的重要依据。

sSMC 可以出现在数值正常的“基本核型”中，但也可以出现在数值异常的染色体中，如特纳综合征核型 $sSMC^T$。$sSMC^T$ 在普通人群中非常罕见（1∶100000），然而，在不育和智力迟钝患者中分别高出 45 倍甚至 60 倍。$sSMC^T$ 在 >99% 的病例中源自性染色体，本病例中产前诊断的胎儿即为此种情况。大多数 $sSMC^T$（X）形成环状染色体，而大多数 $sSMC^T$（Y）是反向复制 / 等双着丝粒染色体[5]。特纳综合征患者 sSMC 的起源可能会影响恶性性腺肿瘤的风险，如果 sSMC 来源于 Y 染色体，则风险可能会增加 30%[6]。因此，确定 sSMC 的起源非常重要，需要更多具有详细细胞遗传学标记染色体特征的病例来提供有关 $sSMC^T$ 的形成和影响的信息。病例 14 中 sSMC 经核型分析和 FISH 检测确定其来源为 X 染色体，有报道此类核型患者表现出特纳综合征和 X 多体性的表型组合，如宽而短的颈部，低后发际线，肘外翻，双侧第四和第五掌骨缩短，多发痣和苗勒管异常等[4]。病例 15 中的 sSMC 来源为Y染色体,以带有着丝粒的染色体小片段的形式存在,这种嵌合型核型可能表现出女性表型和特纳综合征、性发育的卵睾丸障碍或者具有正常外生殖器的男性等不同表型。

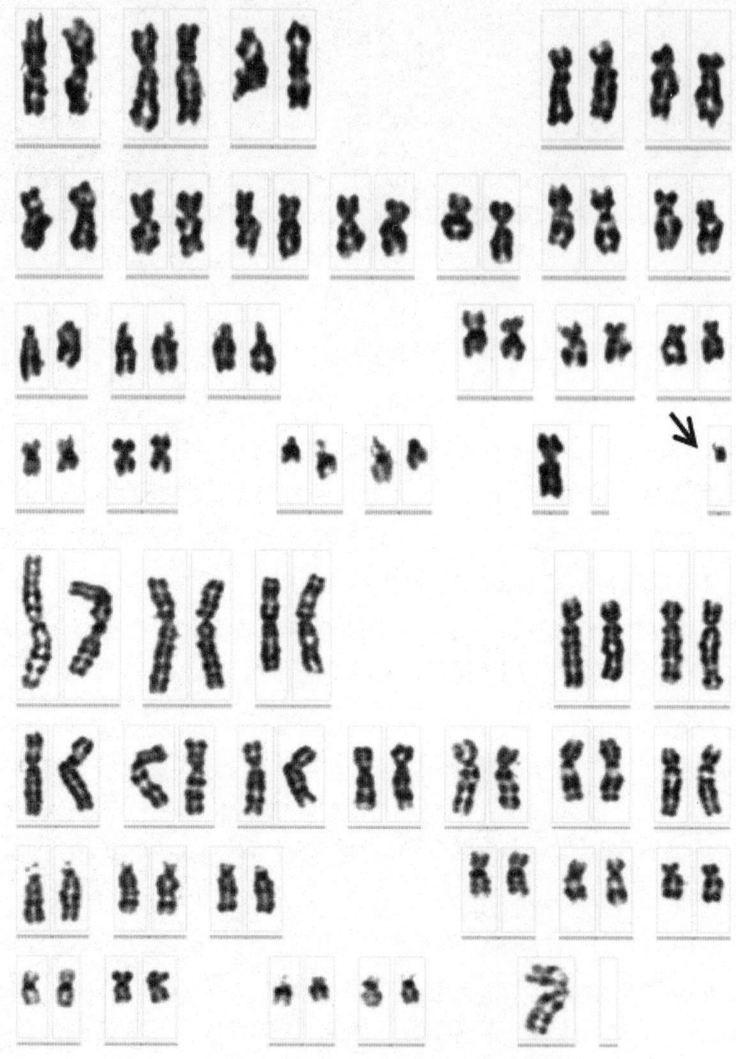

图 2-1-32 羊水染色体核型分析

核型为46,X,+mar[36]/45,X[26],箭头指示为mar染色体

关于sSMC的产生机制目前主要有以下几个推测:三体拯救、单体拯救、受精后分裂错误和配子互补[7]。sSMC产生的主要原因被认为是母体减数分裂时期的染色体不分离,之后存在额外染色体的三体合子进行部分三体拯救[8]。三体拯救是一种消除三体细胞内多余染色体的生理现象,当三体拯救在目标染色体完全消除之前被中断时,可能会产生多种染色体重排从而导致sSMC的出现。

如何准确地评估胎儿出生后的所有风险以及是否建议终止妊娠等,一直是孕期遗传咨询所面临的难题。常规的G显带染色体核型分析技术分辨率低,较难确定sSMC的片段大小、来源和断裂点,更无法检测出微小的变异,FISH技术可对sSMC进行定位,并确定重组形式,但因探针的限制，检测的位点比较有限；因此在进行产前诊断时，合理运用各项检测技术，有助于更准确地进行表型与基因型的相关性研究，为孕妇及家属提供更准确的遗传咨询。

【参考文献】

[1] LIEHR T，CLAUSSEN U，STARKE H. Small supernumerary marker chromosomes（sSMC）in humans[J]. Cytogenet Genome Res，2004，107（1-2）：55-67.

[2] LIEHR T，KARAMYSHEVA T，MERKAS M，et al. Somatic mosaicism in cases with small supernumerary marker chromosomes[J]. Curr Genomics，2010，11（6）：432-439.

[3] LIEHR T. Small supernumerary marker chromosomes–an update[J]. Mol Cytogenet，2014，7（S1）：I11.

[4] Brambila-Tapia A J，Rivera H，García-Castillo H，et al. 47,XXX/45,X/46,XX mosaicism in a patient with Turner phenotype and spontaneous puberal development[J]. Fertil Steril，2009，92（5）：1747.e5-e7.

[5] LIEHR T，MRASEK K，HINREINER S，et al. Small supernumerary marker chromosomes（sSMC）in patients with a 45,X/46,X,+mar karyotype - 17 new cases and a review of the literature[J]. Sex Dev，2007，1（6）：353-362.

[6] ALVAREZ-NAVA F，PUERTA H. Y-chromosome microdeletions in 45,X/46,XY patients[J]. Am J Med Genet A，2006，140（10）：1128-1130.

[7] BARTELS I，SCHLUETER G，LIEHR T，et al. Supernumerary small marker chromosome（SMC）and uniparental disomy 22 in a child with confined placental mosaicism of trisomy 22：trisomy rescue due to marker chromosome formation[J]. Cytogenet Genome Res，2003，101（2）：103-105.

[8] KURTAS N E，XUMERLE L，LEONARDELLI L，et al. Small supernumerary marker chromosomes：A legacy of trisomy rescue？[J]. Hum Mutat，2019，40（2）：193-200.

（李晓洲　王文靖　孟凡荣　王珍红　史云芳　任晨春）

第二节　染色体结构异常

染色体结构畸变（structural aberration）又称染色体重排（chromosomal rearrangement），是指在物理、化学、生物学和遗传学因素等多种因素的作用下，染色体发生断裂，断裂片段未在原位重接，而是移动位置与其他片段相接或丢失，即异常重接（rejoin），造成基因数目、位置或顺序发生改变。染色体重排后导致缺失、重复、易位、倒位、环状染色体、等臂染色体以及双着丝粒染色体等染色体结构畸变。按照人类细胞基因组学国际命名体系（An International System for Human Cytogenomic Nomenclature，ISCN）的统一规定，染色体结构畸变的核型描述方法有简式和详式两种：简式核型描述为染色体总数、性染色体组成、缩写字母表示的异常类型，并在第一个括弧内写明染色体序号，第二个括弧内写明断裂点发生的臂、区、带号；详式与简式不同之处在于第二个括弧中不是仅描述断裂点，而是描述重排染色体带的组成。常见染色体结构畸变的类型有缺失(deletion)、重复(duplication)、倒位(inversion)、易位(translocation)、环状染色体(ring chromosome)、双着丝粒染色体(dicentric chromosome)、等臂染色体(isochromosome)、插入(insertion)、标记染色体(marker chromosome)等。

一、夫妻之一染色体结构异常 - 无异常表型

病例 16 和病例 17 夫妇一方隐匿性染色体平衡易位致反复胎儿丢失及胎儿畸形二例

【背景知识】

正常情况下,人类有 46 条染色体:22 对常染色体和 2 条性染色体。染色体结构异常主要包括易位、倒位、缺失等。两条染色体发生断裂后相互交换片段形成两条新的衍生染色体为相互易位。相互易位仅有位置的改变,无遗传物质的增减时称为平衡易位。染色体平衡易位是一种常见的染色体结构异常,一般人群中的发生率约为 0.2%,反复流产人群中的发生率约为 5%~10%[1]。

染色体核型分析技术一直被认为是确诊染色体异常的"金标准",可以检测染色体数目异常及大于 5~10Mb 的染色体缺失、重复、倒位、易位等结构异常。但对于 <5Mb 的小片段平衡易位则难以发现,且难以判断异常染色体片段的来源[2]。有研究显示具有器官畸形或生长发育迟缓的胎儿,10%~16% 的染色体发生了微缺失、微重复[3],在这些人群中应重视隐匿性染色体异常。我们报道两例病例,夫妇一方携带传统染色体核型分析技术难以发现的隐匿性平衡易位从而导致反复胎停育或胎儿畸形。

【病例情况】

病例 16

1. 主诉 患者,女,31 岁,因"G_6P_0,孕 6 周胚胎停育"就诊。

2. 现病史 患者平素月经规律,15 岁初潮,5/35 天,量中等,无痛经。

第一次妊娠孕 24 周时因超声发现"胎儿先心病(肺动脉瓣缺如)"终止妊娠。

第二、三次妊娠皆于孕 8 周发生胎停育,未检查流产物染色体。

第四次妊娠孕 8 周,外院超声提示胎芽 9 mm 未见胎心。流产物进行 CNV 检测,结果提示 seq[hg19]del(17)(p13.3p13.2)(图 2-2-1),即 17p13.3-p13.2 有 4.56Mb 致病性缺失,此区带包含 Miller-Dieker syndrome(MDS)的全部区域,该综合征主要临床表征为胎儿发育迟缓,中枢神经系统发育异常,小头畸形,面部畸形,先天性心脏缺陷,多指等。

第五次妊娠于孕 13 周胎停育,胚胎染色体 CNV-seq 检测未见异常。

孕期无不良接触史。家族史未见异常。孕妇有一兄,已生育一女,健康。孕妇配偶为独生子,其父母无异常孕产史。夫妻双方行高分辨外周血染色体检测及 CNV 检测,均未见异常。

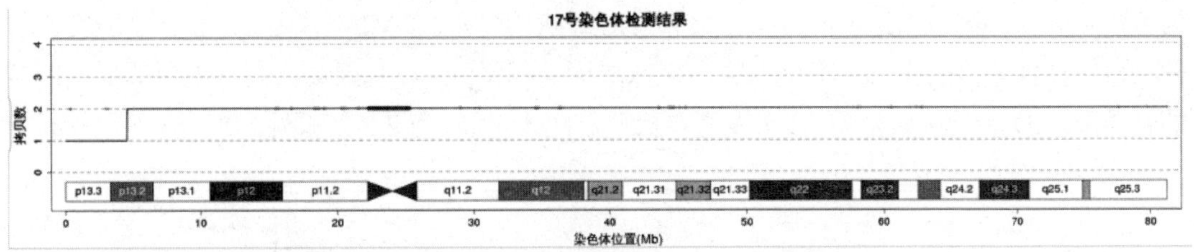

图 2-2-1　胚胎流产物 CNV-seq 结果

3. 遗传检测　第六次妊娠于孕 6 周胎停育。考虑该夫妇多次不良妊娠史，故对流产物进行 CNV 及全外显子测序。CNV-seq 检测提示为 seq[hg19]del(9)(q34.3)，seq[hg19]dup(17)(p13.3p13.2)（表 2-2-1），即 9q34.3 有 3.42Mb 致病性缺失，该区带包含 9q 亚端粒综合征（subtelomeric deletion syndrome）的全部区域，该综合征患者主要的临床表征有中度到重度的智力障碍，严重言语发育迟缓，心脏缺陷等。17p13.3p13.2 有 4.54Mb 致病性重复。全外显子测序未见异常。

表 2-2-1　第六次妊娠胚胎染色体检测结果（CNV-seq 检测结果）

样本	检测结果（ISCN）	CNV 类型（缺失 / 重复）	片段大小	评级
受检者	seq[hg19]del(9)(q34.3) chr9:g.137600000_141020000del	缺失	3.42Mb	致病性
受检者	seq[hg19]dup(17)(p13.3p13.2) chr17:g.0_4540000dup	重复	4.54Mb	致病性

患者六次妊娠均未成功，回顾其六次不良孕产史及流产物 CNV 检测结果并结合家系检查，高度怀疑此夫妇一方为 17 号染色体的短臂末端 p13.2 与 9 号染色体的长臂末端 q34.3 的平衡易位携带者，且根据 CNV 检测结果推测平衡易位片段长度 <5Mb。采集患者夫妇的外周血，采用 9 和 17 号染色体特异性探针进行 FISH 检查，结果提示患者配偶携带 9 号与 17 号染色体末端的平衡易位，患者未见异常。

鉴于该夫妇多次不良妊娠史，根据 FISH 检测结果，建议夫妇行 PGT，排除胚胎染色体异常。

病例 17

1. 主诉　患者，女，30 岁，因“两次胎儿畸形引产”就诊。

2. 现病史　患者（Ⅲ4）2014 年结婚，G_2P_0。

第一次怀孕于孕 27 周，B 超显示胎儿发育迟缓，心脏异常，尿道下裂，行引产术。

第二次怀孕于孕 25 周 B 超显示胎儿发育迟缓、阴蒂肥大。抽取羊水行染色体核型及 SNP array 进行产前诊断：胎儿染色体核型正常 46,XN。SNP array 结果提示 9 号染色体 q34 存在 1.34Mb 致病性缺失，19 号染色体 p13.3 存在 814.2kb 致病性重复。9 号染色体 9q34.3 缺失区段内含 *EHMT1*，*TPRN* 等 33 个 OMIM 基因，*EHMT1*（常染色质组蛋白甲基化转移酶）是关键基因，引起的疾病称为克利夫斯特拉综合征（Kleefstra syndrome [OMIM 610253]）[4]。19 号染色体 19p13.3 重复区段内含 *ELANE*,*CFD*,*KISS1R* 等 29 个 OMIM 基因,*ELANE* 基因突变与常染色体显性遗传的先天性嗜中性粒白血球减少症相关,*CFD* 基因突变与常染色体隐性遗传的补体因子 D 缺乏疾病相关,临床表型包括败血性休克等(图 2-2-2 和图 2-2-3)。

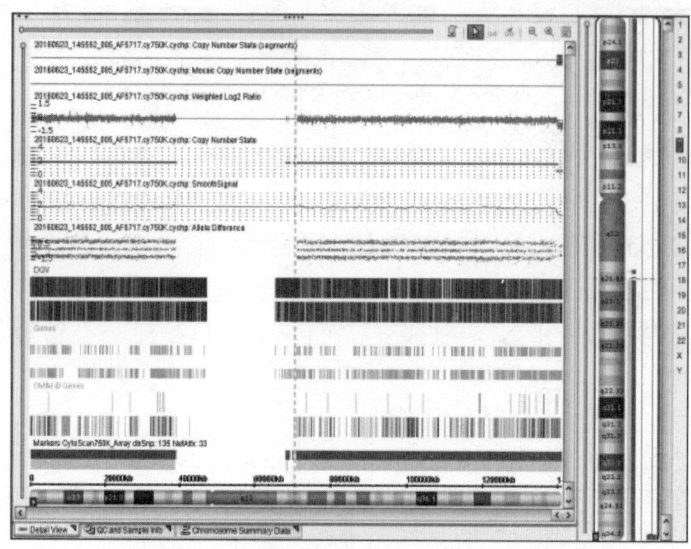

图 2-2-2　SNP array 结果提示 9 号染色体缺失

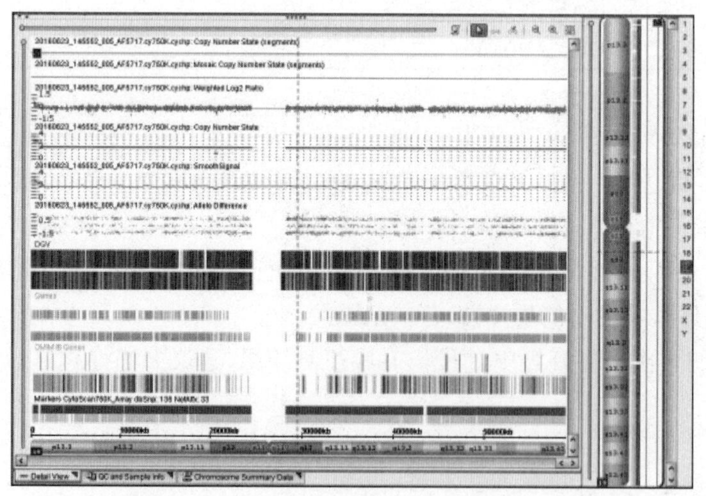

图 2-2-3　SNP array 提示 19 号染色体重复

3. 遗传检测　患者染色体核型分析 46,XX, 家族史:父母、祖父母表型正常,2 个姑姑出生后夭折(Ⅱ1 和Ⅱ2),2 个伯伯 1 个正常(Ⅱ4)1 个智力低下(Ⅱ3),1 个弟弟表型未见异常(图 2-2-4)。配偶体健,染色体核型分析 46,XY,Y 染色体未见微缺失,无家族遗传病史。

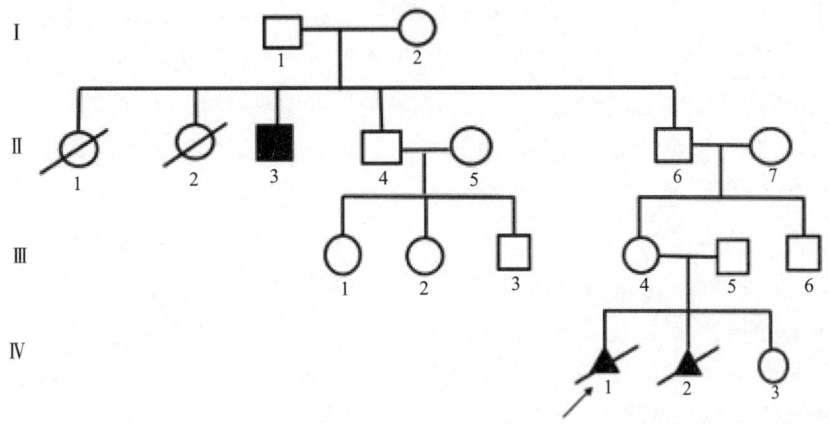

图 2-2-4　患者家系图

根据 SNP array 结果推测夫妇一方可能为平衡易位携带者,但易位片段较小,传统染色体核型较难辨别。进一步采用 2 组亚端粒探针行 FISH 检测,9pter、19pter 为绿色信号,9qter 和 19qter 为红色信号。计数 20 个分裂相细胞。患者 9pter/9qter 探针检测,每个分裂相细胞中可见 1 条正常的 9 号染色体;异常 9 号染色体仅可见 9pter 绿色信号,异常 19 号染色体短臂末端可见 9qter 红色信号。19pter/19qter 探针检测,每个分裂相细胞可见一条正常的 19 号染色体,异常 19 号染色体可见一个较弱的 19pter 探针信号(绿色)和 1 个正常的红色 19qter 信号;异常 9 号染色体的长臂末端显示有较弱的 19pter 绿色信号。由于 19 号染色体短臂末端易位的断裂点似位于 19pter 探针片段的内部,因此异常 19 号染色体短臂末端与异常 9 号染色体长臂末端均显示有较弱的 19pter 探针的阳性信号。

结合两组探针的结果,显示患者为 9 号染色体长臂末端片段与 19 号染色体短臂末端片段易位的携带者;核型为 ish t(9;19)(9p+,19p+ dim;9q+,19p+ dim,19q+)(彩图 7)。FISH 结果明确了患者为隐匿性平衡易位携带者,结合 FISH 结果,患者染色体核型分析确诊为 46,XX,t(9;19)(q24;q26.2)。对患者弟弟进行 FISH 检测,与姐姐结果相同,为 9 号与 19 号染色体平衡易位携带者(彩图 8)。因患者家族中有一个叔叔为智力低下,两个姑姑出生后夭折,我们推断患者家族此种情况与此染色体异常有关,父亲及祖父母一方可能为平衡易位携带者。家族中其他成员拒绝遗传学检测。

4. 遗传咨询　FISH 结果明确患者为隐匿性平衡易位携带者,染色体核型为 46,XX,t(9;19)(q24;q26.2),结合二次胎儿畸形史及染色体异常,建议通过 PGT 怀孕以避免胎儿染色体异常。

5. 随访　患者通过 PGT 技术成功分娩健康婴儿。患者促排卵取卵 20 枚,正常受精 8 枚,养成囊胚 3 枚,PGT 检测 1 枚染色体核型正常,1 枚平衡易位,移植 1 枚染色体核型正常胚胎。孕早期产前检查未见异常,孕 20 周进行产前诊断,胎儿染色体核型、基因芯片均未见异常,系统超声检查未见异常,孕足月分娩一女婴,体健。

【专家点评】

自然流产是早期妊娠最为常见的并发症,其发生率约占所有妊娠的 15%~25%[5]。连续发生 3 次或 3 次以上的自然流产者称为复发性流产(recurrent spontaneous abortion，RSA)。研究表明，有 3 次以上连续自然流产史的患者再次妊娠后胚胎丢失率可高达 40%，22%~61% 的流产胚胎存在染色体异常，在早期流产中 50%~60% 存在胚胎染色体异常[6]。流产发生越早，胚胎染色体异常的发生率越高。平衡易位携带者因无遗传物质的丢失，不会对表型和智力产生影响。但其在配子发生过程中由于同源染色体间的同源节段要进行配对，故发生相互易位的两对同源染色体共同形成四射体。该四射体在后期 I 时，发生多种情况的分离，如对位分离、邻位 -1 式分离、邻位 -2 式分离以及 3∶1 分离，生殖细胞在减数分裂中将产生 18 种配子，其中仅 1/18 正常，1/18 平衡易位，16/18 不平衡。与正常配子受精后所形成的合子，只有一种可发育成完全正常的个体，一种为平衡易位携带者，其余 16 种大部分都将形成单体或部分单体、三体或部分三体患胎而导致流产、死胎或畸形儿。

参与相互易位的染色体种类不同可能影响配子分离，比如近端着丝粒染色体参与易位者，则 2∶2 对位分离方式的配子比例明显低于非近端着丝粒染色体参与易位者；原因可能是与中央和亚中央着丝粒染色体比较，近端着丝粒染色体相对不稳定，不能形成经典的四射体，从而易发生 3∶1 分离和 2∶2 邻近 -2 分离[7]。相互易位断裂点的位置也可能对其妊娠结局产生影响。研究证实末端断裂(易位的片段占染色体臂的比例 <0.2)者其 2∶2 对位分离的配子比例要显著低于非末端断裂者[8]。原因可能是相互易位携带者在减数分裂时非同源染色体互相交换形成一个复杂的环状结构称为四射体，然而末端断裂者非同源染色体交换受阻，形成开链四射体，它往往多发生 2∶2 邻近分离和 3∶1 分离[9,10]。因此末端染色体断裂者妊娠后发生流产、胚胎停止发育风险相对于非末端断裂者高。

随着医学技术的不断发展，产前诊断时多种遗传学技术联合应用可提供准确的遗传学诊断结果，避免缺陷儿的出生。传统的染色体核型分析技术是目前染色体疾病产前诊断的“金标准”，是临床应用最为广泛的传统染色体进行核型分析技术，能够准确识别染色体数目异常以及染色体易位、倒位、缺失、重复等结构异常，但是对隐匿性染色体相互易位则无能为力。隐匿性染色体相互易位通常指在显微镜下不能辨认的微小或带纹相似的染色体片段的易位。当异常染色体缺乏特征性条带、染色不良时，小片段的染色体异常可能被漏诊[11]。FISH 技术可选择特异性探针，对畸变染色体定位分析，同时具有快速、特异性强、敏感度高等优点，在检测小片段(>100 kb)缺失和重复中发挥重要作用，适合高度怀疑小片段染色体平衡易位夫妇的确诊检查。但由于技术的局限性，受到检测位点数目限制不能实现全基因组检测，只能分析已知的染色体异常。

据报道，超过 50% 的早期流产是由于胚胎染色体异常导致的，因此流产物样本的遗传学分析，有助于明确流产胚胎的遗传学病因，为下次妊娠再发风险评估和生育指导提供合理的遗传咨询。CNV-seq 对流产胚胎全基因组检测方面准确率高，特异性强，对染色体非整倍体和微缺失微重复有较高的检出率，可根据需要调整测序深度，以更好地检出拷贝数异常以及嵌合体，同时结合 STR 检测可检测三倍体。但多数表型、智力和发育均正常反复流产的夫妇，如染色体存在异常，大多数为平衡易位携带者，无遗传物质的缺失、重复，故 CNV 检测不适合反复流产夫妇的常规检测[12]，建议重视病史的全面采集及流产物的相关检测，从而选择适合的检测方法。

染色体平衡易位携带者若自然受孕，应及时进行产前诊断（绒毛膜穿刺、羊膜腔穿刺），以降低染色体异常患儿的生育风险。对于有多次不良妊娠史的患者，可以采取胚胎植入前染色体结构变异遗传学检测技术（preimplantation genetic testing for chromosomal structural rearrangement，PGT-SR），选择染色体正常的胚胎进行宫内移植，减少反复流产给患者及家属带来的身体和精神上的伤害。

【参考文献】

[1] DUL E，VAN ECHTEN-ARENDS J，GROEN H，et al. Can characteristics of reciprocal translocations predict the chance of transferable embryos in PGD cycles?[J]. J Clin Med，2014，3（2）：348-358.

[2] 王艳华，白周现，孔祥东. 二代测序与羊水染色体核型分析胎儿染色体复杂结构异常一例[J]. 中华医学遗传学杂志，2021，38（2）：134-137.

[3] VAN DEN VEYVER I B，BEAUDET A L. Comparative genomic hybridization and prenatal diagnosis[J]. Curr Opin Obstet Gynecol，2006，18（2）：185-191.

[4] GUTERMAN S，HERVÉ B，RIVIÈRE J，et al. First prenatal diagnosis of a ‘pure’ 9q34.3 deletion（Kleefstra syndrome）：A case report and literature review[J]. J Obstet Gynaecol Res，2018，44（3）：570-575.

[5] 朱宇宁. 胎儿染色体遗传与适宜产前诊断技术研究[D]. 杭州：浙江大学，2015.

[6] 自然流产诊治中国专家共识编写组. 自然流产诊治中国专家共识（2020 年版）[J]. 中国实用妇科与产科杂志，2020，36（11）：1082-1090.

[7] LISSENS W，SERMON K. Preimplantation genetic diagnosis：current status and new developments[J]. Hum Reprod，1997，12（8）：1756-1761.

[8] OGASAWARA M，AOKI K，OKADA S，et al. Embryonic karyotype of abortuses in relation to the number of previous miscarriages[J]. Fertil Steril，2000，73（2）：300-304.

[9] OTANI T，ROCHE M，MIZUIKE M，et al. Preimplantation genetic diagnosis significantly improves the pregnancy outcome of translocation carriers with a history of recurrent miscarriage and unsuccessful pregnancies[J]. Reprod Biomed Online，2006，13（6）：869-874.

[10] CASSUTO N G，LE FOLL N，CHANTOT-BASTARAUD S，et al. Sperm fluorescence in situ hybridization study in nine men carrying a Robertsonian or a reciprocal translocation：relationship between segregation modes and high-magnification sperm morphology examination[J]. Fertil Steril，2011，96（4）：826-832.

[11] 赵艳辉，庞泓，郭帅帅，等. 流产组织拷贝数变异检测在亲代隐匿性染色体结构异常精准定位中的应用[J]. 中华医学遗传学杂志，2019，36（11）：1123-1126.

[12] LEVY B，SIGURJONSSON S，PETTERSEN B，et a1.Genomic imbalance in products of conception：single-nucleotide polymorphism chromosomal microarray analysis[J].Obstet Gynecol，2014，124（2 Pt 1）：202-209.

（刘丽　史云芳　邱建永　孟凡荣　李晓洲）

病例 18 病例 19 染色体平衡易位携带者经 PGT 生育表型正常子代二例

【背景知识】

染色体是承载遗传信息的特有物质，人类染色体组包含 22 对常染色体和 1 对性染色体，并且有特定的形态和结构。染色体异常包括染色体数目异常和染色体结构异常，这些异常会导致不育、复发性流产、胚胎停育、畸胎、死胎、出生缺陷等不良妊娠的发生 [1]。染色体平衡易位是染色体结构异常中发生率极高的一大类，一般人群发生率约为 0.2% [2]，反复流产人群中发生率为 5%~10%[3]。

染色体平衡易位是 2 条非同源的染色体分别发生断裂后，互相变位重接而形成两条结构上重排的染色体。这种平衡易位大多数都保留了原有基因总数，且易位点大都位于 DNA 非转录区，没有遗传物质的丢失，对基因作用和个体发育一般无严重影响，故通常易位携带者表型正常。但是易位携带者会产生异常配子，导致无法配对或配对错误，会导致胚胎停育或反复流产。

【病例情况】

病例 18

1. 主诉　男，30 岁，因“本人染色体异常”遗传咨询。

2. 现病史　患者因妻子复发性流产 3 次于外院行夫妻双方染色体核型分析，结果提示患者外周血染色体核型为 46,XY,del(12)(q24.1)（图 2-2-5），患者表型正常，智力正常，无遗传病以及肿瘤家族史，否认吸烟饮酒史，否认有毒有害物质接触史，精液常规未见异常。

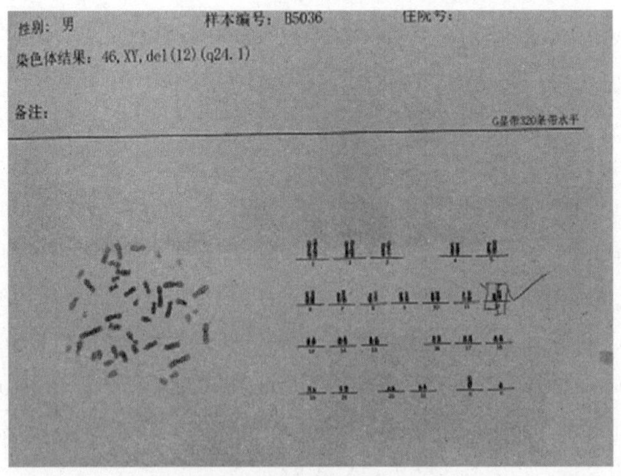

图 2-2-5　外院染色体报告

3. 遗传检测　患者来我院遗传咨询，于我院复查染色体核型结果提示：46,XY,t(1;12)(q42;q22)（图 2-2-6）。

4. 随访　经遗传咨询后，患者夫妻决定通过辅助生殖技术助孕，经 PGT 技术成功分娩健康婴儿。胚胎种植成功后按时产检，孕期无异常。患者妻子于孕 39 周自然顺产一女婴，追踪随访两年无异常。

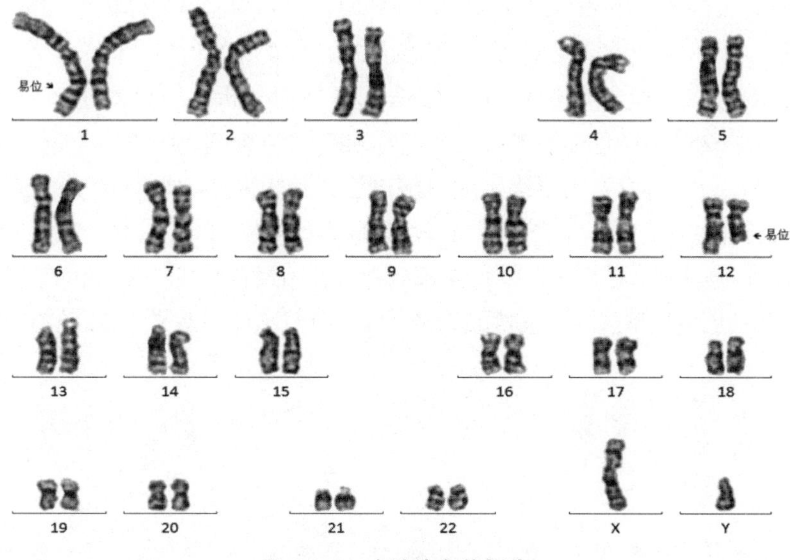

图 2-2-6　本院染色体报告

病例 19

1. 主诉　女，25 岁，结婚 3 年，自然流产 3 次。

2. 现病史　患者结婚 3 年，双方初婚，G_3P_0，自然流产 3 次。第一次妊娠 8 周自然流产，第二次妊娠 8 周胚胎停育，夫妻双方外院染色体核型分析结果正常，无遗传病家族史。第三次妊娠 12 周 B 超显示妊娠囊大小 48mm × 63 mm，头臀径 23 mm，未见胎心搏动，提示胎停育。清宫后取绒毛组织，生理盐水漂洗后送检，用 NGS 技术对染色体拷贝数变异进行检测。

3. 遗传检测　绒毛组织 CNV 检测结果提示 15 号染色体的长臂部分存在片段缺失，seq del (15)(q25.3q26.3) (88,336,448–102,447,173)，长约 14.11Mb；8 号染色体的短臂部分存在片段重复，seq dup(8) (p23.3p12) (10,132–31,651,181)，长约 31.64 Mb，见图 2-2-7。

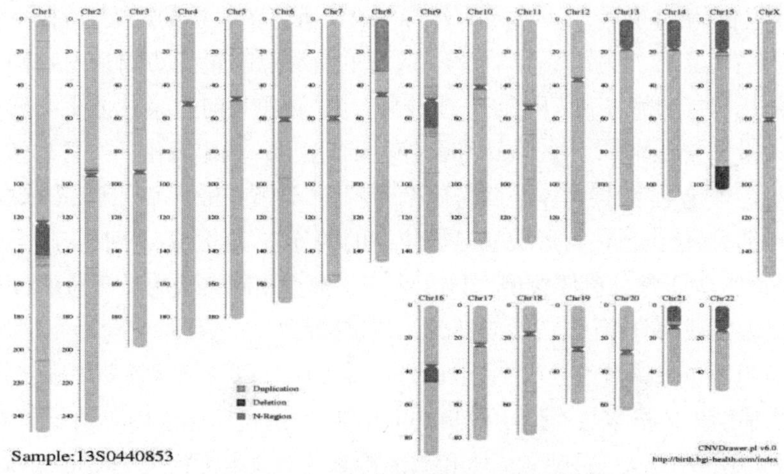

图 2-2-7　绒毛组织 CNV 检测结果

根据结果分析，15 号染色体的长臂部分存在片段缺失长约 14.11Mb，8 号染色体的短臂部分存在片段重复长约 31.64 Mb。尽管该夫妇在外院曾行外周血染色体核型分析，且结果均提示正常，但流产物 NGS 的检测结果，我们仍推测夫妇一方可能为染色体 8 号和 15 号平衡易位，建议夫妇双方在我院重新进行外周血染色体核型分析。经检测患者染色体核型为 46,XX,t(8;15)(p12;q25)，为染色体平衡易位携带者，见图 2-2-8。患者配偶染色体核型正常。

4. 随访　经遗传咨询后，夫妻决定通过辅助生殖技术助孕。经 PGT 技术成功分娩健康婴儿。患者促排卵取卵 13 枚，正常受精 10 枚，形成囊胚 4 枚，PGT 检测 2 枚胚胎染色体核型正常，1 枚胚胎平衡易位，移植 1 枚染色体核型正常胚胎患者妊娠。孕 18 周羊膜腔穿刺进行产前诊断，胎儿染色体核型、CNV 检测正常，孕 38 周自然顺产一女婴，追踪随访两年无异常。

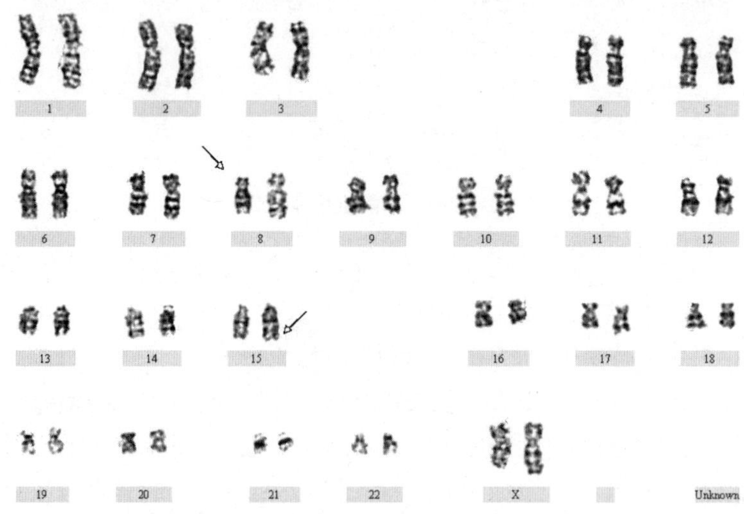

图 2-2-8　患者外周血染色体核型 46,XX,t(8;15)(p12;q25)

【病例分析】

关于染色体平衡易位后对人体的影响有两种说法，一部分学者[4]认为因其只改变易位片段在染色体上的相对位置，基因总量不变，一般没有遗传物质的丢失，所以平衡易位携带者通常表型和智力正常。另一部分学者[5]认为平衡易位断裂处功能基因结构的破坏或者位置效应等原因可能导致基因功能丧失或破坏，易位再重接时在染色体平衡易位断裂点处发生微缺失或微重复，影响基因的表达和调控，从而使下一代出现生长发育迟缓或智力低下等异常的表型。理论上[6]，染色体平衡易位携带者，其表型一般正常，但在形成配子时，第一次减数分裂中期，易位染色体将形成相互易位型的四分体，可形成 18 种配子，和正常配子受精后，子代中 1/18 为正常染色体核型，1/18 为与受检者相同类型的平衡易位，其余 16/18 的染色体核型为单体或部分单体、三体或部分三体，易导致流产、死胎或畸形儿。

平衡易位患者可选择自然受孕，受孕后行产前诊断。也可选择辅助生殖技术行 PGT 检测，PGT 是将辅助生殖技术与遗传学检测技术相结合，通过卵胞浆内单精子注射，在胚胎植入宫腔前，对胚胎进行活检，通过染色体和基因检测从而获得无疾病表型的优质胚胎的辅助生殖技术。以上两病例拒绝自然受孕，选择通过 PGT 技术成功生育染色体正常婴儿。

1 号染色体作为人类基因组中最大的一条染色体，上面携带大量基因，出现断裂的几率更大，断裂后重排对人体的影响更大。有文献报道，染色体相互易位可以导致精子生成障碍，且 1 号染色体断裂位点的数目高于其他染色体，这可能与 1 号染色体含有对男性生育力必不可少的关键结构域有关[7]。平衡易位断裂点不同其生育结局不同，因此染色体平衡易位携带者的遗传咨询存在一定难度。临床上在遗传咨询时，1 号染色体的易位断裂位点应受到医师的重视，其在某些断裂点处可能包含一些与精子产生相关的基因，对于有生精障碍的男性平衡易位携带者，可选择 PGT 来获得健康的胎儿。

【专家点评】

习惯性流产、生育先天性多发性畸形儿是平衡易位携带者主要的就诊原因[8]。染色体核型分析是诊断染色体数目及结构异常的金标准，所以对于此类患者可先行染色体核型分析。染色体核型分析存在一定局限性，对于 10Mb 以下的微缺失和（或）微重复不能识别，故对染色体平衡易位携带者可加做 CNV-seq 检查，以明确是否存在染色体微缺失和（或）微重复。

上述 2 个病例易位的片段都在 10Mb 以上，是染色体核型可以检测出来染色体平衡易位。但由于受许多因素影响，如细胞培养、染色体制备、显带、阅片等，分辨率受到一定限制。当异常染色体缺乏特征性条带、染色不良时，10Mb 以上的染色体异常可能被漏诊。以上两病例外院核型分析不准确、漏诊，关键是要提高制片和阅片的质量。制片要求染色体分散适度（不要过于分散和相互重叠），染色体长短合适，染色清晰。阅片需要实验室人员有一定的经验，对照显带的条带仔细分析。

PGT 技术目前在临床中应用越来越广泛，Fischer 等学者[9]报道经历 3 次或 3 次以上流产的易位携带者选择 PGT 后，流产率明显降低，妊娠率显著提高。Scriven 等[10]报道 PGT 不仅可以降低流产风险，还可以避免不平衡易位妊娠，从而使易位携带者生育健康孩子。染色体平衡易位携带者若自然受孕，应及时进行产前诊断，以降低染色体异常患儿的生育风险。对于有多次不良妊娠史的患者，可以采取 PGT 技术。

【参考文献】

[1] ZHANG H G, WANG R X, PAN Y, et al. A report of nine cases and review of the literature of infertile men carrying balanced translocations involving chromosome 5[J].Mol Cytogenet,2018,11:10-20.

[2] 刘茜桐，田莉，师娟子. 胚胎植入前遗传学诊断和筛查的研究进展[J]. 中国妇幼健康研究，2016,27（1）:123-126.

[3] DE LA FUENTE-CORTÉS B E, CERDA-FLORES R M, DÁVILA-RODRÍGUEZ M I, et al. Chromosomal abnormalities and polymorphic variants in couples with repeated miscarriage in Mexico[J]. Reprod Biomed Online, 2009, 18（4）:543-548.

[4] 杨晓，朱丽娜，马宁，等. 200 对不良孕产史夫妇的细胞遗传学分析[J]. 中国妇幼保健，2012,27（31）:4957-4960.

[5] 吴小青，李英，林娜，等. 95 例平衡易位携带者的产前诊断结果及临床分析[J]. 中华医学遗传学杂志，2016,33（3）:418-421.

[6] 陆国辉,徐湘民. 临床遗传咨询[M]. 北京:北京大学医学出版社,2007:40-47.

[7] BACHE I, ASSCHE E V, CINGOZ S, et al. An excess of chromosome 1 breakpoints in male infertility[J]. Eur J Hum Genet, 2004, 12(12):993-1000.

[8] 王文丹, 徐玉婵, 韦小妮,等. CNV-seq 技术在染色体核型分析平衡易位患者中的临床应用 [J]. 中国优生与遗传杂志, 2021, 29(4):546-549.

[9] FISCHER J, COLLS P, ESCUDERO T, et al. Preimplantation genetic diagnosis (PGD) improves pregnancy outcome for translocation carriers with a history of recurrent losses[J]. Fertil Steril, 2010, 94(1):283-289.

[10] SCRIVEN P N, FLINTER F A, KHALAF Y, et al. Benefits and drawbacks of preimplantation genetic diagnosis (PGD) for reciprocal translocations: lessons from a prospective cohort study[J]. Eur J Hum Genet, 2013, 21(10): 1035-1041.

（李晓洲　刘丽　王秀艳　史云芳）

病例 20 和病例 21　同源与非同源罗氏易位各一例

【背景知识】

染色体平衡易位包括相互易位和罗氏易位,是最常见的染色体结构异常之一,由两条或两条以上染色体的随机断裂和重新连接形成,是不明原因反复自然流产的重要因素。罗氏易位是发生在近端着丝粒染色体上的另一种特殊易位形式,又称着丝粒融合。当两个近端着丝粒染色体在着丝粒或着丝粒附近部位发生断裂后,二者的长臂在着丝粒处接合在一起,形成一条由长臂构成的衍生染色体,两个短臂则构成一个小染色体,小染色体往往在第二次分裂时丢失。罗氏易位可以有同源染色体间的易位和非同源染色体间的易位。一般认为,同源罗氏易位携带者在减数分裂时不能形成正常配子,也不能孕育正常胎儿[1]。因为无论易位染色体的着丝粒移向哪一极,则该极形成二体配子,另一极形成缺体配子。缺体的配子通常是致死的,能够参与受精的配子都是二体,与正常配子结合后形成三体型合子。因此,对同源染色体罗氏易位进行遗传咨询和临床诊疗时要注意到这一遗传学特征。

病例 20　45,XX,der(13;14)(q10;q10) 一例

【病例情况】

患者,女,30 岁。

1. 主诉　G_2P_0,因“自然流产 2 次”就诊。

2. 现病史　患者平素月经规律, 5~7/28~35 天,量中等,无痛经。分别于 2016 年 10 月和 2017 年 9 月流产 2 次,因“自然流产 2 次”就诊。查体: T 36.4 ℃, P 74 次 / 分, R 18 次 / 分, BP 115/75mmHg。发育正常,营养良好,神志清醒,查体合作。妇科检查:外阴已婚型,阴道通畅,宫颈光滑,子宫体前位水平位,大小正常,质地中等,活动可,无压痛,双侧附件区未及异常。

3. 辅助检查　夫妻双方行染色体核型分析。

【病例分析】

1. 诊疗过程　患者因“自然流产 2 次”就诊,检测激素及抗体四项均无异常,夫妻双方

行外周血染色体核型分析，患者本人核型分析结果为 45,XX,der(13;14)(q10;q10)，配偶染色体为 46,XY，建议患者自然妊娠或 PGT，孕中期行羊膜腔穿刺染色体核型分析。

2. 检测结果　患者本人核型分析结果为 45,XX,der(13;14)(q10;q10)（图 2-2-9）。

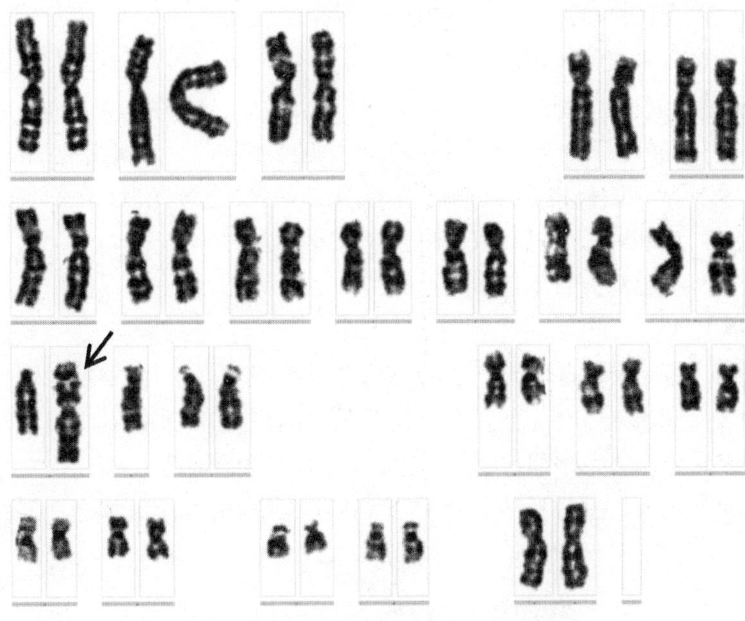

图 2-2-9　患者本人染色体 G 显带

核型为 45,XX,der(13;14)(q10;q10)，箭头示异常染色体

3. 随访　患者自然怀孕，孕 20 周羊膜腔穿刺进行羊水染色体检查，核型分析结果为：45,XY,der(13;14)(q10;q10)，同其母核型（图 2-2-10）。孕期多次超声监测胎儿各器官发育情况未见异常，孕期常规产前检查未见异常，足月顺产一男活婴。

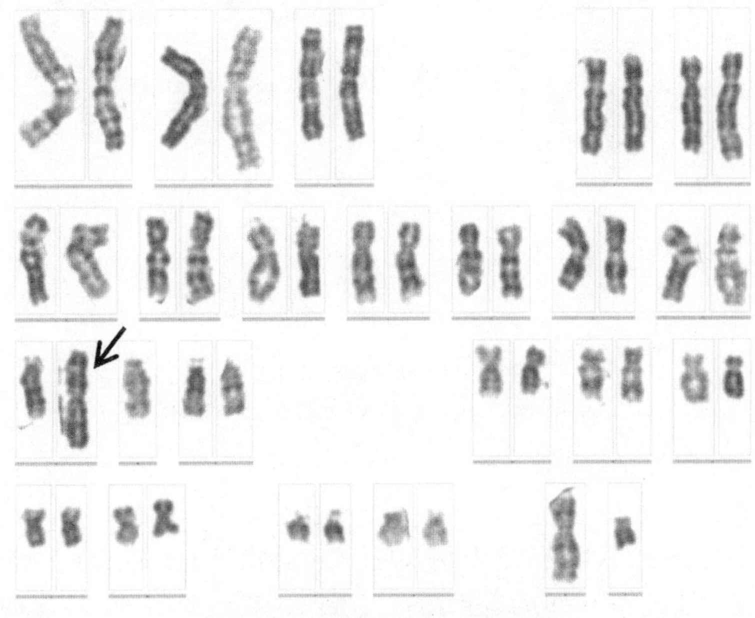

图 2-2-10　患者羊水染色体 G 显带

核型为 45,XY,der(13;14)(q10;q10)，箭头示异常染色体

病例 21 45,XX,der(13;13)(q10;q10) 一例

【病例情况】

患者,女,31 岁。

1. 主诉 G_3P_0,因“自然流产 3 次”就诊。

2. 现病史 患者平素月经规律,7/28~35 天,量中等,无痛经。2014 年 10 月 20 日因“自然流产 3 次”就诊。查体:T 36.3 ℃,P 74 次 / 分,R 20 次 / 分,BP 116/70mmHg。妇科检查:外阴已婚型,阴道通畅,宫颈光滑,子宫体前位水平位,大小正常,质地中等,活动可,无压痛,双侧附件区未及异常。妇科检查:外阴已婚型,阴道通畅,宫颈光滑,子宫体前位水平位,大小正常,质地中等,活动可,无压痛,双侧附件区未及异常。

3. 辅助检查 夫妻双方行染色体核型分析。

【病例分析】

1. 诊疗过程 患者因“自然流产 3 次”就诊,检测激素及抗体四项均无异常,后对夫妻双方行外周血染色体核型分析,患者本人核型分析结果为 45,XX,der(13;13)(q10;q10),配偶染色体为 46,XY。建议患者赠卵行辅助生殖,患者本人拒绝辅助生育。

2. 检测结果 本人核型分析结果为 45,XX,der(13;13)(q10;q10),如图 2-2-11。

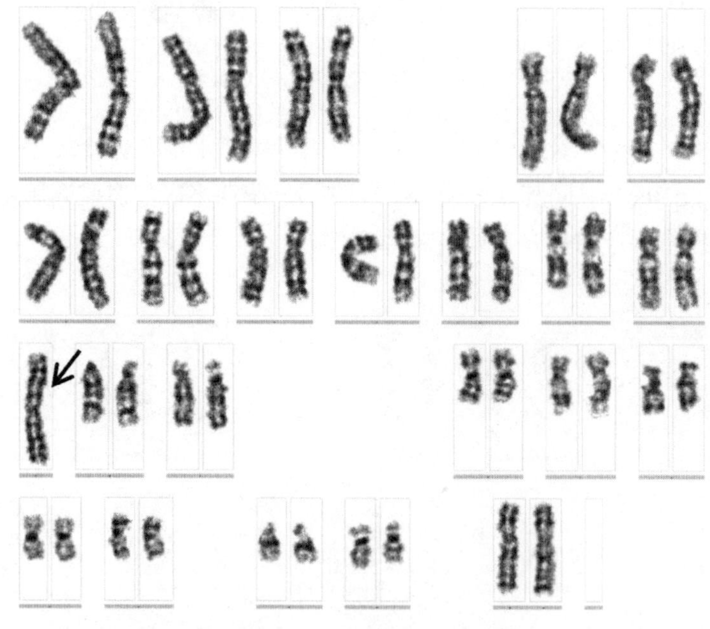

图 2-2-11 患者染色体 G 显带

核型为 45,XX,der(13;13)(q10;q10),箭头示异常染色体

3. 随访 患者未行辅助生育。

【专家点评】

临床上对自然流产 2 次以上的患者,建议进行染色体核型分析;对于染色体异常患者,做好遗传咨询及生育指导,对已怀孕的患者要进行产前诊断,预防生育染色体异常儿的情况发生。

在配子形成过程中,非同源的罗氏易位携带者在减数分裂过程中可以产生 6 种类型的配子,其中不平衡配子占 4/6,其余 2 种配子 1 种正常, 1 种为平衡易位携带者。不平衡配子与正常配子受精后形成合子为单体或三体,通常是致死性的,仅 21 三体可存活,但智力低下,表现为唐氏综合征。理论上罗氏易位流产率很高,很多患者不敢轻易尝试妊娠,往往求助于 PGT[2] ,但临床上罗氏易位携带者自然受孕、生育染色体正常或携带者的情况也不在少数。无论何种方式受孕,均应在进行产前诊断。

非同源罗氏易位患者应当结合年龄、卵巢功能、孕产史、流产等多因素排查情况及患者的经济状况等综合考虑,选择合适的受孕方式,对无其它致不孕因素,有意愿自然受孕的患者应该鼓励,提升其成功妊娠的信心,妊娠后应重视优生宣教,增加接受产前诊断的比例。

同源罗伯逊易位携带者,理论上几乎没有正常配子形成,但在遗传咨询中,不能简单地根据分离定律给出不能生育后代的结论,因为在减数分裂中,每一条同源罗伯逊易位染色体都有可能分离成 2 条独立的染色体而形成带有 23 条正常配子,而产生正常的后代。但根据临床经验及文献中的报道[3],同源罗伯逊易位携带者难以获得染色体正常(或)平衡易位的后代,如夫妇想获得正常的后代,可选用捐精或赠卵等辅助生殖技术。

【参考文献】

[1] 杨遵望, 廖霞, 雷元斌. 同源罗氏易位携带者生育正常儿一例[J]. 中国优生与遗传杂志, 2012, 20(3): 58.

[2] 刘群, 王美仙, 邵小光. 55 例染色体相互易位携带者生育结局追踪及临床分析[J]. 中国优生与遗传杂志, 2017, 25(3): 61-63.

[3] 夏家辉, 刘德培. 医学遗传学[M]. 北京: 人民卫生出版社, 2004: 5.

（王文靖　鞠明艳　任晨春）

病例 22 和病例 23　复杂平衡易位携带者生育表型正常子代二例

【背景知识】

复杂染色体重排(complex chromosome rearrangements, CCRs)是涉及 3 条或者 3 条以上染色体,包括至少 3 个断裂点的染色体结构畸变,主要表现为染色体易位。CCRs 十分罕见,根据遗传方式的不同可分为遗传和新发两类。流行病学调查发现,约 70% 的遗传性 CCRs 是通过女性携带者遗传。根据染色体重排类型和复杂程度, CCRs 可分为 3 种类型:三方重排、双重染色体交互易位以及特殊类型的 CCRs,后者除了有易位以外还会合并倒位、插入等结构异常。平衡 CCRs 携带者一般无异常表型,但由于染色体存在断裂点,难以形成正常配子,故常表现为不孕不育、复发性流产以及胎儿畸形等情况。

【病例介绍】

病例 22

孕妇 30 岁, G_6P_0,孕 21 周因“本人染色体相互易位,复发性流产史”就诊。患者身高 160 cm、体重 60 kg,表型及智力均正常,第二性征和外生殖器无异常。患者此次自然受孕,胎儿大小与孕周相符，产科超声未提示胎儿异常。患者否认吸烟史、酗酒史，无有毒有害放射性物质接触史。曾于孕 6~8 周左右胚胎停育 5 次。外院曾验染色体提示本人为平衡易位携带者，未见报告。充分遗传咨询并签署知情同意后予羊膜腔穿刺行胎儿核型分析以及 CNV 检测，同时复检孕妇本人外周血染色体。结果提示胎儿核型为 46,XX,t(6;18)(q26;q21.2)（图 2-2-12），CNV-Seq 未发现胎儿致病性拷贝数变异。孕妇本人染色体核型：46,XX,t(5;6;18)(q33;q25;q12)（图 2-2-13），并经过高分辨核型分析的复核。经充分遗传咨询，患者选择继续妊娠，孕期平稳，于孕 39 周顺产一女婴，体重 3080 g，身长 50 cm，随访至今未发现异常。

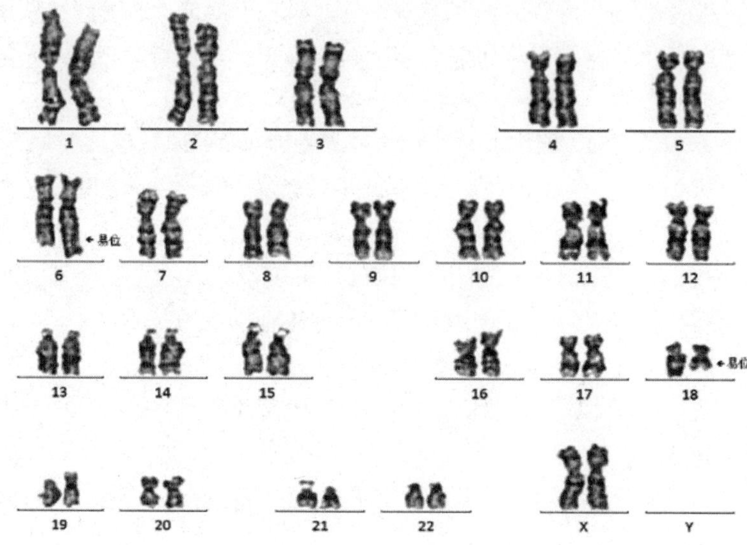

图 2-2-12　胎儿染色体核型 46,XX,t(6;18)(q26;q21.2)

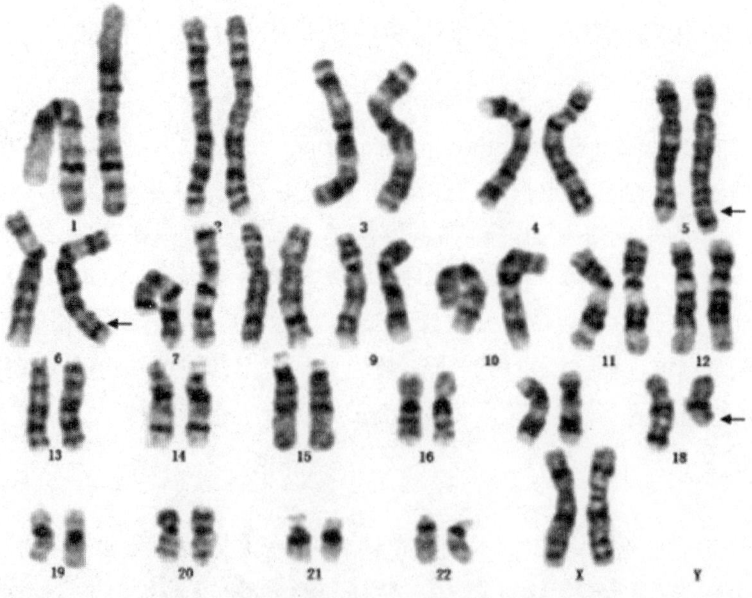

图 2-2-13　孕妇本人外周血染色体核型 46,XX,t(5;6;18)(q33;q25;q12)

病例 23

孕妇 37 岁，G_4P_1，孕 12 周因“不良妊娠史”就诊于我院。曾胎停育 1 次，生化妊娠 1 次，6 年前曾足月顺产 1 唐氏综合征患儿，外周血染色体核型为 47,XX,t(2;21)(q23;q22),+21。对患者以及配偶进行外周血染色体核型分析检测，结果提示孕妇本人外周血细胞核型为 46,XX,t(2;21)(q23;q22),t(7;11)(q32;q21)（图 2-2-14），配偶外周血染色体核型 46,XY。本次为自然受孕，经充分遗传咨询并签署知情同意书后，于孕 20 周进行羊膜腔穿刺术，行羊水细胞染色体核型分析，结果为平衡易位 46,XY,t(7;11)(q32;q21)（图 2-2-15）。孕期 B 超未见异常，孕期平顺，于孕 40 周顺娩一男婴，体重 2980 g，身长 50 cm。随访至今未见异常。

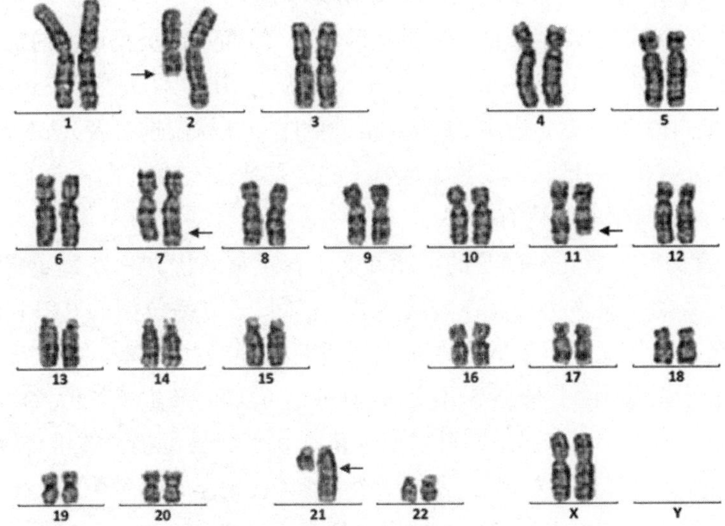

图 2-2-14　孕妇本人外周血染色体核型为 46,XX,t(2;21)(q23;q22),t(7;11)(q32;q21)

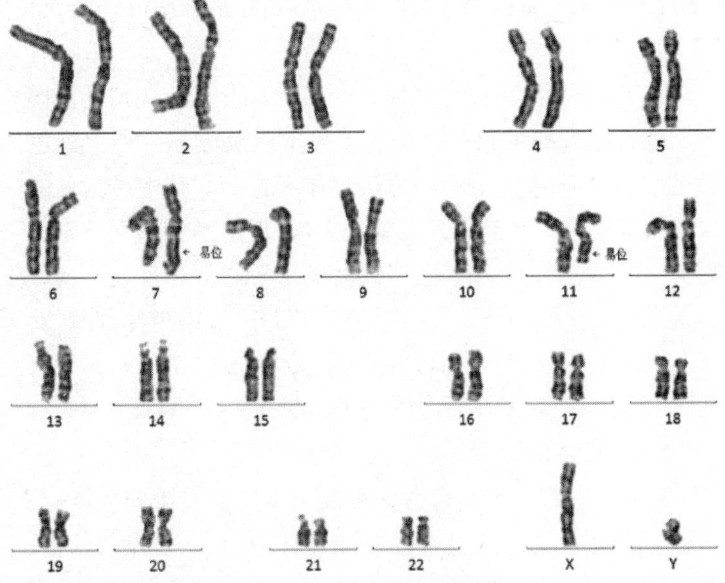

图 2-2-15　产前诊断胎儿染色体核型 46,XY,t(7;11)(q32;q21)

【病例讨论及分析】

染色体平衡易位是一种常见的染色体结构异常，一般人群发生率约 0.2%，反复流产人群中发生率为 5%~10%，其来源可由父或母一方携带而遗传，也可以在配子形成过程中或受精前受某种因素影响而形成。平衡易位是常见的染色体结构畸变之一，携带者通常无遗传物质丢失或增加，故其表型及智力发育均正常。CCRs 是累及 3 条以上染色体，有 3 个以上断裂点的染色体结构异常，这种异常非常罕见。染色体畸变携带者一般个体表型正常，但是在减数分裂时易位的染色体及其同源染色体发生联会交换，生成配子时发生遗传物质变化，这类配子受精后形成的胚胎遗传物质严重不平衡，往往表现出不育、不孕、流产、死胎或者胎儿畸形等不良后果的发生。研究发现平衡 CCRs 携带者自然流产的发生率约为 50%~78%[1]。CCRs 携带者发生不良妊娠的风险较高，然而不同类型的 CCRs 的不良结局之间存在一定的差异。本文中 2 例 CCRs 均有不良妊娠史，其中病例 22 为三方交互易位携带者，有 5 次孕早期自然流产史。病例 23 为双重染色体交互易位携带者，两次自然流产史，一次染色体异常儿分娩史。另外，大多数家族性 CCRs 是通过女性携带者向下遗传，主要的原因是男性 CCRs 可能与生精障碍有关 [2]。

CCRs 携带者仍有生成正常配子的可能并能生育正常后代。三方交互易位理论上可生成 64 种配子，平衡配子仅占 1/32。在减数分裂 I 期间，三方易位型的 CCRs 将形成六价结构。这种结构允许参与复杂重排的六条染色体进行重组交换。对于这类三方重排 CCRs，其减数分裂的分离模式理论上是 3∶3、4∶2、5∶1 和 6∶0，从而产生了各种各样的不平衡的配子。如果分离是对称的 3∶3 模式，则可以出现正常和平衡易位染色体组合以及 18 个染色体不平衡组合。如果分离是不对称的，则会产生 44 个极度不平衡的配子（4:2 30 个，5:1 12 个，6:0 2 个）[3]。然而实际形成正常配子的概率高于理论值。

目前染色结构变异的检测方法主要有染色体核型分析、光谱核型分析技术、FISH、CMA、全基因组测序技术以及基因组光学图谱技术（optical genome mapping，OGM）等。

【专家点评】

复发性流产病因复杂多样，主要包括遗传因素、解剖因素、免疫功能障碍、内分泌因素、血栓前状态等等。遗传因素指的是胚胎染色体异常以及夫妇外周血染色体异常。研究表明，约 5% 的复发性流产夫妇中至少有一方染色体异常 [4]。其中最常见的染色体异常为染色体相互易位和罗伯逊易位。此类病人无临床表现，但生殖细胞在减数分裂过程中易产生不平衡的异常配子，往往表现为不孕、流产、胎儿畸形等。故在反复不良妊娠史的夫妇病因筛查的过程中要重视遗传学的检测。一方面要对胚胎进行染色体检测，对不良妊娠的胚胎方面的遗传因素进行初步评估，并可通过胚胎染色体情况初步推断亲代可能的存在染色体问题。另一方面，要进行夫妇双方外周血染色体核型分析，了解双方是否存在染色体结构异常，从而针对性进行再生育咨询。

对于平衡 CCRs 携带者家庭的生育咨询重点是再生育发生染色体异常的风险大小，然而这是一个比较复杂的问题，涉及发生易位的染色体数目、断裂点的数量，不同易位携带者有不同的生育风险。并且研究发现临床上正常配子的形成概率与理论值存在差异。不能完全依据染色体易位的复杂程度判断生育风险和妊娠结局。对于平衡 CCRs 携带者的再生育，胚胎植入前非整倍性遗传学检测（preimplantation genetic testing for aneuploidies，PGT-A）可以作为一种策略，从一定程度上减少反复流产、胎儿畸形等情况的发生。然而CCRs携带者获得正常或者平衡配子的概率较低，供卵或者收养也是一种方法。平衡CCRs携带者受孕后，依然存在胚胎染色体异常的风险，应进行产前诊断，了解胎儿染色体情况。

【参考文献】

[1] GORSKI J L，KISTENMACHER M L，PUNNETT H H，et al. Reproductive risks for carriers of complex chromosome rearrangements：analysis of 25 families[J]. Am J Med Genet，1988，29(2)：247-261.

[2] LEE I W，SU M T，HSU C C，et al. Constitutional complex chromosomal rearrangements in azoospermic men—case report and literature review[J]. Urology，2006，68(6)：1343. e5-8.

[3] TRPCHEVSKA N，DIMOVA I，ARABADJI T，et al. A family study of complex chromosome rearrangement involving chromosomes 1，8，and 11 and its reproductive consequences[J]. J Assist Reprod Genet，2017，34(5)：659-669.

[4] TUNÇ E，TANRIVERDI N，DEMIRHAN O，et al. Chromosomal analyses of 1510 couples who have experienced recurrent spontaneous abortions[J]. Reprod Biomed Online，2016，32(4)：414-419.

（史云芳　琚端　李晓洲）

病例 24 和病例 25　Yq12 易位到端着丝粒短臂二例

【背景知识】

Y 染色体长臂易位到近端着丝粒染色体的短臂是 Y 染色体易位最常见的类型（约占 70%），其中绝大多数发生在 15 号染色体（D 组），其次是 22 号染色体（G 组）[1]。其断裂点多位于近端着丝粒染色体的 p11-p13 和 Yq12 区，且男性和女性携带者的几率均等。由于没有常染色质物质的获得或丢失，不会出现表型和生育的异常[2]。目前，这类涉及 Y 染色体和 D、G 组易位—der（D/G 组）t（Y; D/G 组）（q12;p11-13）被认为是染色体的多态。

【病例情况】

病例 24

1. 主诉　不明原因原发不孕 6 年。

2. 现病史　女性，31 岁，不明原因原发不孕 6 年，经临床评估生育力未见明显异常（包括性激素、生殖系统等），染色体核型分析发现 46,XX,?der(15)，建议进一步行染色体高分辨核型分析。配偶，37 岁，经临床评估生育力未见明显异常。

3. 辅助检查　染色体核型分析发现 46,XX,?der(15)（图 2-2-16a），进一步染色体高分辨核型分析提示 46,XX,?der(15)t(Y;15)(q12;p12)（图 2-2-16b），荧光 Q 带提示患者该衍生 15 号染色体的短臂似携带有易位而来的未携带遗传信息的 Y 染色体长臂异染色质区 Yqh 片段（图 2-2-16c），需要 FISH 确认。采用 DYZ1 探针（Yq12 区）和 DYZ3 探针

（Yp11.1-q11.1 区）进行 FISH 检测，结果为 46,XX.ish der(15)t(Y;15)(DYZ1+)（彩图 9），确定 Yqh 片段易位到 15 号染色体短臂，形成衍生的 15 号染色体。

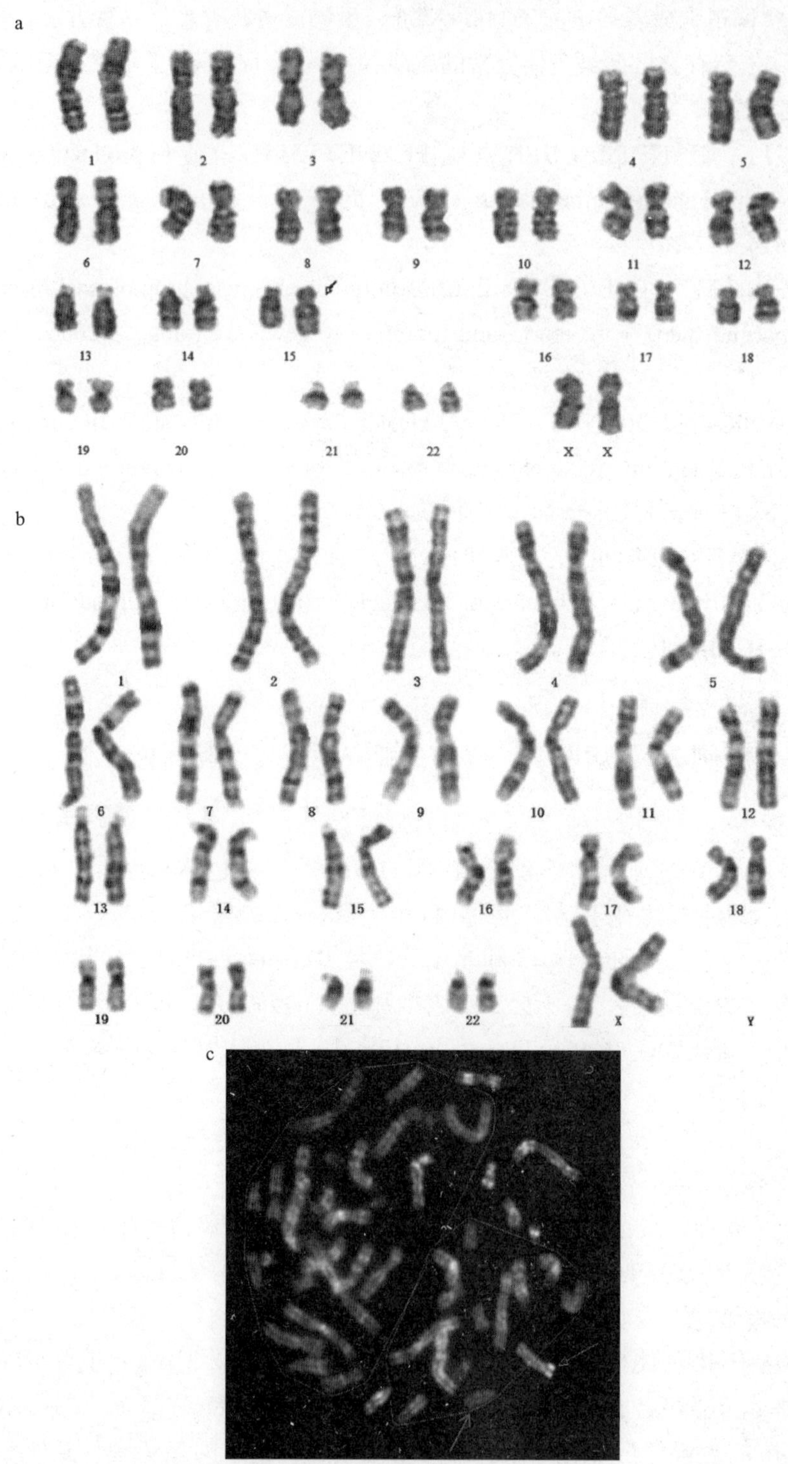

图 2-2-16 染色体核型和 FISH 检测

a. 染色体核型图，箭头示 der(15)t(Y;15)(q12;p12)；b. 高分辨染色体核型图；c. 荧光 Q 带分析

病例 25

1. 主诉　婚后 6 年多未育。

2. 现病史　男性，30 岁，IVF-ET 前临床诊断：原发不育；生育力未见异常（包括性激素、生殖系统等）；高血压（钙离子拮抗剂）治疗中；双肾多发囊肿；双肾结石；高胰岛素血症。配偶 30 岁，经临床评估生育力无明显异常。行 IVF-ET 受孕，因精子活力差行 ICSI 授精（精子前向运动活率 10%），移植后 14 天 HCG 1005mIU/mL，移植后 28 天妊娠单孕囊有胎心。孕 19 周 3 天因“配偶染色体高分辨核型 46,XY, der(22) t(Y;22)(q12;p12)”行介入性产前诊断。

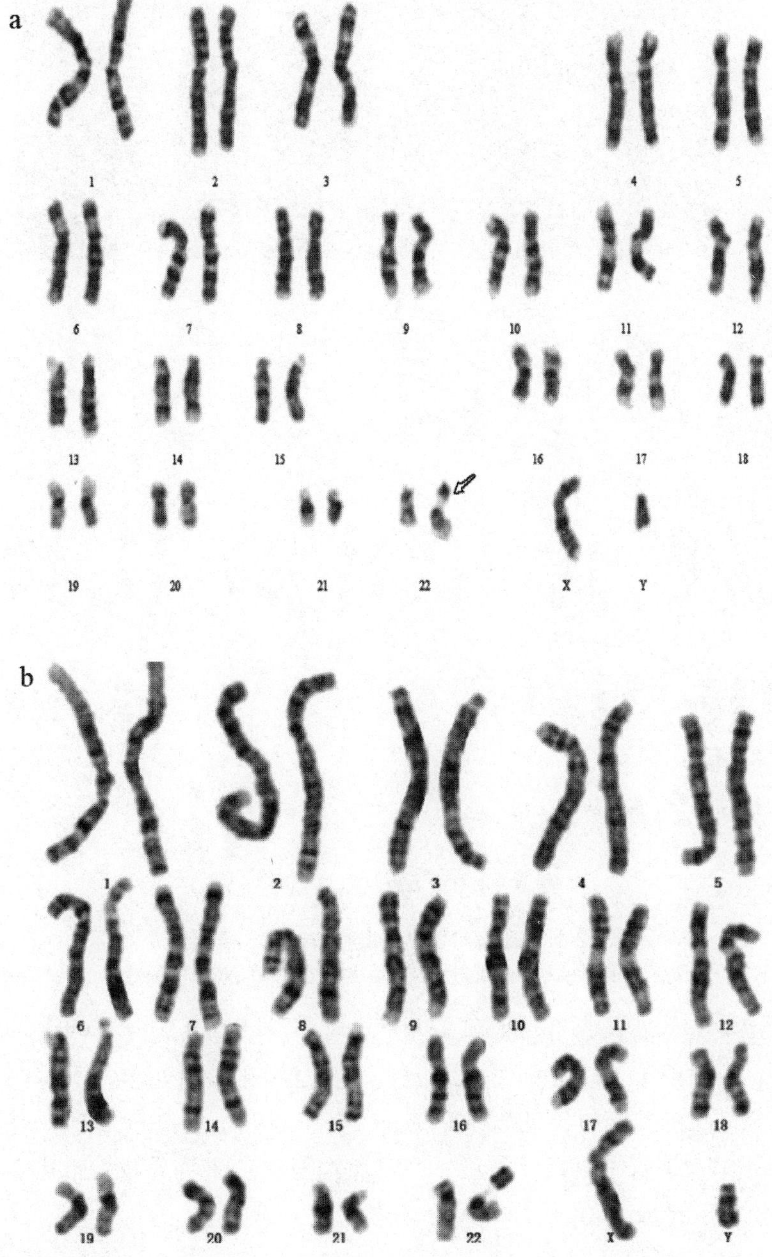

c

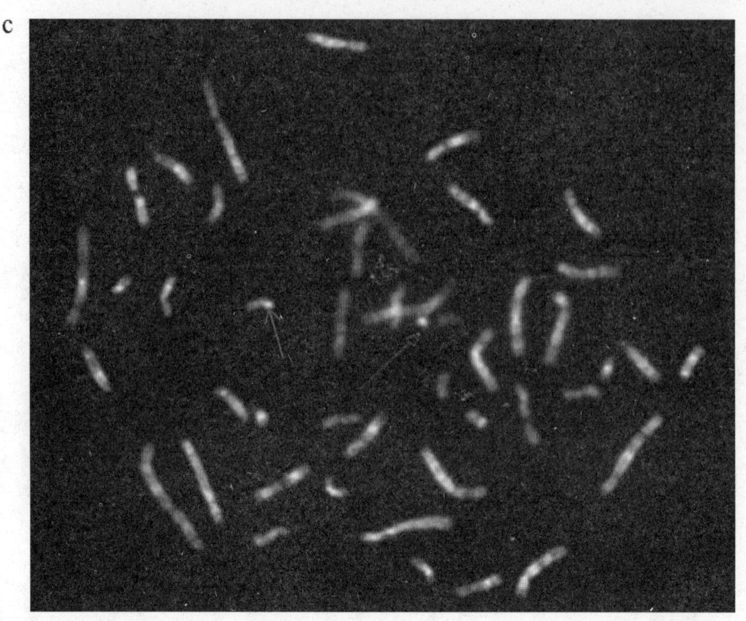

d

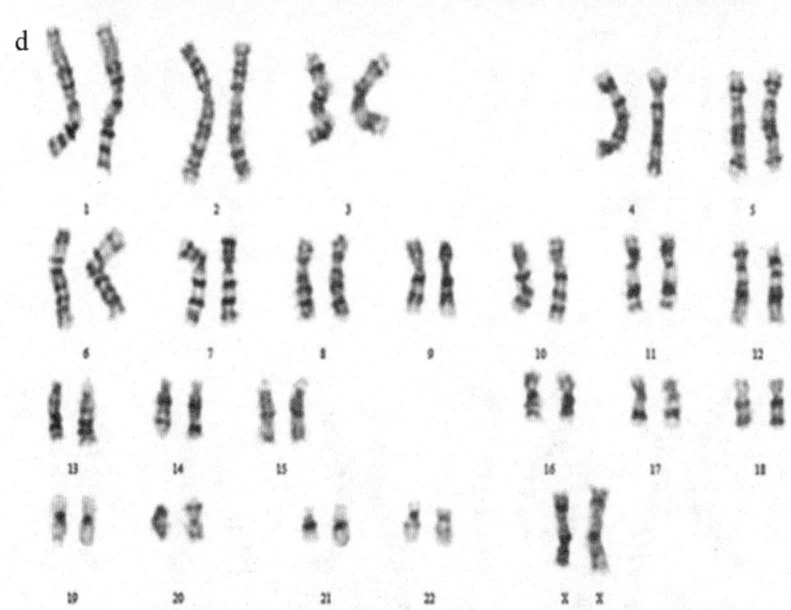

图 2-2-17　患者染色体核型和胎儿羊水核型分析

a. 患者染色体核型分析，箭头示 der(22)t(Y;22)(q12;p12)；b. 高分辨染色体核型分析；c. 荧光 Q 带分析；d. 胎儿染色体核型

3. 辅助检查　染色体核型分析发现 46,XY,?22ps+（图 2-2-17a），进一步染色体高分辨核型分析和荧光 Q 带提示 46,XY,der(22)t(Y;22)(q12;p12)（图 2-2-17b 和 2-2-17c）。男性生育力未见异常，为了排除基因组拷贝数变异我们进行了 CNV-seq 检测，结果未见异常。进一步，我们对胎儿羊水进行了染色体核型 +CNV-seq 检测，均未见异常。胎儿染色体核型为 46,XX，未遗传父亲的 der(22)，见图 2-2-17d。

【诊疗经过】

两个案例皆因多年原发不孕,不育原因不明就诊,染色体核型提示 der(15)t(Y;15)(q12;p12) 或 der(22)t(Y;22)(q12;p12) 结构异常。那么,这是否为异常核型?

2012 年 Chen-Shtoyerman R 等人[3]分析了埃塞俄比亚贝塔以色列人群,发现存在 der(15)t(Y;15) 核型的占比约为 5.4%,他们认为这属于正常多态。2014 年李丹等人[4]针对不孕不育门诊患者,发现携带 der(15)t(Y;15)(q12;p12) 核型的女性 4 人(自然流产史 2 人,原发不孕 1 人,产前诊断发现胎儿该核型 1 例),男性 5 人(产前诊断发现胎儿该核型 2 例,妻子自然流产史 1 例,女方因素不孕 1 例,少弱精子症 1 例)。随访发现,5 人自然受孕并足月分娩,辅助生殖技术受孕 2 人(1 人足月分娩,1 人妊娠 15 周),1 人一直未孕,1 人 IVF/PGT 筛选未孕。虽然本研究尚需进一步扩大样本量,但研究者认为 der(15) 男性或女性携带者不会对表型和生育产生影响。

虽然普遍认为这种核型是人群中的多态,但仍有些个案报道认为可能存在异常表型,如不孕、反复自然流产、死胎、活产缺陷儿等[5,6]。2007 年 Chen Y 等[7]人对两例 der(15) 携带者进行基于多色 FISH 的 PGT,一例 33 岁女性自然流产 2 次,6 个进行活检的胚胎有 3 个染色体正常,2 个 der(15) 胚胎均为嵌合(XY,der(15)[8]/XXY,der(15)[4]/XXX[2]; XX,der(15)[28]/X[3]/XX[2]/XXXX,der(15)[4]),1 个性染色体嵌合(XY[12]/XXY[1]/X[2]),2 个正常囊胚移植后均未获得妊娠;另一例患弱精子症男性不孕 3 年(女方输卵管阻塞),6 个进行活检的胚胎有 3 个染色体正常,2 个 der(15) 胚胎[其中 1 个为嵌合体 XX,der(15)[14]/XXX,der(15)[2]/XXXXXX,der(15),der(15),der(15) [3]/XXX,der(15),der(15)[2]/XXXX,der(15),der(15),der(15)[1]/XXXX,der(15)[1]],1 个性染色体嵌合,2 个正常囊胚移植后,孕 39 周剖宫产 1 正常男婴。研究者认为携带 der(15) t (Y;15)(q12; p11) 易位的胚胎染色体表现高频率的异常,PGT 可用于治疗不育症和阻断后代 der(15) 染色体传递。但是,关于 der(15) 携带者会发生胚胎染色体不平衡和 X 性染色体嵌合比例高的结论有待商榷,因为这毕竟是个案报道,人群中大部分携带者都是表型正常者。而且,自 2007 年后未见针对 der(15) 和 der(22) 携带者的 PGT 报道。

我们目前确诊 der(15) 携带者 3 例,der(22) 携带者 1 例。2 例 der(15) 携带者女性均原发不孕,1 例 der(15) 携带者男性少弱精子症(正在备孕和 IVF 治疗中),本例 der(22) 携带者为原发不育,经 ICSI 受孕,胎儿羊水核型未见异常且不携带 der(22)。

【专家点评】

至今,英国分子细胞遗传学诊断质控规定,t(Y;15) 和 t(Y;22) 中 Yq 异染色质易位到一个端着丝粒短臂被视为正常变异,不具有临床意义,不需要针对性进行 PGT 或产前诊断。

【参考文献】

[1] GARDNE R J M, SUTHERLAND G R, SHAFFER L G. Chromosome Abnormalities and Genetic Counselling[M], Oxford University Press, Oxford. 2011.

[2] HSU L Y. Phenotype /karyotype correlations of Y chromosome aneuploidy with emphasis on structural aberrations in postnatally diagnosed cases[J].Am J Med Genet, 1994, 53(2):

108-140.

[3] CHEN-SHTOYERMAN R，JOSEFSBERG BEN-YEHOSHUA S，NISSANI R，et al. A prevalent Y；15 translocation in the Ethiopian Beta Israel community in Israel[J]. Cytogenet Genome Res，2012，136(3)：171-174.

[4] 李丹，邵敏杰，赵楠，等. Y 染色体与常染色体易位的遗传学分析及文献学习[J]. 中国优生与遗传杂志，2014，22(1)：27-28.

[5] FUKADA Y，YASUMIZU T，AMEMIYA A，et al. Prenatal confirmation of the translocation between chromosome 15 and Y-chromosome by fluorescence in situ hybridization[J]. Tohoku J Exp Med，1999，187(3)：285-289.

[6] RAJCAN-SEPAROVIC E，ROBINSON W P，STEPHENSON M，et al. Recurrent trisomy 15 in a female carrier of der(15)t(Y;15)(q12;p13)[J]. Am J Med Genet. 2001，99(4)：320-324.

[7] CHEN Y，CHEN G，LIAN Y，et al. A normal birth following preimplantation genetic diagnosis by FISH determination in the carriers of der(15)t(Y;15)(Yq12;15p11)translocations：two case reports[J]. J Assist Reprod Genet. 2007，24(10)：483-488.

（张美姿　刘丽　徐凤琴）

二、夫妻之一或先证者染色体结构异常 - 有异常表型

病例 26　18p 缺失综合征家系一例

【背景知识】

18p 缺失综合征(deletion 18p syndrome)是指一组由 18 号染色体短臂部分或全部缺失而引起的染色体疾病，1963 年由法国遗传学家 Jean de Grouchy 首次报道。据估计，该综合征在活产婴儿中的发病率约为 0.2/ 万，男女比例为 3：2[1]。18p 缺失综合征患者的临床表现各不相同：轻度至中度生长缺陷、智力障碍、面部畸形、上睑下垂、大耳突出、内眦赘皮、前脑无裂畸形、言语困难、脑垂体缺陷[2]等。18p 缺失综合征多为新发变异，占 85%。其余为亲代平衡或不平衡染色体结构重排[3]所致。由于缺失 18p 综合征的女性具有生育能力，而且几乎没有自然流产的报道，因此没有明显表型的女性遗传给后代的可能性非常高。

随着基因组技术的发展，基于母体外周血胎儿 cffDNA 的 NIPT 已迅速成为胎儿非整倍体筛查体系的一线方法，并且该方法已经扩展应用于胎儿 CNVs 的筛查中[4]。然而，在实践过程中假阳性和假阴性的情况是不可避免的。NIPT 的结果不一定代表胎儿的真实情况。假阳性的机制尚未完全阐明，目前可能的原因包括 CPM、双胎消失综合征、母体染色体异常、母体嵌合体和未被发现的肿瘤。

本文报道了一例 NIPT 和羊水穿刺核型分析结果不一致的病例，因此发现了一例 18p 缺失综合征家系。

【病例分析】

孕妇 35 岁，G_3P_1 自然受孕，孕 19 周因“NIPT 结果提示 18 单体高风险”就诊于我院。该孕妇身高 150 cm，体重 56.9 kg，轻度智力低下，中度眼睑下垂，无其他特殊面容。可与医生进行简单交流。孕期超声未提示异常。该孕妇 12 年前足月顺娩一男婴，出生时体重 3100 g，身长 50 cm，评分 10 分，生后出现喂养困难、肌张力下降，被诊断为垂体功能减退症，未明确诊断及治疗。该男孩中度智力低下，生长发育迟缓。5 岁会走，8 岁会说话，现身高 96 cm，体重 12.1 kg（12 岁），可进行简单交流。该男孩面容特征：圆脸、招风耳、眼睑下垂、内眦赘皮、斜视、鼻梁扁平、牙齿排列不齐，满口乳牙滞留。

经遗传咨询签署知情同意书后行羊膜腔穿刺抽取羊水，同时进行羊水染色体核型分析以及 CMA。考虑到孕妇本人以及其儿子可能存在染色体异常，经家属及孕妇同意，同时对孕妇、丈夫以及 12 岁的儿子进行外周血染色体核型分析以及 CMA 检测。因 NIPT 为第三方检测机构出具，经充分知情同意后，我们应用 NIPT-Plus 方法对孕妇的外周血进行复检。

复测的 NIPT-Plus 的检测结果显示：18p11.32-p11.21 有 14 Mb 缺失，18 号染色体 Z 值为 -6.272。Copy Number CN：1.08（图 2-2-18）。考虑为母源性 CNV。经分析，NIPT 结果提示 18 单体高风险为母源性 CNV 导致的假阳性。

羊水染色体核型分析以及羊水 CMA 分析（SNP array）均未发现胎儿染色体异常以及致病性拷贝数变异。结果仅提示女性胎儿 X 染色体短臂上存在 1.6 Mb 的小片段重复 [Xp22.31（6,455,151-8,135,644）x3]。根据 ACMG 指南，考虑为临床意义未明片段（VONS CNV）。经生物学亲本连锁分析，CNV 来源于父亲。

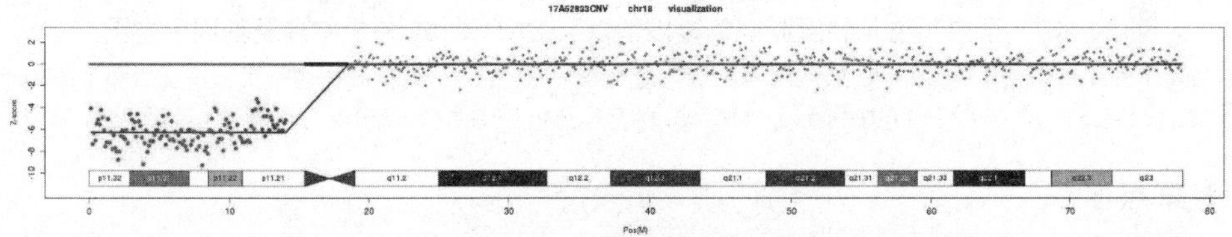

图 2-2-18　通过 NIPT-Plus 分析母体血液中的 cffDNA，红色区域显示存在 18p 末端缺失

该孕妇外周血染色体核型分析结果提示：46,XX,del(18)(p11.2)。外周血 SNP array 结果提示 arr18p11.32p11.21（136,227-15,099,116）x1，即 18 号染色体短臂存在一 14.9 Mb 的大片段缺失，包含 71 个 OMIM 基因，该孕妇本人诊断为 18p 缺失综合征。其 12 岁的儿子与该孕妇一样，也诊断为 18p 缺失综合征，缺失片段完全一致（图 2-2-19）。

经过充分的遗传咨询，该孕妇选择继续妊娠，于 37 周足月顺娩一健康女婴，随访至 2 岁，体格检查，生长发育均正常。

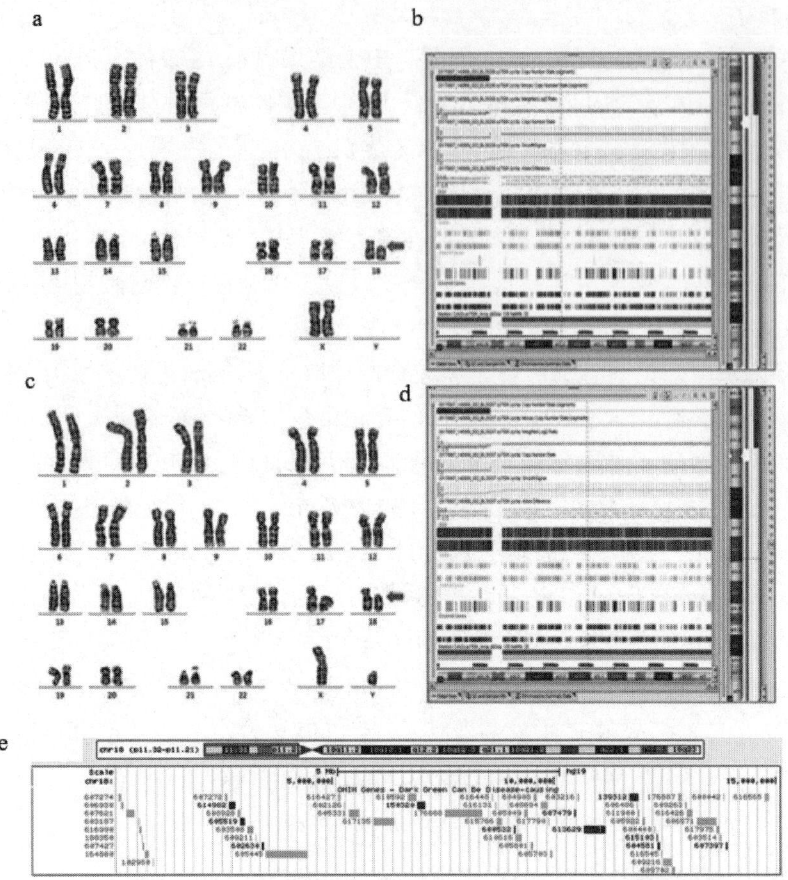

图 2-2-19 孕妇和患儿外周血染色体核型以及 SNP array 分析结果及基因示意图

a, c 孕妇和儿子外周血染色体核型,箭头表示 18 号染色体短臂缺失; b, d SNP array 分析结果提示该女性和她的儿子均在 18p11.32p11.21(136,227-15,099,116)上有 14.9Mb 的缺失;e 18 号染色体及其缺失区域对应的 OMIM 基因示意图

【专家点评】

NIPT 检测通过采集孕妇外周血,利用新一代 DNA 测序技术对母体外周血浆中游离的胎儿 DNA 进行测序,并将测序结果进行生物信息学分析得出胎儿患染色体疾病的风险。随着 NIPT 算法不断优化,其使用也越来越广泛,除了可以筛查 21 三体综合征、18 三体综合征、13 三体综合征以及外, NIPT-Plus 能够对性染色体异常以及一些常见的微缺失 / 微重复综合征进行筛查。根据国内外相关指南, NIPT 可以作为广大孕妇的一线筛查技术,然而也正是因为 NIPT 应用越来越广泛,面临的问题也逐渐显现。检测前和检测后的遗传咨询十分重要!尤其是对于 NIPT 提示高风险结果的孕妇的咨询。

国内外指南均强调,NIPT 只是一项筛查技术,存在假阳性和假阴性的可能性,不能依据异常 NIPT 结果就给出终止妊娠的建议[4]。尽管 NIPT 筛查的敏感度和特异度高达 97%~100%[3],对于不同染色体病, NIPT 筛查的阳性预测值(PPV)不同,对于 21 三体综合征,其 PPV 约为 84%~95%,对 18 三体综合征的 PPV 约为 59%~82%,对 13 三体综合征的 PPV 约为 23%~46%[5]。对于微缺失 / 微重复综合征, NIPT 筛查的 PPV 更低。本病例中孕妇由于 NIPT 提示 18 单体高风险来就诊，产前诊断结果提示胎儿染色体未见异常，该孕妇继续妊娠，足月分娩一健康女婴。因此在临床咨询中，一定要强调，NIPT 是筛查而非诊断，对于 NIPT 高风险孕妇，建议要进行进一步的产前诊断才能最终确认胎儿染色体情况。正确及充分的遗传咨询不仅可以避免不必要的引产，同时还可以缓解孕妇的焦虑。

NIPT 检测的科学基础是母体血浆中的胎儿 cffDNA。血浆中的 cffDNA 几乎全部来源于胎盘滋养层细胞。因此 NIPT 的结果并不总是代表胎儿的真实情况。尽管假阳性和假阴性的机制尚未完全阐明，但是随着 NIPT 的普及，假阴性和假阳性的问题逐渐显现。CPM、双胎之一消失、母体染色体异常、母体 CNV、母体嵌合体、母体肿瘤未被发现是 NIPT 假阳性结果的原因。假阴性的情况比较少见，低水平的母体血浆 cffDNA 和胎儿真性嵌合（TFM）是其主要原因。本病例中，孕妇本人是一名 18p 缺失综合征患者，然而胎儿染色体并未发现异常。NIPT 提示 18 单体高风险的结果则是由于母体 CNV 所致的假阳性结果。随着 NIPT-Plus 的兴起，识别母源性 CNV 并不是一件困难的事情，我中心实验室应用 NIPT-Plus 的方法对孕妇抽血复检，根据 CN 值可以初步判断 NIPT 高风险结果应该是受到母源性 CNV 的影响，这也可以为临床遗传咨询提供一定的线索。实验室和临床的无缝对接不仅可以为临床遗传咨询提供完整的证据链，临床观察的反馈结果也可以为实验室优化方案提供依据和线索。

18p 缺失综合征的临床表现各不相同，如轻度至中度智力障碍、面部畸形、上睑下垂、招风耳、内眦赘皮、前脑无裂畸形、语言障碍、垂体功能缺陷等。此综合征的一个特点就是临床表现差异显著，本例中孕妇和她 12 岁的儿子 18 号染色体短臂缺失片段完全相同，然而二者的临床表现差异明显。孕妇本人只有轻度智力低下并不合并生长发育迟缓，而其 12 岁的儿子存在显著的生长发育迟缓以及中度智力低下。正是由于该孕妇并不显著的临床表现以至于在临床咨询中很容易被忽视，所以对病史的详细询问可以帮助梳理遗漏的蛛丝马迹。对于自身有轻度智力低下或者曾经有过不良妊娠史的女性，在怀孕前进行充分的遗传咨询很有必要。对于此类病人，怀孕后应首选产前诊断排除胎儿染色体的异常。但是对于未进行遗传咨询并且孕周较大的孕妇，NIPT 特别是 NIPT-Plus 作为常规产前筛查方法或许可以提供额外有价值的证据。

【参考文献】

[1] TURLEAU C. Monosomy 18p[J]. Orphanet J Rare Dis，2008，3:4-8.

[2] HASI-ZOGAJ M，SEBOLD C，HEARD P，et al. A review of 18p deletions[J]. Am J Med Genet C Semin Med Genet，2015，169(3):251-264.

[3] MARANDA B，LEMIEUX N，LEMYRE E. Familial deletion 18p syndrome：case report[J]. BMC Med Genet，2006，7:60.

[4] GREGG A R，SKOTKO B G，BENKENDORF J L，et al. Noninvasive prenatal screening for fetal aneuploidy，2016 update：a position statement of the American College of Medical Genetics and Genomics[J]. Genet Med，2016，18(10):1056-1065.

[5] LIANG D，CRAM D S，TAN H，et al. Clinical utility of noninvasive prenatal screening for expanded chromosome disease syndromes[J]. Genet Med，2019，21(9):1998-2006.

（李晓洲　琚端　高晓丽　史云芳）

病例 27　46,XX,t(2;4)(q35;q35) 一家系分析

【背景知识】

父母一方为染色体平衡易位携带者，在减数分裂形成配子过程中，同源染色体联会配对形成四射体，理论上认为至少可以形成 18 种配子，其中 1/18 完全正常，1/18 为平衡易位的配子，剩余 16/18 均为包含非平衡性衍生染色体的配子，与正常配子结合后产生部分三体或部分单体的后代。

目前已报道的 2q 部分三体病例，其临床表现取决于重复片段的位置和大小，2q33 至 2q37 区域的三体其临床表现较轻[1,2]。2q35 至 2q37 区域对颅面部发育至关重要，该区域三体可表现为特征性的前额突出，宽鼻梁，鼻尖凸起，薄上唇以及耳廓大等改变[3-5]。2q 近着丝粒端至 2q33 区域的三体可以导致严重的畸形和发育障碍，因为血管和中枢神经系统的发育与该区域相关[6]；

4q 部分单体的临床表现多种多样，从 4q31.1 至末端缺失依次表现为唇腭裂、先心病、智力低下、先天性耳聋、自闭症等，不同的临床表现与断裂位点及片段大小密切相关[7,8]。

【病例情况】

1. 主诉　患儿，女，4 岁，因“生长发育迟缓，智力低下”就诊。

2. 现病史　该患儿系第一胎，足月顺产，出生时体重 3 kg，Apgar 评分为 10 分。其后生长发育逐渐落后于同龄儿。查体：特殊外貌，眼距宽，眼裂小，鼻梁塌陷，鼻中部隆起，鼻尖部宽大，人中长，耳廓大，耳低位，双肘关节外翻，双手第 4、5 指弯曲，全部远侧指节屈曲，无通贯掌（图 2-2-20）。所有脚趾关节屈曲。父母非近亲结婚。追问家族史，发现患儿的两个表哥均为生长发育迟缓，智力低下，与患儿有相似面容；家系中其他人表型正常。

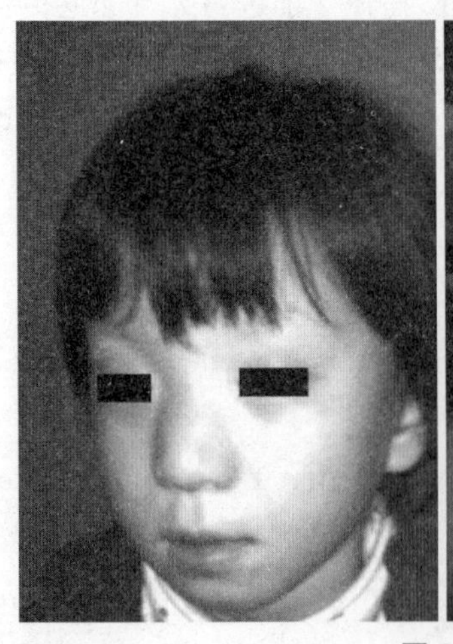
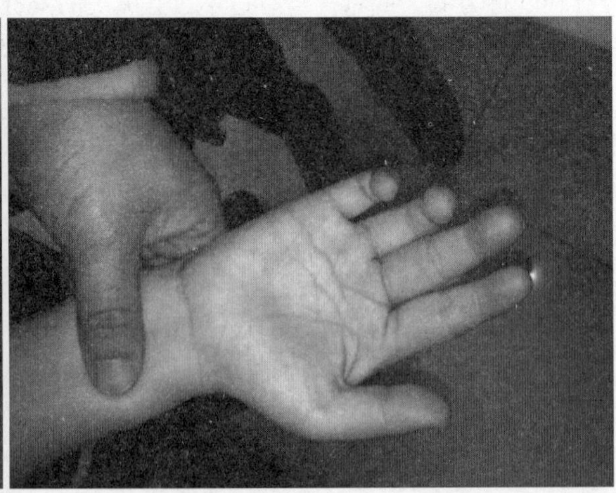

图 2-2-20　患儿面容及手部特征

3. 辅助检查　无。

【病例分析】

1. 诊疗过程　患儿因“生长发育迟缓，智力低下”就诊。追问家族史，发现患儿的两个

表哥均为生长发育迟缓，智力低下，与患儿有相似面容；家系中其他人表型正常。经知情同意后对该家系成员进行外周血淋巴细胞培养及常规 G 显带。

2. 检测结果　镜下计数 20 个分裂相，分析 5 个核型，核型描述参照《人类细胞遗传学国际命名体制（ISCN2020）》。该先证者（Ⅲ3）核型为 46,XX,der(4)t(2;4)(q35;q35)mat（图 2-2-21），Ⅲ1 和Ⅲ2 的核型均为 46,XY,der(4)t(2;4)(q35;q35)pat（图 2-2-22）。先证者母亲（Ⅱ3）核型为 46,XX,t(2;4)(q35;q35)（图 2-2-23），先证者舅舅（Ⅱ2）核型为 46,XY,t(2;4)(q35;q35)（图 2-2-24），先证者外祖母（Ⅰ2）核型为 46,XX,t(2;4)(q35;q35)（图 2-2-25）。家族中其他成员染色体核型未发现异常。根据家族史绘制家系图（图 2-2-26）。

3. 随访　患儿母亲经过生育指导，自然受孕，孕中期行羊膜腔穿刺，核型分析结果正常，足月分娩一活婴。

【专家点评】

染色体平衡易位携带者后代的平衡与不平衡机制：理论上，当亲代平衡易位涉及着丝粒片段大而易位片段小时，形成的四射体通常以 2∶2 分离中的交替分离和邻近 1 方式分离，邻近 2 分离由于生成的配子含的不平衡片段太大而通常属于致死性，所以在前两种分离形成的配子中，平衡与非平衡配子应该各占 50%。而实际上交替分离生成的正常或平衡易位配子占 85%~90%，邻近 1 分离生成的部分三体和部分单体的非平衡性配子仅占 10%~15%[9]。在本家系中，先证者外祖母为（2q35;4q35）平衡易位携带者，生育的 1 男 1 女均为（2q35;4q35）平衡易位携带者，这符合上述理论，我们平常工作中遇到的也多为亲代是平衡易位携带者，生育的后代多数是平衡易位携带者的情况。但是先证者和两个表哥分别从母亲和父亲那里继承了正常 2 号和衍生 4 号染色体，从而形成了完全一样的异常核型。是何原因导致第三代的三个孩子均为染色体不平衡，且不平衡的片段完全一致，其机理未明，需要更进一步的深入研究。

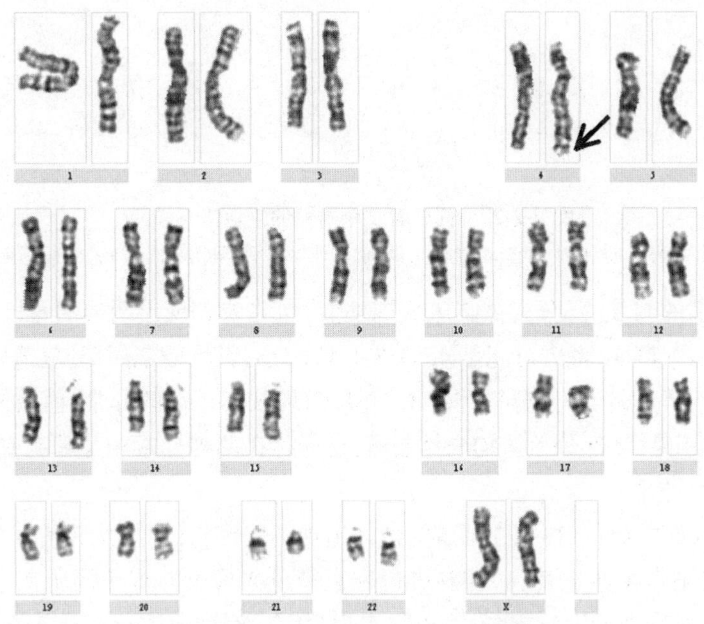

图 2-2-21　先证者（Ⅲ3）染色体 G 显带

核型为 46,XX,der(4)t(2;4)(q35;q35)mat，箭头示异常染色体

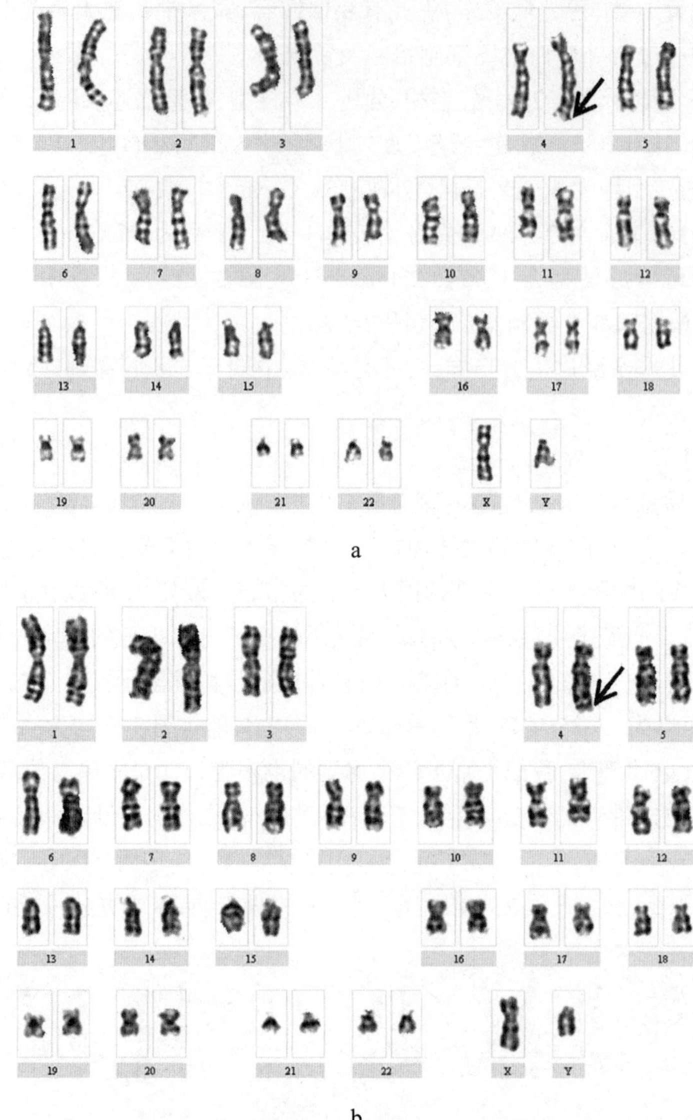

图 2-2-22　先证者 2 个表哥的染色体 G 显带

a：Ⅲ1 的核型为 46,XY,der(4)t(2;4)(q35;q35)pat；b：Ⅲ2 的核型为 46,XY,der(4)t(2;4)(q35;q35)pat，箭头示异常染色体

先证者更多的与 2q 部分三体临床表现类似，而并未表现出明显的与已有报道中 4q 部分单体类似的临床特征，考虑可能是 4q 缺失片段较小，影响较 2q 部分三体轻的原故。但是患儿智力低下的程度较 2q 部分三体严重，并且出现肢体末端的异常，而肢体末端异常无论在 2q 部分三体还是 4q 部分单体均未见报道，是否存在两种异常相互影响或其它未明机制，需要进一步探索研究。

本病例给我们的启示有：当先证者染色体出现不平衡易位时，尤其是家系中出现多个患儿时，高度怀疑来自家系遗传，一定要进行家系染色体检查。本病例所在家系已有三个患儿，给家庭社会都带来很大负担，家系成员有生育需求时建议进行产前诊断，这对阻止染色体不平衡患儿的出生十分必要。

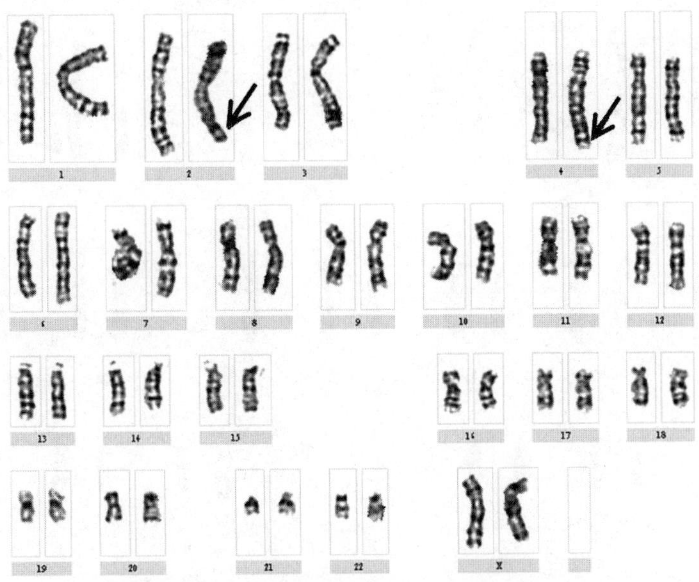

图 2-2-23　先证者母亲（Ⅱ3）的染色体 G 显带

核型为 46,XX,t(2;4)(q35;q35)，箭头示异常染色体

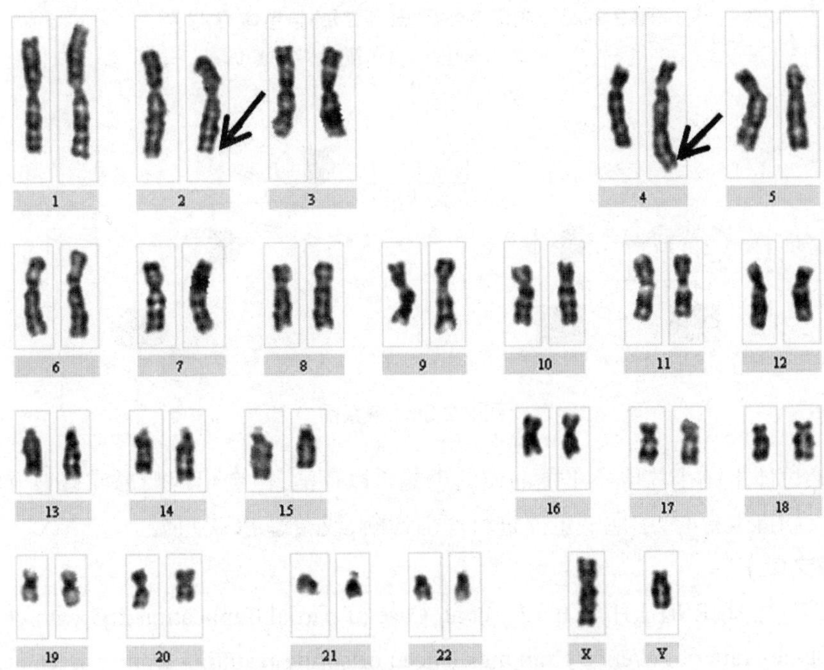

图 2-2-24　先证者舅舅（Ⅱ2）的染色体 G 显带

核型为 46,XY,t(2;4)(q35;q35)，箭头示异常染色体

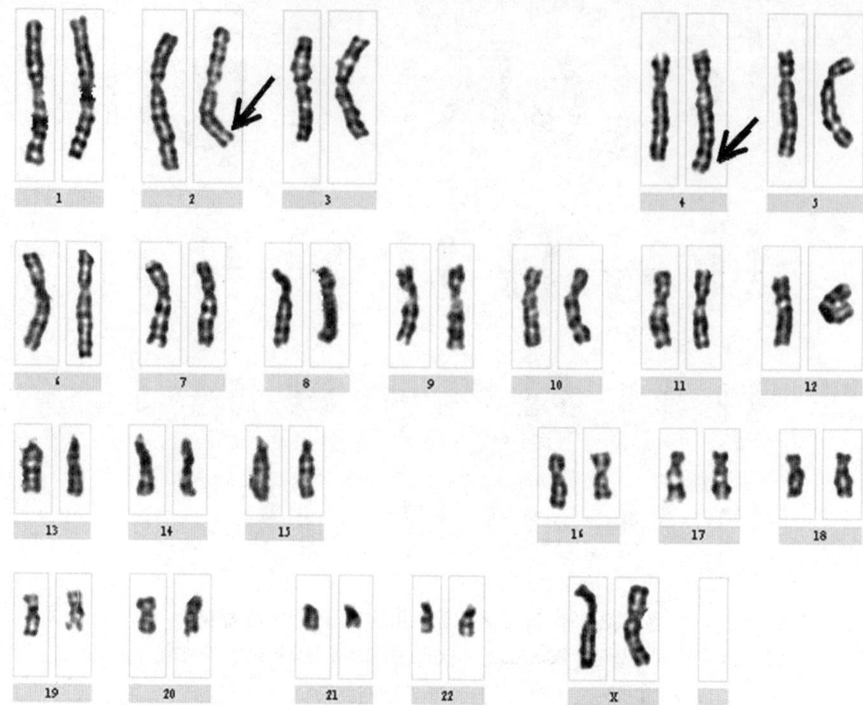

图 2-2-25 先证者外祖母(Ⅰ2)的染色体 G 显带

核型为 46,XX,t(2;4)(q35;q35),箭头示异常染色体

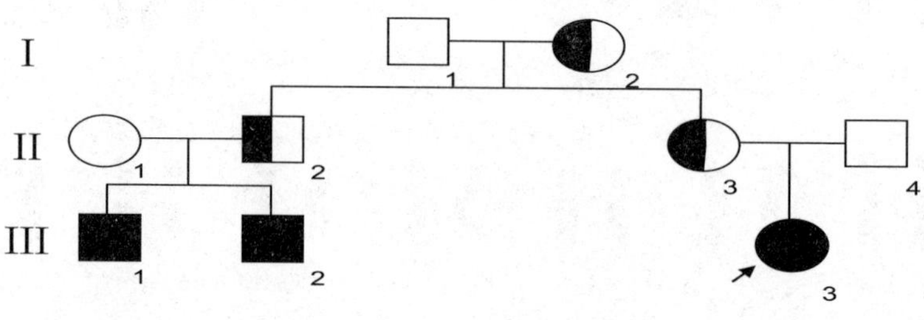

图 2-2-26 家系图

虽然染色体末端小片段不平衡易位的患儿可以存活,但会出现畸形或智力方面的异常,因此若该夫妇再生育时,孕期一定要进行产前诊断,或通过 PGT 妊娠。

【参考文献】

[1] ANGLE B, HERSH J H, YEN F, et al. Case of partial duplication 2q3 with characteristic phenotype: rare occurrence of an unbalanced offspring resulting from a parental pericentric inversion[J]. Am J Med Genet, 2000, 91(2): 126-130.

[2] SLAVOTINEK AM, BOLES D, LACBAWAN F. A female infant with duplication of chromosome 2q33 to 2q37.3[J]. Clin Dysmorphol, 2003, 12(4):251-256.

[3] DAHOUN-HADORN S, BRETTON-CHAPPUIS B. de novo inversion duplication of 2q35-2qter without growth retardation[J]. Ann Genet, 1992, 35(1):55-57.

[4] HERMSEN M A, TIJSSEN M, ACERO I H, et al. High resolution microarray CGH and MLPA analysis for improved genotype/phenotype evaluation of two childhood genetic disorder cases: ring chromosome 19 and partial duplication 2q[J]. Eur J Med Genet, 2005, 48(3):310-318.

[5] ELBRACHT M, ROOS A, SCHÖNHERR N, et al. Pure distal trisomy 2q: a rare chromosomal abnormality with recognizable phenotype[J]. Am J Med Genet A, 2009, 149 A(11): 2547-2550.

[6] FRITZ B, MÜLLER-NAVIA J, HILLIG U, et al. Trisomy 2q35-q37 Due to Insertion of 2q Material Into 17q25: Clinical, Cytogenetic, and Molecular Cytogenetic Characterization[J]. Am J Med Genet, 1999, 87(4):297-301.

[7] VONA B, NANDA I, NEUNER C, et al. Terminal chromosome 4q deletion syndrome in an infant with hearing impairment and moderate syndromic features: review of literature[J]. BMC Med Genet, 2014, 15:72.

[8] YOUNGS E 1, HENKHAUS R S, HELLINGS J A, et al. 12-year-old boy with a 4q35.2 microdeletion and involvement of MTNR1 A, FAT1, and F11 genes[J]. Clin Dysmorphol, 2012, 21(2):93-96.

[9] LU GUOHUI. Prenatal Diagnosis of Hereditary Diseases[M]. Guangzhou: Guangdong Publishing House, 2002. 95-98.

（杨微微　王文靖　任晨春）

病例 28　45,X[36]/46,X,r(X)(q11q28)[14]Turner 综合征女性生育染色体正常子代一例

【背景知识】

Turner 综合征（TS）即特纳综合征，又称先天性卵巢发育不全综合征，是由于全部或部分体细胞中一条 X 染色体完全或部分缺失，或 X 染色体存在其他结构异常所致。多数 TS 患者有卵巢发育不全，甚至呈纤维条索状萎缩，导致高促性腺激素性性腺功能低下，即使发生自发性乳房发育和初潮，也可能会出现卵巢早衰，故缺乏生殖细胞和雌性激素，表现为婴儿型生殖器、小阴唇发育不良、小子宫、第二性征不发育、原发性闭经或青春期发育停滞伴继发性闭经、不育等。TS 患者中约 1/3 可出现乳房发育，约 16% 出现月经初潮，约 6% 出现规律月经，且多见于嵌合型患者，但 90% 以上最终发展为早期卵巢衰竭，自然妊娠率低[1]。本章中介绍嵌合型 Turner 综合征患者通过早期激素干预诱导促进第二性征发育并顺娩一健康女婴的案例。

【病例情况】

1. 主诉　孕妇，28 岁，G_1P_0，本人外周血染色体核型为 45,X[36]/46,X,r(X)(q11q28)[14]（图 2-2-27），6 岁确诊 Turner 综合征，于孕 21 周时进行遗传咨询，拟进行产前诊断。

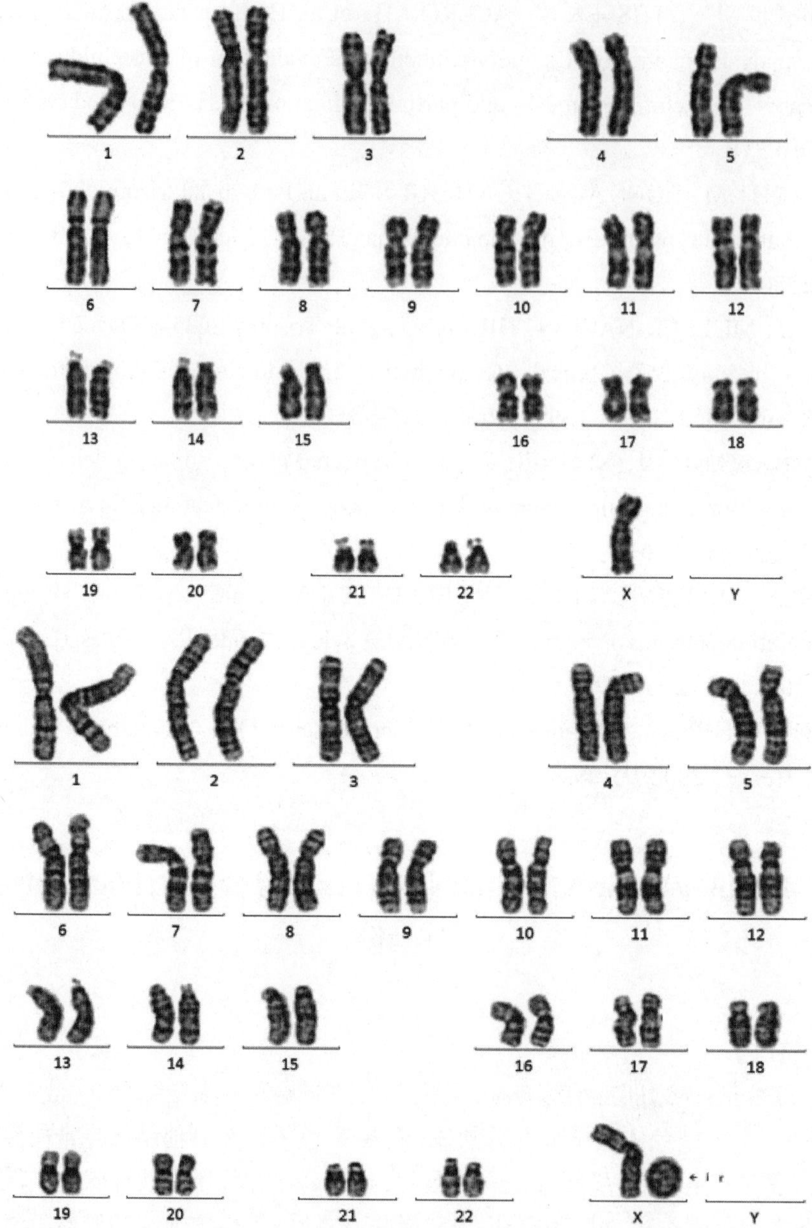

图 2-2-27　患者的外周血染色体核型为 45,X[36]/46,X,r(X)(q11q28)[14]

2. 现病史　3 岁时发现身高小于 -2SD，提示身材矮小，但未做进一步检查。6 岁时因身高发育不良再次就诊，行外周血染色体检测，核型提示为 45,X[36]/46,X,r(X)(q11q28)[14]，超声检查提示幼稚子宫，确诊 Turner 综合征。之后进行生长激素、雌孕激素替代治疗，促进身高和子宫发育，增强骨密度。患者 13 岁初潮，月经规律，4/30，量中等，无痛经。28 岁怀孕时身高 150 cm，体重 52 kg，体格检查、第二性征发育、专科查体外生殖器均未见异常。大学本科学历。此次为自然受孕，孕期无出血保胎史，超声检查未见异常，因孕妇本身染色体异常建议行羊膜腔穿刺进行产前诊断。

3. 辅助检查

（1）一般检查：肝、肾功能、空腹血糖及血脂未见异常。

（2）性激素检测：未见异常。

（3）甲状腺自身抗体及甲状腺激素：特纳综合征患者甲状腺自身抗体，如甲状腺过氧化物酶抗体（TPOAb）、甲状腺球蛋白抗体（TgAb）阳性率明显增高，且阳性率随年龄增长而增加，此患者监测未见明显异常。

（4）生长激素：此患者的生长激素分泌模式正常，未做生长激素激发试验。

（5）心血管检查：未见异常。

（6）超声检查：肾脏，子宫及双附件未见异常。

（7）骨密度：骨量减少在特纳综合征患者中常见，与雌激素缺乏等因素有关，骨折发生率也明显高于同龄人。此患者未见异常。

（8）遗传学检查：外周血淋巴细胞染色体核型为 45,X[36]/46,X,r(X)(q11q28) [14]。

【病例分析】

患者在 6 岁时因身高矮小就诊，外周血染色体核型为 45,X[36]/46,X,r(X)(q11q28)[14]，确诊嵌合型 Turner 综合征，确诊后由儿科内分泌医生进行规范治疗。13 岁月经初潮，周期规律，5~7/30 天，量中等，无痛经。

该患者因本身染色体异常建议行羊膜腔穿刺进行产前诊断。羊膜腔穿刺胎儿染色体核型未见异常，SNP array 结果未见异常，继续妊娠至足月顺娩一女活婴，Apgar 评分满分，体重 3010 g，外观无异常，产后母乳喂养，母女健康。随访至 1 岁，未见异常。

【专家点评】

人类染色体非整倍体源于生殖细胞减数分裂时或胚胎着床前卵裂期有丝分裂时出现错误，性染色体异常是导致胎儿多发畸形和性腺发育不全的重要原因，可伴有其他脏器结构功能异常，或伴智力低下、精神神经障碍等临床表现。在同一个体内存在两种或两种以上核型的细胞的个体称为嵌合体[2]。研究认为决定身高与性腺发育的基因位于 Xp11-22 和 Xq13-28[3]，因此 X 染色体数目或结构异常，可导致 Turner 综合征患者身材矮小、性腺发育不良等体征。嵌合型 Turner 综合征患者多数具有 Turner 综合征特征，即生长发育迟滞、生殖系统发育不良等，因患者可能出现子宫、卵巢的不发育或发育不良，因此多数会影响生育能力，导致不孕，其临床表现严重程度与异常核型所占比例呈正相关[4]。Viuff[5] 等的研究显示 TS 中除了 X 染色体数量改变外，约 20% 的病例可发现 X 染色体结构改变，其中以 Xq 等臂染色体最为常见；也存在环状 X 染色体，X 染色体短臂和长臂部分缺失；10%~12% 的病例具有不同数量的 Y 染色体。

本例女性因身高矮小就诊发现染色体异常，为染色体结构异常（环状）嵌合型，包含一个着丝粒。环状染色体是由于在细胞分裂的 G1 期，染色体受到了某种因素的损伤，同时发生两次断裂，两个断端粘合在一起而形成的。无着丝粒的片段在细胞分裂中往往被排除，而带有着丝粒的环在细胞分裂时，姐妹染色单体是否交换，以及交换的次数，可以形成各种不同类型的环。无姐妹染色单体交换时，形成两个相同的单着丝粒环。若发生一次交换，则可形成双着丝粒环,双着丝粒环再次交换,则形成四着丝粒环。双着丝粒环,四着丝粒环都是不稳定的,在再次分裂时,往往发生不分离或崩溃。

根据《特纳综合征诊治专家共识》[6],已确诊的 Turner 综合征患者在治疗方面主要注重以下几方面:一,促生长治疗。身高矮小是 Turner 综合征最常见和最易识别的临床表现,生长激素的常规使用除有效改善终身高外,也可改善患儿机体成分比例,血脂水平和骨密度;二,诱导并维持第二性征发育。在 Turner 综合征患者中,自发性青春期发生率为 5%~30%,约 2%~5% 可有自发性月经初潮及自然受孕,但 90% 以上成年后会自发卵巢衰竭,因此多需要雌孕激素替代治疗;三,TS 患者的生育问题。可有小部分患者能够自然受孕,并且主要发生在嵌合型 Turner 综合征女性,但是自然流产率高于正常人群 [7]。本病例中患者能够自然受孕,主要得益于能够早诊断并且及时干预,进行规范治疗,可自然行经,同时提高患者最终成人身高,增加骨密度,诱导性发育,维持第二性征,使子宫正常发育,利于生育,最终分娩一染色体正常的胎儿。

嵌合型 Turner 综合征可能将嵌合体核型中占小比例的异常核型遗传给胎儿,导致出生缺陷胎儿的概率增加,出现自然流产或胎儿生长发育不良、先天性心脏病、泌尿生殖系统发育不良 [8]。因此,建议 Turner 综合征患者妊娠后进行产前诊断。对于胎儿为 Turner 综合征嵌合体核型患者,如果胎儿核型和临床症状存在差异,还需要排除母体细胞污染、外周血和生殖系统的染色体核型存在差异、部分嵌合体患者等影响因素。可通过产前诊断技术来降低性染色体异常胎儿出生的风险。

儿科内分泌、产前诊断和产科的多学科协作即早期明确 Turner 综合征诊断时,通过激素干预诱导促进第二性征发育,并及时做好充分的生育指导,孕期通过羊膜腔穿刺进行产前诊断排除染色体异常,同时产科密切关注孕妇临床指征减少并发症的发生,在患者的发育、妊娠及生产过程中发挥了至关重要的作用。

【参考文献】

[1] NEGREIROS L P, BOLINA E R, GUIMARÃES M M. Pubertal development profile in patients with Turner syndrome[J]. J Pediatr Endocrinol Metab, 2014, 27(9-10): 845-849.

[2] 邬玲仟,张学. 医学遗传学 [M]. 北京:人民卫生出版社,2016: 21.

[3] SAMARAKOON L, SIRISENA N D, WETTASINGHE K T, et al.Prevalence of chromosomal abnormalities in Sri Lankan women with primary amenorrhea[J].J Obstet Gynaecol Res, 2013, 39(5):991-997.

[4] BALEN A H, HARRIS S E, CHAMBERS E L, et al.Conservation of fertility and oocyte genetics in a young Woman with Mosaic Turner syndrome[J]. BJOG, 2010, 117(2): 238-242.

[5] VIUFF M, SKAKKEBAEK A, NIELSEN M M, et al.Epigenetics and genomics in Turner syndrome[J]. Am J Med Genet C Semin Med Genet, 2019, 181(1):68-75.

[6] 中华医学会内分泌学会性腺学组. 特纳综合征诊治专家共识 [J]. 中华内分泌代谢杂志, 2018, 34(3): 181-186.

[7] BERNARD V，DONADILLE B，ZENATY D A，et al.Spontaneous fertility and pregnancy outcomes amongst 480 women with Turner syndrome[J].Hum Reprod，2016，31（4）：782-788.

[8] HOMER L，LE MARTELOT MT，MOREL F，et al.45,X/46,XX mosaicism below 30% of aneuploidy：clinical implica- tions in adult women from a reproductive medicine unit[J].Eur J Endocrinol，2010，162（3）：617-623.

（史云芳　孟凡荣　李晓洲）

病例 29　47,XXX[50]/45,X[24]/46,XX[6] 生育染色体正常子代一例

【背景知识】

染色体计数时，同一份染色体标本中同时发现两种及两种以上核型，即认为存在多个细胞系，即存在嵌合体。性染色体嵌合体是由于胚胎发育过程中受精卵在细胞分化时分裂错误而形成。性染色体异常往往会导致胎儿性发育异常。关于嵌合体形成的机制，目前有很多理论。包括后期延迟、内复制、姐妹染色单体不分离、胞质分裂错误或细胞融合等等。对人类胚胎中异常染色体分离的延时成像显示在有丝分裂后期中存在含有一个或几个染色体片段的微核。这种结构可以破坏染色体的完整性，导致异常的染色体重排，伴随着着丝点与纺锤体的连接功能障碍[1,2]。

【病例情况】

患者，女，31 岁。

1. 主诉　G_2P_0，因“滞留流产 2 次”前来就诊。

2. 现病史　患者平素月经规律，5/28~35 天，量中等，无痛经，发生滞留流产 2 次。查体：T 36.4 ℃，P 76 次 / 分，R 18 次 / 分，BP 115/75mmHg。身高正常，营养良好，神志清醒，查体合作。妇科检查：外阴已婚型，阴道通畅，宫颈光滑，子宫体前位水平位，大小正常，质地中等，活动可，无压痛，双侧附件区未及异常。

3. 辅助检查　B 超示子宫大小 3.5 cm × 4 cm × 5 cm，双侧卵巢可见。输卵管造影示双侧输卵管通畅。

【病例分析】

1. 诊疗过程 患者因“滞留流产 2 次”就诊，检测激素及抗体四项均无异常，后对夫妻双方行外周血染色体核型分析，患者本人核型分析结果为 47,XXX[50]/45,X-[24]/46,XX[6]，配偶染色体为 46,XY。建议患者自然受孕或辅助生殖，孕中期行羊膜腔穿刺染色体核型分析。

2. 检测结果　患者本人核型分析结果为 47,XXX[50]/45,X[24]/46,XX[6]，如图 2-2-28。

3. 随访　患者自然受孕，孕期定期产检，未行羊膜腔穿刺。足月顺产一男婴，出生体重 3600 g，Apgar 评分 10 分。取脐血进行染色体检查，核型为 46,XY。

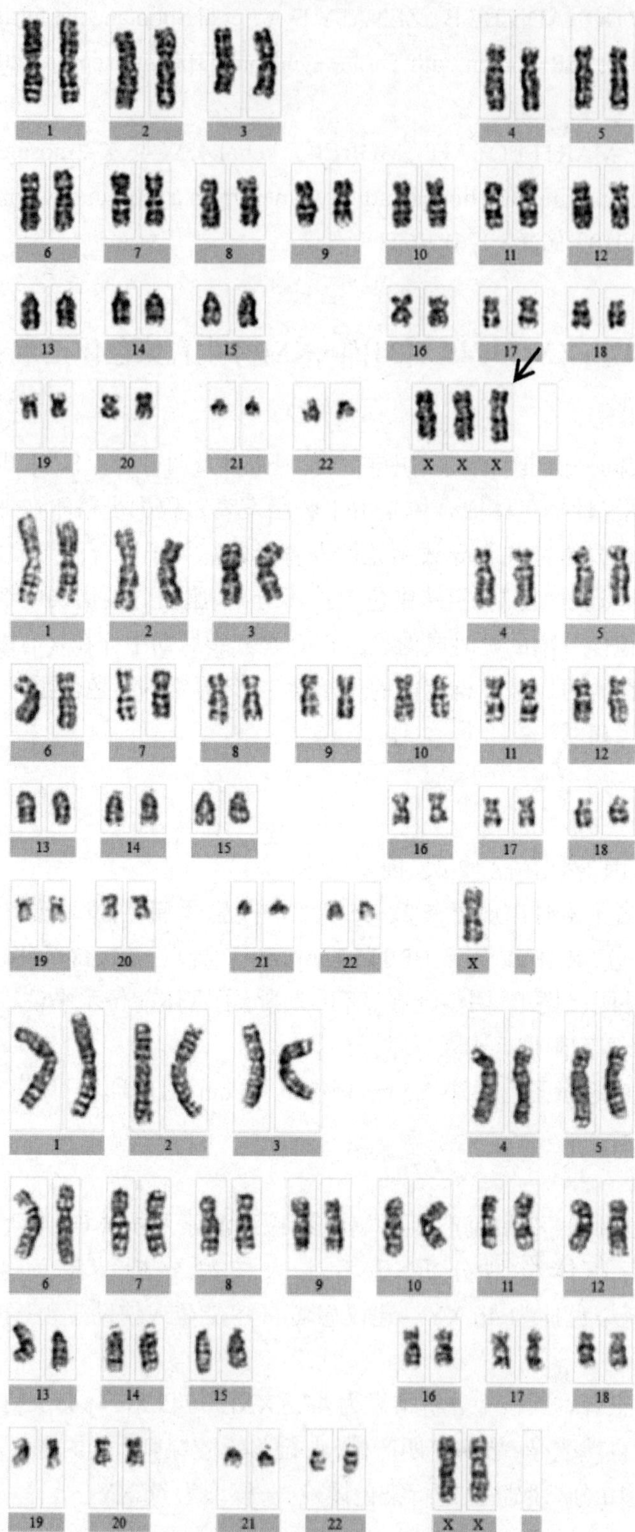

图 2-2-28 孕妇染色体 G 显带

核型为 47,XXX[50]/45,X[24]/46,XX[6],箭头示异常染色体

【专家点评】

在产前诊断胎儿存在染色体嵌合的情形中，常见有以下几种情况：① 21、18 和 13 三体嵌合。这些胎儿超声往往可有异常发现，异常程度与嵌合比例存在高度相关，多数父母选择终止妊娠[8]；②性染色体的嵌合。其临床表型千差万别，常见的为 45,X/46,XX、47,XXY/46,XY，异常细胞高比例嵌合者性发育异常明显。而对于 47,XXX 和 47,XYY 大部分患者发育正常，智力一般亦正常，因其没有严重的临床表型，一般建议继续妊娠。47,XXX 其中可能存在 2 条 X 染色体失活，因此可能生育正常孩子。值得一提的是，在性染色体数目异常的临床表型中，智力异常程度随 X 染色体数目增加而增加。

在产前诊断结果中有关嵌合体的遗传咨询时，一般认为，若常染色体三体嵌合，胎儿异常的风险较高，而性染色体异常嵌合有可能不会影响智力发育和表型。而且由于细胞分裂错误会发生在胚胎发育过程的不同时期，其产生的细胞系嵌合会存在于不同的组织和器官中，导致个体症状也不尽相同[9,10]，这时需把风险充分告知给孕妇，让其做知情选择。总之，在产前诊断过程中，应改进并采取多种实验方法来提高染色体嵌合体的诊断准确率[11]，并配合规范的遗传咨询建议，尽量为患者提供良好的产前诊断服务。

本病例给我们的启发主要有：性染色体异常的嵌合患者可以自然受孕，怀孕后建议做产前诊断排除胎儿染色体异常风险，但患者有知情选择的权利；如孕妇及家属拒绝产前诊断，应告知孕期定期产检，按时进行唐氏综合征筛查及系统超声检查，新生儿出生时同时采集脐带血做染色体检查。同时密切关注婴幼儿及儿童期的发育情况。

【参考文献】

[1] DAUGHTRY B L，CHAVEZ S L. Time-Lapse Imaging for the Detection of Chromosomal Abnormalities in Primate Preimplantation Embryos[J]. Methods Mol Biol，2018，1769：293-317.

[2] VAZQUEZ-DIEZ C，YAMAGATA K，TRIVEDI S，et al. Micronucleus formation causes perpetual unilateral chromosome inheritance in mouse embryos[J]. Proc Natl Acad Sci U S A，2016，113（3）：626-631.

[3] HARTON G L，CINNIOGLU C，FIORENTINO F. Current experience concerning mosaic embryos diagnosed during preimplantation genetic screening[J]. Fertil Steril，2017，107（5）：1113-1119.

[4] GRATI F R，GALLAZZI G，BRANCA L，et al. An evidence-based scoring system for prioritizing mosaic aneuploid embryos following preimplantation genetic screening [J]. Reprod Biomed Online，2018，36（4）：442-449.

[5] NADESAPILLAI S，VAN DER VELDEN J，SMEETS D，et al. Why are some patients with 45，X Turner syndrome fertile? A young girl with classical 45,X Turner syndrome and a cryptic mosaicism in the ovary[J]. Fertil Steril，2021，115（5）：1280-1287.

[6] RIUS M，DAINA G，OBRADORS A，et al. Comprehensive embryo analysis of advanced

maternal age-related aneuploidies and mosaicism by short comparative genomic hybridization[J]. Fertil Steril, 2011, 95(1): 413-416.

[7] COONEN E, DERHAAG J G, DUMOULIN J C, et al. Anaphase lagging mainly explains chromosomal mosaicism in human preimplantation embryos[J]. Hum Reprod, 2004, 19(2): 316-324.

[8] LEON E, ZOU Y S, MILUNSKY J M. Mosaic Down syndrome in a patient with low-level mosaicism detected by microarray[J]. Am J Med Genet A, 2010, 152A(12): 3154-3156.

[9] TAYLOR T H, GITLIN S A, PATRICK J L, et al. The origin, mechanisms, incidence and clinical consequences of chromosomal mosaicism in humans[J]. Hum Reprod Update, 2014, 20(4): 571-581.

[10] VAN OPSTAL D, DIDERICH K E M, JOOSTEN M, et al. Unexpected finding of uniparental disomy mosaicism in term placentas: Is it a common feature in trisomic placentas?[J]. Prenat Diagn, 2018, 38(12): 911-919.

[11] ZHANG Y, ZHONG M, ZHENG D. Chromosomal mosaicism detected by karyotyping and chromosomal microarray analysis in prenatal diagnosis[J]. J Cell Mol Med, 2021, 25(1): 358-366.

（鞠明艳　杨微微　任晨春）

病例 30　46,X,dup(Y) 合并无精症生育正常女婴一例

【背景知识】

由男性因素引起的不育称为不育症，一般指婚后同居 1 年以上且无任何避孕措施而女方未怀孕[1]。在男性无精症的遗传因素中，染色体核型异常和 Y 染色体无精子症因子基因（azoospermia factor，AZF）最为常见[2]。AZF 位于 Y 染色体长臂 1 区 1 带（Yq11），包含 AZFa、AZFb、AZFc、AZFd 四个区域，Y 染色体上 AZF 家族可发生多个位点的缺失或突变，任何一个位点的缺失或突变都可导致精子生成障碍[3]。

【病例介绍】

患者，男，24 岁。

1. 主诉　因“结婚三年不育”就诊。

2. 现病史　患者男，24 岁，身高 176 cm，体重 74 kg。结婚三年不育就诊。查体：T 36.3 ℃，P 72 次 / 分，R 20 次 / 分，BP 120/83mmHg。发育正常，营养良好，神志清醒，查体合作。全身皮肤黏膜无黄染、无出血点，全身浅表淋巴结未触及肿大。头颅无畸形，五官正常，口唇无发绀。颈软，气管居中，甲状腺无肿大。胸廓对称无畸形，双肺呼吸音清，未闻及干湿啰音。心率 72 次 / 分，心律齐，心音有力，各瓣膜听诊区未闻及病理性杂音。肝脏未触及，脾脏未触及。脊柱无畸形，四肢无畸形，生理反射存在，病理反射未引出。

3. 辅助检查　性激素检查提示雌二醇升高（53.8pg/mL，正常值 <47pg/mL），精液染色形态学分析结果未见精子，可见生精细胞，精液果糖阳性，精液常规 + 质量分析未见精子 /

HPF。

【病例分析】

1. 诊疗过程　患者因“结婚三年不育”就诊，激素结果示雌二醇升高（53.8pg/mL，正常值 <47pg/mL），精液染色形态学分析结果未见精子。在充分知情同意后，对本人进一步行 AZF 基因检测、染色体核型分析及 SNP array。

2. 检测结果　染色体核型分析，结果为 46,X,dup(Y)（qter → p11.3::q11.21 → q12 → pter）（图 2-2-29）。SNP array 分析，结果为 46,XY,dup(Yq11.21q12).（14,625,815-28,819,361）*2，片段大小 14.19Mb；46,XY,dup(7q11.22q11.23).(71,991,066-72,318,210)*3，片段大小 327.14Kb，临床意义未明；46,XY,dup(8p23.3).（210,961-426,798）*3，片段大小 215.84Kb，临床意义未明；46,XY,dup（20p12.3）.（5,595,940-5,712,606）*3，片段大小 116.67Kb，临床意义未明（图 2-2-30）。Y 染色体微缺失基因检测结果显示 Y 染色体六位点 AZFa（SY86、SY84）、AZFb（SY134、SY127）、AZFc（SY255、SY254）未见缺失（图 2-2-31）。

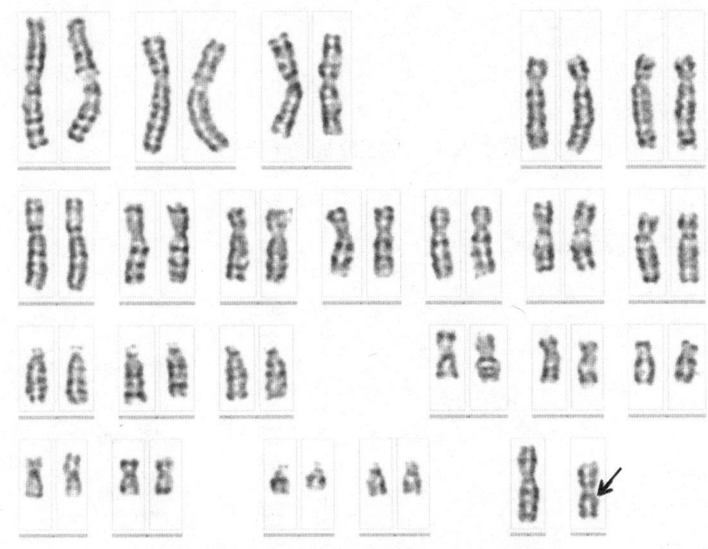

图 2-2-29　患者染色体 G 显带核型图

核型为 46,X,dup(Y)(qter → p11.3：：q11.21 → q12 → pter)；箭头示异常染色体

3. 随访　建议患者睾丸穿刺显微取精，行 ICSI。患者通过睾丸穿刺显微取精 ICSI，其配偶成功生育一正常女婴。

【专家点评】

无精症患者约占男性不育的 20%。在导致无精子症的遗传学因素中，染色体异常和 AZF 缺失是最常见的因素。常见的 Y 染色体结构异常包括 Y 与常染色体或 X 染色体的易位、双着丝粒 Y 染色体以及等臂 Y 染色体等[4]。Y 染色体与常染色体的易位在人群中的发生率约为 5/ 万，其中 50%~80% 的个体表现为生精障碍[5-6]。另有研究表明，双着丝粒 Y 染色体与等臂 Y 染色体与无精症相关。研究者推测，这两种染色体在细胞分裂时常不稳定，失活的着丝粒将干扰有丝分裂过程中染色体的正常分离，导致精子发生障碍[7]。本例患者

AZF 区未查见微缺失，测序分析显示其 7、8 和 20 号染色体存在片段重复，为临床意义未明变异。Y 染色体长臂存在约 14.19Mb 的片段重复，该区域与 AZFc 基因相关，涉及 *PRY2*、*BPY2*、*DAZ* 和 *CDY1* 等基因。研究人员推测，AZFc 区部分或完全重复与生精障碍存在相关性[8]。患者有生育需求时，建议行睾丸穿刺取精后行 ICSI 或 PGT 挑选正常胚胎。

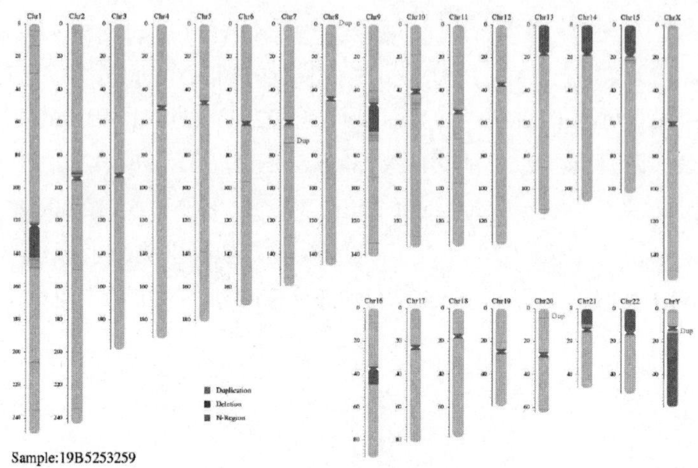

图 2-2-30 测序分析电子核型图

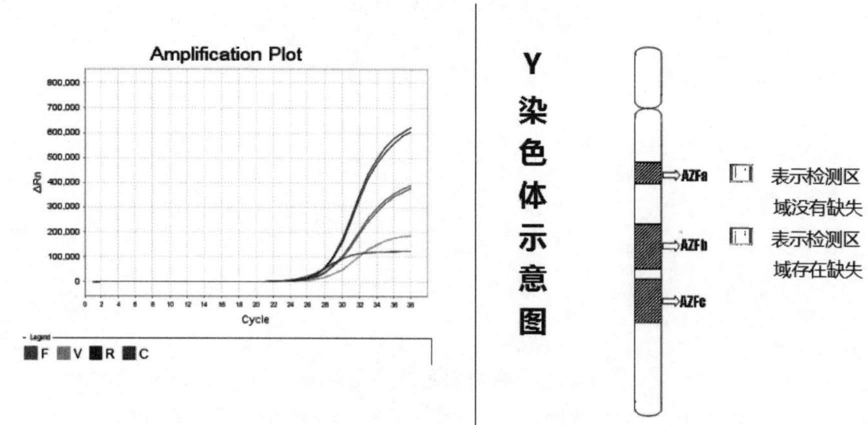

图 2-2-31 Real time PCR 检测 Y 染色体微缺失

【参考文献】

[1] CAGLAYAN A O，OZYAZGAN I，DEMIRYILMAZ F，et al. Are heterochromatin polymorphisms associated with recurrent miscarriage? [J]. J Obstet Gynaecol Res，2010，36（4）：774-776.

[2] 王志锋，张亮. 162 例男性无精子症患者的细胞遗传学和 Y 染色体微缺失分析 [J]. 中国优生与遗传杂志，2018，26(2)：55-56.

[3] QI L P，LI Y，TANG L，et al. Evaluation of dose reduction and imagequality in chest CT using adaptive statistical iterative reconstructionwith the same group of patients[J]. Br J Ra-

diol, 2012, 85(1018): e906-e911.
[4] NAASSE Y, CHAROUTE H, EL HOUATE B, et al. Chromosomal abnormalities and Y chromosome microdeletions in infertile men from Morocco[J]. BMC Urol, 2015, 15: 95.
[5] 叶海明, 林桂先. 钦州地区无精子弱精子症患者染色体核型异常和 Y 染色体微缺失[J]. 中国优生与遗传杂志, 2016, 24(12): 66-68.
[6] 马海霞, 李春. 156 例无精症患者细胞遗传学分析及意义[J]. 临床荟萃, 2012, 27(16): 1444-1445.
[7] 陈亮,付杰,于丽,等. 大 Y 染色体核型对男性生育力的影响及临床意义[J]. 中国性科学, 2014, 23(1): 63-66.
[8] SUGANTHI R, VIJESH V V, VANDANA N, et al. Y choromosomal microdeletion screening in the workup of male infertility and its current status in India[J]. Int J Fertil Steril, 2014, 7(4): 253-266.

（王文靖 郝颖新 任晨春）

三、胎儿染色体结构异常

病例 31 猫叫综合征一例

【背景知识】

猫叫综合征(Cri Du Chat syndrome, CDCS)[OMIM 123450] 是由于 5 号染色体短臂部分缺失所致的部分单体综合征,简称为 5p- 综合征,是临床上常见的染色体缺失综合征。患者出生后常有单频的猫叫样哭声,故常称为猫叫综合征[1]。临床表型复杂,除了猫叫样哭声外,还有特殊面容:满月脸、宽眼距、内目此赘皮、鼻梁扁平、耳位低、小下颌、高额弓及其它异常如:出生体重低、先天性心脏病、智力落后、肌张力低等[2]。

【病例情况】

患者,女,2 岁。

1. 主诉 因“生长发育迟缓,智力低下”就诊。

2. 现病史 该患儿系第一胎,足月顺产,出生时体重 3.2 kg,哭声似猫叫, Apgar 评分为 10 分。患儿此次就诊时身高 76 cm,体重 10 kg,低于同龄幼儿,语言发育迟缓,能发“爸爸、妈妈”等简单音节,应答迟缓。查体: T 36.4 ℃, P 83 次 / 分, R 18 次 / 分,血压正常。眼距宽,双耳皱褶,内眦赘皮,外眦下斜(图 2-2-32)。全身皮肤黏膜无黄染、无出血点,全身浅表淋巴结未触及肿大。头颅无畸形。颈软,气管居中,甲状腺无肿大。胸廓对称无畸形,双肺呼吸音清,未闻及干湿啰音。心率 83 次 / 分,心律齐,心音有力,各瓣膜听诊区未闻及病理性杂音。腹软,肝脾未触及,脊柱及四肢无畸形。生理反射存在,病理反射未引出。

3. 辅助检查 染色体核型分析。

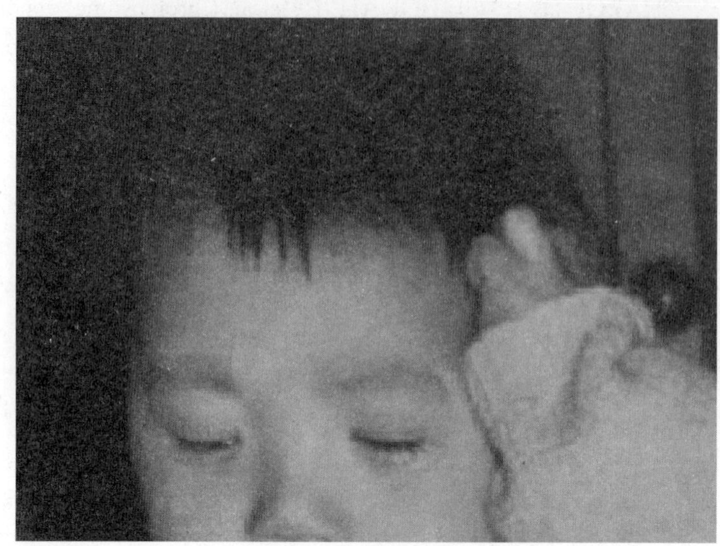

图 2-2-32 患儿照片

【病例分析】

1. 诊疗过程 患儿因“生长发育迟缓，智力低下”就诊，查体特殊面容：眼距宽，双耳皱褶，内眦赘皮，外眦下斜。患儿哭声似猫叫，怀疑染色体异常，取外周血行染色体核型分析。

2. 检测结果 经知情同意后取患儿外周血行淋巴细胞培养及常规 G 显带。镜下计数 20 个分裂相，分析 5 个核型，核型描述参照《人类细胞遗传学国际命名体制（ISCN2020）》。患儿核型分析结果：46,XX,del(5)(p15.1)（图 2-2-33）。为确定患儿不平衡的 5 号染色体的来源，建议父母双方行外周血染色体核型分析，患儿父亲为平衡易位携带者，核型分析结果：46,XY,t(5;22)(p15.1;p13)（图 2-2-34）。患儿母亲核型分析结果正常。建议患儿父母再次生育时孕中期行羊膜腔穿刺检测胎儿细胞核型，指导患儿父母生育正常胎儿。

3. 随访 指导夫妇双方自然受孕，孕中期行羊膜腔穿刺，羊水细胞染色体核型分析结果未见明显异常，足月分娩一正常活婴。

【专家点评】

CDCS 染色体核型有多种类型，约 78% 为末端缺失，不足 9% 为中间缺失；不足 9% 的患者源于父母的平衡易位，患者除部分缺失外，还伴有其它染色体异常；还有大约 5% 的患者为罕见的复杂异常 [3]。其形成原因可能是精子或卵子形成过程中染色体发生一或两次断裂引起的。还有的患者是由于其父或母亲为平衡易位携带者，而患者刚好遗传了一条发生易位的染色体 [4]。患者的染色体缺失的类型、片段长度与其症状的严重程度相关 [3]。如果患者是非平衡易位携带者，其临床症状将更加严重 [5]。在临床上一旦发现可疑病例，首先进行染色体核型分析。如果核型分析结果与临床表型不符时，再进行进一步的分子细胞遗传学分析，如荧光原位杂交、比较基因组杂交、基因芯片等。

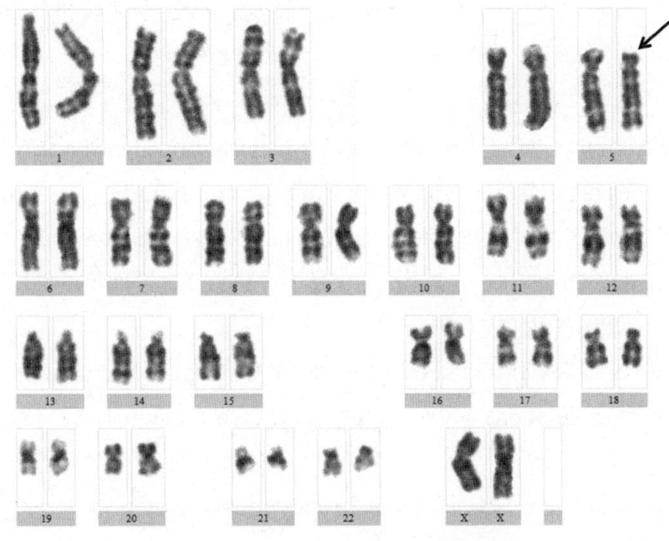

图 2-2-33 患儿染色体 G 显带

核型为 46,XX,del(5)(p15.1),箭头示异常染色体

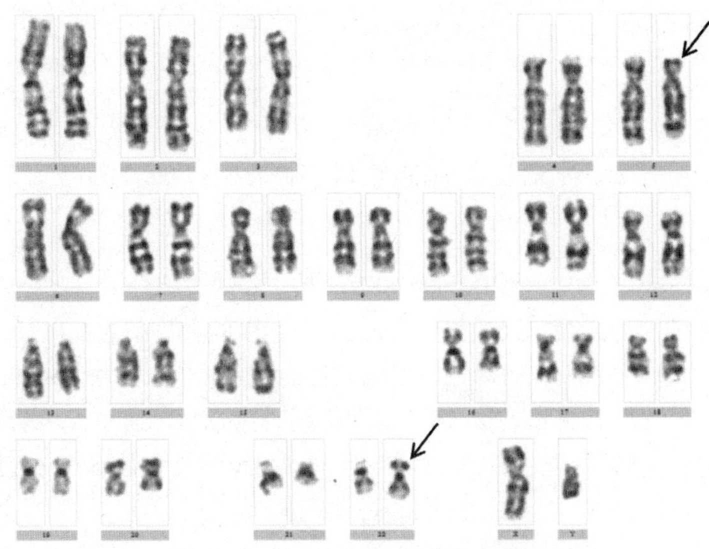

图 2-2-34 患儿父亲染色体 G 显带

核型为 46,XY,t(5;22)(p15.1;p13),箭头示异常染色体

大多数的 CDCS 病例为散发的或新发生的缺失[5]。其复发风险与患者核型类型及双亲染色体是否正常有密切关系。如果父母的染色体正常则其复发风险 <1%。在有平衡易位的家系中,其复发风险是较高的,但对于这种风险的评估依赖于结构重排和分离模式。女性患者的是可以生育的,但子代有 50% 的概率为 CDCS。当双亲染色体均为正常时,不但需要考虑染色体异常是新发生的突变,还需要考虑双亲之一可能是生殖细胞嵌合体。在 2004 年曾报道一对染色体、表型和智力均正常的夫妇连续生育两胎 CDCS 患者[6]。曾生育过 CDCS 患儿的夫妻欲再生育第二胎时,若染色体正常,一般建议自然妊娠并在 16~22 周进行

羊膜腔穿刺的产前诊断，若夫妻其中之一为平衡易位携带者，则建议进行胚胎植入前遗传学诊断或自然受孕后孕中期行产前诊断。

【参考文献】

[1] HIGURASHI M, ODA M, IIJIMA K, et al. Livebirth prevalence and follow-up of malformation syndromes in 27,472 newborns[J]. Brain Dev, 1990, 12(6): 770-773.

[2] KODRA Y, CAVAZZA M, DE SANTIS M, et al. Social Economic Costs, Health-Related Quality of Life and Disability in Patients with Cri Du Chat Syndrome[J]. Int J Environ Res Public Health, 2020, 17(16): 5951.

[3] MAINARDI P C, PERFUMO C, CALI A, et al. Clinical and molecular characterisation of 80 patients with 5p deletion: genotype-phenotype correlation[J]. J Med Genet, 2001, 38(3): 151-158.

[4] NIEBUHR E. Cytologic observations in 35 individuals with a 5p- karyotype[J]. Hum Genet, 1978, 42(2): 143-156.

[5] NIEBUHR E. The Cri du Chat syndrome: epidemiology, cytogenetics, and clinical features[J]. Hum Genet, 1978, 44(3): 227-275.

[6] 梁旗，蒋雪，卢莉颖，等. 一对夫妇连续生育两胎猫叫综合征患者的遗传分析[J]. 中国优生与遗传杂志，2004，12(3): 44-44.

（张海霞　王文靖　任晨春）

病例 32　产前诊断 11q 缺失综合征一例

【背景知识】

Jacobsen syndrome（JBS）[OMIM 600588]，又称 11q 缺失综合征，是由于 11 号染色体长臂末端缺失导致的一种连续基因缺失综合征，活产儿中的发病率为 0.1/万，男女比例为 2:1，85% 的病例为新生变异 [1]。JBS 的主要临床特征为胎儿生长受限（intrauterine growth retardation，IUGR）、出生后生长迟缓、精神运动迟缓、特殊面容、血小板功能异常、血小板减少、全血细胞减少、心脏、肾脏、胃肠道、生殖器、中枢神经系统和骨骼的先天性畸形等，另外有些病例会和合并视力、听力、免疫系统和内分泌问题。

【病例情况】

孕妇，女，42 岁，G_4P_0，胚胎停育 3 次，孕 21 周因"超声提示胎儿多发畸形"就诊。孕妇身高 162 cm，孕前体重 70 kg。平素月经规律，LMP 2021-4-22，自然受孕。因职业原因，长期接触汽车尾气。孕早期无发热、服药史。孕早期少量阴道出血史，孕激素保胎。孕 12 周超声提示 NT 2.2 mm，单脐动脉。NIPT-Plus 筛查低风险。孕 21 周四维系统超声提示胎儿室间隔缺损 1.9 mm，主动脉弓较细，主动脉横弓与降主动脉连接部显示欠清，胆囊 21 mm × 9.9 mm 增大，单脐动脉。胎儿超声心动提示主动脉瓣环径、升主动脉、主动脉峡部内径较细，三尖瓣少量反流，动脉轻度缩窄不除外。

【诊疗经过与病例分析】

经过充分知情签字后行经腹羊膜腔穿刺术，羊水核型分析结果提示胎儿染色体核型为46,XX,del(11)(q23.3)（图 2-2-35）。CNV-seq 结果提示 11 号染色体 q23.3-q25 处存在 14.68Mb 致病性拷贝数缺失（图 2-2-36），涉及 73 个蛋白编码基因，其中 *KIRREL3* 基因 [OMIM 607761]、*FLI1* 基因 [OMIM 193067]、*PKNOX2* 基因 [OMIM 613066] 和 *HSPA8* 基因 [OMIM 600816] 被单倍剂量不足（HI）预测工具判定为 HI（gnomAD pLI score ≥ 0.9 且 o/e 置信区间上限 <0.35，DECIPHER %HI ≤ 10）。经遗传咨询后孕妇于孕 27 周行中期引产术。引产一女婴，身长 33 cm，体重 1060 g，胎盘重 320 g。表型无明显异常。

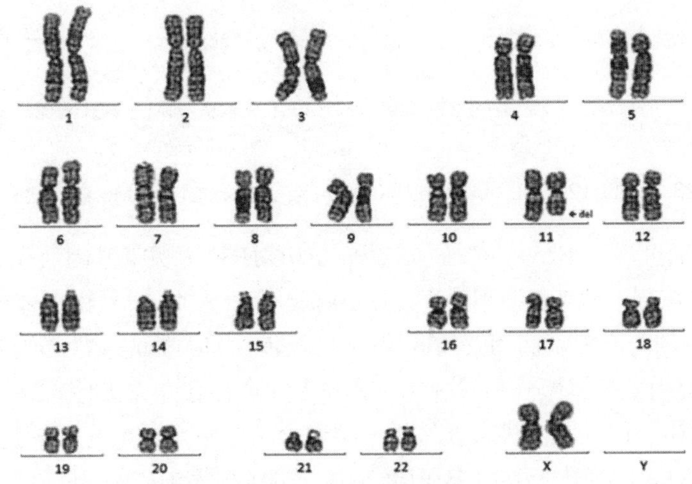

图 2-2-35　羊水核型分析结果提示胎儿染色体 46,XX,del (11)(q23.3)

考虑到该孕妇孕中期曾行 NIPT-Plus 检测，结果低风险，怀疑存在胎盘嵌合的可能，留取胎盘组织行 CNV-seq 检测。检测结果提示胎盘组织胎儿侧 11 号染色体 q23.3-q25（120 280 000-134 960 000）处存在总长约 14.68Mb 的拷贝数缺失与拷贝数正常片段的嵌合情况，嵌合比例约为 30%，胎盘母面检测出 11 号染色体 q23.3-q25（120 240 000-134 960 000）处存在总长约 14.72Mb 的拷贝数缺失与拷贝数正常片段的嵌合情况，嵌合比例约为 30%（图 2-2-37）。该孕妇及其配偶外周血染色体核型未见明显异常。

【专家点评】

Jacobsen 综合征由丹麦遗传学家 Jacobsen 等于 1973 年首次报道。大约 85% 的患者为新发突变，15% 由于亲代的平衡易位导致。JBS 临床表现复杂多样，主要表现为宫内生长受限、出生后生长迟缓、精神运动迟缓、特殊面容、血小板功能异常、血小板减少、全血细胞减少、心脏、肾脏、胃肠道、生殖器、中枢神经系统和骨骼的先天性畸形等。根据缺失范围的不同，临床表现也各不相同。约 56% 的 11q 缺失综合征患者具有先天性心脏病表现。

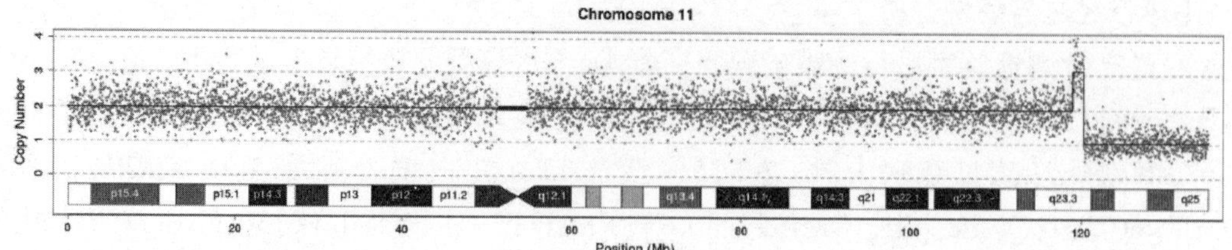

图 2-2-36 CNV-seq 结果提示 11 号染色体 q23.3-q25 处存在 14.68Mb 致病性拷贝数缺失

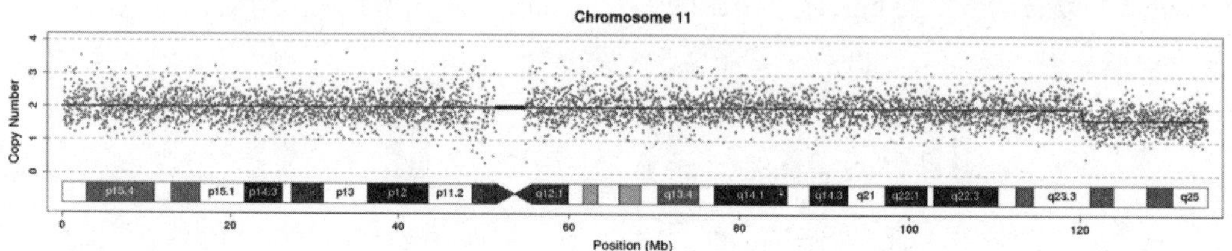

图 2-2-37 11q23.3-q25(120 240 000-134 960 000)存在总长约 14.72Mb 嵌合缺失，嵌合比例 30%

Favier 等 [2] 研究发现 *ETS1*、*FLI1*、*BSX* 和 *ARHGAP32* 等关键基因与先天性心脏病和免疫缺陷之间的存在基因型 - 表型相关性。Grossfeld 等 [3] 人在 11 号染色体长臂末端中发现了一个大约 7Mb 的与心脏疾病相关的区域，该区域包含与人类先天性心脏病相关的致病基因。Ye 等 [4] 人使用染色体微阵列对 3 例 11q 缺失综合征合并先天性心脏缺陷的患者的染色体特征进行描述。1.2 Mb 缺失重叠区域一共包含 6 个基因，包括 *ETS1* 基因，该基因在小鼠早期心脏发育过程中表达于心内膜和神经嵴。C57/B6 小鼠 *ETS1* 基因靶向缺失导致大的膜性室间隔缺损和心尖分裂，以及较少出现的非心尖形成的左心室。*ETS1* 在哺乳动物心脏发育中的重要作用，该位点的杂合性缺失可能与 Jacobsen 综合征中出现的心脏病变有关。本例病例中该孕妇系超声提示胎儿室间隔缺损、主动脉弓较细、主动脉缩窄等异常，考虑胎儿心脏发育异常与 11 号染色体长臂末端大片段缺失，涉及心脏发育相关基因单倍剂量不足有关。该孕妇本人及配偶外周血染色体检测未提示明显异常，考虑 11q 缺失可能为新发突变。孕期超声检测在产前胎儿结构筛查中具有不可替代的作用。

本例 JBS 是由于 11 号染色体长臂末端 14.68Mb 的缺失导致，核型分析由于受制片水平及阅片经验等因素影响较大，容易存在漏诊的可能，本例病例的产前诊断结合了传统的核型分析以及 CNV-seq 方法，对该片段缺失进行了精准的定位，提高了异常核型的检出率并且对表型 - 基因型进一步分析提供了精确的定位信息，为产前诊断以及后续的遗传咨询提供了充分的依据。

本例病例在孕期行 NIPT-Plus 提示低风险，系假阴性情况。病例的补充研究提示，胎盘的母面及胎儿面均为 30%11q 缺失的嵌合体，这一点解释了 NIPT-Plus 可能的漏筛原因。NIPT 检测的科学基础是母体血浆中的胎儿 cffDNA。研究表明血浆中的 cffDNA 几乎全部来源于胎盘滋养层细胞。因此 NIPT 的结果并不总是代表胎儿的真实情况。尽管假阳性和假阴性的机制尚未完全阐明，但是随着 NIPT 的普及，假阴性和假阳性的问题逐渐显现。假阴性的情况比较少见，低水平的母体血浆 cffDNA 和胎儿真性嵌合（true fetal mosaicism，TFM）是其主要原因。本病例中，胎盘嵌合（30%）可能是 NIPT-Plus 假阴性的原因，因此在临床工作中重视检测后咨询，强调无创筛查的局限性，以超声作为重要补充可以从一定程度上减少 NIPT 假阴性的系统风险。

【参考文献】

[1] JI T，WU Y，WANG H，et al. Diagnosis and fine mapping of a deletion in distal 11q in two Chinese patients with developmental delay[J]. J Hum Genet，2010，55（8）：486-489.

[2] FAVIER R，AKSHOOMOFF N，MATTSON S，et al. Jacobsen syndrome：Advances in our knowledge of phenotype and genotype[J]. Am J Med Genet C Semin Med Genet，2015，169（3）：239-250.

[3] GROSSFELD P D，MATTINA T，LAI Z，et al. The 11q terminal deletion disorder：a prospective study of 110 cases[J]. Am J Med Genet A，2004，129 A（1）：51-61.

[4] YE M，COLDREN C，LIANG X，et al. Deletion of ETS-1，a gene in the Jacobsen syndrome critical region，causes ventricular septal defects and abnormal ventricular morphology in mice[J]. Hum Mol Genet，2010，19（4）：648-656.

（李晓洲　琚端　李洁　史云芳）

病例 33　产前诊断母源性平衡易位致胎儿 18q 缺失综合征一例

【背景知识】

18q 部分缺失综合征（chromosome 18q deletion syndrome）是由于 18 号染色体长臂部分缺失引起的染色体疾病 [OMIM 601808]。据统计，在活产儿中的发病率为 0.25/ 万。缺失的位置可分布于 18q11-q23，根据缺失的片段大小不同，临床表型高度可变。一般临床特征为：生长发育迟缓、智力低下、肌张力减退、小头畸形、唇腭裂、心脏畸形、免疫系统疾病、听力障碍和足部畸形等。

【病例介绍】

患者女，32 岁，因“孕 30 周，B 超发现胎儿双侧侧脑室以及第三脑室轻度扩张、胎儿腹部‘双泡征’”就诊。G_2P_0，曾胎停育 1 次，此次为自然怀孕，血清学筛查低风险。中期系统超声未做。孕 30 周超声检查提示胎儿左侧侧脑室后角液性暗区，深 1.1 cm，右侧侧脑室后角液性暗区，深 1.1 cm，第三脑室液性暗区，深 0.4 cm，“双泡征”考虑消化道畸形。经充分咨询后行羊膜腔穿刺术行产前诊断，羊水 FISH 结果未见异常，羊水 SNP 芯片检测提示：arr[hg19] 7p22.3p22.1（43,376-5,168,208）x3，18q21.2q23（48,212,197-78,013,728）x1（图 2-2-38 和图 2-2-39）。7 号染色体 7p22.3p22.1 区段存在 5.1Mb 片段的重复，内含 *FAM20C*、*BRAT1* 等 31 个 OMIM 基因。18 号染色体 18q21.2q23 区段存在 29.8Mb 片段的缺失，内含 *TSHZ1*、*RTTN*、*CTDP1* 等 74 个 OMIM 基因，涉及 18q 缺失综合征疾病区域。经充分遗传咨询，患者要求引产，引产胎儿脐静脉血染色体核型分析结果提示 46,XX,del(18)(q21.1)（图 2-2-40）。

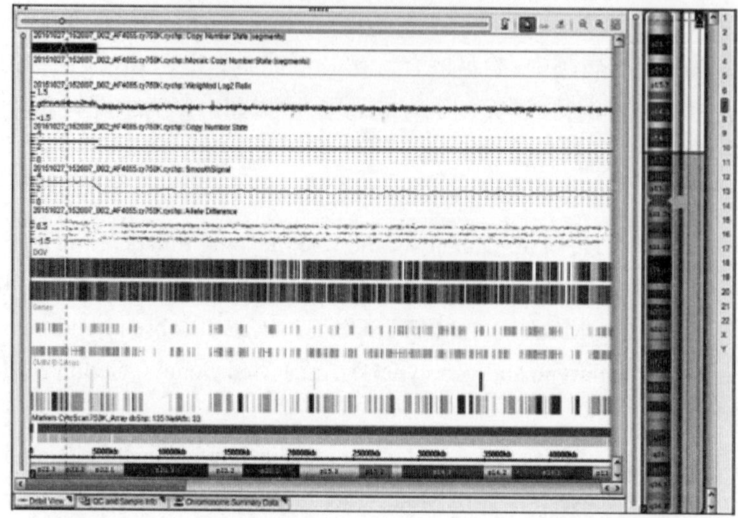

图 2-2-38 7 号染色体 7p22.3p22.1 区段存在 5.1Mb 片段的重复

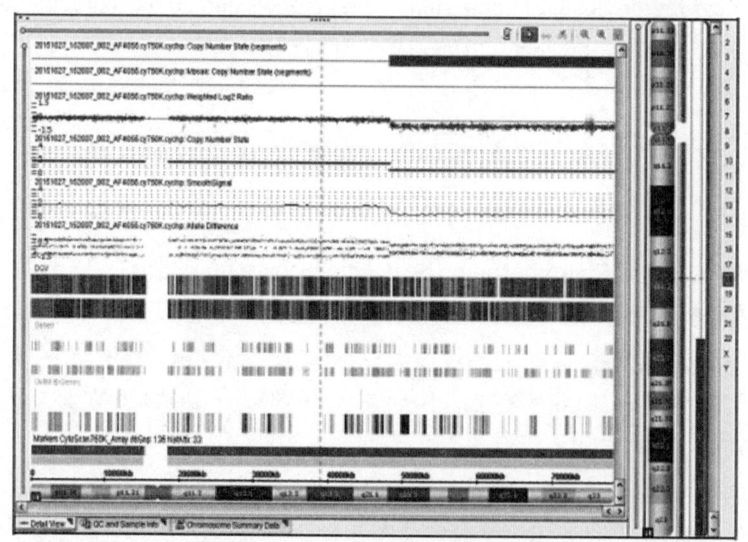

图 2-2-39 18 号染色体 18q21.2q23 区段存在 29.8Mb 片段的缺失

【病例分析与讨论】

18q 部分缺失综合征是由于 18 号染色体长臂部分缺失引起的染色体疾病。据统计，在活产儿中的发病率为 0.25/ 万。缺失的位置可分布于 18q11-q23，末端缺失占大多数，少数为中间缺失。根据缺失的片段大小不同，临床表型高度可变。18q 缺失综合征的临床表型特征包括生长发育迟缓、低出生体重、身材矮小、小头畸形、面部畸形：面部中部发育不全、下颚突出、嘴呈鲤鱼状、下唇突起；耳发育不良、骨骼和肢体异常、先天性心脏缺陷、泌尿生殖系统畸形、眼球震颤、斜视、青光眼、绒状视网膜变性、双侧视神经萎缩以及神经学表现：张力减退、癫痫发作、耳聋、脑室增大、脑积水、脑孔、前脑无裂、小脑发育不全、白质减少、髓鞘发育受损或延迟[1]。

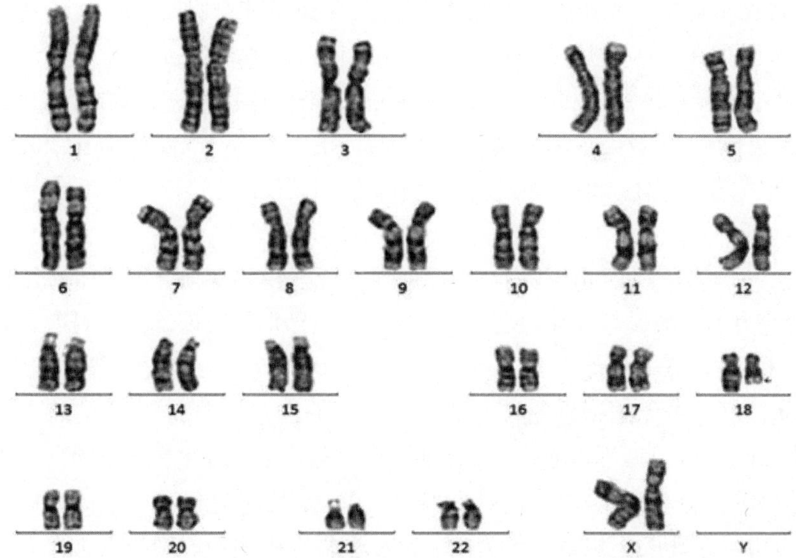

图 2-2-40　引产胎儿脐静脉血染色体核型为 46,XX,del(18)(q21.1)

检测夫妇双方外周血染色体核型，该患者染色体 46,XX,t(7;18)(p22;q21.1)（图 2-2-41），配偶染色体 46,XY。该女性通过 PGT 获得正常配子成功移植并生育健康后代。

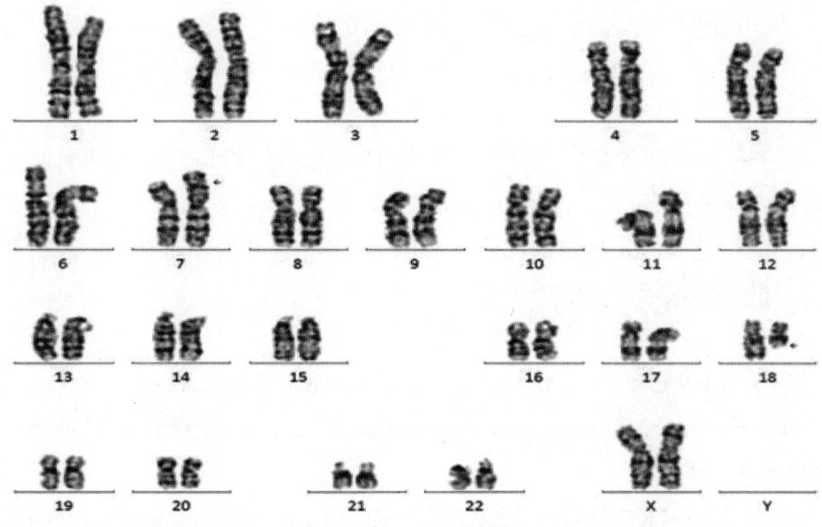

图 2-2-41　患者染色体为 46,XX,t(7;18)(p22;q21.1)

由于 18q 缺失综合征的临床表现差异较大，其产前诊断存在一定的困难。本例病例主因孕晚期超声异常就诊，通过对羊水细胞进行 SNP array 确诊胎儿为 18q 缺失综合征。随着基因组技术的发展，基于母体外周血胎儿 cffDNA 的 NIPT 已迅速成为胎儿非整倍体筛查体系的一线方法，并且该方法已经扩展应用于胎儿拷贝数变异（CNVs）的筛查中[2]。越来越多的 18q 缺失综合征可以通过 NIPT 的方式在产前较早的筛查出来[3]。本病例患者孕期采用血清学筛查的方式并不能将 18q 缺失综合征筛查出来。

SNP 检测发现胎儿除了在 18q21.2q23 区段存在 29.8Mb 片段的缺失，还在 7 号染色体 7p22.3p22.1 区段存在 5.1Mb 片段的重复。因此我们考虑本例胎儿 18q 缺失综合征可能由于亲代染色体结构异常导致，因此对夫妻双方外周血染色体核型进行分析，结果提示该女性本人为 7 号染色体和 18 号染色体平衡易位携带者，核型为 46,XX,t(7;18)(p22;q21.1)，建议患者通过 PGT 方式辅助生育。患者通过 PGT 获得正常配子成功移植并生育健康后代。

【专家点评】

本病例系一例因孕晚期超声提示胎儿畸形进行羊膜腔穿刺术行产前诊断，羊水细胞 CMA 提示胎儿为 18q 缺失综合征。CMA 在孕期超声异常的产前诊断中具有举足轻重的作用。CMA 技术又称"分子核型"，是一种高分辨全基因组拷贝数变异分析的技术，可识别通过常规染色体核型分析无法识别的特定的基因变化的位置和类别，在产前超声提示胎儿结构异常、不明原因的智力障碍以及发育迟缓的遗传学评估中具有重要作用。我国也先后发布了《染色体微阵列分析技术在产前诊断中的应用专家共识》《染色体基因组芯片在儿科遗传病的临床应用专家共识》，以更好的发挥 CMA 在临床检测的应用效果。尤其对于超过染色体核型分析最佳孕周的孕妇，推荐采用 CMA 方法进行产前诊断。本病例进行产前诊断的时候同时进行了 FISH 检测，结果为阴性。FISH 可直接对未经培养的羊水细胞进行检测，具有快速、直观性、高度特异性、可标准化以及易于质量控制管理等特点。然而，由于商业化探针的范围仅限于 13、18、21、X 和 Y 染色体，对于 18 号染色体，FISH 探针位于着丝粒区域，在本例病例中，胎儿虽是 18q 缺失综合征，由于着丝粒探针位置的信号没有增减，故 FISH 结果为阴性。由于 FISH 诊断范围有限，只能作为核型分析或者其他产前诊断方法的补充。

本例病例应用 SNP 芯片的方法精准对胎儿 18q 缺失综合征进行了诊断，同时发现胎儿除了在 18q21.2q23 区段存在 29.8Mb 片段的缺失，还在 7 号染色体 7p22.3p22.1 区段存在 5.1Mb 片段的重复，提示可能存在亲代平衡易位情况，通过亲代外周血染色体核型分析进行了证实，为患者的再生育指导提供了依据。

【参考文献】

[1] CHEN C P，TZEN C Y，CHANG T Y，et al. Prenatal diagnosis of de novo mosaic distal 18q deletion associated with congenital anomalies[J]. Ultrasound Obstet Gynecol，2003，21(2):202-204.

[2] GREGG A R，SKOTKO B G，BENKENDORF J L，et al. Noninvasive prenatal screening for fetal aneuploidy，2016 update：a position statement of the American College of Medical Genetics and Genomics[J]. Genet Med，2016，18(10):1056-1065.

[3] 冯丽云，王彦，何清清，等. 无创产前检测发现 18q 缺失综合征胎儿一例[J]. 中华围产医学杂志，2018，21(2):122-125.

（史云芳　琚端　吴金珊　李晓洲）

病例 34 产前诊断 FISH 与染色体核型不符一例

【背景知识】

FISH 技术结合了分子杂交与细胞遗传学技术，敏感性高，特异性强，是目前产前诊断中常用的诊断染色体数目异常的技术手段。大多数情况下，FISH 检测胎儿非整倍体与染色体核型分析一致，文献报道两者的符合率极高，可达 99.8%[1]。极少数情况下，可能出现不一致的情况。在本病例中，产前诊断一例 FISH 提示为 18 三体，但染色体核型为平衡易位的胎儿。

【病例情况】

患者，女，36 岁，因"G_2P_0 孕 18 周，本人染色体 46,XX,t(2;18)"就诊。

患者 2 年前第一次妊娠，中期血清学筛查提示 18 三体高风险（1: 310），超声提示胎儿多发畸形引产，具体不详。外院查本人染色体 46,XX,t(2;18)。患者平素月经规律，表型未见异常，否认遗传病家族史。

【病例分析】

完善相关检查，签署知情同意书后，于孕 19^{+5} 周行羊膜腔穿刺术。超声引导下取孕妇羊水 20 mL，15 mL 常规细胞培养检查胎儿染色体核型，5 mL 送检 FISH 检查常见染色体数目异常。同时取孕妇静脉血 1 mL（肝素抗凝）分析其染色体核型。

细胞遗传学检查：孕妇静脉血接种于 1640 培养液中，37 ℃培养 72 h。胎儿羊水细胞接种于 2 个培养瓶中，37 ℃、5%CO_2 培养 7~14 d，生长良好。按常规方法制片，G 显带，显微镜下计数 20 个分裂相，选取 3~5 个核型进行分析。胎儿羊水和孕妇外周血染色体核型为 46,XX，t(2;18)，见图 2-2-42 和 2-2-43。

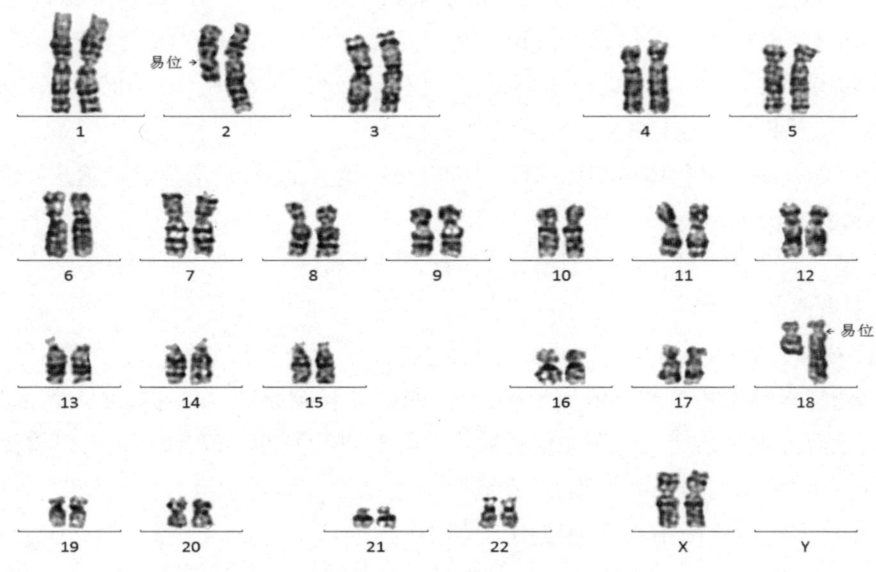

图 2-2-42 羊水染色体核型，箭头示 t(2;18)(p10;q10)

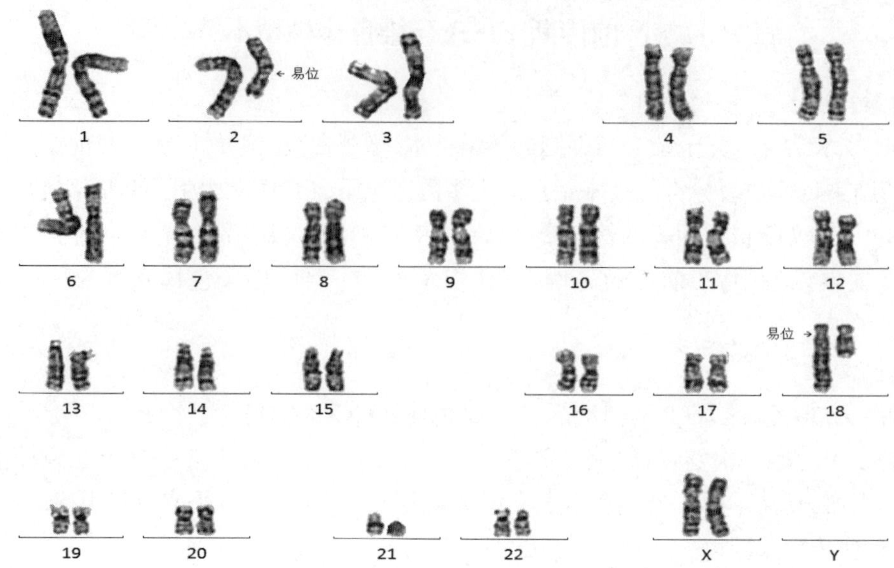

图 2-2-43 孕妇外周血染色体核型，箭头示 t(2;18)(p10;q10)

羊水细胞间期 FISH 检查：按照 FISH 操作规程，采用 CSP 18/CSP X/CSP Y 染色体特异性探针杂交，计数 100 个细胞，发现羊水细胞有 3 个 18 号染色体的天蓝色杂交信号，见图彩图 10a，提示 18 三体。

染色体核型和 FISH 结果不符，进一步采用 FISH 方法检测培养羊水中期细胞和孕妇外周血间期、中期细胞，分别发现 3 个 18 号染色体的杂交信号，见彩图 10b、彩图 11a 和彩图 11b。从中期细胞 FISH 图中可以看出，CSP 18 探针显示出 3 个天蓝色杂交信号，1 个位于正常的 18 号染色体上，2 个位于易位的 2 号和 18 号染色体上。因 CSP 18 探针定位于 18 号染色体 p11.1-q11.1，即着丝粒区域，跨越断裂点，故 18 号染色体荧光信号被分割成 2 个。综合以上结果将 2 号和 18 号染色体断裂点定位于着丝粒区 (p10;q10)。t(2;18)(p10;q10) 的 G 显带细节效果图和 FISH 细节效果图见彩图 12。

结合孕妇及胎儿染色体核型和间期、中期 FISH 检查结果，确定孕妇及胎儿染色体核型为 46,XX,t(2;18)(p10;q10)。

患者足月顺产一女婴，随访 2 年，生长发育未见异常。

【专家点评】

FISH 技术于 20 世纪 80 年代发展起来，它将分子生物学和细胞遗传学有机结合，采用荧光标记的特异性寡核苷酸片段作为探针，按照碱基互补原则，与目的 DNA 特异性结合，通过荧光显微镜观察杂交后的荧光信号数量及类型进行判断。FISH 不仅可以检测中期细胞，而且可以检测未培养的间期细胞，在诊断染色体数目异常中具有快速，准确、灵敏等优点，已经在许多产前诊断中心常规应用。美国医学遗传学与基因组学学会（American College of Medical Genetics and Genomics，ACMG）于 1993 年、2000 年和 2011 年陆续更新了 FISH 用于产前诊断的技术说明 [2-4]。我国也相继出台了《荧光原位杂交技术在产前诊断中应用的专家共识》和《产前荧光原位杂交技术专家共识》等技术规范或指南，指出在产前诊断领域，FISH 主要用于胎儿常见染色体非整倍体的快速产前诊断[5,6]。目前已有经国家食品药品监督管理局批准注册的用于常见染色体非整倍体检测的商品化探针试剂盒，覆盖产前诊断样本中常见的 13、18、21、X 和 Y 染色体异常，这些染色体数目异常占活产染色体异常胎儿的 95%，约占所有染色体异常的 2/3[7]。

但 FISH 也有一定的局限性，如只能检查已知的染色体异常，不能检出染色体的结构异常；FISH 探针价格昂贵，对实验室条件要求高；如果是其它染色体异常，需要定制探针。我国专家共识中也指出 FISH 用于临床决策时应该考虑染色体核型分析进一步验证以及后续临床信息的支持[5,6]，在临床应用中应注意特殊情况，具体问题具体分析。本研究中，最初羊水染色体核型和 FISH 结果不符，胎儿羊水染色体核型与母亲染色体核型均为 2 号和 18 号染色体易位，而羊水间期细胞 FISH 重复检测 2 次仍提示 18 三体。进一步对孕妇外周血及培养的羊水细胞进行中期细胞 FISH 检测，结果胎儿与母亲均显示 3 个 18 号染色体的天蓝色杂交信号，表明 18 号染色体断裂发生在着丝粒区域，所以 FISH 荧光信号被分割成 2 个。经过遗传咨询后，孕妇及家属要求继续妊娠，胎儿出生后随访未发现异常。由此可见，在产前诊断中，应当将经典的染色体核型分析与 FISH 检测同时进行，这两种检测方法可以相互验证，避免漏诊和误诊，提高产前诊断的准确性和成功率。同时在遗传咨询过程中，FISH 分析对染色体结构异常的漏诊风险应予以重视和充分告知。

目前，产前诊断中诊断染色体异常常用的技术有染色体核型分析、FISH、CMA（包括 aCGH 和 SNP array）、NGS 等，每种方法各具优势。建议在临床应用中应根据患者不同的产前诊断指征，选择不同的技术手段，或者选择不同的技术组合，综合分析得出结论，指导产前诊断和临床咨询，为临床评估生育风险提供参考。

【参考文献】

[1] TEPPERBERG J, PETTENATI M J, RAO P N, et al. Prenatal diagnosis using interphase fluorescence in situ hybridization（FISH）: 2-year multi-center retrospective study and review of the literature[J]. Prenat Diagn, 2001, 21（4）:293-301.

[2] American College of Medical Genetics. Prenatal interphase fluorescence in situ hybridization（FISH）policy statement[J]. Am J Hum Genet, 1993, 53（2）:526-527.

[3] Test and Technology Transfer Committee, American College of Medical Genetics, 9650 Rockville Pike, Bethesda, MD 20 814-3998, United States. Technical and clinical assessment of fluorescence in situ hybridization: an ACMG/ASHG position statement. I. Technical considerations. Test and Technology Transfer Committee[J]. Genet Med, 2000, 2（6）: 356-361.

[4] MASCARELLO J T, HIRSCH B, KEARNEY H M, et al. Section E9 of the American College of Medical Genetics technical standards and guidelines: fluorescence in situ hybridization[J]. Genet Med, 2011, 13（7）:667-675.

[5] 荧光原位杂交技术在产前诊断中的应用协作组. 荧光原位杂交技术在产前诊断中应用

的专家共识 [J]. 中华妇产科杂志，2016，51（4）:241-244.

[6] 中国医院协会临床检验专业委员会出生缺陷防控实验技术与管理学组，刘世国，王敬丽，等. 产前荧光原位杂交技术专家共识 [J]. 中华医学遗传学杂志，2020，37（9）：918-923.

[7] PHILIP J，BRYNDORF T，CHRISTENSEN B. Prenatal aneuploidy detection in interphase cells by fluorescence in situ hybridization（FISH）[J]. Prenat Diagn，1994，14（13）：1203-1215.

（史云芳　王平　李晓洲）

病例 35　NIPT 性染色体异常高风险，产前诊断意外发现一例

【背景知识】

NIPT 技术的核心原理是基于血浆游离 DNA 的全基因组测序[1]，因此对其他染色体非整倍体及其他异常理论上也可检出。目前的 NIPT 方法并不对血浆中母体和胎儿来源的游离 DNA 进行物理分离，而是通过非整倍体胎儿所引入的额外染色体剂量，通过高通量测序来进行准确检测。因此，尽管 NIPT 的准确性显著高于传统血清学生化筛查，但母体外周血中游离胎儿 DNA 的来源以及含量变化等生物因素都会影响 NIPT 检测准确性。NIPT 提示性染色体异常，除数目异常外，还可能为结构异常。因此，针对 NIPT 高风险提示的性染色体异常的病例，利用羊水细胞核型分析及其它性染色体分析检测技术如 FISH 等对于患者的产前诊断结果的确诊具有重要意义。

【病例情况】

患者，女，24 岁。

1. 主诉　G_1P_0，孕 19^{+4} 周，因"唐氏筛查示：神经管缺陷（neural tube defects，NTD）高风险；NIPT 示：性染色体数目偏少"就诊。

2. 现病史　患者平素月经规律，5/28~35 天，量中等，无痛经。停经 30 自测尿 HCG（+），早孕反应不重，孕早期无感冒发热史，无血压升高，唐氏筛查示：NTD 高风险，孕 17 周 NIPT 示：性染色体数目偏少。查体：T 36.5 ℃，P 76 次 / 分，R 18 次 / 分，BP 115/75mmHg。发育正常，营养良好，神志清醒，查体合作。产科情况：宫缩未及，胎膜未破。

3. 辅助检查　超声检查、羊水染色体核型分析和 FISH 检测。

【病例分析】

1. 治疗过程　患者血清学唐氏筛查示：NTD 高风险，孕 17 周 NIPT 示：性染色体数目偏少。

2. 检测结果　门诊行羊膜腔穿刺，羊水核型分析结果：45,X,t(1;17)(q12;q25)[26]/46,X,i(X)(q10),t(1;17)(q12;q25)[8]（图 2-2-44），FISH（13/16/18/21/22/X/Y）结果：45,X[75]/46,XX[25]，因 FISH 检测 X 染色体探针位点为着丝粒 p11.1-q11.1，不能检出 i（X），故核型分析结果与 FISH 结果不一致。羊水胎儿核型分析结果为平衡易位，为查明易位来源，建议其父母进行外周血细胞染色体核型分析。其父染色体核型分析结果为 46,XY,t(1;17)(q12;q25)（图 2-2-45），其母核型分析结果为 47,XXX[3]/46,XX[38]（图 2-2-46）。胎儿检出平衡易位来源于其父，其母嵌合比例较低，能自然

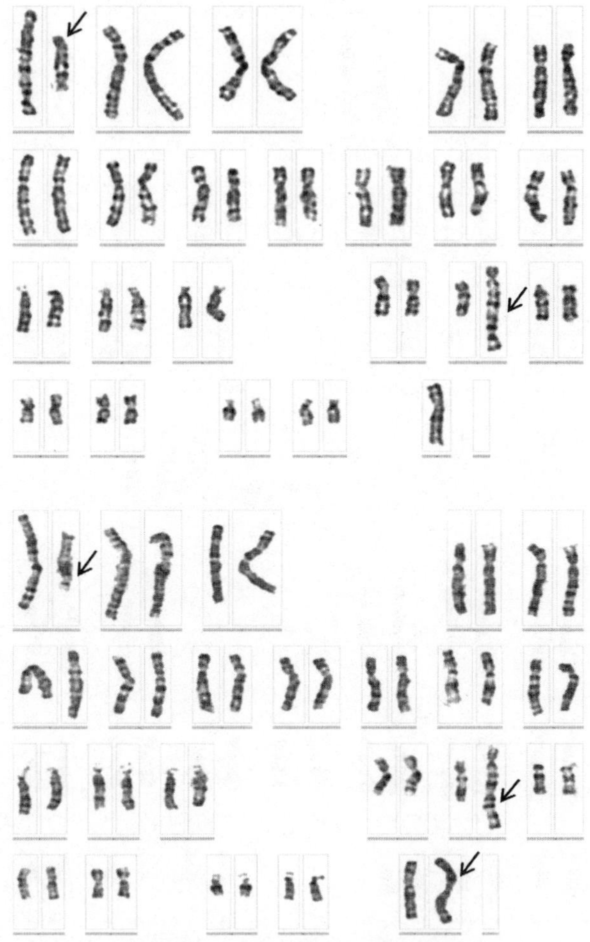

图 2-2-44　孕妇羊水染色体 G 显带

核型为 45,X,t(1;17)(q12;q25)/46,X,i(X)(q10),t(1;17)(q12;q25)，箭头示异常染色体

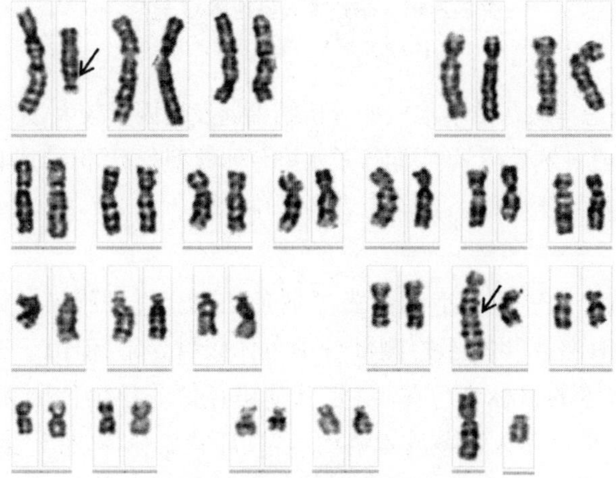

图 2-2-45　父亲染色体 G 显带

核型为 46,XY,t(1;17)(q12;q25)，箭头示异常染色体

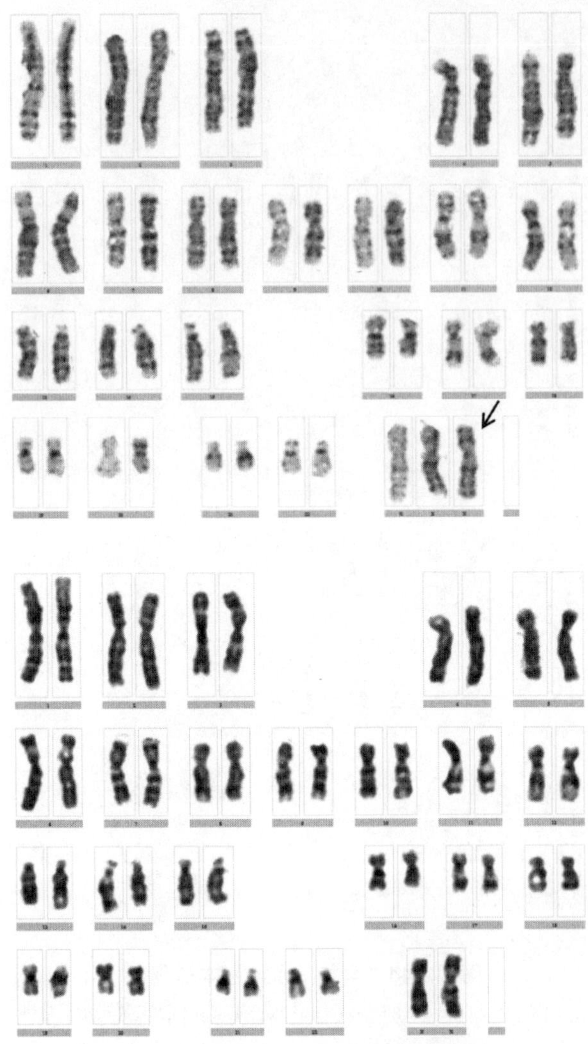

图 2-2-46　孕妇本人染色体 G 显带

核型为 47,XXX/46,XX，箭头示异常染色体

受孕的可能性较高，考虑本次怀孕羊水核型分析结果偶发性因素较大，患者要求引产。建议患者再次生育可行 PGT 或自然受孕，孕中期行羊水染色体核型分析，指导其生育正常婴儿。

3. 随访　患者选择终止妊娠。目前患者备孕中。

【专家点评】

FISH 是利用 DNA 探针与样本细胞靶序列杂交而获得细胞染色体信息的技术，在产前诊断的应用上，FISH 技术可用于检测部分染色体数目异常，但由于方法学的限制，FISH 技术仅能检测探针覆盖的目标染色体，对于其他染色体非整倍体则无法检测[2]。对于一些可通过核型分析发现的特殊的染色体结构异常、环状染色体、标记染色体和非整倍体嵌合的染色体核型，FISH 技术会出现漏诊[3]。染色体核型分析是临床遗传学病因诊断的“金标准”，在染色体畸变的诊断方面具有重要意义，尤其对染色体易位、倒位、三倍体和嵌合体等多种染色体异常诊断准确率较高。NIPT 虽然在筛查性染色体异常方面存在一定的假阳性率，但 NIPT 提示高风险时一定要进行羊膜腔穿刺检测染色体核型进行验证。X 染色体上的 FISH 探针位于着丝点区域，由于受到探针的限制，当发生非着丝点区域的变异时，FISH 无法检测出异常，因此一定要同时做核型分析以确诊。当 NIPT 和 FISH 结果出现不一致，尤其是发现有额外的变异时，比如平衡易位等染色体结构异常，该变异既可能来源于父母，也可能为新发变异，此时一定要追踪父母来源，进行父母的染色体检查，既可以确定胎儿变异来源，也可以为夫妻双方再生育指导提供依据。建议本例患者再次生育可行 PGT 或自然受孕，孕中期行羊水染色体核型分析，指导其生育染色体正常婴儿。

【参考文献】

[1] CHIU R W, CHAN K C, GAO Y, et al. Noninvasive prenatal diagnosis of fetal chromosomal aneuploidy by massively parallel genomic sequencing of DNA in maternal plasma [J]. Proc Natl Acad Sci U S A, 2008, 105(51): 20458-20463.

[2] SHEARER B M, THORLAND E C, CARLSON A W, et al. Reflex fluorescent in situ hybridization testing for unsuccessful product of conception cultures: a retrospective analysis of 5555 samples attempted by conventional cytogenetics and fluorescent in situ hybridization [J]. Genet Med, 2011, 13(6): 545-552.

[3] JIA C W, WANG S Y, MA Y M, et al. Fluorescence in situ hybridization in uncultured amniocytes for detection of aneuploidy in 4210 prenatal cases[J]. Chin Med J (Engl), 2011, 124(8): 1164-1168.

（杨微微　鞠明艳　任晨春）

病例 36　X 染色体长臂部分缺失家系分析一例

【背景知识】

Lyon 假说中指出，女性两条 X 染色体中的一条是随机失活的，可以为父源性，也可以为母源性。对于 X 连锁疾病，女性不同 X 染色体失活（X chromosome inactivation, XCI）的方式及比例，可能会影响致病基因的表达，从而影响表型，导致女性携带者表型不一。而对女性胎儿携带者预后的判断更是一个难题。本病例对一例携带 X 染色体长臂 q24q26.2 区域缺失的家系进行分析，探讨其临床表型未见明显异常的机制。

【病例情况】

患者，女，34 岁，因"G_1P_0 孕 19 周，NIPT 提示 X 染色体 q24q26.2 缺失 12.54Mb"要求进行产前诊断。

患者身高 158 cm，智力、表型正常。平素月经规律，第二性征发育良好，妇科超声未见异常。此次妊娠为自然受孕，否认遗传病家族史。

在签署产前诊断知情同意书后，于孕 20 周在超声定位下进行羊膜腔穿刺。抽取羊水 20 mL，其中 15 mL 用于细胞培养，检查胎儿染色体核型，5 mL 羊水进行 SNP array 检测。

细胞遗传学结果：羊水细胞按常规方法培养，制片，G 显带，显微镜下计数 20 个分裂相，选取 3~5 个核型进行分析。羊水染色体核型为 46,X,del(X)(q24),胎儿携带一条正常的 X 染色体和一条长臂部分缺失的染色体,断裂点定位于 Xq24,见图 2-2-47。

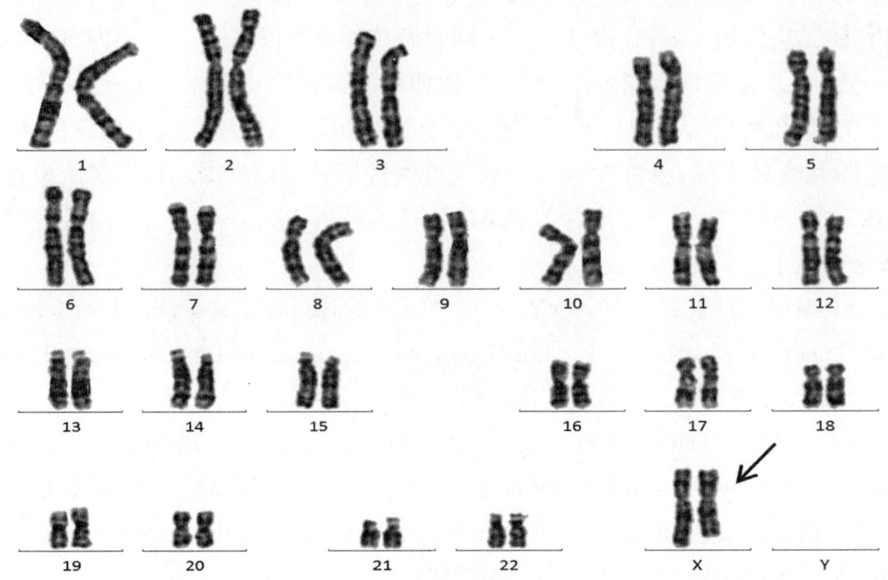

图 2-2-47 羊水染色体核型图,箭头示长臂部分缺失 X 染色体

SNP array 检测结果:arr [hg19] Xq24q26.2(119,793,362-132,666,610)x1。Affymetrix CytoScan 750K SNP array 芯片检测结果显示在胎儿在 X 染色体 Xq24q26.2 区段存在 12.8Mb 片段的缺失,包含 *GRIA3* [OMIM 305915],*OCRL* [OMIM 300535],*FRMD7* [OMIM 300628] 等 43 个 OMIM 基因,*GRIA3* 基因突变与 X 染色体连锁隐性遗传的智力障碍(Mental retardation, X-linked 94)疾病相关;*OCRL* 基因突变与 X 染色体连锁隐性遗传的 Lowe 综合征(Lowe syndrome)等疾病相关,临床表型包括身材矮小,喂养困难,先天性白内障,小眼畸形,肾衰竭,软骨病,新生儿肌张力减退,癫痫,巨脑室等;*FRMD7* 基因突变与 X 染色体连锁的先天性眼球震颤(Nystagmus 1, congenital, X-linked)疾病相关。数据库有小于该片段缺失与智力障碍,语言发育迟缓等临床表型相关的病例报道,见图 2-2-48。

根据 SNP array 结果,确认羊水染色体核型为 46,X,del(X)(q24q26.2)。

进一步抽取患者外周血进行染色体核型分析及 SNP array 检测,患者染色体核型和 SNP array 结果与胎儿相同,提示胎儿的异常染色体来源于母亲。虽然之后的系统超声及产检未见明显异常,但经过遗传咨询,充分向孕妇及家属说明预后的不确定性后,孕妇及家属选择终止妊娠。

患者第二年自然受孕后,孕中期来我院进行产前诊断。第二次产前诊断结果与第一次妊娠相同,胎儿遗传了母亲异常的 X 染色体。但经过遗传咨询,孕妇及家属选择继续妊娠。孕妇足月顺产一女婴,出生体重 3200 g,身长 49 cm。随访 5 年,患者 39 岁,目前卵巢功能正常;患儿 5 岁,身高、体重、智力及发育均在正常范围内。

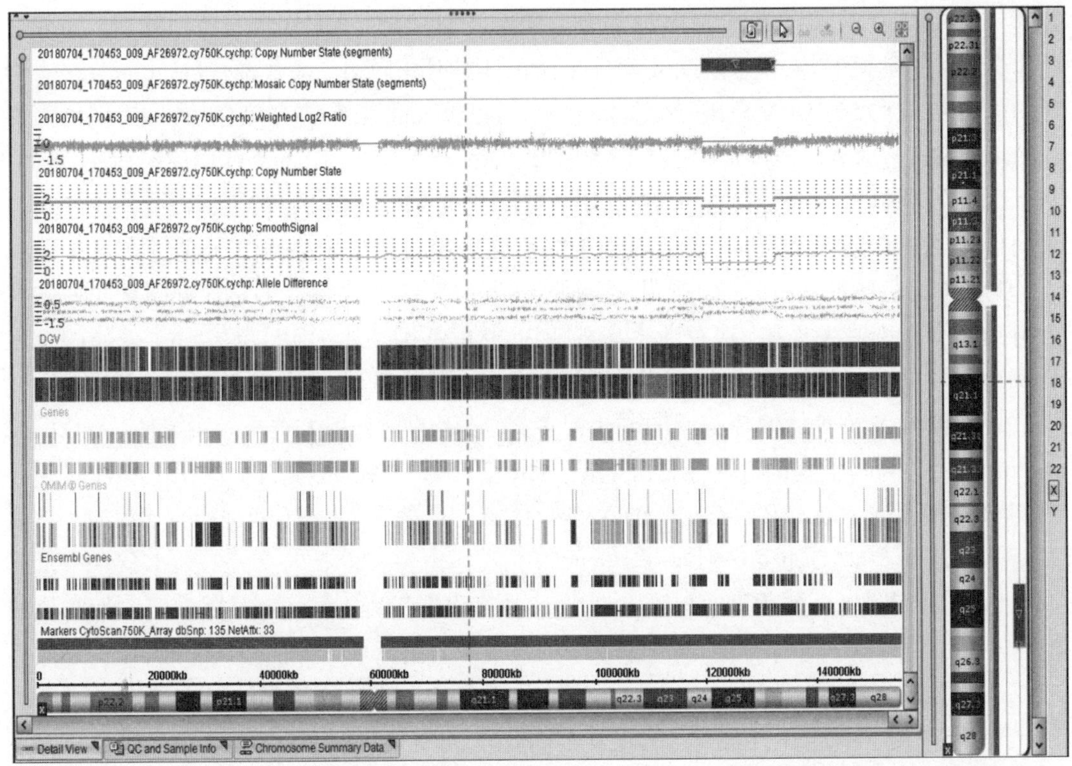

图 2-2-48　羊水 SNP array 结果提示 Xq24q26.2 区段（119,793,362-132,666,610）存在 12.8Mb 片段的缺失

【病例分析】

本病例的诊断较为明确，但遗传咨询及对患者及患儿预后的判断较为困难。虽然患者本人有 Xq24q26.2 缺失，但智力发育未见异常，身高、体重均在正常范围内。平素月经规律，第二性征发育良好，未见明显性腺发育不良、闭经等异常表现。患者两次妊娠，胎儿均遗传了母亲 q24q26.2 缺失的 X 染色体。对于胎儿，虽然携带异常 X 染色体，但无法预测其之后的第二性征发育。第一次妊娠，经过遗传咨询，患者及家属选择终止妊娠。第二次妊娠，患者及家属经过慎重考虑，选择继续妊娠。

对患者及患儿进行随访，目前患者卵巢功能正常，但这一发现并不能排除患者发生早发性卵巢功能不全（premature ovarian insufficiency，POI）的可能性。患儿目前身高、体重在正常范围内，但未到青春期，是否有性腺发育不良等异常表型，也将进一步追踪。

【专家点评】

研究显示 Xq13.2-q27 是维持女性正常卵巢功能的关键区域[1]，这些区域的单倍剂量不足或基因变异可能导致 POI。但本例患者自然受孕两次，目前尚未出现 POI 的相关症状，可能与 XCI 增加其表型多样性有关[2,3]。

XCI 发生在女性胚胎发育早期，并在胚胎植入后不久开始。失活的 X 染色体在细胞有丝分裂过程中稳定遗传，形成“巴氏小体”。女性通过胚胎发育早期一条 X 染色体的随机失活，实现男性与女性 X 染色体基因表达剂量的一致，为两性间的基因数量提供了剂量补偿。

虽然XCI是广泛的，但并非所有基因都失去活性，仍有15%基因保持一定功能[4]。一般情况下，XCI是随机的，来自母亲或父亲的X染色体具有相同的失活几率，服从正态分布。少部分女性会偏离50：50的范围，选择性的失活母亲或父亲来源的X染色体，称为偏倚失活(skewed XCI)，通常比例大于75：25或80：20，大于或等于90：10为高度偏倚失活[5]。偏倚失活的发生机制尚不完全清楚，可能是偶发，也可能是调控XCI的*XIST*基因变异引起。也有可能是二次XCI所致，即在失活后细胞的克隆繁殖过程中发生XCI偏倚。在这种情况下，亲代X染色体的初始失活是随机的，而表达其中一条X染色体的后代细胞在随后的有丝分裂中会在细胞生长和/或存活中享有特权，从而逐渐在体细胞中建立一个偏倚的细胞比例[6,7]。

目前检测X染色体偏倚失活的方法很多，较常用的是利用人类雄激素受体(Androgen receptor, *AR*)基因甲基化特异性方法分析。*AR*基因第一外显子含有甲基化敏感性限制性内切酶(HpaⅡ或HhaⅠ)位点，失活的X染色体该位点被甲基化，不能进行酶切反应，PCR扩增第一外显子CAG重复序列即可分析XCI情况。

XCI的随机性，一定程度上保证女性X连锁疾病携带者不发病或症状较轻。如常见的X连锁显性遗传Alport综合征，同一家系中的女性患者临床表现可能差异明显，轻者无症状或仅表现为镜下血尿。如果XCI发生偏倚，可能会减轻或导致疾病的发生。一些研究显示，核型异常的X染色体，包括缺失、重复、X环等，常优先失活；常染色体与X染色体发生平衡易位时，正常的X染色体常优先失活，这可以使女性患者表型无明显异常[8-10]。Zhao等[7]报道了4例具有1Mb以上母系遗传致病性X染色体缺失的家系，随访母亲及胎儿均无明显异常。作者认为具有X连锁缺失的女性携带者会出现偏倚XCI，优先失活结构异常的X染色体。偏倚XCI结合XCI逃逸潜在的代偿性上调，可以保护部分(但不是所有)具有致病性X缺失的女性携带者免受严重的临床后果。X染色体结构异常相关的偏倚XCI在很大程度上取决于变异区域的大小和特定的基因组含量。本病例也是一个母女共同携带X染色体致病性CNV，但表型无明显异常的例子。但如果正常的X染色体失活，而携带致死、致病变异的X染色体却保留活性，则女性携带者也会出现相应症状，如女性DMD患者，女性甲型血友病患者等[6,11,12]。近年来研究显示，X染色体偏倚失活，与许多疾病相关，比如POI、不明原因复发性流产、自身免疫性疾病及肿瘤等。但利用XCI模式预测疾病风险的临床应用尚未见报道，仅有少数研究[7,13]。

但即使异常X染色体偏倚失活，是否表明预后良好呢？研究表明，XCI模式的预后价值在不同遗传基础的疾病中是不一致的。除了XCI机制外，还有许多原因，可以导致基因型-表型不一致，同一个体不同组织间XCI也存在差异性。这样使X连锁疾病的表型进一步复杂化，女性携带者即使有相同变异，其临床表型也不尽相同。

综上所述，XCI可能在女性X连锁疾病携带者的临床表型异质性中起重要作用。但在产前诊断中发现X连锁疾病女性胎儿携带者，对遗传咨询和其预后的评估提出了一个巨大的挑战。需要和孕妇及家属进行充分的遗传咨询，胎儿是否保留由孕妇及家属决定。如果患者或患者的女儿以后有生育要求，可以在受孕后做产前诊断，及时发现X染色体上的缺失，或选择 PGT。

【参考文献】

[1] JEDIDI I，OUCHARI M，YIN Q. Sex chromosomes-linked single-gene disorders involved in human infertility[J]. Eur J Med Genet，2019，62(9):103560.

[2] 曾健，连晓惠，张晓，等. 七例 X 染色体长臂异常女性不孕患者的临床与遗传学分析 [J]. 中华医学遗传学杂志，2021，38(7):699-701.

[3] 夏家辉，李麓芸. 染色体病 [M]. 北京：科学出版社，1989:226-227.

[4] BALATON B P，BROWN C J. Contribution of genetic and epigenetic changes to escape from X-chromosome inactivation[J]. Epigenetics Chromatin，2021，14(1):30.

[5] VIGGIANO E，POLITANO L. X chromosome inactivation in carriers of Fabry disease：review and meta-analysis[J]. Int J Mol Sci，2021，22(14):7663.

[6] DARDIK R，AVISHAI E，LALEZARI S，et al. Molecular mechanisms of skewed X-chromosomeinactivation in female hemophilia patients-lessons from wide genome analyses[J]. Int J Mol Sci，2021，22(16):9074.

[7] ZHAO Y，LI J，DAI L，et al. X chromosome inactivation pattern and pregnancy outcome of female carriers of pathogenic heterozygous X-linked deletions[J]. Front Genet，2021，12:782629.

[8] PEREIRA G，DÓRIA S. X-chromosome inactivation：implications in human disease[J]. J Genet，2021，100:63.

[9] VAGLIO A，GREIF G，BERNAL M，et al. Prenatal and postnatal characterization of a de novo Xq22.1 terminal deletion[J]. Genet Test，2006，10(4):272-276.

[10] BROWN L Y，ALONSO M L，YU J，et al. Prenatal diagnosis of a familial Xq deletion in a female fetus：a case report[J]. Prenat Diagn，2001，21(1):27-30.

[11] 毛莹莹，陈倩，张学，等. 体细胞嵌合父亲传递致女性杜氏肌营养不良一例家系及遗传学分析 [J]. 中华医学杂志，2021，101(48):3973-3976.

[12] VIGGIANO E，ERGOLI M，PICILLO E，et al. Determining the role of skewed X-chromosome inactivation in developing muscle symptoms in carriers of Duchenne muscular dystrophy[J]. Hum Genet，2016，135(7):685-698.

[13] HE W B，DU J，XIE P Y，et al. X-chromosome inactivation pattern of amniocytes predicts the risk of dystrophinopathy in fetal carriers of DMD mutations[J]. Prenat Diagn，2019，39(8):603-608.

（史云芳　董海伟　李晓洲）

病例 37　产前诊断 Y 染色体长臂嵌合缺失一例

【背景知识】

性别决定是胚胎发育时期一个尚未分化的胚胎性腺确定发育为睾丸或卵巢的过程。哺乳动物的性发育大致可分为性别决定和性别分化两步,性别分化和性发育是复杂、有序的线性级联调控过程,涉及大量基因协同发挥作用使双向性腺形成睾丸或卵巢和内外生殖器。性染色体是性别分化和性腺发育的关键因素,定位于 Yp11.3 的 *SRY* 基因的改变是导致性别发育异常的重要原因之一。本病例报道一例 NIPT、核型分析、FISH 及超声检查联合诊断性发育异常病例。

【病例情况】

1. 主诉　孕 18^{+3} 周,NIPT 筛查提示胎儿性染色体数目异常。

2. 现病史　孕 16 周,孕妇常规行 NIPT 筛查,结果提示胎儿性染色体数目异常,孕期常规检查未见异常。

3. 辅助检查　孕 20^{+4} 周,孕妇行羊膜腔穿刺取胎儿细胞进行染色体核型分析及 FISH 检测。羊水染色体核型分析结果为 45,X,如图 2-2-49 所示。采用 GLP 13/GLP 21 及 CSP 18/CSP X/CSP Y 染色体特异性探针进行 FISH 检测,计数 100 个细胞,13、18、21 和 X 染色体数目未见明显异常,Y 染色体共计数 301 个细胞,其中 96.7% 可见 Y 染色体信号,3.3% 未见 Y 染色体信号,如彩图 13 所示。

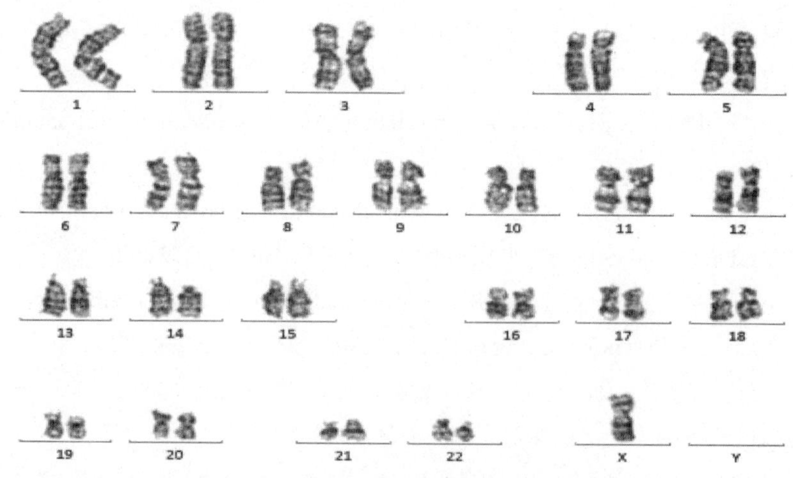

图 2-2-49　羊水细胞染色体核型分析结果

【诊疗经过】

考虑孕妇羊水细胞染色体核型分析与 FISH 结果不一致,为明确诊断,进一步行脐带血穿刺取胎儿脐带血进行染色体核型分析、中期分裂相 *SRY/DYZ3* 基因 FISH 检测及 AZF 检测。胎儿脐带血染色体核型分析,共计数 50 个分裂相,其中 33 个分裂相发现存在标记染色体,核型为:46,X,+mar[33]/45,X[17],如图 2-2-50 所示。中期分裂相 FISH 检测发现,标记染色体 *SRY* 和 *DYZ3* 基因检测均为阳性,如彩图 14 所示。AZF 检测发现 a、b 和 c 区均缺失,作为内标的 *SRY* 和 *ZFX/ZFY* 基因存在,如彩图 15 所示。综合以上结果,明确胎儿染色体核型为:46,X,del(Y)(q11.1)[33]/45,X[17]。

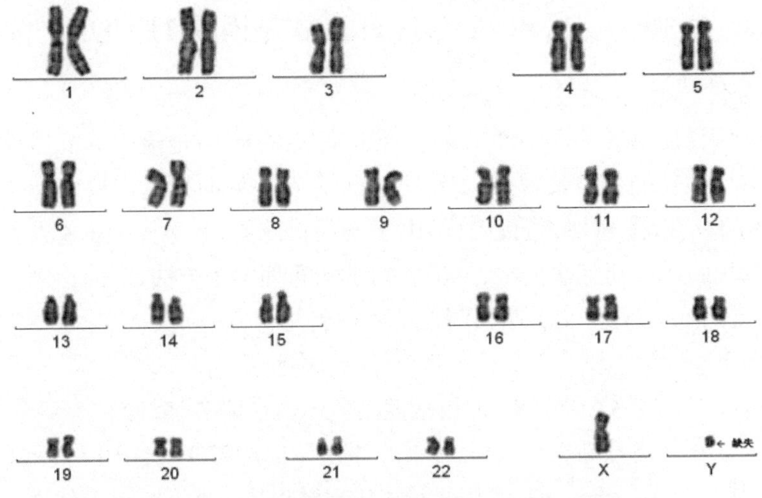

图 2-2-50　脐带血染色体核型分析发现标记染色体

【专家点评】

性别分化过程是主要由位于 Yp11.3 的 *SRY* 基因主导，相关基因共同参与并互相作用，使胚胎性腺分化为睾丸或卵巢 [1]。*SRY* 基因编码的 SRY 蛋白共有 205 个氨基酸残基，其 HMG box 的 N 末端有 58 个氨基酸残基，C 末端有 68 个残基 [2]。

NIPT 是在二代测序技术基础上发展起来的一种筛查胎儿染色体非整倍体的方法，目前主要用于 13、18 和 21 三条染色体非整倍体的筛查。本病例由于胎儿 Y 染色体长臂缺失，导致孕妇外周血中胎儿 Y 染色体的 cfDNA 量减少，可被灵敏性高的二代测序技术发现，但如果将其应用于性染色体异常的筛查，还需要进行系统的大样本研究 NIPT 用于性染色体数目异常筛查的准确性。本病例进行产前诊断时，最初羊水染色体核型和 FISH 结果不符，进一步行脐带血穿刺，通过细胞遗传与分子遗传技术相结合明确胎儿染色体核型。由于羊水染色体核型分析时需要进行长期的细胞培养，对于嵌合型的染色体异常难以明确诊断，本病例羊水染色体核型分析时并未发现缺失的 Y 染色体。当使用 Y 染色体着丝粒探针进行诊断时未见 Y 染色体数目异常，进一步检查时发现位于 Y 染色体短臂的 *SRY* 和 *DYZ3* 基因均存在，位于染色体长臂的 AZF 缺失，综合分析所有检查结果可以确诊其 Y 染色体自 q11.1 至 qter 缺失。由此可见，单纯应用核型分析和 FISH 检测均无法正确诊断该病例的核型。将染色体核型分析与 FISH 及其他分子检测方法结合起来，优势互补，有利于确诊难以判断的核型，为孕妇提供科学合理的优生优育指导。

【参考文献】

[1] WITCHEL S F. Disorders of sex development[J]. Best Pract Res Clin Obstet Gynaecol, 2018, 48:90-102.

[2] OKASHITA N, TACHIBANA M. Transcriptional regulation of the Y-linked mammalian testis-determining gene SRY[J]. Sex Dev, 2021;15(5-6):351-359.

（李晓洲　徐茜　史云芳）

病例38　一例47,XX,idic(Y)(p11.2)、*SRY*基因阴性胎儿的产前诊断

【背景知识】

Klinefelter综合征（KS）又称XXY综合征或克氏综合征，是最常见的男性性染色体异常，也是引起男性性功能低下最常见的疾病。KS患者常见的染色体核型为47,XXY，而且由于Y染色体的存在，多表现为男性。但由于一些特殊原因，极少数KS患者会表现为女性。本病例中，我们通过细胞遗传学、分子生物学和病理学等方法，产前诊断一例染色体核型为47,XX,idic(Y)(p11.2)，但*SRY*基因阴性的女性胎儿。

【病例情况】

患者，女，41岁，因“孕17周，NIPT提示性染色体数目偏多”就诊。

孕妇G_2P_1，5年前足月顺产一女婴，体健。本次孕期规律产检，孕12周NT筛查提示胎儿发育符合孕周，NT 1.1 mm。孕16周时行NIPT，结果提示胎儿性染色体数目偏多。患者平素月经规律，否认遗传病家族史，否认孕期有毒有害药物或环境接触史。

经过遗传咨询，孕妇及家属同意行羊膜腔穿刺进行产前诊断。完善相关检查、并签署知情同意书后，于孕20周在超声引导下行羊膜腔穿刺术。抽取羊水20 mL，其中15 mL用于细胞培养，检查胎儿染色体核型，5 mL羊水进行后续的FISH、Y染色体微缺失、aCGH检查。胎儿引产后行病理组织学检查。

【病例分析】

细胞遗传学检查：羊水细胞按常规方法培养，制片，G显带，显微镜下计数20个分裂相，选取3~5个核型进行分析。胎儿染色体核型异常，为47,XX,+mar，见图2-2-51。从图中可见胎儿有2条X染色体，1条marker染色体，但未知其来源。取得孕妇及家属知情同意后，进一步抽取外周血行染色体检测。夫妇双方外周血染色体未见异常，分别为46,XY和46,XX。

FISH检查：采用CSP 18/CSP X/CSP Y染色体特异性探针与间期羊水细胞进行杂交（18号染色体标天蓝色，X染色体标绿色，Y染色体标红色），CSP Y位于染色体Yp11.1-q11.1。计数100个细胞，所有细胞均显示2个天蓝色信号、2个绿色信号和2个红色信号，提示marker染色体为双着丝粒Y染色体，见彩图16。

Y染色体微缺失检查：采用多重PCR技术扩增Y染色体AZFa（sY84和sY86）、AZFb（sY127和sY134）和AZFc（sY254和sY255）三个区域中6个序列标签位点（STS），同时扩增*SRY*基因作为内对照。检测结果提示*SRY*基因缺失，AZFa、AZFb、AZFc区均存在，见图2-2-52。

aCGH检查：采用Agilent Technologies Array CGH Kits（8×60k）对羊水细胞进行检测，提示Y染色体部分重复：Yp11.2（6,628,691-9,940,478）重复3.31Mb，Yq11.21（14,061,053-14,611,143）重复0.55Mb，Yq11.21q11.23（14,611,203-28,767,604）重复14.16Mb，Yq11.221q11.222（16,017,052-21,441,503）重复5.42Mb，Yq11.223q11.23（23,354,523-28,767,604）重复5.41Mb，Yq12（59,031,421-59,293,089）重复0.26Mb，见图2-2-53。

超声检查：超声结果提示胎儿为女性外生殖器，见图 2-2-54。

综合细胞遗传学、FISH、Y 染色体微缺失和 aCGH 结果，确认胎儿染色体核型为 47,XX, idic(Y)(p11.2)，marker 染色体是断裂点位于 Yp11.2、含有重复长臂的双着丝粒 Y 染色体，*SRY* 基因缺失。

经过遗传咨询，孕 25 周孕妇及家属终止妊娠。引产后做尸体解剖，病理结果如图 2-2-55。

大体检查：引产胎儿身长 34 cm，体重 710 g。女性外生殖器，可见外生殖器头端膨大，直径约 0.8 cm，临近其会阴处可见阴道外口，长约 0.7 cm，阴唇不明显，末端可见肛门。沿阴道向上见子宫，两宫角处向外各见输卵管一条，输卵管末端膨大，似卵巢。

镜下表现：①双侧卵巢区可见密集排列的梭形或类圆形细胞，核呈梭形、椭圆形或圆形、深染、未见核仁，胞浆少、嗜酸性，胞界不清，细胞之间可见多量薄壁血管生长，此类细胞聚集成团分泌，似间充质细胞；②双侧输卵管管腔大部分闭合，局部可见腔隙，腔隙内可见零星上皮样细胞，部分呈腺样排列；③子宫中央见不规则腔隙样结构，多量梭形细胞围绕腔隙呈环形排列；靠近腔隙细胞呈短梭形，腔隙内未见上皮衬附。

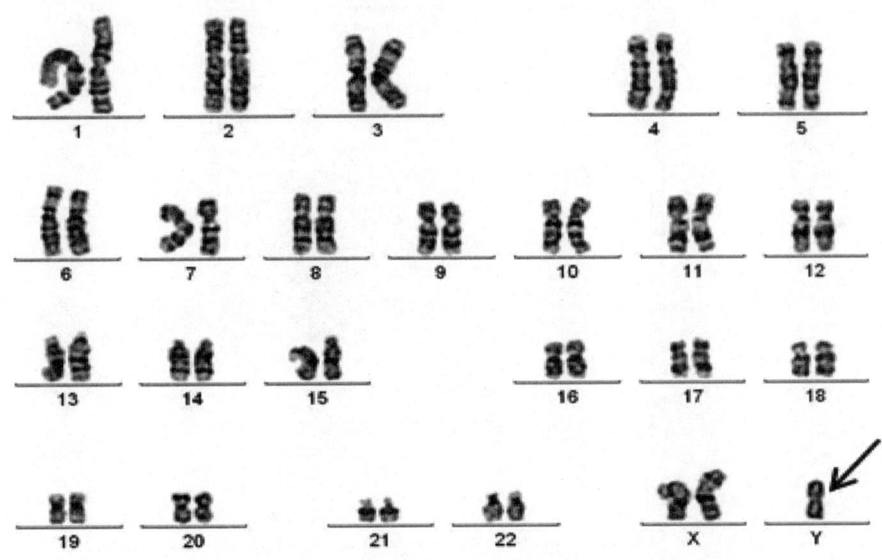

图 2-2-51　羊水染色体核型图，箭头示等臂双着丝粒 Y 染色体

【专家点评】

KS 由 Klinefelter 于 1942 年首先报道，患者在儿童期通常无明显表现，常于青春期后出现异常，表现为男性第二性征发育不完全。KS 的典型核型为 47,XXY, 除此之外，还包括其他核型，比如男性 46,XX、女性 47,XXY、47,XX,der(Y)、47,X,der(X)，Y、48,XXXY、48,XXYY、49,XXXXY 等 [1,2]。常规的细胞遗传学染色体核型分析是诊断 KS 的金标准。

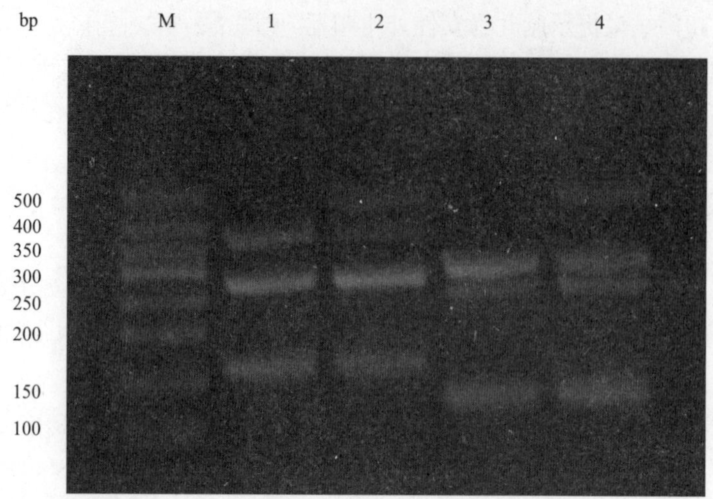

图 2-2-52　羊水 Y 染色体微缺失电泳图　M：Marker；2、4：正常男性 A 组位点（*SRY*，sY254，sY127，sY86）和 B 组位点（*SRY*，sY134，sY84，sY255）；1、3：羊水 A 组位点和 B 组位点

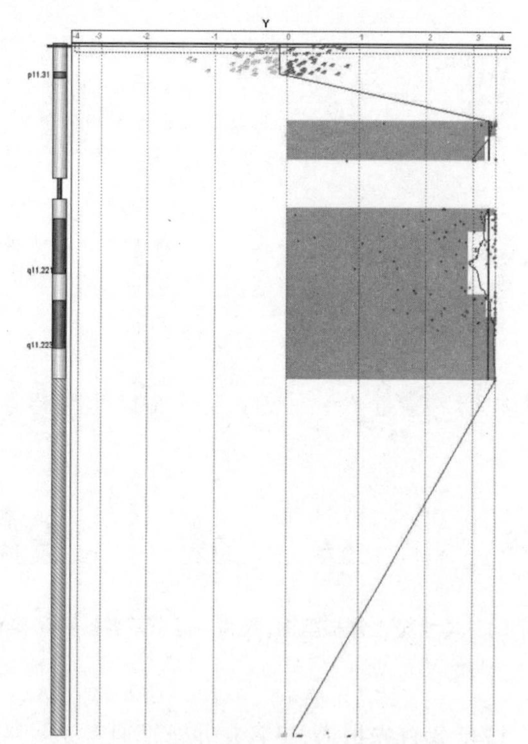

图 2-2-53　aCGH 检测结果，提示 Y 染色体部分重复

KS 是由于双亲配子形成时在减数分裂过程中 X 染色体的同源染色体或姐妹染色单体不分离，导致多了一条 X 染色体，与正常配子结合后形成 47,XXY 所致。研究显示 54% 为母源性染色体不分离（第一次减数分裂错误约占 75%，第二次减数分裂错误约占 25%），46% 为父源性[1]。少数为受精卵有丝分裂发生异常，从而形成嵌合体。

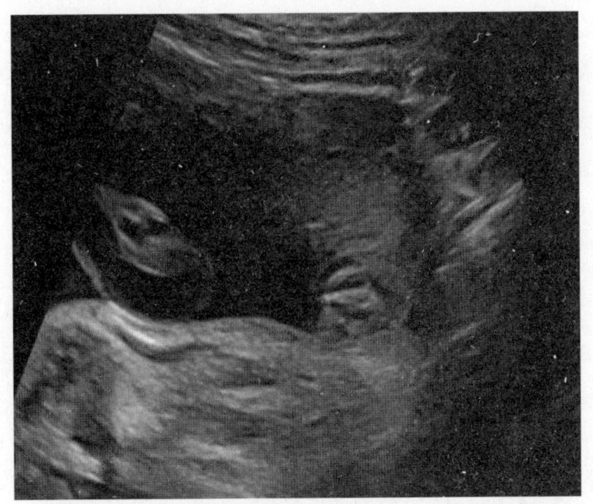

图 2-2-54 超声提示胎儿表现为女性外生殖器

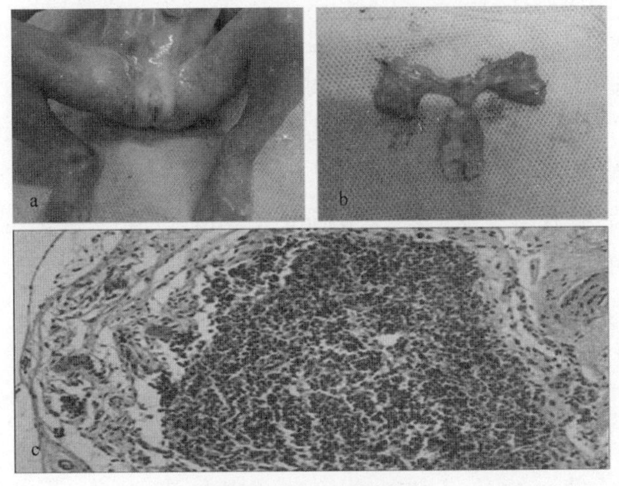

图 2-2-55 病理结果

a：胎儿显示为女性外生殖器；b 和 c：胎儿女性内生殖器正常，包含子宫、输卵管和卵巢，镜下可见丰富的卵母细胞

绝大多数 KS 患者，表现为男性，但极少数病例没有男性体征，表现为女性。到目前为止，国内外文献大约报道 18 例 KS 女性患者[3,4]：8 例患者是由于合并一种单基因遗传病 - 完全性雄激素不敏感综合征而出现女性表型；6 例由于 *SRY* 基因缺失所致，Hu 等[4]报告一例 47,XXY 孕妇，*SRY* 基因阴性，AZFa、AZFb、AZFc 等无精症因子阳性，自然受孕并生育一个与其染色体核型相同的女性胎儿；3 例考虑为其他基因变异所致；1 例有性别认同障碍，但拒绝做基因检测，无法探究其病因。一般来说，引起 47,XXY 患者表型为女性的原因可能与雄激素不敏感综合征、*SRY* 基因变异和缺失以及异常的 X-Y 重组有关。本病例产前诊断一例染色体核型为 47,XX,idic(Y)(p11.2)、*SRY* 基因阴性的胎儿，内外生殖器均表现为女性，考虑为 *SRY* 基因缺失所致。

位于 Y 染色体短臂 p11.3 的 *SRY* 基因是主要的性别决定基因。*SRY* 基因引发一系列级联反应，使原始性腺向睾丸分化，最终使个体表现为男性。如 *SRY* 基因阴性，则原始性腺向卵巢分化，个体最终表现为女性。极少数情况下也存在非 *SRY* 基因主导的男性性别发育，如 *EMX2* 基因、*XH-2* 基因、*GATA-4* 基因、*WT-1* 基因、*SF-1* 基因、*SOX9* 基因、*DAX-1* 基因和 *AMH* 基因等 [5]。由于性别决定和分化是一个非常复杂的过程，涉及多个已知甚至未知的基因，任一环节发生错误都可能造成多种多样的性别异常。

本病例除了有染色体数目异常，还伴有 Y 染色体结构异常。涉及 Y 染色体的结构异常报道较多，包括 Y 染色体缺失、双着丝粒 Y 染色体、等臂 Y 染色体、Y 染色体和常染色体易位以及 Y 染色体和 X 染色体易位等，其中等臂双着丝粒 Y 染色体 idic(Y) 为最常见的结构异常之一。idic(Y) 形成的机制可能是由于 Y 姐妹染色单体分开时在染色单体的回文序列或反向重复附近发生断裂，姐妹染色单体同源交换后，断裂点发生融合形成 idic(Y)[6,7]。没有着丝粒的片段则被降解。由于 idic(Y) 染色体有丝分裂不稳定，常与 45,X 细胞株嵌合。idic(Y) 的形成，既可以发生在精子减数分裂过程中，也可以发生在合子形成后。多种因素可以导致 idic(Y) 的形成，如辐射、接触有毒化学品等 [8]。

由于 idic(Y) 染色体上存在断裂或融合，导致 Y 染色体上遗传物质缺失或重复，患者出现多种畸形和功能障碍。idic(Y) 的形成可发生在 Yp 或 Yq：当它发生在 Yp 时，由于 *SRY* 区域的干扰，患者极有可能在解剖学上表现为女性化。当 idic(Y) 在 Yq 形成时，由于 AZF 区域缺失和激素水平异常，患者极有可能表现为无精症 [6,9]。Yq11.2 区是 idic(Y) 常见的断裂点，且多为新发变异。除 Y 染色体的断点外，idic(Y) 细胞系在性腺和其他组织中的比例、*SRY* 和 *AZF* 基因是否存在等因素，都会影响 idic(Y) 患者的临床表型。临床上患者表型各异，从男性不育、尿道下裂，到生殖器模糊不清，到 Turner 综合征及性反转不等。一些患者也可能存在较高的智力发育迟滞和精神障碍的风险 [3]。

在本病例中，我们报道了一例 KS 合并 idic(Y) 的病例。这样的组合比较少见，查阅数据库，Heinritz 等 [10] 报道过一例同时具有 KS 表型和 idic(Y) 的男性患者，表现为智力低下、攻击性行为、反复犯罪等。最终确诊患者染色体核型为 47,XX,+idic(Y)(pter->q12：：q12->pter)，idic(Y) 断裂点位于 Yq12，*SRY* 基因阳性。而本病例 idic(Y) 是由两个断裂的 Y 染色体在 Yp11.2 的断点上结合而成，*SRY* 基因缺失，从而使胎儿出现女性表型。因此，当产前检查结果显示胎儿性染色体异常时，建议通过超声确定胎儿性别 [11]。

在临床工作中，通过传统的细胞遗传学研究标记染色，很难准确判定其来源。需要结合其他检测技术，比如 FISH、CMA 和 Y 染色体微缺失、*SRY* 基因测序等进行分析。结合多种细胞遗传学和分子技术将为遗传咨询提供对这种染色体结构异常的更全面的了解，为临床诊断和遗传咨询提供指导。

该病例不仅存在染色体数目异常，而且还存在复杂的结构问题。因为夫妇双方染色体未见异常，考虑 KS 为新发，再发风险低 <1%[1]。对于生育过 KS 患者的夫妇再次备孕时，可以行产前诊断，但需要考虑到有创产前诊断的风险。

【参考文献】

[1] 邬玲仟，张学. 医学遗传学[M]. 北京：人民卫生出版社，2016：119-122.

[2] LANFRANCO F，KAMISCHKE A，ZITZMANN M，et al. Klinefelter’s syndrome[J].

Lancet, 2004, 364(9430):273-283.

[3] 李洪英，张开慧，高敏，等. 一例罕见的 47,XXY 综合征女性的遗传学病因分析[J]. 中华医学遗传学杂志，2017，34(1):102-105.

[4] HU L, LIU P, MA L, et al. A 47,XXY pregnant woman without the SRY gene[J]. Sex Dev, 2019, 13(2):83-86.

[5] SAAVEDRA-CASTILLO E, CORTÉS-GUTIÉRREZ E I, DÁVILA-RODRÍGUEZ M I, et al. 47,XXY female with testicular feminization and positive SRY: a case report[J]. J Reprod Med, 2005, 50(2):138-140.

[6] LANGE J, SKALETSKY H, VAN DAALEN S K, et al. Isodicentric Y chromosomes and sex disorders as byproducts of homologous recombination that maintains palindromes[J]. Cell, 2009, 138(5):855-869.

[7] BEAULIEU BERGERON M, BROCHU P, LEMYRE E, et al. Correlation of intercentromeric distance, mosaicism, and sexual phenotype: molecular localization of breakpoints in isodicentric Y chromosomes[J]. Am J Med Genet A, 2011, 155 A(11):2705-2712.

[8] DAI Y, LI H, ZHANG X, et al. A rare karyotype of nonmosaic isodicentric (Y)(p11.31) with azoospermia and short stature[J]. Andrologia, 2020, 52(4):e13536.

[9] SHINAWI M, CAIN M P, VANDERBRINK B A, et al. Mixed gonadal dysgenesis in a child with isodicentric Y chromosome: Does the relative proportion of the 45, X line really matter? [J] Am J Med Genet A, 2010, 152 A(7):1832-1837.

[10] HEINRITZ W, KOTZOT D, HEINZE S, et al. Molecular and cytogenetic characterization of a non-mosaic isodicentric Y chromosome in a patient with Klinefelter syndrome[J]. Am J Med Genet A, 2005, 132 A(2):198-201.

[11] 陈胜湘，齐范，伍汉文. 罕见 47，XXY 并完全型睾丸女性化一例[J]. 中华医学遗传学杂志，1998，(1):61.

（史云芳　王平　佘富蔓　李晓洲）

第三节　染色体微小异常

常规的细胞遗传学染色体核型（G 显带）分析可以检出染色体数目异常及 5Mb（G 显带 450~600 条带分辨水平）以上大片段染色体缺失、重复、易位、倒位、插入等结构异常，但对于一些小于 5Mb 的微小染色体结构改变无法检出。染色体微缺失微重复综合征（Microdeletion and Microduplication Syndromes，MMS）是由于染色体微结构畸变所导致的染色体微小片段的缺失和重复，主要是由于特定染色体区域的 CNVs，染色体 DNA 缺失或重复的片段一般小于 5Mb，常低于传统染色体显带核型分析技术分辨率的下限，因此使用传统染色体核型分析检测方法较难或无法检出，容易出现漏检，在临床中往往容易被忽视。全球已报道了近 300 种 MMS，发病率为 1/4000~1/50000。目前临床上较常见的 MMS 有 22q11 微缺失综合征（22q11 deletion syndrome，22q11DS）、22q11.2 微重复综合征（22q11 repetition syndrome，22q11RS）、Williams 综合征（Williams-Beuren syndrome，WBS）和 cri du chat syndrome 综合征等。

一、夫妻之一染色体微小异常

病例 39 17p13.3 区域染色体重排致高度表型变异手足裂畸形家系一例

【背景知识】

手足裂畸形（split hand/foot malformation，SHFM）[OMIM 183600] 是一种临床表型变异谱宽泛的肢体发育畸形，新生儿中发病率约为（0.40~1.18）/ 万，其主要临床特征表现为手足中央裂隙，并指（趾），指（趾）骨、掌骨和跖骨先天性不发育和 / 或发育不全[1]。不同家系间、单一家系内部个体之间、甚至同一个个体的四个不同肢体之间均有可能呈现不同的表型，可表现为从最轻型的并指（趾）畸形和 / 或缺指（趾）畸形到最严重的先天性单指（趾）畸形[2]。根据患者是否同时合并肢体外异常表型，SHFM 被分为综合征型和非综合征型两类，其中，非综合征型 SHFM 又包括单独发生的 SHFM 以及 SHFM 合并其他肢体畸形，如合并胫骨或股骨发育不全时称为 SHFM 伴长骨缺损症（SHFM with long bone deficiency，SHFLD），涉及腓骨缺损时则称为 SHFM 伴腓骨发育不全。SHFM 具有高度的遗传异质性，遗传方式包括常染色体显性遗传、常染色体隐性遗传及 X 连锁遗传等多种方式，绝大多数非综合征型手足裂畸形表现为常染色体显性遗传，但同时家系中可能具有可变表型及外显不全等特征。本例则介绍 17p13.3 区域染色体重排导致 SHFLD 家系一例，且家系中表型变异性大。

【病例情况】

患者女，26 岁，G_4P_0，因“4 次不良妊娠史”就诊。

现病史：就诊者（III 6）本人无异常表型，自诉既往 4 次自然妊娠，均因孕期 B 超提示胎儿肢体畸形引产，第一胎为女性胎儿（IV 3），超声检查提示双侧缺指畸形、并指且伴中央裂隙、双腿屈曲畸形；第二胎性别不详（IV 4），超声检查提示双侧缺指畸形伴上肢掌骨缺损、双侧胫骨或腓骨缺损及双腿屈曲畸形；第三、四胎均为男性胎儿，先证者（IV 5）为第三次妊娠引产胎儿，引产前超声检查提示单侧并指畸形；第四胎（IV 6）引产后胎儿仅表现为左手第二、三指间存在宽大裂隙（图 2-3-1 g）。追问病史，就诊者母亲及家族中有多名类似表型患者，家系图（图 2-3-1a）及家族中各患者肢体畸形表型如图 2-3-1 所示。

家系中患者 I1 表现为双侧缺指畸形伴中央裂隙（图 2-3-1b），其 5 名子女中有 4 名具有肢体畸形，其中包括就诊者的母亲 II6。患者 II1 表型最为严重，其左手只有两个手指且伴中央裂隙（图 2-3-1c），右前臂尺骨及桡骨发育不全伴手部未发育（图 2-3-1 d），同时腿部呈对称性股骨发育不全伴小腿缺如。患者 II2 和 II6 均表现为单侧缺指畸形伴中央裂隙，II6 同时表现有第三、四指指弯曲（图 2-3-1e）。患者 II8 表现为先天性并指畸形，且在外科矫形手术后呈现第三指指弯曲（图 2-3-1f）。家系中所有成员无认知、发育及行为障碍，其他成员无任何肢体畸形表现及异常。

【病例分析】

根据该病例家系图及患者表型，初步判断该家系中手足裂畸形遗传方式为常染色体显性遗传或 X 连锁遗传，同时可能伴有外显不全。对家系成员进行检测前遗传咨询并签署知情同意书，排除与家系表型及遗传模式不符的 SHFM5 及 SHFM6 亚型后，首先对家系中患者进行了 *DLX5*（SHFM1）、*DLX6*（SHFM1）、*TP63*（SHFM4）及 17p13.3 区域内 *BHLHA9*（SHFLD3）四个基因的 Sanger 测序，并对 7q21.2-q21（SHFM1）、Xq26.3（SHFM2）和 10q24.3（SHFM3）三个遗传位点区域进行了连锁分析，检测结果均未发现可疑致病性变异及位点。

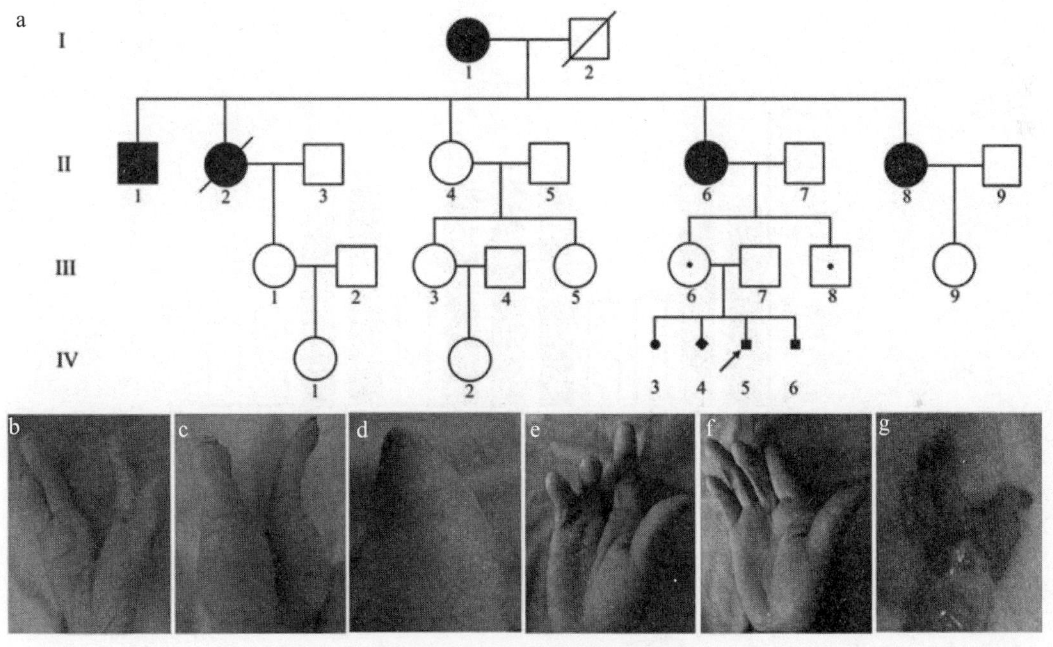

图 2-3-1　家系图及家系中患者肢体畸形表型

进一步对家系中 I1 进行全基因组 CNV 检测，结果显示 I1 存在染色体 17p13.3 区域大片段重复，该重复片段内基因组 DNA 呈现三拷贝数，其中包含了 *BHLHA9* 基因及其周围区域（图 2-3-2）。对 II1、II6、II8、III6、IV5、IV6 进行 CNV 检测后发现均与 I1 携带同样的 17p13.3 区域大片段重复，各患者重复片段大小从 793 kb 至 972 kb 不等。采用实时荧光定量 PCR（qPCR）技术进行 17p13.3 区域重复的验证，结果提示 17p13.3 区域重复大小约为 966kb，包含 *ABR1* 和 *BHLHA9* 在内的重复区域呈现三拷贝数。对家系中所有可获得 DNA 样本的成员及两名非家庭成员针对 *BHLHA9* 基因拷贝数进行 qPCR 检测，结果显示所有患病个体与正常受试者相比，均呈现 *BHLHA9* 基因两拷贝数的增加（除外 III 6 及 III 8）（图 2-3-3），证实 17p13.3 基因组重排在家系中呈现与表型共分离。同时，在检测中发现了两个表型正常的家系成员 III6 和 III8 同样存在 *BHLHA9* 基因拷贝数的增加，为 17p13.3 区域重复无症状携带者，结合家系情况，推测该位点致病可能存在不完全外显情况。

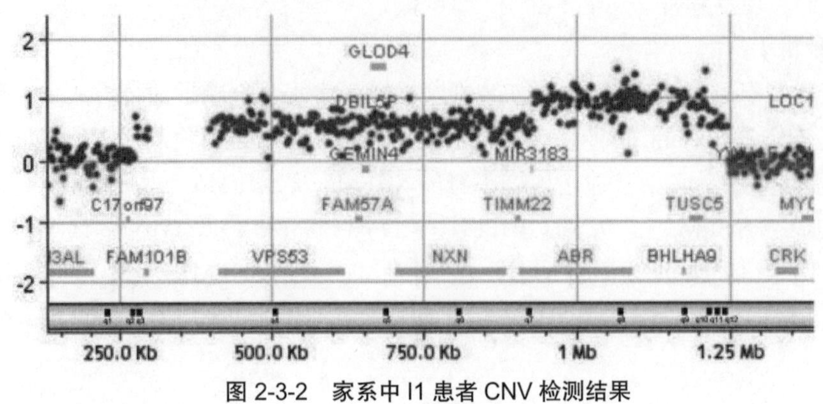

图 2-3-2　家系中 I1 患者 CNV 检测结果

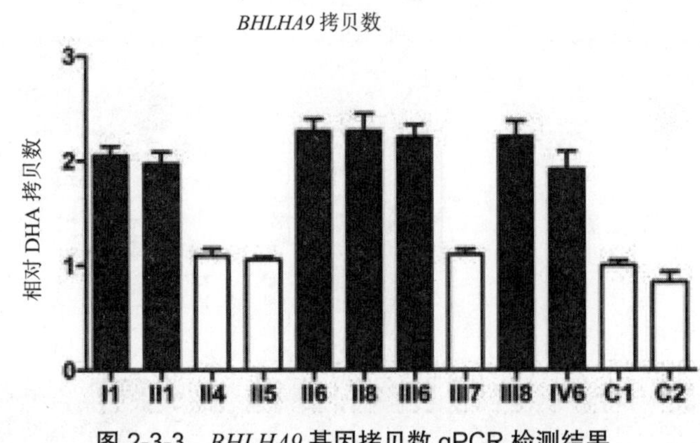

图 2-3-3　*BHLHA9* 基因拷贝数 qPCR 检测结果

注：C1 及 C2 为两名非家庭成员（男性及女性各一名）

检测后对就诊者家系进行遗传咨询，就诊者因多次不良妊娠史，与家属商议后，决定选择赠卵进行辅助生殖受孕。

【专家点评】

SHFM 是一组临床表型复杂多变且具有高度遗传异质性的先天性肢端畸形，迄今为止，已报道的与 SHFM 亚型相关的遗传基因 / 位点有 7 个，包括 7q21.2-q21.3 区域染色体缺失重复或重排，*DLX5* 基因杂合 / 纯合突变或 *DLX6* 基因杂合突变（SHFM1）[OMIM 183600]、Xq26.3 区域（SHFM2）[OMIM 313350]、10q24 区域拷贝数重复（SHFM3）[OMIM 246560]、*TP*63 基因变异（SHFM4）[OMIM 605289]、2q31 区域拷贝数缺失（SHFM5）[OMIM 606708]、*WNT10B* 基因变异（SHFM6）[OMIM 225300] 以及 17p13.3 区域拷贝数重复（SHFLD3）[OMIM 612572][3-4]。以上 7 种亚型之间差异不明显，仅借助临床表型和影像学检查对各亚型进行鉴别诊断较为困难，需要结合遗传方式和遗传学检查综合分析。本例家系中四代共有九名患者具有肢体畸形，除第三代外，其余各代均有患病，且男女均可患病，其中包括四名胎儿。根据家系中患者情况，检测前初步判断该家系中 SHFM 遗传方式为常染色体显性遗传或 X 连锁遗传，同时可能伴有外显不全。在临床表型方面，家系中患者表型符合 SHFM 多变表型特征，且表型严重程度存在较大差异，多数患者表现为单侧或双侧手部受累的 SHFM，下肢受累者占家系中患者人数的三分之一。家系中表型最为严重的为一名男性患者（II1），其四肢均受累，包括右前臂发育不良、双侧小腿缺如及左手裂隙，四肢中有三条出现长骨的缺损，临床诊断为 SHFLD 亚型。另外，家系中引产胎儿之一 IV4 伴有双侧胫骨或腓骨缺损，同样可诊断为 SHFLD 亚型。

SHFLD 在遗传学病因上与单独发生的 SHFM（SHFM1-SHFM6）不同，通常为常染色体显性遗传，但往往具有可变表型和不完全外显率，少数也存在常染色体隐性遗传和双基因遗传模式。目前，有三个与 SHFLD 相关的基因位点，包括 1q42.2-q43 区域（SHFLD1）、6q14.1 区域（SHFLD2）和 17p13.3 区域（SHFLD3），其中，17p13.3 区域的重复已经被证实与 SHFLD3 相关，且在众多 SHFLD3 家系鉴定中发现，该致病性区域内最小重复片段只包括 *BHLHA9* 基因[3, 5]，由此推断，*BHLHA9* 基因的过表达是 SHFLD 表型发生的主要因素。Nagata 等[6]研究发现，长骨缺损的发生率在 *BHLHA9* 三拷贝重复的家系中明显高于 *BHLHA9* 两拷贝重复的家系，这也进一步说明了 *BHLHA9* 拷贝数的增加与长骨缺损表型高度相关。另外，功能研究也表明，*BHLHA9* 编码蛋白在人类外胚层脊形成过程中的肢体发育中起至关重要的作用，其剂量与 SHFM 和 SHFLD 的发生相关[7]。综上所述，本例家系进行遗传学检测后，发现所有患者均具有 17p13.3 区域基因组重排，该重排区域包含 *ABR1* 和 *BHLHA9* 基因，经 qPCR 验证，*BHLHA9* 基因呈三拷贝数重复，因此认为 17p13.3 区域基因组重排是本例家系中 SHFM 和 SHFLD 表型发生的原因。

另外，在本例家系的遗传学分析中，有两名表型正常的家系成员 III6 和 III8 也存在 *BHLHA9* 基因拷贝数的增加，为 17p13.3 区域重复的无症状携带者，且该家系中 SHFM 和 SHFLD 的表型通过无症状携带者 III6 传递到了下一代的四名患者（均为引产胎儿），由此看出，SHFM 存在高度可变的表型谱及不完全外显率，提示除了 *BHLHA9* 基因拷贝数增加这一主要致病因素外，SHFM 和 SHFLD 表型可能还受到复杂遗传因素调节及环境背景等其他因素的影响，也正是由于这种 17p13.3 区域重复无症状携带者的存在，给类似家系的产前诊断和遗传咨询工作都带来了极大的难度与挑战。

【参考文献】

[1] GURRIERI F，EVERMAN DB. Clinical，genetic，and molecular aspects of split-hand/foot malformation：an update[J]. Am J Med Genet A，2013，161 A（11）：2860-2872.

[2] BASEL D，KILPATRICK MW，TSIPOURAS P. The expanding panorama of split hand foot malformation[J]. Am J Med Genet A，2006，140（13）：1359-1365.

[3] SHEN Y，SI N，LIU Z，et al. 17p13.3 genomic rearrangement in a Chinese family with split-hand/foot malformation with long bone deficiency：report of a complicated duplication with marked variation in phenotype[J]. Orphanet J Rare Dis，2018，13（1）：106.

[4] ARMOUR CM，BULMAN DE，JARINOVA O，et al. 17p13.3 microduplications are associated with split-hand/foot malformation and long-bone deficiency（SHFLD）[J]. Eur J Hum

Genet, 2011, 19(11): 1144-1151.

[5] UMAIR M, ULLAH A, ABBAS S, et al. First direct evidence of involvement of a homozygous loss-of-function variant in the EPS15 L1 gene underlying split-hand/split-foot malformation[J]. Clin Genet, 2018, 93(3): 699-702.

[6] NAGATA E, KANO H, KATO F, et al. Japanese founder duplications/triplications involving BHLHA9 are associated with split-hand/foot malformation with or without long bone deficiency and Gollop-Wolfgang complex[J]. Orphanet J Rare Dis, 2014, 9: 125.

[7] KATAOKA K, MATSUSHIMA T, ITO Y, et al. Bhlha9 regulates apical ectodermal ridge formation during limb development[J]. J Bone Miner Metab, 2018, 36(1): 64-72.

（李晓洲　马瑞玉　侯文静　史云芳）

病例 40　Rubinstein-Taybi 综合征的诊断及产前诊断一例

【背景知识】

Rubinstein-Taybi 综合征（Rubinstein-Taybi syndrome, RSTS）[OMIM 180849]，又称宽拇指巨趾综合征、巨指（趾）综合征，是一类罕见的常染色体显性遗传（autosomal dominant inheritance, AD）病，其在人群中的发病率为（0.80~1.00）/万，在智力发育迟缓患者中发病率为 0.2%。该病的临床特征为运动发育迟缓、智能障碍、拇指或脚趾宽大、特殊面容、头小畸形、脏器畸形等。由于 RSTS 的临床表现存在异质性，且尚未形成全面而统一的临床标准，大部分的 RSTS 病例都需要借助基因检测以明确诊断。截至目前，已明确约 50%~70% 为由 *CREBBP* 基因突变引起的 RSTS-1，10% 为由 *EP300* 基因突变所致的 RSTS-2，20%~40% 尚未明确致病基因。本文介绍一例 RSTS 病例诊断及产前诊断，旨在说明染色体微小结构异常的遗传风险及产前诊断策略。

【病例情况】

1. 主诉　婚后 2 年未孕。

2. 现病史　婚后 2 年未避孕未孕。半年前于外院行 IVF-ET，未受孕，拟再次行 IVF-ET。

3. 体格检查　身高 142 cm，体重 54 kg。小头畸形，弓状眉、外眼角下垂、塌鼻梁、高颧骨，颈璞，步态不稳、运动迟缓、自主变换体位困难，无法独立行走，可独坐。重度智力低下，无法正常沟通，口齿不清。拇指、踇趾宽大（图 2-3-4）。

4. 实验室检查　染色体核型为 46,XX；染色体拷贝数变异检测结果为：16 号染色体 p13.3 处缺失 0.24Mb 区域（图 2-3-5），覆盖了 Rubinstein-Taybi syndrome 约 55% 的区域，并覆盖了该综合征的关键基因 *CREBBP* 的 4-31 号外显子，该综合征的特征是身材矮小，中度至重度智力障碍，出生后发育迟缓，头小畸形，显著的颜面部异常（面中部发育不全、长脸、耳朵异常、睑裂狭小、上睑下垂、短鼻、球形鼻），先天性心脏缺陷、房室间隔缺损，漏斗胸，骨骼异常（髋关节脱位、锥状指、高弓足），轻度/中度发育迟缓，胼胝体发育不全，癫痫，肌张力低下，严重的语言发育迟缓，宽大的拇指和第一个脚趾。男性外生殖器异常多毛等。

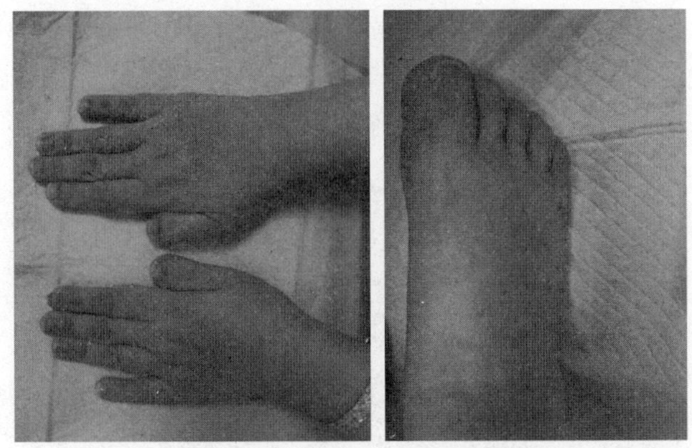

图 2-3-4 宽大的拇指及脚趾

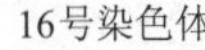

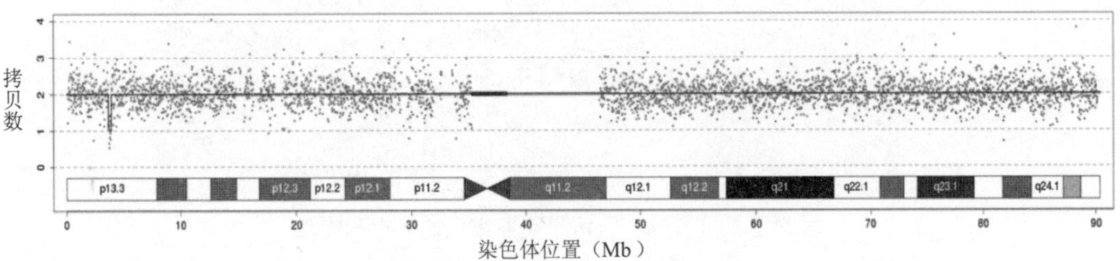

图 2-3-5 患者 CNV-seq 结果图

【诊疗经过】

根据患者临床表现及拷贝数变异检测结果，可确诊为 RSTS。由于其 AD 遗传方式，子代患病风险为 50%。患者自然受孕后需通过产前诊断明确胎儿患病情况。该患者半年后自然受孕，孕 19 周羊膜腔穿刺行胎儿 CNV-seq 检测，结果与母亲相同（图 2-3-6）。引产胎儿可见明显宽大的拇指和脚趾（图 2-3-7）。

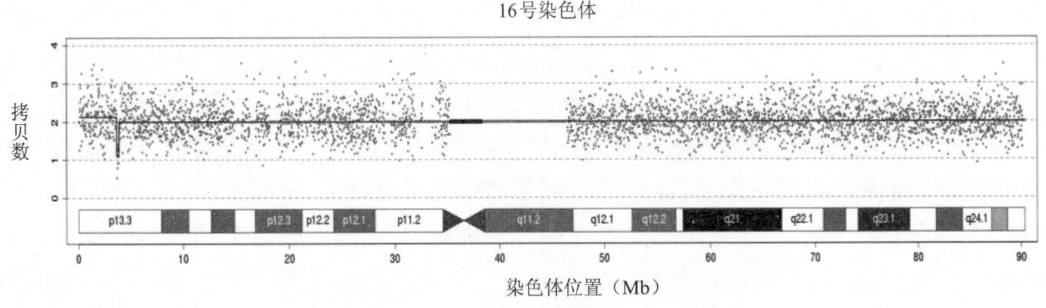

图 2-3-6 患者产前诊断 CNV-seq 结果图

【专家点评】

RSTS 是一种罕见的先天性疾病，1963 年被首次报道。截止目前，该综合征的临床诊断标准与治疗尚没有统一的指南参考。其发生率较高（>90%）的临床表现有：特殊面容、智力发育落后、宽拇指(趾)、小头畸形、言语发育落后[1,2]。本病例患者具有典型的特殊面容、粗大拇指和脚趾,同时伴有智力落后,临床表现与 RSTS 吻合,但由于该病临床异质性较强,最终需结合基因检测明确诊断。

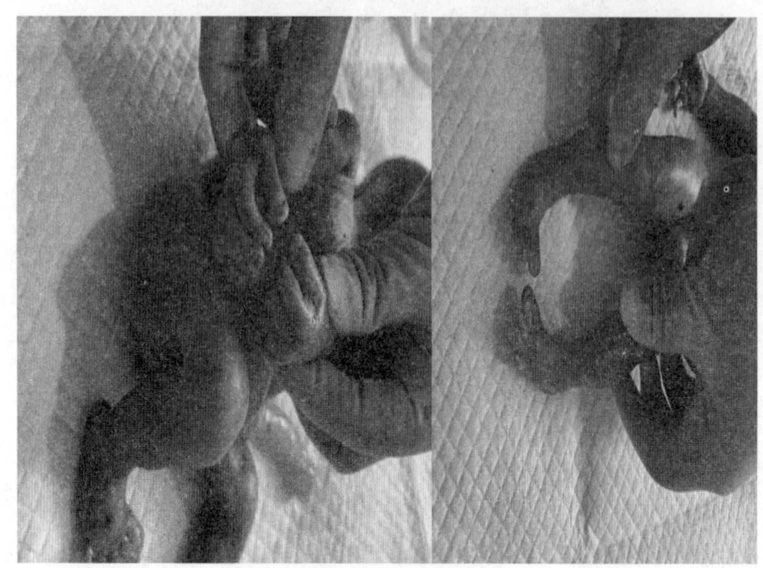

图 2-3-7 引产胎儿,可见明显宽大的拇指和脚趾

RSTS 的发病与 2 个致病基因突变相关:编码 cAMP 调节的增强子结合蛋白的 *CREBBP* 基因和编码 E1 A 结合蛋白(p300)的 *EP300* 基因。研究发现 *CREBBP* 基因突变约占 50%~70%,为 RSTS-1;*EP300* 基因突变约占 10%,为 RSTS-2,另外仍有 20%~40% 的病例未找到明确致病基因,目前未见种族及性别差异的相关报道。

CREBBP 基因位于染色体 16p13.3 区域,长度为 156 kb,编码包含 2442 个氨基酸的增强子结合蛋白[3];*EP300* 基因位于染色体 22q13.2,长度为 88 kb,编码包含 2414 个氨基酸的 p300 蛋白,两者均由 31 个外显子组成[4]。增强子结合蛋白和 p300 蛋白均包含组蛋白乙酰转移酶活性区、非组蛋白乙酰转移酶活性区及多个蛋白结合区,二者均参与 RNA 聚合酶Ⅱ复合物和 DNA 结合转录因子的生物反应,在 p53 的泛素化和降解过程中发挥重要作用,对 DNA 修复、生长和分化、细胞凋亡以及肿瘤因子的抑制等方面有积极的调节作用。*CREBBP* 和 *EP300* 基因均编码组蛋白乙酰转移酶,引起组蛋白末端赖氨酸的电荷性质发生改变,减弱了 DNA- 组蛋白的相互作用,促进遗传物质转运[5]。两者是一对高度同源化的基因,有 70% 以上的序列同源性,参与编码高度同源性的蛋白,与人体的转录因子及基因蛋白编码区相互影响。既往研究认为剂量效应的变化可以引起基因组拷贝数发生变异从而造成发病,而 *CREBBP* 基因作为一种剂量敏感基因,编码蛋白在目的 DNA 与转录因子之间发挥着枢纽作用。如果 *CREBBP* 基因位点发生变异,会改变蛋白的结构而致病,并且片段缺失也会引起单倍剂量的减少,从而影响蛋白的功能而引起正常生理功能发生变化。*CREBBP* 基因的突变形式有 230 余种,包括无义 / 错义突变、剪接位点突变、缺失突变、异位重排、插入、大片段插入 / 重复突变等。*EP300* 基因的突变形式有 9 种,包括无义 / 错义突变、缺失突变。

目前基因突变类型与临床表现的相关性没有定论。该病主要通过对症治疗缓解症状,对于有家族史的患者,需评估遗传风险,以便根据致病基因携带情况选择合适的受孕方式或产前诊断方案。

本病例致病基因为 *CREBBP* 基因 4-31 号外显子缺失,临床比较少见。由于缺失片段约 0.24Mb, CNV-seq 技术可以检测,若 CNV-seq 未发现致病性 CNVs 则需进一步全外显子测序或全基因组测序以明确诊断。因此对于智力低下、表型异常的患者,其遗传学病因诊断尤为重要,在染色体核型未见异常的情况下,需进行 CNV-seq 的检测,如 CNV-seq 仍未检出异常,则需进一步的遗传学诊断。而明确致病基因及突变类型的 RSTS 患者生育相同患儿的风险为 50%,可根据具体基因突变类型选择合适的 PGT 及产前诊断方案。

【参考文献】

[1] CHOI N, KIM H Y, LIM B C, et al. Genetic and clinical heterogeneity in Korean patients with Rubinstein-Taybi syndrome[J]. Mol Genet Genomic Med, 2021, 9(10):e1791.

[2] MILANI D, MANZONI F M, PEZZANI L, et al. Rubinstein-Taybi syndrome: clinical features, genetic basis, diagnosis, and management[J]. Ital J Pediatr, 2015, 41:4.

[3] MARZUILLO P, GRANDONE A, COPPOLA R, et al. Novel cAMP binding protein-BP (CREBBP) mutation in a girl with Rubinstein-Taybi syndrome, GH deficiency, Arnold Chiari malformation and pituitary hypoplasia[J]. BMC Med Genet, 2013, 14:28.

[4] LÓPEZ M, SEIDEL V, SANTIBÁÑEZ P, et al. First case report of inherited Rubinstein-Taybi syndrome associated with a novel *EP300* variant[J]. BMC Med Genet, 2016, 17(1):97.

[5] IYER N G, OZDAG H, CALDAS C. p300/CBP and cancer[J]. Oncogene, 2004, 23(24):4225-4231.

（李晓洲 王浩利 张娟 袁碧波 韩姹 史云芳）

二、胎儿染色体微小异常

病例 41 胎儿复杂性先心病 Baraitser-Winter 综合征 1 一例

【背景知识】

先天性心脏病(congenital heart disease, CHD)是最常见的出生缺陷,在新生儿主要出生缺陷中占近 1/3,是导致围产期和 5 岁以下儿童非意外死亡的主要原因之一。我国活产儿先心病发病率约 8‰左右,不仅占我国出生缺陷发生原因的第一位(26.7%),也是发生率增长最快的出生缺陷。据统计,我国每年约有 15 万左右的新增患儿,其中复杂先心病为 30%~40%。先心病的病因包括遗传因素、环境因素以及两者共同作用[1]。随着分子遗传检测技术的飞速发展, 2021 年 Diz 等人研究表明[2],遗传因素占 45%,其中染色体非整倍体占 10%(最常见的唐氏综合征占 75%), CNV 异常占 15%(最常见的 22q11.2 缺失占 15%),微小变异占 20%(新发变异为 70%)。

【病例情况】

1. 主诉　孕 25^{+3} 周,发现胎儿畸形 5 天。

2. 现病史　孕妇, 26 岁, G_2P_0,自然受孕,孕早期无阴道出血及保胎史, NIPT 检测低风险。孕 24^{+5} 周外院产检 B 超:胎儿冠状静脉窦扩张,永存左上腔静脉,完全型肺静脉异位引流不除外,建议胎儿超声心动检查。孕 24^{+6} 周于外院行超声心动检查提示胎儿复杂性心脏畸形:完全型肺静脉异位引流(心内型)并永存左上腔,静脉肺动脉瓣回声增强,主动脉瓣少许返流,三尖瓣少量返流,室间隔缺损。孕 25^{+3} 周,入我院,复查产科 B 超提示宫内单胎,胎儿先心病不除外。孕妇要求终止妊娠。行利凡诺腔内引产术,顺娩一男死婴。孕妇要求进行遗传学检测。无心脏病家族史。

3. 辅助检查　引产胎儿组织 CNV-seq(100k)检测: 46,XN,del(7p22.1).seq[GRCh37 / hg19](5,418,923-5,578,226)×1,该片段缺失一个拷贝,长约 159.30kb,根据 ACMG 指南,判定为疑似致病变异。该区域包含 OMIM 收录的致病基因 *ACTB*, *ACTB* 基因功能异常关联疾病 Baraitser-Winter syndrome 1(BRWS1)[OMIM 243310] 和 Dystonia, juvenile-onset [OMIM 607371](图 2-3-8)。建议父母进行 CNV-seq 检测,验证来源,父母拒绝。

检测结果
46,XN,del(7p22.1).seq[GRCh37/hg19](5,418,923-5,578,226)×1 *N 代表 X 或 Y 染色体
结果说明
1. 送检样本检出缺失变异: 第 7 号染色体短臂部分(5,418,923-5,578,226)片段缺失一个拷贝,长约 159.30Kb,为疑似致病变异。chr7:(5,418,923-5,578,226)区域包含 OMIM 收录的致病基因 *ACTB*。*ACTB* 基因功能异常关联疾病 "Baraitser-Winter syndrome 1"[1]、"?Dystonia, juvenile-onset"[2]。

图 2-3-8　引产胎儿组织检出的致病变异

【诊疗经过】

1.BRWS1 的诊断及鉴别诊断

1)诊断:本例引产畸形胎儿检出的疑似致病 CNV 中包含致病基因 *ACTB*, *ACTB* 与 BRWS1 和 Dystonia, juvenile-onset 两种疾病相关。因超声提示引产胎儿仅表现心脏系统的复杂畸形,其他系统未见异常,因此排除 Dystonia, juvenile-onset(无心脏表型),考虑 BRWS1。

BRWS1 是罕见发育异常的常染色体显性遗传病,临床表型:眼距过宽、宽鼻子、大鼻尖、鼻根突出、先天性非肌病性上睑下垂、脊状额缝、拱眉、虹膜或视网膜缺损、听觉障碍、肩带肌大块并进行性关节僵硬、巨脑回畸形、罕见侧头畸形或神经元异位,在某些病例中可见唇腭裂、拇趾复合体、先天性心脏病和肾脏异常,随年龄增加会出现小头畸形,可能存在早期肌肉受累偶伴有先天性关节弯曲,也可表现智能障碍和严重程度不同的癫痫,临床表型高度变异。*ACTB* 是明确的致病基因，致病变异包括 *ACTB* 杂合性变异和包含 *ACTB* 基因的 7p22.1 染色体片段缺失[3-4]。BRWS1 的诊断需要结合临床表型和 *ACTB* 基因的致病变异。

2）鉴别诊断[5]：

（1）两眼宽间距 Teebi 型（Hypertelorism，Teebi type）[OMIM 145420]：两眼间距明显增宽，常染色体显性遗传方式，致病基因为 *SPECC1L*。

（2）努南综合征（Noonan syndrom，NS）：婴儿期特殊的面部表现（没有脊状额缝），伴有胸部畸形、颈部皮肤皱褶或蹼颈、先心病以及发育迟缓等，这些可能导致误诊为 NS。NS 通过典型的临床表型和相关的致病基因检测（*PTPN11*、*SOS1*、*RAF1* 和 *RIT1* 等）可以进行鉴别。

（3）歌舞伎综合征（Kabuki Syndrome，KS）：诊断主要通过临床发现确定，具有典型的下眼睑外侧三分之一外翻的长睑裂，据此可以鉴别。

2. 检测结果　本例引产胎儿仅表现心脏复杂畸形，超声未发现其他器官和系统的异常，CNV-seq 检测提示 7p22.1 缺失，包含 *ACTB* 基因。因此，本案例引产胎儿可能为 BRWS1。

3. 遗传咨询　BRWS1 是常染色体显性遗传病，完全外显，临床表型变异度大，报道的病例大多数为新发。建议父母进行验证，确定微缺失变异的来源，已拒绝。告知再生育需行 PGT 或产前诊断[5]。

【专家点评】

产科临床工作常见 CHD，尤其是复杂性 CHD。虽然近些年遗传学技术得到了飞速发展，目前可检测出遗传因素的 CHD 只有 45%。遗传咨询也变得越来越复杂，因而为 CHD 胎儿提供个体化及全面的评估变得更具有挑战性。专家共识给出了 CHD 产前基因诊断适应证[1]：①胎儿复杂先心病：除外室缺、房缺、动脉导管未闭、单纯性肺动脉狭窄、单纯性主动脉弓缩窄的 CHD；②伴其他器官异常，如脑积水、脊柱裂、胎儿肢体畸形、手足畸形、宫内发育迟缓等；③二胎以上先心病孕史，或家族直系亲属有明确的遗传性心脏病。产前诊断遗传学技术可以选择染色体核型分析、基因芯片[6] 和全外显子检测技术[7]。

【参考文献】

[1] 洪海筏，张玉奇，王剑，等. 中国心脏出生缺陷围产期诊断和临床评估处置专家共识 [J]. 中华小儿外科杂志，2018，39（03）：163-170.

[2] DIZ O M，TORO R，CESAR S，et al. Personalized genetic diagnosis of congenital heart defects in newborns[J]. J Pers Med，2021，11（6）：562-584.

[3] CUVERTINO S，STUART H M，CHANDLER K E，et al. ACTB loss-of-function mutations result in a pleiotropic developmental disorder[J]. Am J Hum Genet，2017，101（6）：1021-1033.

[4] PALUMBO O，ACCADIA M，PALUMBO P，et al. Refinement of the critical 7p22.1 deletion region：Haploinsufficiency of ACTB is the cause of the 7p22.1 microdeletion-related developmental disorders[J]. Eur J Med Genet，2018，61（5）：248-252.

[5] VERLOES A，DRUNAT S，PILZ D，et al. Baraitser-Winter Cerebrofrontofacial Syndrome.

2015 Nov 19. In: Adam MP, Ardinger HH, Pagon RA, et al., editors. GeneReviews® [Internet]. Seattle (WA): University of Washington, Seattle; 1993-2022.

[6] 周希亚,戚庆炜,吴青青,等. 染色体微阵列分析在孤立性先天性心脏病产前诊断中的作用 [J]. 发育医学电子杂志, 2019, 7(02): 121-125.

[7] QIAO F, WANG Y, ZHANG C, et al. Comprehensive evaluation of genetic variants using chromosomal microarray analysis and exome sequencing in fetuses with congenital heart defect[J]. Ultrasound Obstet Gynecol, 2021, 58(3): 377-387.

（张美姿　刘丽　刘荣）

病例 42　Williams-Beuren 综合征一例

【背景知识】

Williams-Beuren 综合征 [OMIM 194050] 是一种发生在 7 号染色体长臂近端（7q11.23）区域的微缺失综合征。该病为常染色体显性遗传病,有 90%~95% 的患者出现 1.55Mb 的缺失,有 5%~10% 的患者缺失了 1.84Mb[1]。人群中发病率约 1/ 万,大多数是散发的,少部分有家族史[2]。其特征复杂,包括心血管疾病（弹性蛋白动脉病、外周肺动脉狭窄、瓣上主动脉瓣狭窄、高血压）、独特面部特征、结缔组织异常、智力障碍（通常较轻微）、特定的认知特征、独特个性特征、生长异常、内分泌异常（高钙血症、高钙尿症、甲状腺功能减退和青春期早发）[3]。

【病例情况】

患儿,女, 12 岁,因“智力发育低于同龄”就诊。患儿智力落后,学习困难,语言能力尚可。查体可见特殊面容,鼻梁凹陷,口唇宽大,耳朵突出,尖耳廓,四肢肌力、肌张力正常。其母自述患儿为第一胎,第一产,孕期胎儿发育迟缓,孕 43 周行剖宫产。母孕期无特殊病史,未正常产检。出生时当地医院检查发现房 - 室间隔缺损,9 年前接受微创手术治疗。外院染色体核型分析未见异常: 46,XX。父母均体健,否认家族遗传病史。患儿父母拟生育二胎,行遗传咨询。

【诊疗经过】

1. 诊断及鉴别诊断

1）Williams-Beuren 综合征的诊断: Williams-Beuren 综合征的确诊是在 7q11.23 号染色体上检测到 1.5~1.8 Mb 的杂合的微缺失。该病表型是多变的,不依靠单一临床特征来确定诊断。若伴有以下特征,应被怀疑为 Williams-Beuren 综合征[4]:

（1）心血管疾病（弹性动脉病）。主动脉瓣上狭窄是最具临床意义和最共同的心血管特征,75% 的受累者具有该特征。外周肺动脉狭窄常见于婴儿期。

（2）独特面容。宽额头,两颞颥骨变窄,眶周饱满,星状 / 花边虹膜模式,斜视,短鼻,宽鼻尖,颧骨扁平,人中长,上下嘴唇厚,宽嘴巴,咬合畸形,小下巴和大耳垂。以上表型存在于所有年龄段。年幼的孩子出现内眦赘皮,脸颊满而小,牙齿间隔宽,而成年人通常有很长的脸和脖子,加上倾斜的肩膀,导致外观更憔悴。

（3）结缔组织异常。嗓音嘶哑,腹股沟 / 脐部疝气,肠 / 膀胱分支,直肠脱垂,关节限制或松弛，以及柔软、松弛的皮肤。

（4）智力障碍。大多数人都有一定程度的智力缺陷，从严重到轻微。

（5）特殊的认知情况。语言上的短期记忆优势和极弱的空间认知能力较为典型。Williams-Beuren 综合征的认知状态与智商无关。

（6）独特人格。过度友好、共情、普遍性焦虑症、特定恐惧症和注意力缺乏都是常见的。

（7）发育异常。生长模式的特点是产前发育不足，婴幼儿生长缓慢以及青春期的快速生长期短暂。

（8）内分泌紊乱。该发现包括特异性高钙血症、高钙尿症、甲状腺机能减退、亚临床甲状腺功能减退和青春期提前。特别是在成人中，观察到口服葡萄糖耐量测试异常、肥胖和糖尿病的发生频率增加。

2）鉴别诊断：Williams-Beuren 综合征应与其他以发育迟缓、注意力缺陷、身材矮小、独特面相及/或先天性心脏病为特点的综合征相区别[4]。这些包括：努南综合征、22q11.2 缺失（DiGeorge 综合征）、史密斯氏综合征和歌舞伎综合征。

（1）努南综合征：常染色体显性遗传疾病。50% 受累个体为 *PTPN11*、13% 受累个体为 *SOS1*、5% 受累个体为 *RAF1* 和 *RIT1* 以及少于 5% 的受累个体为 *KRAS* 存在致病性变异。

（2）DiGeorge 综合征：也称为 22q11.2 微缺失综合征，是由于在 22 号染色体长臂 1 区的基因缺失引起的。先证者约 93% 为新发变异，7% 为遗传变异。

（3）史密斯氏综合征：史密斯氏综合征是由常染色体 17p11.2 区域上的 *RAI1* 基因的缺失或突变引起的。目前发现病例均为新发变异。

（4）歌舞伎综合征：*KMT2D* 基因相关的歌舞伎综合征以常染色体显性的方式遗传。迄今为止，只有 6 名由 *KDM6A* 基因的突变引起的歌舞伎综合征被报告。

2. 检测结果　患者存在智力发育落后，特殊面容，先天性心脏疾病等症状，无发育倒退表现，提示患儿为累及多系统的综合征。患儿染色体核型分析未见异常，排除染色体病，需考虑染色体核型分析无法检测出的染色体微缺失/微重复综合征或单基因病等。

根据先证者的临床表型，建议进行染色体微阵列芯片技术检测。检测结果提示患儿 7 号染色体长臂部分（72，638，711-74，170，370）片段缺失一个拷贝，长约 1.53 Mb，为已知致病变异（图 2-3-9）。随后父母进行家系验证（图 2-3-10、图 2-3-11），染色体未见该区域异常，考虑为先证者新发变异。

检测结果
46,XX,del(7q11.23).seq[GRCh37/hg19](72,638,711-74,170,370)×1
结果说明
1. 送检样本检出缺失变异：
第7号染色体长臂部分(72,638,711-74,170,370)片段缺失一个拷贝，长约1.53Mb，为已知致病变异。chr7:(72,638,711-74,170,370)区域与"Williams-Beuren Syndrome"[1]的报道区域有关，并且覆盖其关键基因 *ELN*、*GTF2IRD1*、*GTF2I*、*LIMK1*、*FKBP6*、*RFC2*。"Williams-Beuren Syndrome"的临床表现为矮

图 2-3-9　先证者染色体微阵列芯片检测结果

检测结果
送检样本未发现染色体非整倍体变异及已知的、致病性明确的100Kb以上的微缺失/微重复变异。

图 2-3-10　先证者之父染色体微阵列芯片验证结果

检测结果
送检样本未发现染色体非整倍体变异及已知的、致病性明确的100Kb以上的微缺失/微重复变异。

图 2-3-11　先证者之母染色体微阵列芯片验证结果

患儿进行染色体微阵列芯片技术检测，检测结果提示患儿7号染色体长臂部分（72, 638, 711-74, 170, 370）片段缺失一个拷贝，长约1.53Mb。该片段为Williams-Beuren综合征相关区域，且覆盖其关键基因，为已知致病变异。患者诸多表型符合Williams-Beuren综合征临床特征，检测结果确诊患儿为Williams-Beuren综合征。

3. 遗传咨询　Williams-Beuren综合征遗传方式为常染色体显性，外显率为100%。该患儿母亲拟再生育，需进行产前诊断。虽然大部分Williams-Beuren综合征患者为新发突变，同胞再患病率低，考虑到生殖腺嵌合及亲代染色体倒位的可能，对于新发突变患者的父母，仍有行产前诊断的必要。患儿母亲拟再生育，可对胎儿样本（绒毛、羊水或脐血）进行FISH、CMA或CNV-seq检测。

【专家点评】

Williams-Beuren综合征遗传方式为常染色体显性，先证者同胞再患病率取决于家族的发病机制，如果遗传自父母，则同胞再患病率为50%，如父母正常，则发病率明显低于前者。先证者后代再发病率亦为50%。先证者遗传自父母时，其父母家族中其他成员亦存在发病风险。最近的研究表明，约有25%的患者的染色体缺失遗传自其未患病的父/母一方，经检测遗传亲本的7号染色体出现了倒位现象[1,5,6]。普通人群中7号染色体倒位携带率约为6%[6]。在遗传咨询和临床实践中要充分考虑生殖腺嵌合及亲代染色体倒位的可能。

【参考文献】

[1] BAYES M, MAGANO L F, RIVERA N, et al. Mutational mechanisms of Williams-Beuren syndrome deletions[J]. Am J Hum Genet,2003; 73:131-51.

[2] BRAWN G, PORTER M. Adaptive functioning in Williams syndrome and its relation to demographic variables and family environment[J]. Res Dev Disabil, 2014, 35(12): 3606-3623.

[3] MORRIS C A, BRADDOCK S R. COUNCIL ON GENETICS. Health care supervision for children with Williams syndrome[J]. Pediatrics, 2020,145(2):e20193761.

[4] MORRIS C A. Williams Syndrome. 1999 Apr 9 [Updated 2017 Mar 23]. In: Adam MP, Ardinger H H, Pagon R A, et al., editors. GeneReviews® [Internet]. Seattle(WA): University of Washington, Seattle; 1993-2022.

[5] OSBORNE L R, LI M, POBER B, et al. A 1.5 million-base pair inversion polymorphism in families with Williams-Beuren syndrome[J]. Nat Genet, 2001,29(3):321-325.

[6] HOBART H H, MORRIS C A, MERVIS C B, et al. Inversion of the Williams syndrome region is a common polymorphism found more frequently in parents of children with Williams syndrome[J]. Am J Med Genet C Semin Med Genet, 2010,154C(2):220-228.

（刘烨　刘丽　徐凤琴）

病例 43　10q24.3 微重复致胎儿手足裂畸形一例

【背景知识】

手足裂畸形(split hand/foot malformation, SHFM)也叫龙虾爪(lobster-claw hand)、先天性缺指畸形(ectrodactyly),是由于四肢端骨正中轴发育不全,剩余指 / 趾呈现不同形式的融合而形成的一种严重影响患者精细活动的罕见先天性肢端畸形,具有临床表型多变和遗传异质性等特点。该病的发病率大约为(0.40~1.18)/ 万,占全部肢端畸形的 15%。本病例报道一例产前超声诊断的由 10q24.3 微重复引起的手足裂畸形。

【病例情况】

1. 主诉　G_1P_0,孕 28^{+5} 周,发现胎儿畸形 1 天。

2. 现病史　孕妇于 6 周因少量阴道褐色分泌物,予肌注黄体酮、口服地屈孕酮保胎治疗 3 周。孕 12 周 NT 检查,胎儿顶臀径与孕周相符, NT 1.0 mm,胎儿鼻骨可见,静脉导管未见 a 波倒置,膀胱未见增大。孕 15^{+4} 周, NIPT 筛查低风险。孕 24 周未做系统超声检查。孕 28^{+3} 周,超声检查发现胎儿畸形。

3. 辅助检查　超声检查提示相当于孕 28 周,胎儿左肾大小 49 mm × 18 mm,可见两个肾盂,不相通,胎儿右肾未显示;胎儿双手形态异常,各可见四根掌骨,两根手指,双足形态异常,交织呈蟹钳样。

【病例分析】

孕妇发现胎儿畸形,考虑胎儿畸形比较严重,则于 28^{+5} 周引产,引产胎儿可见小下颌畸形，双手及双足 SHFM，引产胎儿见图 2-3-12。为明确胎儿畸形原因，取胎儿皮肤组织行 CNV-seq 检测，结果发现胎儿 10 号染色体 q24.31-q24.32 存在 0.64 Mb 重复片段，该片段重复可引起手脚畸形，部分掌 / 跖、指 / 趾骨及其周旁软组织缺如，小下颌，智力低下，发育迟缓，CNV-seq 结果见图 2-3-13。由于孕妇为第一胎，为明确胎儿畸形遗传方式，分别取夫妻双方外周血行 CNV-seq 检测，结果均未发现该片段异常，胎儿 dup(10q24.31-q24.32)为新发变异。

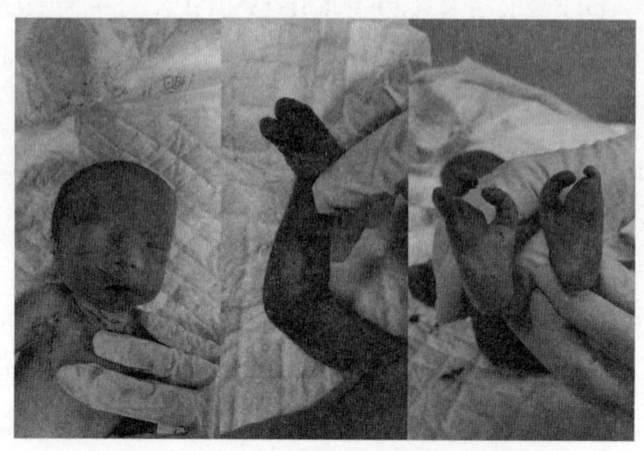

图 2-3-12　引产胎儿面部及手、脚

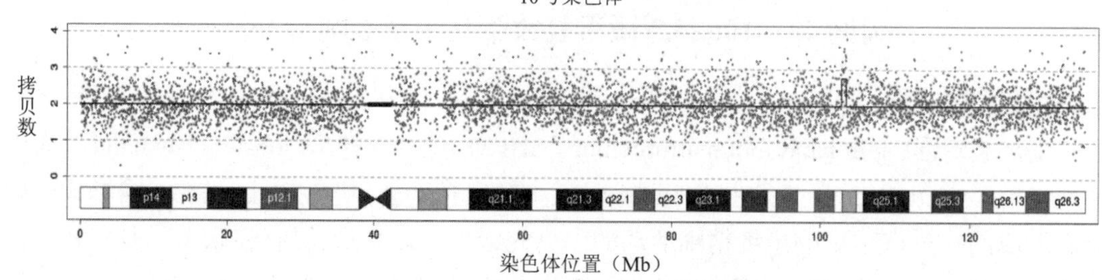

图 2-3-13　胎儿组织 CNV-seq 结果图

【专家点评】

SHFM 的遗传方式多表现为 AD 遗传，也可以表现为 AR 遗传或 X 连锁遗传。根据已经报道的遗传变异位点不同，可分为 7 种类型，其中 Ⅰ、Ⅲ、Ⅳ、Ⅴ 型为 AD 遗传，遗传位点分别定位于 7q21.2-q21.3、10q24、3q27 和 2q24.3-q31；Ⅵ 型为 AR 遗传，遗传位点定位于 12q13.11-q13；Ⅱ 型为 X 连锁遗传，遗传位点定位于 Xq26；SHFLD(split hand/foot malformation with long bone deficiency)型表现为手 / 足裂畸形伴长骨发育不全，其遗传位点在 17p13.3，表现为不完全显性遗传。

本病例为 10q24.31-q24.32 重复的 SHFM-Ⅲ型，可导致包括 *btrc* 和 *fbxw4* 在内的基因重复。除 SHFM 外，还可表现出小颌畸形、听力问题和肾发育不良 [1]。研究表明，SHFM-Ⅲ型临床表型可为部分指 / 趾缺失和指 / 趾发育不良，以中轴线表现居多，并且表型变异较大，外显率较低，不同家系或个体之间表型高度可变 [2]。涉及相关基因重复区域可能包括 *hug1*、 *tlx1*、*lbx1*、*btrc*、*poll* 和 *fbxw4* 基因，以及这些基因的部分重复，但具体发病机制尚需进一步探索[3]。由于胎儿为新发变异，该夫妻再孕再发风险同低风险人群，可考虑自然受孕。

因此对于产前超声发现严重异常的胎儿，仅仅终止妊娠是不够的，还要重视寻找导致胎儿异常的原因，为再生育指导提供依据。

【参考文献】

[1] GANE B D，NATARAJAN P. Split-hand/feet malformation：A rare syndrome[J]. J Family Med Prim Care，2016，5(1)：168-169.

[2] KANTAPUTRA P N，CARLSON B M. Genetic regulatory pathways of split-hand/foot malformation[J]. Clin Genet，2019，95(1)：132-139.

[3] XIANG R，DU R，GUO S，et al. Microduplications of 10q24 detected in two chinese patients with split-hand/foot malformation type 3[J]. Ann Clin Lab Sci，2017，47(6)：754-757.

（李晓洲 董海伟 高晓丽 史云芳）

病例 44 妊娠期诊断双侧唇腭裂伴心脑畸形 10q24.31q25.1 微缺失一例

【背景知识】

唇腭裂指位于唇部和(或)腭部不同程度的裂隙，包括单纯唇裂、单纯腭裂和唇腭裂。先天性唇腭裂(cleft lip and palate，CLP)是人类常见的先天畸形之一，患病率约为 1.4‰[1]。在临床上根据是否伴发其他先天畸形分为综合征型唇腭裂(syndromic cleft lip with or without cleft palate，SCL/P)和非综合征型唇腭裂(non-syndromic cleft lip with or without cleft palate，NSCL/P)。目前学术界普遍认为其发病机制与遗传及环境因素有关[2-3]。SCL/P 伴有全身其他组织和器官的多发性畸形，目前部分 SCL/P 的病因已经明确由染色体异常和单基因突变导致。染色体异常常见的有唐氏综合征、Patan 综合征、猫叫综合征、DiGeorge 综合征等。单基因突变常见的有：Pierre-Robin 综合征、Van der Woude 综合征、Treacher Collins 综合征、Stickler 综合征等。随着相关修复整形技术的进步，大部分单纯唇腭裂经治疗后预后良好，但多数综合征型的唇腭裂预后不良。

【病例情况】

1. 主诉　患者，女，31 岁，主因“G_1P_0，孕 24^{+4} 周，发现胎儿畸形 2 天”入院。

2. 现病史　患者平素月经规律，停经 40 天查尿 HCG(+)，早孕反应较轻。孕早期阴道出血，口服保胎药物治疗一周。孕 13^{+1} 周超声筛查胎儿 NT 增厚、约 3.82 mm。孕 5+ 月自觉胎动，活跃至今。正规产检，空腹血糖 4.43nnnol/L，NIPT 检测低风险。孕 24^{+2} 周门诊产检行系统超声检查：宫内单胎，胎儿双侧唇腭裂，胎儿室间隔缺损不除外，胎儿透明隔腔未显示，小脑下蚓部发育不良。

患者平素身体状况良好，否认慢性病史，否认手术史，否认外伤史，否认输血史，否认药物或食物过敏史。否认传染病及遗传病家族史。孕早期肝功能正常，乙肝五项阴性，梅毒、丙肝抗体、HIV 均阴性。

3. 辅助检查

（1）超声检查：双顶径 58 mm，头围 214 mm，腹围 196 mm，股骨 40 mm，胎盘：右前壁，0-I 级，S/D3.1，羊水量 57 mm。颅骨环完整，脑中线居中，透明隔腔未显示，侧脑室不宽，丘脑、小脑可见，小脑下蚓部显示不全，面积似为 0.95 cm^2，后颅窝与第四脑室相通，后颅窝不宽；上唇连续性中断，上牙槽连续性中断；脊柱序列未见明显异常；双侧肱骨，双侧尺骨、桡骨可见，双侧股骨，双侧胫骨、腓骨可见，掌指（趾）显示不全；双肺回声未见明显异常；心脏大部分位于左侧胸腔，四腔心可见，室间隔连续性似中断约 2 mm，左、右室流出道呈交叉排列；腹壁未见缺损，肝脏、胃泡可见，肠管未见扩张；双肾可见，集合系统未见分离，膀胱可见。

（2）超声提示：①宫内单胎（超声相当于 23^{+4} 周）；②胎儿双侧唇腭裂；③胎儿室间隔缺损不除外；④胎儿透明隔腔未显示小脑下蚓部发育不良？（图 2-3-14）。

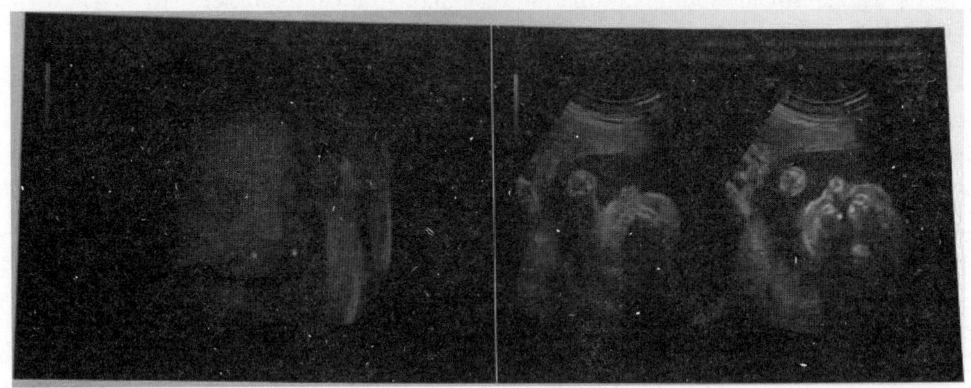

图 2-3-14　超声图像

【诊疗经过】

根据超声诊断报告，胎儿为伴心脑畸形的综合征型唇腭裂。患者夫妻双方均否认遗传病家族史，经过遗传咨询决定引产并接受胎儿组织 CNV-seq（100K）检测，结果检出 10q24.32q25.1 区域存在约 7.26Mb 的缺失（图 2-3-15）。

10q 染色体缺失是罕见的和表型多样化的，这与缺失片段的大小和缺失所在区域不同有关。本次检出 10q24.32q25.1 区域约 7.26Mb 的缺失（拷贝数：1）。DECIPHER、ClinVar 数据库中未发现相似 CNV 的患者记录。DGV 及本地数据库中未发现正常人记录。该区域包含蛋白编码基因超过 34 个。据 Peltekova 等 [8] 报道，1 例患儿检出 10q24.31q25.1 区域约 5.54Mb 的新发缺失变异，主要临床表现为肾异常、口面裂、大叶性全前脑畸形、Dandy-Walker 畸形。另据 Jehee 等 [9] 报道，1 例 44 岁女性检出 10q24.32q25.1 区域 2.8Mb 的缺失变异，主要临床表现包括发育迟缓、智力障碍、身材矮小、唇腭裂、多发性先天畸形。综上，根据 ClinGen CNV 评分体系得分介于 0.9~0.98 之间，为疑似致病变异。

建议患者夫妻双方进行染色体核型和 CNV-seq 筛查，双方拒绝。若双方拟再生育，仍有行产前诊断的必要。遗传咨询需考虑到双方染色体异常及生殖腺嵌合的可能。

主要检测结果			
变异名称	分类	片段大小	变异来源
seq[GRCh37]del(10q24.32q25.1) chr10:g.103142561-110399580del	疑似致病	7.26Mb	未知

seq[GRCh37]del(10q24.32q25.1)chr10:g.103142561-110399580del

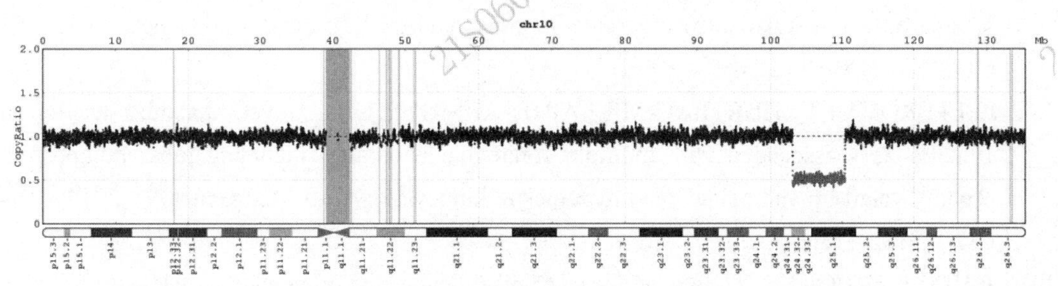

图 2-3-15 胎儿 CNV-seq(100K)检测结果

【专家点评】

随着相关修复整形技术的进步,大部分单纯唇腭裂经治疗后预后良好。然而,所有类型的胎儿唇腭裂均有可能合并其他结构异常。产前超声诊断的孤立性唇裂伴或不伴腭裂的情况下,大约有 15 % 存在其他复杂畸形,如 21 三体综合征、颅脑畸形、室间隔缺损等[4-5]。当发现胎儿唇腭裂时,应检查可能伴发的其他结构异常。

10q24.32q25.1 区域的缺失很少见,到目前为止文献中只报道了 4 例患者[6-9],我国还没有相关病例的报道。本文介绍了 1 例产前超声检查胎儿畸形病例,致病变异为 10q24.32q25.1 区域约 7.26Mb 的缺失。通过与先前报道的 10q24.32q25.1 微缺失患者进行比较,本例胎儿表型一致的特征是发育迟缓、唇裂腭裂、多种先天性畸形(大脑、肾脏和心脏)。此外,据目前的文献报道, 10q24.32q25.1 区域缺失的患者均有不同程度的智力障碍。尚不清楚患者的临床表现是否与缺失区域内特定基因的联合缺失有关,或是否可被认为是一种微缺失综合征,对 10q24.32q25.1 缺失区域亟待研究分析。

【参考文献】

[1] WANG M, YUAN Y, WANG Z, et al. Prevalence of orofacial clefts among live births in china: a systematic review and meta-analysis[J]. Birth Defects Res, 2017, 109(13): 1011-1019.

[2] MOSSEY P A, LITTLE J, MUNGER R G, et al. Cleft Lip and palate[J]. Lancet, 2009, 374(9703):1773-1785.

[3] 孙思超,刘建国,王莉佳,等. 中国人群非综合征型唇腭裂遗传背景研究进展[J]. 山东医药,2018, 58(31):111-114.

[4] 中华医学会超声医学分会妇产超声学组. 胎儿唇腭裂产前超声检查专家共识[J]. 中华超声影像学杂志,2021,30(1):11-14.

[5] BURNELL L, VERCHERE C, PUGASH D, et al. Additional post-natal diagnoses following antenatal diagnosis of isolated cleft lip +/- palate[J]. Arch Dis Child Fetal Neonatal Ed, 2014,99(4):F286-F290.

[6] TAYLOR M D, LIU L, RAFFEL C, et al. Mutations in SUFU predispose to medulloblastoma[J]. Nat Genet,2002,31(3):306-310.

[7] HOEFELE J, GABERT M, HEINRICH U, et al. A novel interstitial deletion of 10q24.2q24.32 in a patient with renal coloboma syndrome[J]. Eur J Med Genet, 2012, 55(3):211–215.

[8] PELTEKOVA I T, HURTEAU-MILLAR J, ARMOUR C M. Novel interstitial deletion of 10q24.3–25.1 associated with multiple congenital anomalies including lobar holoprosencephaly, cleft lip and palate, and hypoplastic kidneys[J]. Am J Med Genet A, 2014, 164(12):3132-3136.

[9] JEHEE F S, BOUMA T, BOUMAN A. Clinical delineation of an adult female patient with a rare interstitial 10q24.32q25.1 microdeletion[J]. Clin Dysmorphol, 2021,30(3):130-136.

（刘烨　刘丽　李卉　刘荣）

病例 45　天使综合征患儿遗传学诊断一例

【背景知识】

天使综合征（angelman syndrome, AS）[OMIM 105830] 是一种罕见的神经系统发育性疾病，由 Harry Angelman（1965）首次报道，发病率约为 6.70/10 万，临床表现主要有精神发育迟滞、运动及平衡障碍、语言障碍、癫痫和相对特异性的脑电图异常，部分患儿可以有睡眠障碍[1]。AS 是由 15q11-13 染色体区域母源印记基因的功能异常导致，最常见母源性染色体 15q11-13 缺失、父源性的单亲二体和印记中心缺陷，少数可以由泛素蛋白连接酶 E3A（ubiguitin protein ligase E3A, *UBE3A*）基因变异所致。90% 的患者可检出明确遗传学异常，约 10% 患者遗传机制尚未明确。目前，AS 缺少有效治疗方案，主要是对症治疗，如减少癫痫发作的频率和严重程度治疗。所以 AS 重在预防，产前的咨询与遗传学检查必不可少。

【病例情况】

1. 主诉　曾生育发育迟缓患儿，拟再生育，进行遗传咨询。

2. 现病史　患者 4 年前，足月剖腹产 1 男婴。3 岁外院诊断“发育迟缓”，小头畸形、斜视、言语不清、频繁大笑、步态不稳、共济失调，服用抗癫痫药物，定期康复治疗（图 2-3-16）。

3. 辅助检查　外院 MRI 提示脑外间隙增宽，脑室增宽。外院脑电图检测，清醒时双侧枕区可见稍多中 - 高幅 δ 慢波散发出现，双侧前额区可见高幅 δ 慢波、不典型尖 - 慢综合波阵发。睡眠时双侧额区可见高幅 δ 慢波、不典型尖 - 慢综合波阵发，亦可见阵发各导弥漫性 δ 慢波节律，期间杂有不典型尖 - 慢综合波。无家族史。

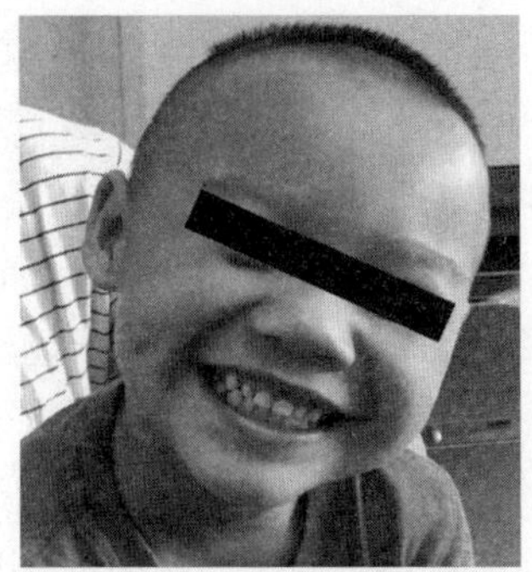

图 2-3-16　患儿特殊的面部特征

遗传检测：外院染色体核型检测未见异常，建议进行 SNP 芯片检测，结果未见异常；进一步 Trio-WES 检测，结果发现 *UBE3A* 基因 c.1866_1867insA（p.Gly623Argfs*5）疑似致病变异，变异来源为母亲（表型未见异常）。对患儿姥姥和姥爷进行验证，发现患儿母亲的变异位点源于患儿姥爷（表型未见异常）（图 2-3-17）。

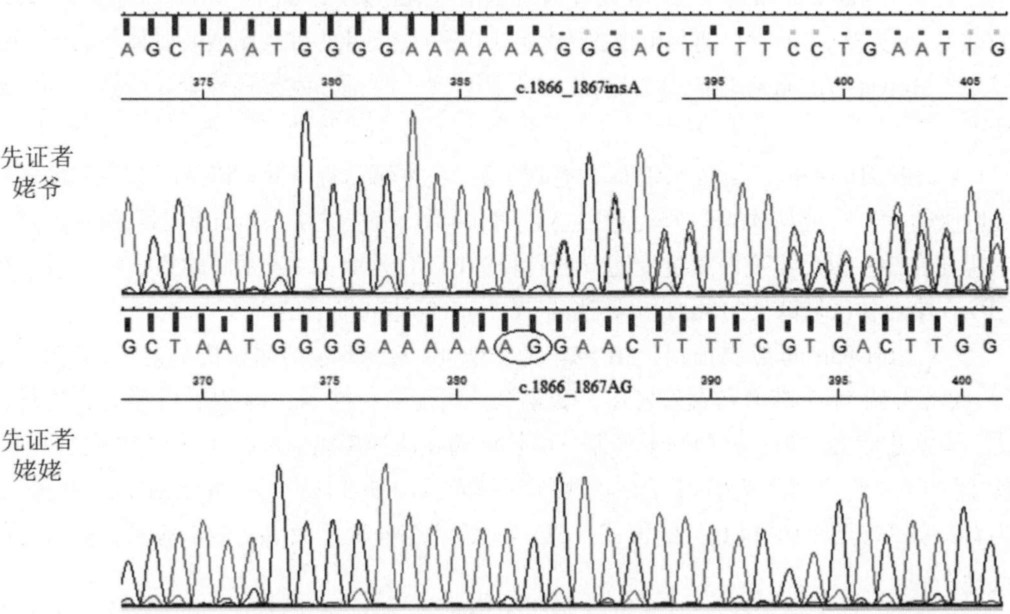

图 2-3-17　先证者姥爷和姥姥疑似致病 *UBE3A* 基因 c.1866_1867insA（p.Gly623Argfs*5）的 Sanger 验证

【诊疗经过】

1.AS 的诊断及鉴别诊断

1）诊断：AS 诊断依据 2006 年 Williams 等 [2] 发表的临床表型诊断或分子诊断 [3]。

Williams 给出的临床诊断表型：超过 80% 受累者会表现头围延迟或不成比例地缓慢生长（通常在两岁时导致绝对或相对的小头畸形），通常在三岁前开始癫痫发作和大幅慢波的异常脑电图；不足 80% 受累者会表现颅面部特征（枕骨平坦，枕骨沟，宽口，牙齿间距宽，舌头突出），婴儿期的喂养问题和 / 或低张力，斜视，表现皮肤、头发和眼睛颜色较浅（常见

15q11.2-q13 缺失者），下肢深腱反射过度活跃，手臂在移动时常呈上举或弯曲，踝关节内翻或外翻的宽基础步态，对热敏感，睡眠不规律且时间短，喜欢玩水、皱折的纸张和塑料等物品，年长孩子表型肥胖，脊柱侧凸以及便秘。

分子诊断需要基于临床情况的提示。临床表现包括正常的产前和出生史，出生时头围正常，没有重大的出生缺陷；6 至 12 个月时，发育延迟；语言障碍（极少或不使用语言），接受性语言技能和非言语交流技能高于表达性语言技能；运动或平衡障碍，通常是步态共济失调和/或肢体颤抖；行为独特性，包括频繁的笑声/微笑、明显的快乐行为、兴奋（通常伴有拍手运动）和过动行为。实验室检测代谢、血液和生化检测未见异常。脑 MRI 或 CT 仅能看到轻微的皮质萎缩或脱髓鞘。基于上述临床情况提示，分子遗传学检测中有以下之一即可确诊 AS：

（1）15q11.2-q13 区域异常甲基化：①母系遗传的 15q11.2-q13 区域（包括 *UBE3A*）缺失；②父系染色体区域 15q11.2-q13 区域的 UPD；③母系染色体 15q11.2-q13 区域的印迹缺陷。

（2）母源 *UBE3A* 的致病变异。

2）鉴别诊断[3]：

（1）Mowat-Wilson 综合征：可表现为快乐情绪、癫痫发作、下颌突出、耳垂上翻、言语能力减退、小头畸形和便秘，偶尔出现先天性巨结肠。先天性心脏缺陷或胼胝体发育不全也可发生。Mowat-Wilson 综合征通常是 *ZEB2* 基因出现显性的新发致病性变异或该基因的缺失所致。

（2）Pitt-Hopkins 综合征（PTHS）：有智力障碍、宽嘴和特殊面容以及间歇性过度通气伴随呼吸暂停。可能与 AS 重叠的特征包括小头畸形、癫痫、共济失调的步态和快乐性格。一些患儿在 3 岁以后出现白天过度通气的特征。PTHS 是由 *TCF4* 基因的致病性变异或该基因所在染色体区域缺失（18q21.2）导致的 *TCF4* 单倍体剂量不足所致。

（3）Christianson 综合征：与 AS 也较为类似，临床特征包括明显快乐情绪、认知严重延迟、共济失调、小头畸形和癫痫发作。受累个体可能身材瘦弱，10 岁后可能会丧失行走能力。一些患者会出现小脑和脑干萎缩。尽管癫痫在两种疾病中都存在，但 EEG 表现似乎有所不同：AS 典型地表现为广泛的高波幅慢/棘慢波（1.5~3 Hz），而 Christianson 综合征表现为背景频率更快（10~14 Hz）的模式。Christianson 综合征是由 *SLC9A6* 基因突变引起的 X 连锁疾病。

（4）Rett 综合征 [OMIM 312750]：表现为癫痫、后天性小头畸形和严重语言障碍，与 AS 女婴相似。Rett 综合征女童通常不具有明显的快乐行为，AS 女童不会有发育倒退过程或双手失用。年龄较大的未被诊断为 Rett 综合征的女性可能具有类似于 AS 的特征。Rett 综合征是由 *MECP2* 基因突变引起的 X- 连锁疾病。

（5）*MECP2* 重复综合征：遗传方式为 X 连锁，男性 *MECP2* 重复（通常包含 Xq28 约 500 kb 的区域）的临床特征有严重发育障碍、言语缺失、癫痫和共济失调步态伴随痉挛性截瘫。虽然成年男性患者通常不能行走，并容易出现感染性疾病，但儿童可能存在非特异性表现，包括智力残疾伴自闭症、言语缺失和不稳定步态等特征。

（6）22q13.3 缺失综合征（Phelan-McDermid 综合征）：无面部畸形、言语缺失或极少、中度至重度发育迟缓，有时会伴有自闭症谱系的行为特征。染色体芯片检测到的微缺失综合征可以鉴别。

（7）腺苷酸琥珀酸裂解酶缺乏症 [OMIM 103050]：常染色体隐性遗传，会导致琥珀酰嘌呤蓄积，引起精神运动迟缓、自闭症、肌张力低下和癫痫发作。已有报告显示女性患者中存在运动性失用、严重的言语缺陷、过度发笑、快乐特质、多动、注意力短暂、嘴部咀嚼动作、发脾气和刻板动作。实验诊断检测琥珀酰基氨基咪唑甲酰胺核糖苷（SAICA 核糖苷）和琥珀酰腺苷（S-Ado）。由 *ADSL* 基因致病性变异所引起。

（8）Kleefstra 综合征：是由 *EHMT1* 基因单倍体剂量不足所致。可表现中度至严重的智力障碍，语言减少；儿童期存在肌张力减低；睡眠障碍；人中短伴有下颌突出。Kleefstra 综合征特殊面容（连眉和下唇外翻），一些轻度的患者可以拥有超过 100 个字的词汇量，并会说成句的话，这在 AS 患者中非常罕见。

2. 检测结果　本例患儿临床表现包括发育迟缓、小头畸形、斜视、言语不清、频繁大笑、宽口、步态不稳、共济失调、癫痫发作史和脑电图异常，遗传学检测染色体和 SNP 芯片未见异常，Trio-WES 发现 *UBE3A* 基因 c.1866_1867insA（p.Gly623Argfs*5）疑似致病变异（源于母亲），进一步验证确定母亲该位点变异遗传自其父亲（孩子的姥爷）。因此，本例患儿（Ⅲ-1）可以诊断为 AS，家系中由其姥爷（Ⅰ-1）传给其母（Ⅱ-2），再传给该患儿的遗传模式（图 2-3-18）。

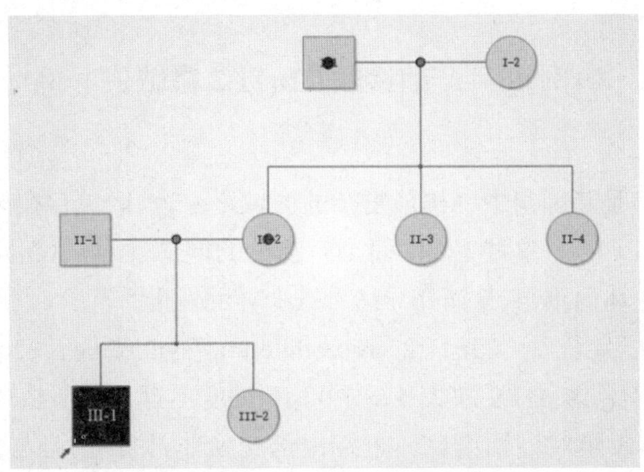

图 2-3-18　AS 先证者的家系图

3. 再生育遗传咨询与随访　由于先证者母亲疑似致病性 *UBE3A* 基因变异位点源于先证者的姥爷，两人都不患有 AS，推测姥爷变异位点遗传自姥爷的父亲（母源致病 *UBE3A* 才能导致 AS）或新发变异。后代遗传该变异患 AS 的风险为 50%，建议再生育进行 PGT 或产前诊断。2020 年 7 月，先证者母亲孕 12 周外院绒毛穿刺，STR 遗传位点分析显示无母体细胞污染之后，进行 *UBE3A* 基因疑似致病变异位点 c.1866_1867insA 的 Sanger 验证，检测结果提示该位点未见异常。2021 年 1 月，孕 38^{+2} 周，剖宫产 1 女活婴（Ⅲ-2），体重 3360 g，Apgar 评分 10 分，随访至今，发育未见异常。

【专家点评】

AS常见的分子缺陷机制包括:母源性染色体15q11-13区域缺失,约占70%,该型最常见且较其他几种类型癫痫发作最为严重;染色体15q11-13区域父源性单亲二体约占7%,该型癫痫发生率较低;印记中心缺陷,是指影响15q11.2-q13印记区域甲基化和基因表达的基因遗传或表观遗传发生缺陷,占1%~3%; *UBE3A*基因变异,目前已经报道有100多种不同的致病变异影响*UBE3A*的母系等位基因,大多数变异影响结构域功能,且未发现热点突变,占11%,其中有71%为新发变异[4]。本例先证者及其家系为*UBE3A*基因致病变异导致的AS。

【参考文献】

[1] MARGOLIS S S, SELL G L, ZBINDEN M A, et al. Angelman Syndrome[J]. Neurotherapeutics, 2015, 12(3):641-650.

[2] WILLIAMS C A, BEAUDET A L, CLAYTON-SMITH J, et al. Angelman syndrome 2005: updated consensus for diagnostic criteria[J]. Am J Med Genet A, 2006, 140(5): 413-418.

[3] DAGLI A I, MATHEWS J, WILLIAMS C A. et al. Angelman Syndrome. GeneReviews® [Internet]. Seattle(WA): University of Washington, Seattle, 2021:1993-2021.

[4] SAMANTA D. Epilepsy in Angelman syndrome: A scoping review[J]. Brain Dev, 2021, 43(1):32-44.

(张美姿　刘丽　邸建永)

病例46　产前诊断22q11.2微缺失一例

【背景知识】

染色体22q11.2是基因组中结构最复杂的区域之一,该区域存在多个低拷贝重复序列(Low copy repeats, LCRs),这些LCRs间具有高度的同源性,易引起同源染色体之间的错配和不等交换或染色体内重组,从而介导拷贝数变异的发生[1,2]。

22q11.2微缺失综合征(22q11.2 microdeletion syndrome, 22q11.2 MDS)[OMIM 611867]是指22号染色体q11.2缺失1.5~3.0 Mb长度不等片段所造成的临床症候群。有研究者指出,单倍体重组时同源染色体近端内部交换非常普遍,且与先证者的性别、父母年龄以及染色体来自父或母方无关,并未发现染色体减数分裂倒置现象,提出缺失的主要原因是同源染色体近端区域内部交换所致[3]。22q11.2 MDS缺失区域包括多个基因,且不同基因导致的临床综合征存在差异,因此患者的临床表型差别广泛,常见有先天性心脏病、面容异常、腭裂、低钙血症、智力落后和免疫功能异常等,给患者、家庭及社会造成心理和经济负担[4,5]。

【病例情况】

患者,女,35岁。

1. 主诉　G_2P_0,孕18^{+6}周,因"NIPT提示22号染色体缺失"就诊。

2. 现病史　患者平素月经规律,闭经30天自测尿HCG阳性,早孕反应不重,孕早期无感冒、发热、服药史，无阴道出血、保胎史。早孕 B 超与孕周相符。孕 12 周 NIPT 提示 22 号染色体缺失。

3. 辅助检查 孕 18 周 B 超提示：双顶径 39.6 mm，头围 149 mm，腹围 123 mm，股骨长 26.5 mm，心率 140 次 / 分，律齐，胎儿双侧侧脑室未见增宽，小脑形态正常，左右对称。胎儿室间隔缺损，主动脉骑跨，右位主动脉弓、交叉肺动脉、左侧颈总动脉及左侧锁骨下动脉异常起源，右室流出道和肺动脉狭窄。腹壁连续，脐带与腹部连接关系正常。脊柱生理弯曲存在。

【病例分析】

1. 诊疗过程 患者孕 12 周 NIPT 提示：22 号染色体缺失。18 周 B 超检查结果异常，于孕 19 周行羊膜腔穿刺进行羊水细胞核型分析和 CNV-seq。

2. 检测结果 患者羊水细胞核型分析结果显示数目和结构未见明显异常（图 2-3-19）。CNV-seq 提示 22q11.21 区域存在 2.65Mb 缺失（chr22：g.18850001_21500004del），见图 2-3-20。经查询 DGV 数据库，无多态性案例报道。该片段包含 *SNAP29*、*TBX1*、*SCARF2* 等 47 个蛋白编码基因或基因片段，其中 14 个 OMIM morbid 基因。该缺失区域与 22q11.2 recurrent（DGS/VCFS）region（proximal，A-D）（includes *TBX1*）（chr22：18912231-21465672）完全重叠，目前 ClinGen 数据库的单倍剂量不足评分为 3 分，为明确致病性变异。该缺失片段与 22q11.2 MDS 有关，临床症状表现为心脏畸形，特殊面容，胸腺发育不良，腭裂，低钙血症等。综上，根据 2019 ClinGen/ACMG 发布的 CNV 解读指南，该 CNV 的分类为致病性变异。

孕 20 周 B 超提示法洛四联症，胎儿室间隔缺损，主动脉骑跨，右位主动脉弓、交叉肺动脉、左侧颈总动脉及左侧锁骨下动脉异常起源，右室流出道和肺动脉狭窄（图 2-3-21）。

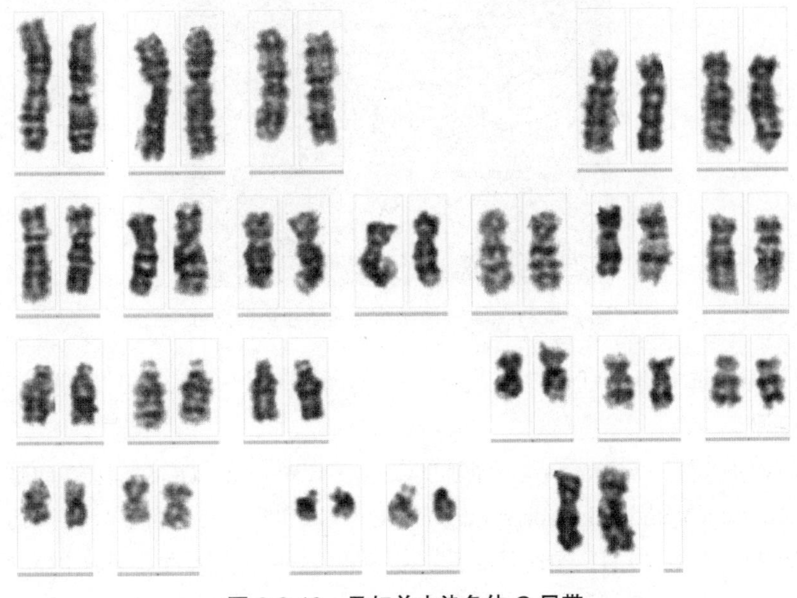

图 2-3-19 孕妇羊水染色体 G 显带

核型为 46,XX

Chr22

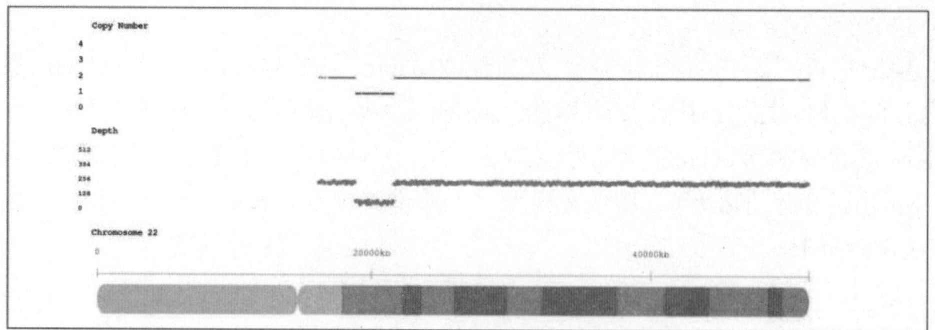

图 2-3-20　孕妇羊水 CNV 结果

seq[GRCh37]del(22)(q11.21q11.21)chr22:g.18850001_21500004del

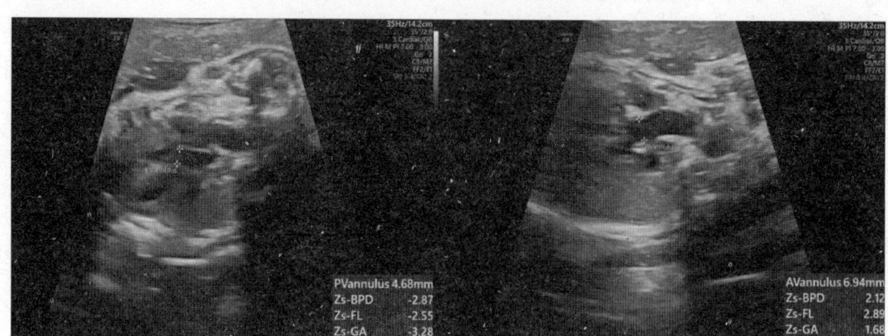

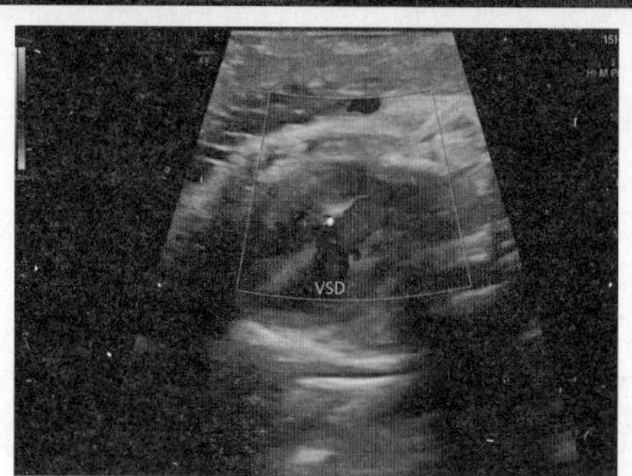

图 2-3-21　孕妇 B 超结果显示法洛四联症

3. 随访　患者选择终止妊娠。

【专家点评】

22q11.2 MDS 包括 DiGeorge 综合征（DiGeorge syndrome，DGS）、圆锥动脉干 - 异常面容综合征（conotruncal anomaly face syndrome，CAFS）和腭 - 心 - 面综合征（velocardiofacial syndrome，VCFS）等类型。该病临床表现复杂多样，其中以先天性心脏病最常见[6]，研究报道 110 例室间隔缺损患者，其中 9 例存在 22q11.2 MDS（8.18%）；21 例法洛氏四联症患者中，3 例（14.3%）存在 22q11.2 MDS[7]。大多数学者认为[8, 9]，凡是先天性心脏病患者，无论其是否合并有其他的畸形或异常，均应进行 22q11.2 MDS 的检测。染色体核型分析诊断范围受限于显带技术的分辨率限制（下限为 5Mb 的片段），微缺失不能被检测。FISH 具有分辨率高，信号强弱可定量，可标记多种探针等特点，故在遗传学领域应用广泛，且目前被认为是产前诊断 22q11.2 MDS 的"金标准"[10]。但该技术有明显的缺点：由于探针的高度特异性，一种探针只能检测某一个位点，而不能同时观察其他染色体或位点的异常，所以，不属于探针范围之内的缺失就可能会漏诊。因此，超声异常或高度怀疑染色体微缺失 / 微重复综合征时，应建议孕妇接受侵入性产前诊断，首选 CMA 或 CNV-seq 检查确诊。

一方面，对于 22q11.2 MDS 携带者而言，无论其临床表现轻重如何，其后代获得这一染色体异常的几率都是 50%，并且后代有可能表现为严重的综合征，因此对其做出及时、正确的诊断可以避免有严重综合征患儿的出生。对于那些有关先心病高危妊娠妇女，建议进行 22q11.2 MDS 的产前诊断。在进行产前诊断之前，要告知夫妇该诊断的意义和局限性。如果发现胎儿有 22q11.2 MDS，应行遗传咨询决定是否要终止妊娠，并估计该夫妇再次生育患儿的风险。当发现患儿有 22q11.2 MDS 时，应对其父母进行同样的检测，以便为他们生育第二胎提供准确的遗传咨询；另一方面，缺失综合征能够引起多种多样的临床表型，正因为如此，临床诊断中往往忽略了那些轻微的、不典型的和晚出现的表型，从而使表型与微缺失间的关系更为复杂。而对单纯性先天性心脏病患者进行 22q11.2 MDS 的检测，可以校正临床表型的复杂性、多变性以及临床诊断中范围、手段、方法的局限所造成诊断的不准确性，提高不典型性缺失综合征的检出率。这一方面有助于及时发现和矫治一些较晚才表现出来的先天性缺陷，如语言发育障碍、学习能力低下、精神异常等，同时也有助于遗传咨询。

【参考文献】

[1] SHAIKH T H，KURAHASHI H，EMANUEL B S. Evolutionarily conserved low copy repeats（LCRs）in 22q11 mediate deletions，duplications，translocations，and genomic instability：an update and literature review[J]. Genet Med，2001，3（1）：6-13.

[2] PULITI A，RIZZATO C，CONTI V，et al. Low-copy repeats on chromosome 22q11.2 show replication timing switches，DNA flexibility peaks and stress inducible asynchrony，sharing instability features with fragile sites[J]. Mutat Res，2010，686（1-2）：74-83.

[3] SAITTA S C，HARRIS S E，GAETH A P，et al. Aberrant interchromosomal exchanges are the predominant cause of the 22q11.2 deletion[J]. Hum Mol Genet，2004，13（4）：417-428.

[4] MORROW B E，MCDONALD-MCGINN D M，EMANUEL B S，et al. Molecular genetics of 22q11.2 deletion syndrome[J]. Am J Med Genet A，2018，176（10）：2070-2081.

[5] SULLIVAN K E. Chromosome 22q11.2 deletion syndrome and DiGeorge syndrome[J]. Immunol Rev，2019，287（1）：186-201.

[6] BRETELLE F，BEYER L，PELLISSIER M C，et al. Prenatal and postnatal diagnosis of 22q11.2 deletion syndrome[J]. Eur J Med Genet，2010，53（6）：367-370.

[7] 许争峰，易龙，莫绪明，等. 先天性心脏病患者 22q11.2 MDS 检测及相关分析[J]. 中华医学遗传学杂志，2006，（3）：250-255.

[8] FAGMAN H，LIAO J，WESTERLUND J，et al. The 22q11 deletion syndrome candidate

gene Tbx1 determines thyroid size and positioning[J]. Hum Mol Genet，2007，16(3)：276-285.

[9] VITELLI F，MORISHIMA M，TADDEI I，et al. Tbx1 mutation causes multiple cardiovascular defects and disrupts neural crest and cranial nerve migratory pathways[J]. Hum Mol Genet，2002，11(8)：915-922.

[10] STACHON A C，BASKIN B，SMITH A C，et al. Molecular diagnosis of 22q11.2 deletion and duplication by multiplex ligation dependent probe amplification[J]. Am J Med Genet A，2007，143 A(24)：2924-2930.

（鞠明艳　武超　王玲红　任晨春）

病例 47　高龄孕妇产前诊断 22q11.2 微重复一例

【背景知识】

22 号染色体富含具有高度同源的 LCR，减数分裂时容易发生非等位同源重组，造成不同程度的染色体片段微缺失及微重复。22q11.2 微缺失所导致的 DiGeorge 综合征在临床上较为常见。2003 年 ENSENAUER 等第一次报道 22q11.2 重复[1]。研究发现，22q11.2 微重复的患者表型多样，从正常到严重畸形伴智力发育迟缓[2]。对 22q11.2 微重复患者的认知和行为特征的研究已成为热点。表型的种类及严重程度通常是决定胎儿去留的重要因素，因此，22q11.2 微重复胎儿的产前诊断和遗传咨询也需更加谨慎。

【病历情况】

1. 主诉　女，40 岁，孕 17 周，因“不良孕产史及高龄”，要求产前诊断。

2. 现病史　结婚 5 年，双方均初婚，婚后同居性生活正常。患者平素月经不规律，G_3P_1。因男方弱精子症行 IVF-ET：2016 年 7 月足月顺产一男婴；2017 年 IVF-ET 妊娠，孕 12 周 B 超 NT 3.1 mm，拟孕 18 周行羊膜腔穿刺术产前诊断，孕 16 周胎死宫内，引产。引产胎儿组织行 CNV-seq(100K)检测，结果未见异常。自述既往体健。否认家族遗传病史，否认外伤史，否认毒物、药物及放射性物质接触史，否认传染病史。

本次自然妊娠，孕 12 周检测 NT 3.5 mm，未行 NIPT 检测。根据早孕超声推算现孕 17 周。现因不良孕产史及高龄原因，行羊膜腔穿刺术，进行胎儿羊水细胞染色体核型分析、CNV-seq 检测。

3. 辅助检查　夫妻双方染色体核型分析未见异常(图 2-3-22、图 2-3-23)。

2017 年引产胎儿组织行 CNV-seq(100K)检测，结果未见异常(图 2-3-24)。

【诊疗经过】

1. 检测结果　通过羊膜穿刺术获取胎儿羊水标本，并进行胎儿羊水细胞染色体核型分析及 CNV-seq 检测。根据《人类细胞基因组学国际命名体系(ISCN2019)》及《胎儿染色体核型分析判读指南》进行检测分析，胎儿羊水细胞染色体核型未见异常：46,XY(图 2-3-25)。CNV-seq 检测提示：seq[GRCh37]dup(22q11.21q11.21)，chr22：g.187 533 68-21 635 978dup，长度约 2.88Mb(图 2-3-26)。

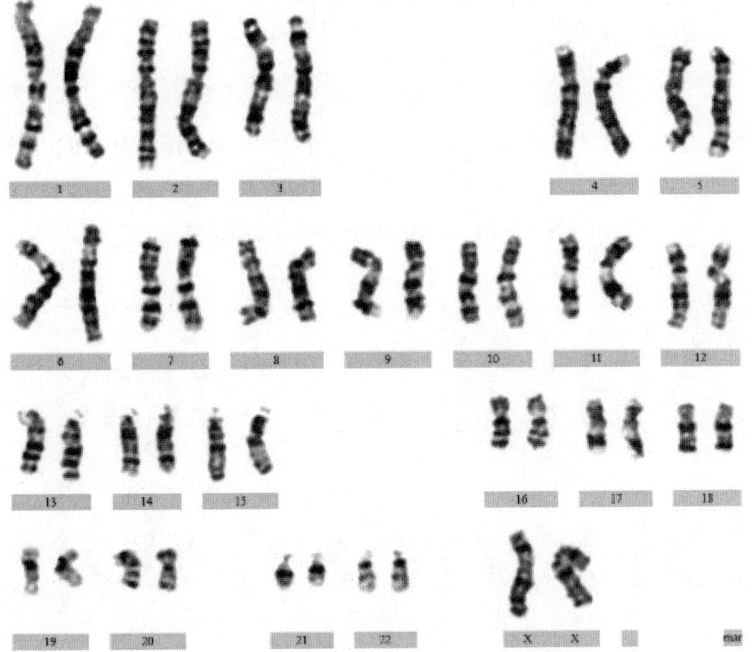

图 2-3-22　患者染色体核型结果

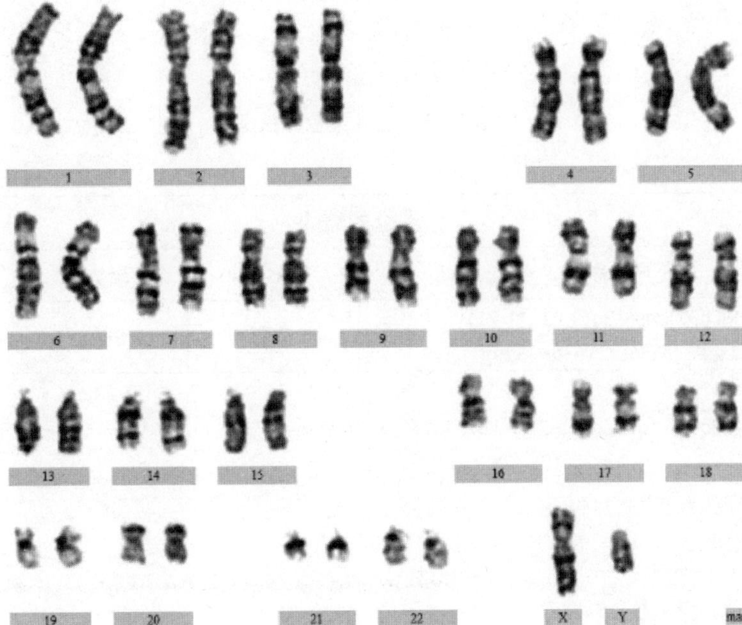

图 2-3-23　配偶染色体核型结果

检测类型	染色体非整倍体、100Kb 以上缺失/重复
检测方法	全基因组测序（WGS）
检测结果	
送检样本未发现染色体非整倍体变异及已知的、致病性明确的100Kb以上的微缺失/微重复变异。	

图 2-3-24　CNV-seq(100K)检测结果

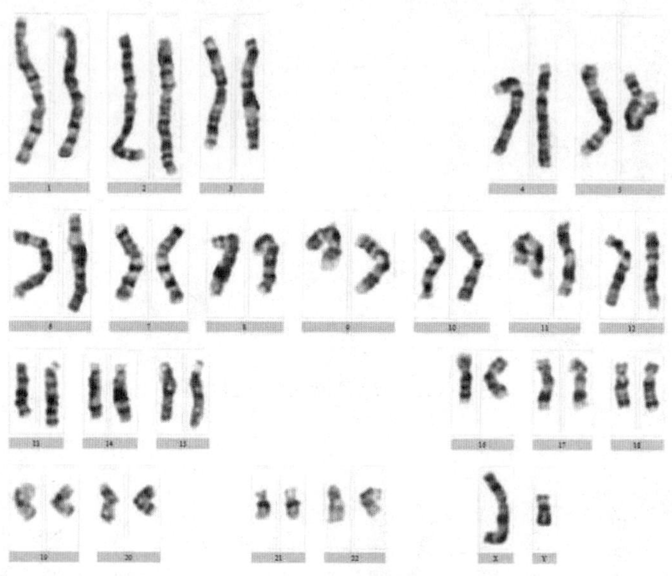

图 2-3-25　胎儿染色体核型

主要检测结果			
变异名称	分类	片段大小	变异来源
seq[GRCh37]dup(22q11.21q11.21) chr22:g.18753368-21635978dup	致病	2.88Mb	未知

seq[GRCh37]dup(22q11.21q11.21)chr22:g.18753368-21635978dup

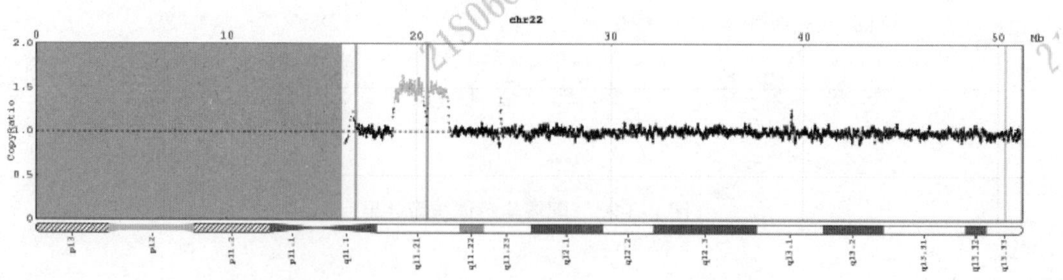

图 2-3-26　胎儿羊水 CNV-seq(100K)检测结果

羊水 CNV-seq 检出 22q11.21q11.21 区域约 2.88M 重复，ClinVar 数据库中发现 45 例相似大小 CNV 的患者记录，DGV 数据库中有 1 例覆盖该区域的金标准 CNV 记录（gssvG24002，频率：0.07%）。该区域完全包含 ClinGene 评估的剂量敏感区域（TS：3）：22q11.2 复发区域（DGS/VCFS）（近端，A-D）（包括 *TBX1*）（chr22：18,912,231-21,465,672，hg19），该区域与 22q11.2 重复综合征 [OMIM 608363] 有关。22q11.2 重复综合征的主要临床表现为生长发育迟缓、小头畸形、小颌畸形、耳朵发育异常、眼距过宽、内资赘皮、睑裂、鼻子变平且宽、高腭、先天性心脏畸形、腭咽闭合不全、肌张力减退、精神运动发育延迟、学习障碍、语言障碍及鼻音重等。该病的临床表现多样，学习障碍和先天性缺陷的表现由正常到严重。根据 ClinGene CNV 评分体系得分≥ 0.99 分，为致病变异。

2. 诊断及鉴别诊断　22q11.2 微重复中最常见的症状是[3]：智力障碍 / 学习障碍，精神运动发育迟缓，生长阻滞及肌张力减退，表型不具有临床特异性。大多数 22q11.2 重复无法通过常规染色体核型分析检出，可通过 CNV-sqe 等技术诊断。

3. 遗传咨询　告知孕妇夫妻双方对胎儿 22q11.21 区域微重复的遗传风险和临床表现，该疾病存在不完全外显，外显率 21.9%。如继续妊娠，嘱孕中期四维超声及心脏超声进行胎儿结构畸形筛查，定期产检。建议夫妻双方进行 CNV 筛查，如夫妻双方携带相同片段，则下胎再发风险为 50%。孕妇夫妻高龄且已育有一子，综合考虑后未行进一步遗传背景检查而选择引产。

【专家点评】

《低深度全基因组测序技术在产前诊断中的应用专家共识》[4] 指出 CNV-seq 技术可以应用于外周血、流产物与胎儿组织以及产前诊断样本分析。对包括致病性基因组拷贝数变异在内的染色体畸变进行及时、准确的产前诊断，将有利于进一步减少活产儿的严重出生缺陷。CNV-seq 采用 NGS 技术对样本 DNA 进行低深度全基因组测序，将测序结果与人类参考基因组碱基序列进行比对，通过生物信息分析以发现受检样本存在的 CNVs。与核型分析、染色体微阵列分析等其他技术相比，CNV-seq 技术具有检测范围广、通量高、操作简便、兼容性好、所需 DNA 样本量低等优点。覆盖全染色体非整倍体、大片段缺失 / 重复及全基因组 CNVs；最高分辨率可达到 100kb。具备条件的产前诊断机构可将 CNV-seq 作为一线产前诊断技术应用于临床。但该技术也有局限性，CNV-seq 无法检测平衡易位及 UPD。

22q11.2 微重复可以由常染色体显性遗传或新发突变导致。有研究表明，70% 的 22q11.2 微重复遗传自表型正常和表型轻微的亲代[5]。先证者同胞的风险取决于父母的遗传状态。如果 22q11.2 重复个体的父母检测 CNV 验证结果正常，那么兄弟姐妹的患病风险就很低，但应充分考虑到父母之中一方可能有生殖系细胞嵌合或包括性腺在内的低比例体细胞嵌合。如果父母也有 22q11.2 重复，那么每一个同胞遗传这一重复的风险是 50%。

在明确 22q11.2 微重复来源（遗传于父母或新发突变）后再进行产前诊断，有利于对家系进行科学的遗传咨询及生育指导。通过绒毛膜穿刺或羊膜腔穿刺术获取胎儿标本，对获得的胎儿细胞进行染色体制备，利用 CNV-seq 等技术进行检测。在现有技术条件下，完全可以对 22q11.2 微重复进行明确诊断。

有研究表明 22q11.2 微重复外显率与重复片段大小之间并无关联[6]。Rosenfeld 等对大样本人群数据进行贝叶斯分析，结果表明 22q11.2 微重复存在外显不全情况，外显率约为 21.9%[2]。部分 22q11.2 微重复的患儿因表型不明显，导致未及时进行系统的检查，尤其是对发育迟缓和神经精神系统疾病的评估，最终造成不可逆的损害。若孕妇仍有妊娠意愿时，必须定期产检。胎儿出生后应接受与 22ql1.2 相关的疾病的筛查。对于 22q11.2 微重复的产前咨询需要更加谨慎。

【参考文献】

[1] ENSENAUER R E, ADEYINKA A, FLYNN H C, et al. Microduplication 22q11.2, an emerging syndrome: clinical, cytogenetic, and molecular analysis of thirteen patients[J]. Am J Hum Genet, 2003, 73(5):1027-1040.

[2] ROSENFELD J A, COE B P, EICHLER E E, et al. Estimates of penetrance for recurrent pathogenic copy-number variations[J]. Genet Med, 2013, 15(6):478-481.

[3] FIRTH HV. 22q11.2 Duplication – RETIRED CHAPTER, FOR HISTORICAL REFERENCE ONLY. 2009 Feb 17 [Updated 2013 Nov 21]. In: Adam MP, Ardinger HH, Pagon RA, et al., editors. GeneReviews® [Internet]. Seattle (WA): University of Washington, Seattle; 1993-2022.

[4] 中华医学会医学遗传学分会临床遗传学组. 低深度全基因组测序技术在产前诊断中的应用专家共识. 中华医学遗传学杂志，2019，36(4):293-296.

[5] THOMAS N S, DURKIE M, POTTS G, et al. Parental and chromosomal origins of microdeletion and duplication syndromes involving 7q11.23, 15q11-q13 and 22q11[J]. Eur J of Genet, 2006, 14(7):831-837.

[6] CELINE D, FRANCESCA R G, KWONG W C, et al. Prenatal diagnosis of 24 cases of microduplication 22q11.2: an investigation of phenotype-genotype correlations[J]. Prenat Diagn, 2015, 35(1):35-43.

（刘烨　刘丽　李卉　李虹）

第四节　染色体多态性

染色体多态性（chromosomal polymorphisms）是指染色体结构或带纹宽窄及着色强度等的微小变异，被认为是染色体变异的一种，包括染色体结构、带纹宽窄和着色强度等结构异染色质恒定，但属非病理性的差异。通常包括 1 号、9 号、16 号染色体次缢痕增加或缺失，9 号染色体臂间倒位；D 组和 G 组（13、14、15、21 和 22 号）染色体随体区变异（主要包括随体区增大、双随体）；Y 染色体异染色质区增加或缺失、Y 染色体臂间倒位等。一般认为这些染色体的微小形态变化集中于异染色质区，这些区域的 DNA 主要是不含结构基因的非编码高度重复序列，故传统意义上认为，其不具有转录活性，也不会产生表型效应。近年来随着我国对生殖健康和人口素质的日益重视，以及细胞遗传学诊断在产前诊断中的广泛应用，发现染色体多态性与流产、生育畸形儿、不孕不育等相关，并不能简单等同于正常变异，应重视其临床效应。染色体多态性对不孕症治疗后的妊娠结局产生不利影响，增加自发流产率。有 10 %~20% 的染色体多态性患者可能发生流产、死胎和胎儿畸形，在正常人群中，这一比例仅为 5%~10%。

异染色质虽不具有转录功能，但着丝粒 / 动粒复合体（centromere/kinetochore complex，CKC）是最主要的异染色质聚集区，一些研究发现，其对着丝粒的功能起重要作用，能够对姐妹染色单体结合、同源染色体配对和染色体分离进行调控，而染色体的多态性可能在配子形成过程中影响同源染色体的配对联会，从而引起不孕不育、流产、死胎、子代畸形等临床效应。

病例 48　46,XX,inv(2)(p11q13) 遗传多态性一例

【背景知识】

染色体多态性是指广泛存在于正常人染色体中非病理性微小结构或者恒定着色强度的变异，属非病理性的差异[1]。染色体多态性往往集中表现在随体区、着丝粒、次缢痕、端粒区及 Y 染色体长臂等[2-5]。通常包括 1、9 和 16 号染色体次缢痕增加或缺失，9 号染色体臂间倒位；D 组和 G 组（13、14、15、21 和 22 号）染色体随体区变异（主要包括随体区增大、双随体）；Y 染色体异染色质区增加或缺失、Y 染色体臂间倒位等。由于染色体多态性主要表现为异染色质的变异，特别是含有高度重复 DNA 的结构异染色质，因此一直以来，认为染色体多态现象属于正常变异，大部分对表型无影响，不具有临床病理意义。

【病例情况】

患者，女，23 岁。

1. 主诉　G_2P_0，孕 20^{+1} 周。因“生育多发畸形儿史”就诊。

2. 现病史　患者平素月经规律，5~7/28~35 天，量中等，无痛经。因“生育多发畸形儿史”就诊。查体：T 36.4 ℃，P 74 次 / 分，R 18 次 / 分，BP 115/75mmHg。发育正常，营养良好，神志清醒，查体合作。患者本人染色体核型分析结果为：46,XX,inv(2)(p11q13)，属于多态性。妇科检查：外阴已婚型，阴道通畅，宫颈光滑，子宫体前位水平位，大小正常，质地中等，活动可，无压痛，双侧附件区未及异常。

3. 辅助检查　夫妻双方行染色体核型分析。

【病例分析】

1. 诊疗过程　患者第一胎为多发畸形儿，于 2014 年 4 月孕 26 周引产，引出一死胎，建议夫妇双方行染色体核型分析检查，患者本人核型分析结果为：46,XX,inv(2)(p11q13)，属遗传多态性（正常变异）；配偶核型分析结果：46,XY。建议患者自然受孕，常规产检。患者于 2016 年 2 月再次怀孕，因“生育多发畸形儿史”，患者要求行羊膜腔穿刺检测胎儿染色体，结果为羊水胎儿细胞染色体数目与结构未见明显异常。嘱患者定期产前检查，孕 24 周系统超声检查。

2. 检测结果　本人核型分析结果为 46,XX,inv(2)(p11q13)（图 2-4-1），孕 20 周羊膜腔穿

刺核型分析结果为羊水胎儿细胞染色体数目与结构未见明显异常(图 2-4-2)。

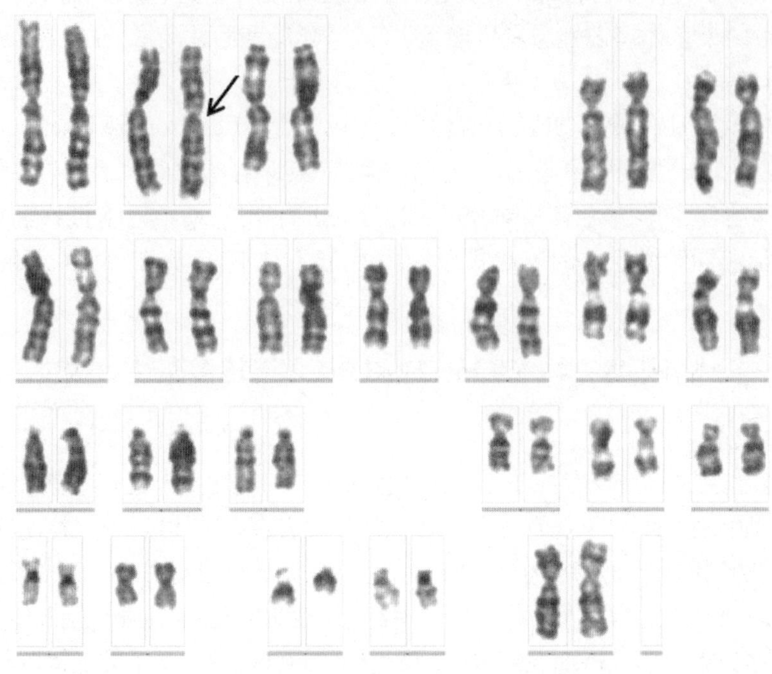

图 2-4-1　孕妇本人染色体 G 显带，箭头所示为 inv(2)(p11q13)

3. 随访　足月顺产一活女婴，3300 g，Apgar 评分 10 分。产后 42 天门诊随访婴儿各项指标发育正常。

【专家点评】

染色体遗传多态性是指在正常健康人群中，存在着各种染色体的恒定的微小变异，包括结构、带纹宽窄和着色强度等。这类恒定而微小的变异按照孟德尔式遗传，通常没有明显的表现效应和病理学意义。

遗传多态性的种类包括长度变异和结构变异，常见的染色体遗传多态性长度变异包括：Yqh+/Yqh-、Yq-、1qh+/1qh-、9qh+/9qh-、16qh+/16qh-、13cenh+/13cenh-、13ps+/13ps-、13pstk+/13pstk-、13p-(14、15、21、22 号染色体同 13 号染色体)，常见的染色体遗传多态性结构变异包括：inv(1)(p13q21)、inv(2)(p11.2q13)、inv(3)(p11.2q13)、inv(9)(p12q13)、inv(10)(p11.2q21.2)、inv(16)(p11.2q12.1)、inv(Y)(p11.2q11.2)，如图 2-4-3 所示。

临床上染色体多态性属正常变异，多见于正常人群，此类人群可自然受孕，无需进行辅助生殖，怀孕后定期常规产前检查，如发现胎儿异常需进行产前诊断，无需因为遗传多态性进行产前诊断[6,7]。

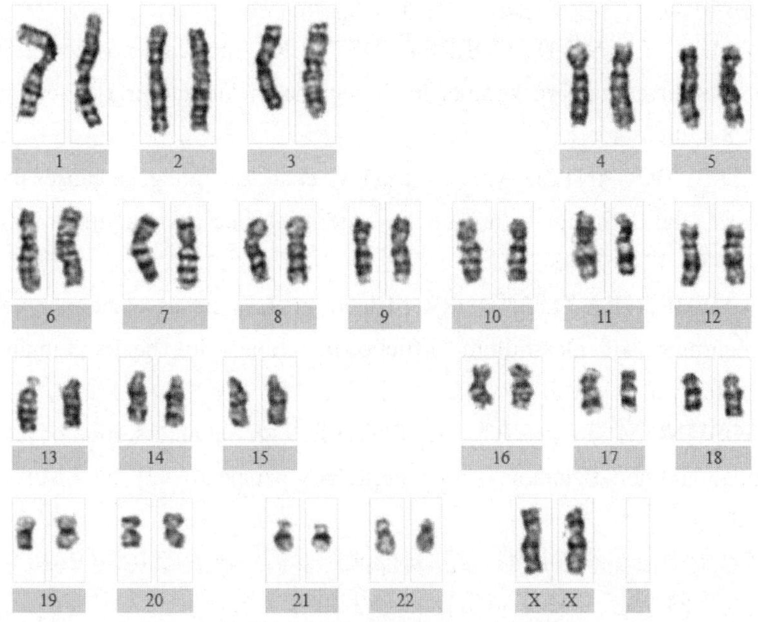

图 2-4-2　孕妇羊水染色体 G 显带

核型为 46,XX

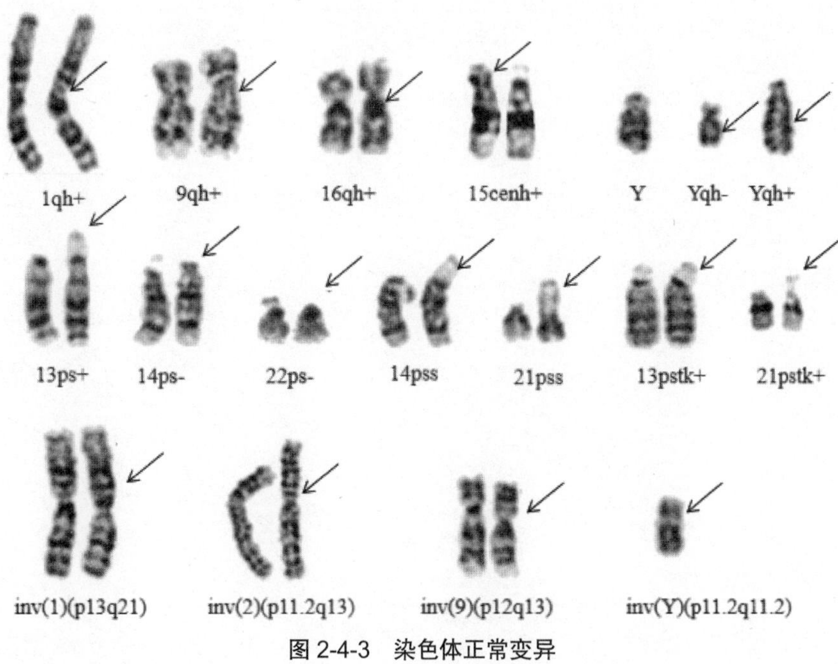

图 2-4-3　染色体正常变异

箭头所示为变异类型

【参考文献】

[1] HONG Y，ZHOU Y W，TAO J，et al. Do polymorphic variants of chromosomes affect the outcome of in vitro fertilization and embryo transfer treatment？[J]. Hum Reprod，2011，26

(4): 933-940.

[2] MCBROOME J, LIANG D, CORBETT-DETIG R. Fine-scale position effects shape the distribution of inversion breakpoints in drosophila melanogaster[J]. Genome Biol Evol, 2020, 12(8): 1378-1391.

[3] YAGOUND B, DOGANTZIS KA, ZAYED A, et al. A single gene causes thelytokous parthenogenesis, the defining feature of the cape honeybee apis mellifera capensis[J]. Curr Biol, 2020, 30(12): 2248-2259.

[4] SHEN J, MEHROTRA D V, DORR MB, et al. Genetic association reveals protection against recurrence of clostridium difficile Infection with bezlotoxumab treatment[J]. mSphere, 2020, 5(3): e00232-20.

[5] SANTAGOSTINO M, PIRAS F M, CAPPELLETTI E, et al. Insertion of telomeric repeats in the human and horse genomes: an evolutionary perspective[J]. Int J Mol Sci, 2020, 21 (8): 2838.

[6] 自然流产诊治中国专家共识编写组. 自然流产诊治中国专家共识(2020 年版)[J]. 中国实用妇科与产科杂志, 2020, 36(11): 1082-1090.

[7] 黄荷凤, 乔杰, 刘嘉茵, 等. 胚胎植入前遗传学诊断 / 筛查技术专家共识 [J]. 中华医学遗传学杂志, 2018, 35(2): 151-155.

（杨微微　王文靖　任晨春）

第三章 单基因遗传病专题

当一种疾病是由致病机制明确的某一个人类基因缺陷而出现临床症状和体征表现，我们一般称它为单基因疾病(single gene disorders)或符合孟德尔遗传方式的疾病(Mendelian inheritance disorders)。现在已知有明确致病机制的人类基因疾病大约 7000 多种，某一个单基因疾病的发病率是非常低，但单基因疾病的整体发病率为 1%。单基因疾病常见的遗传方式是常染色体隐性遗传、常染色体显性遗传、X 染色体连锁遗传，但是还有非常多的一部分单基因疾病是以比较复杂的遗传方式，如新发突变(de novo)、印记缺陷(imprinting defect)、重复扩张(repeat expansion)等。随着高通量测序在临床分子诊断领域的广泛应用，临床单基因疾病的面纱正逐渐被揭开。

第一节 常染色体显性遗传病

一、常染色体显性遗传病特点

致病基因位于 1~22 号常染色体上，所有常染色体显性遗传疾病患者的子女有 50% 的机会遗传异常基因并有表型。常染色体显性遗传疾病通常为杂合状态和完全外显，也会存在一些其他特点，如迟发或发病年龄差异(成人多囊肾)、外显不全(遗传性胰腺炎)、表现度差异(结节性硬化)、基因组印记(Beckwith-Wiedemann 综合征)、遗传早现与动态突变(Huntington 病)、新发突变、嵌合现象以及纯合子等情况。这些都给常染色体显性遗传疾病的临床诊断带来了困扰，稍不留神就会掉进陷阱。

二、常染色体显性遗传病家族史或生育史

病例 49 妊娠晚期诊断胎儿结节性硬化症一例

【背景知识】

结节性硬化症(tuberous sclerosis complex，TSC)又称 Bourneville 病，是一种常染色体显性遗传性神经皮肤综合征，常累及皮肤、大脑、肾脏、肺和心脏等多器官。TSC 临床表现复杂多样，每个年龄段临床表现各异[1]。成年期主要表现为面部血管纤维瘤、癫痫、智力低下；婴幼儿至学龄前期往往因为癫痫或皮肤病变到医院就诊；而胎儿和新生儿，TCS 最常见的症状为心脏横纹肌瘤，常呈多发性改变。临床上孕中晚期超声发现胎儿心脏横纹肌瘤时，要引起临床医师重视，需加强评估以早期发现及诊断 TSC。

【病例情况】

患者，女，30岁，因“孕38周，超声提示胎儿心脏多发偏强回声团”就诊。

患者孕期NT筛查1.0 mm，NIPT-Plus低风险，系统超声及晚期超声均未提示异常。无特殊疾病史，否认遗传性疾病家族史。现孕38周，1天前外院超声检查提示胎儿心室壁及室间隔内数个偏强回声团，较大者位于左室后壁近二尖瓣瓣环处，大小7.2 mm × 6.6 mm；右侧室壁近心尖处，大小6.6 mm × 5.8 mm，血流不丰富。超声提示心室内多发占位性病变，考虑横纹肌瘤？（图3-1-1）。颅脑MRI检查提示胎儿室管膜下多发结节。

胎位： 耻上胎头 非标准平面
脊柱： 体位关系 扫查不清
胎心胎动：有
胎盘位置：后壁 Ⅱ级 少部分Ⅱ级晚
胎儿侧脑室可见液性暗区 左侧宽约8.4mm 右侧宽约7.5mm（正常值<10mm）
胎儿胃泡 双肾 膀胱 胆囊可见
胎儿四腔心可见 心室壁及室间隔内可见数个偏强回声团块，较大者位于：左室后壁近二尖瓣瓣环处，大小7.2×6.6mm；右室侧壁近心尖处，大小6.6×5.8mm 血流不丰富
受胎儿体位影响 胎儿颜面部、部分肢体、部分内脏等结构扫查不清

宫内孕 单胎 头位
胎儿心脏多发偏强回声团（考虑心室内多发占位性病变 横纹肌瘤？）
建议定期产检及超声检查 复查时注意胎儿颅内情况

图3-1-1 患者孕38周超声结果

经过遗传咨询，医院伦理委员会讨论通过，孕妇及家属选择终止妊娠。引产后胎儿皮肤、脐带组织行全外显子组测序，并进行Sanger测序验证。同时采集父母2 mL外周血，EDTA抗凝，验证变异基因来源。基因检测结果提示*TSC2*基因（NM_000548.3）c.109dupG（p.Glu37GlyfsTer30）位点新发变异，该变异为移码变异，导致蛋白质截短。根据ACMG遗传变异分类标准与指南，该变异评级为致病性变异，判定证据级别为PVS1+PS2+PP4，见图3-1-2。

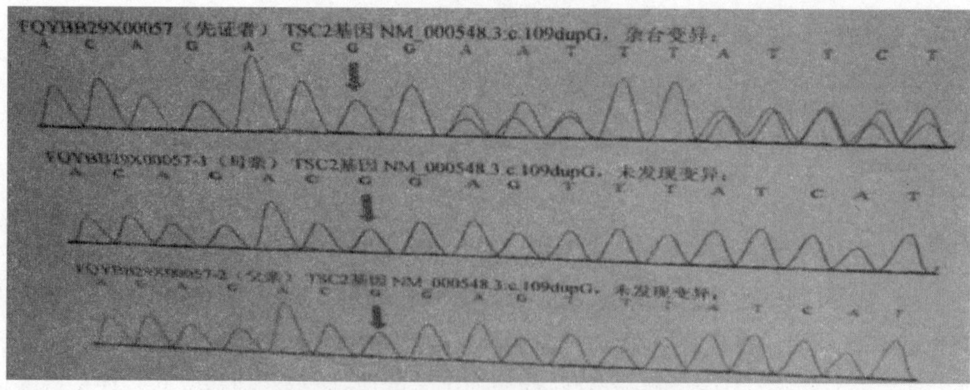

图3-1-2 胎儿及父母Sanger测序结果

【病例分析】

本病例孕 38 周超声提示胎儿心脏多发横纹肌瘤，颅脑 MRI 表现为室管膜下多发结节。根据患儿的两个主要特征（心脏横纹肌瘤和室管膜下结节），并结合基因检测结果，胎儿最终诊断为 TSC。

尽管从胎儿到新生儿和儿童，各种类型心脏肿瘤的发病率有所不同，但最常见的三种类型是心脏横纹肌瘤（60%）、畸胎瘤（25%）和纤维瘤（12%）[2]。

发现横纹肌瘤时应与其他心脏肿瘤相鉴别。畸胎瘤大部分起源于心包，呈混合回声，几乎所有的畸胎瘤都与心包积液有关。纤维瘤很少出现在胎儿期，常位于左室前壁与室间隔，表现为单个较大肿块，呈强回声，出生后不会消退，由于肿块巨大，切除较为困难。心脏黏液瘤常位于心房，随心脏收缩而移动，多见于成年人。

【专家点评】

原发性心脏肿瘤在所有年龄组中都很少见，在婴儿中的发病率约 0.25%[3]，大多数为良性肿瘤。第四版 WHO（2015）心脏肿瘤组织学中指出，横纹肌瘤是胎儿和婴儿期最常见的心脏肿瘤，是一种先天性错构瘤，占原发性心脏肿瘤的 60%[3,4]。横纹肌瘤的诊断时间从出生前到 6 岁不等，产前大多在孕中晚期发现，平均诊断年龄为出生后 2 周，没有性别差异。这些肿瘤可能偶然间被发现，也可能因血流动力学改变或出现心律失常而被发现。心脏横纹肌瘤最常见于左右心室和室间隔，也可在心房或下腔静脉观察到，通常多发，大小不一，偶尔向腔内突出。影像学上主要表现为稍强均匀的回声，边界清晰。在组织学上，心脏横纹肌瘤形成圆形的肌细胞结节，有大的空泡和中间的肌细胞胞浆束，被称为“蜘蛛细胞”。这些细胞不是真正的肿瘤细胞，而是富含糖原的异形心肌细胞，细胞质空泡化进展、糖原空泡增大、细胞凋亡和黏液样变性，因此心脏横纹肌瘤的自然病程多是自发消退[5]。当心脏横纹肌瘤出现明显的流出道梗阻或难治性心律失常等情况时，才考虑手术切除。

研究指出，虽然心脏横纹肌瘤为良性肿瘤，但与 TSC 密切相关，75%~80% 的心脏横纹肌瘤患儿合并 TSC[6]，尤其多发横纹肌瘤风险更高。心脏横纹肌瘤通常被认为是 TSC 在胎儿期的最早期病变之一。TSC 是一种多器官系统受累的常染色体显性遗传病，新生儿发病率约（1~1.67）/ 万[6,7]。TSC 几乎累及所有器官系统，最常见于皮肤、大脑、肾脏、肺和心脏等。患者临床表现多样，病情严重程度不一，目前没有有效的治疗手段，也无法预测疾病的严重程度和病程，主要为对症治疗，因此产前诊断极其重要。

2012 年第二届国际 TSC 共识会议更新了 TSC 诊断标准，制定了 2 个独立的 TSC 诊断标准，包括临床诊断和基因诊断[6]。2021 年对临床诊断标准进行了更新[7]。临床诊断标准包括 11 个主要特征和 6 个次要特征。基因诊断标准则认为正常组织的 DNA 在基因检测中发现 *TSC1* 或 *TSC2* 基因致病性变异，即可确诊 TSC，无论临床表现如何。两次会议都强调了基因检测的重要性，但仍有相当一部分（10%~25%）病例在常规基因检测中没有发现变异，基因检测阴性结果并不能完全排除 TSC 的可能性[2,6,7]。

TSC 的致病基因为 *TSC1* 和 *TSC2* 基因，定位于染色体 9q34.3 和 16p13.3，分别编码错构瘤蛋白和马铃薯蛋白。正常情况下这两种蛋白结合形成 TSC 蛋白复合物，抑制哺乳动物雷帕霉素靶蛋白复合物（mTORC1）信号通路的表达。当基因发生变异时，导致 mTOR 通路过度激活，引起细胞的过度生长及异常分化，而形成错构瘤[1]。在所有 TSC 变异中，*TSC2* 基因变异频率高于 *TSC1*，两者之比约为 4：1，且研究显示 *TSC2* 基因变异导致的临床表现通常重于 *TSC1* 基因变异[8]。

虽然 TSC 表现为常染色体显性遗传，但 60%~70% 的患者为新发变异[9,10]。一般建议先证者及其父母同时检测：先证者若为新发变异，父母再次生育患儿的风险较低，但仍建议其进行产前诊断；若夫妇一方为患者，则再次生育患儿的风险为 50%，可以选择 PGT 或自然受孕后产前诊断。

TSC 新发突变率较高，心脏横纹肌瘤常在妊娠中晚期超声才能发现，给产前诊断带了一定困难。产前超声发现胎儿心脏横纹肌瘤后，不仅要考虑肿瘤本身引起的血流动力学、心动过速等心脏改变，还应对胎儿其他系统进行全面的超声检查，通过 MRI 明确颅脑等其他器官是否受累。并在此基础上结合家族史和遗传学检测，全面评估以明确 TSC 的风险，尽可能实现产前诊断 TSC。研究显示单纯心脏横纹肌瘤与合并 TSC 的心脏横纹肌瘤预后差异明显。根据基因检测结果和变异来源分析可以进行预后评估和妊娠指导，有助于产前诊断及再次生育的遗传咨询。

【参考文献】

[1] 中国抗癌协会泌尿男生殖系肿瘤专业委员会结节性硬化协作组. 结节性硬化症相关肾血管平滑肌脂肪瘤诊疗与管理专家共识 [J]. 中国癌症杂志，2020，30（1）：70-78.

[2] CARRILHO M C，TONNI G，ARAUJO JÚNIOR E. Fetal cardiac tumors：prenatal diagnosis and outcomes[J]. Rev Bras Cir Cardiovasc，2015，30（1）：VI-VII.

[3] YUAN S M. Fetal primary cardiac tumors during perinatal period[J]. Pediatr Neonatol，2017，58（3）：205-210.

[4] TRAVIS W D，BRAMBILLA E，BURKE A P，et al. WHO classification of tumours of the lung，pleura，thymus and heart. 4th ed. Lyon，France：International Agency for Research on Cancer；2015.

[5] SCIACCA P，GIACCHI V，MATTIA C，et al. Rhabdomyomas and tuberous sclerosis complex：our experience in 33 cases[J]. BMC Cardiovasc Disord，2014，14：66.

[6] NORTHRUP H，KRUEGER D A，INTERNATIONAL TUBEROUS SCLEROSIS COMPLEX CONSENSUS GROUP. Tuberous sclerosis complex diagnostic criteria update：recommendations of the 2012 Iinternational Tuberous Sclerosis Complex Consensus Conference[J]. Pediatr Neurol，2013，49（4）：243-254.

[7] NORTHRUP H，ARONOW M E，BEBIN E M，et al. Updated international tuberous sclerosis complex diagnostic criteria and surveillance and management recommendations[J]. Pediatr Neurol，2021，123：50-66.

[8] 邬玲仟，张学. 医学遗传学 [M]. 北京：人民卫生出版社，2016：234-238.

[9] PORTOCARRERO L K L，QUENTAL K N，SAMORANO L P，et al. Tuberous sclerosis

complex: review based on new diagnostic criteria[J]. An Bras Dermatol, 2018, 93(3): 323-331.

[10] CURATOLO P, BOMBARDIERI R, JOZWIAK S. Tuberous sclerosis[J]. Lancet, 2008, 372(9639):657-668.

（史云芳　苗苗　李晓洲）

病例 50　中央轴空病家系分析

【背景知识】

中央轴空病(central core disease, CCD)[OMIM 117000] 是最早被认识的一种先天性肌病,由 Shy 和 Magee 在 1956 年首先报道[1]。1993 年 Mulley[2] 报道 Ryanodine 受体 1 基因(Ryanodine recepter 1, *RYR1*)为 CCD 的致病基因,*RYR1* 基因位于染色体 19q13.1,含 106 个外显子,编码一种四聚体钙离子通道蛋白,该蛋白在肌肉兴奋收缩偶联时调节肌浆网钙离子释放。到目前为止,至少有 44 种 *RYR1* 突变报道与 CCD 相关,包括 39 个错义突变和 5 个缺失突变。93% 以上的 CCD 为 *RYR1* 基因突变[3],大多为常染色体显性遗传或散发病例。中央轴空病的发病通常在儿童时期,也有成人发病的报道,且具有较高的临床异质性。患者通常表现为运动发育迟缓和近端肌无力症状,最明显的是髋带肌肉组织;常见骨科并发症,特别是先天性髋关节脱位和脊柱侧弯,并且患者有发生恶性高热的风险。部分的患者可于宫内或出生时诊断[4]。

【病例情况】

1. 主诉　女,22 岁,已婚,CCD 患者。本人欲生育,进行遗传咨询。

2. 现病史　自幼髋关节脱位、肌无力。先证者为姐姐,自幼髋关节脱位,全身性肌萎缩和肌无力,关节挛缩、不能行走,坐轮椅,诊断为 CCD。其母症状较轻,肌无力,脊柱前弯。其母姐妹 5 人,兄弟 1 人,其子女均正常。先证者父亲正常,否认家族遗传史(家系图见图 3-1-3)。

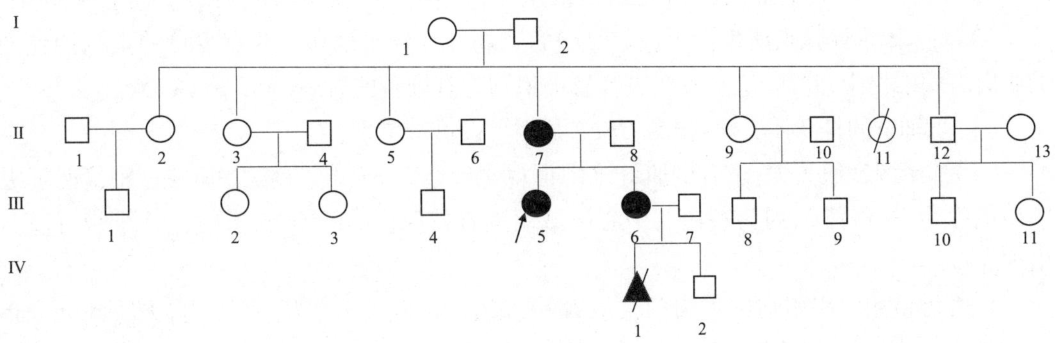

图 3-1-3　家系图

【诊疗经过】

1. 诊断　经典的 CCD 临床特征为:婴儿期发病,青少年及成人起病者少见,伴有运动发育迟滞，缓慢进展或非进展性对称性的近端肢体无力，患者肌肉无力主要表现为肢体近端无力，也可见到轴性无力和肢带肌无力。即便是在同一家族里面，不同患者的临床表现可从无任何临床症状到始终不能独立行走，严重程度不等。甚至在胎儿期或婴儿期死亡。可以轻度累及面肌和颈肌，但没有眼外肌的受累，可伴有骨骼和 / 或关节发育异常及轻度肌容积减少。骨关节的异常表现为脊柱侧突、脊柱前弯、先天性髋关节脱位、关节挛缩、平底足及胸廓畸形。部分患者可以骨关节畸形作为唯一的临床表现。

典型 CCD 肌肉的病理特征为：肌纤维大小不均，没有炎症细胞浸润，在磷酸化酶及氧化酶染色下，在 1 型肌纤维的中央位置，出现单个的周边境界清晰的轴孔结构，1 型纤维占绝对优势无肌纤维的坏死及增生。

CCD 的诊断主要依靠肌肉活检及患者的临床表现。个别病理活检不典型者可结合肌肉 MRI 或基因检测的结果。典型患者病理活检显示轴空位于 I 型肌纤维的中央，但轴空的数量与疾病的严重程度无关。在发病的早期阶段，少数患儿病理上可以无轴空结构出现。

分子遗传学检测的情况：CCD 多为常染色体显性遗传（AD），近年有少数的常染色体隐性（AR）病例报道[5]。患者有经典的 CCD 临床表现，如发现携带了致病性的 *RYR1* 基因变异可诊断 CCD，肌肉活检仅用于提供临床分型的证据。如患者没有可见的临床症状，同时携带了意义不确定的 *RYR1* 变异，肌肉活检将会是重要的诊断依据。本例家系患者具有典型的临床表型，行走困难、髋关节脱位肌张力及肌力减低等，基因检测发现 *RYR1* 疑似致病变异 c.14690G>A，结合临床症状及基因测序结果，可以诊断为 CCD，此家系为 AD。

2. 鉴别诊断[6]　因 CCD 的临床表现具多样性，因此，CCD 的临床表现不能作为与其他先天性肌肉疾病鉴别的特点。CCD 的组织学改变也非特异性，可以出现在其他类型的肌肉疾病。具体疾病如下：

（1）微小轴空：微小轴空为硒蛋白 1 基因（*SEPN1*）或钙释放通道蛋白基因突变的常染色体隐性疾病，其临床表现多样，肌无力分布区域变异广泛，有眼外肌受累；病理活检中，CCD 患者轴空在纵切面上，贯穿于肌纤维的全长，而微小轴空病的轴空在纵切面上较局限。

（2）杆状体肌病：肌动蛋白 1（*ACTA1*）的致病性变异出现在一些有少量的轴空的先天的肌肉疾病活检中，然而，这些改变更容易被识别为有轴空的肌病，而不是 CCD。

（3）小轴空的杆状体肌病：检测 *CFL2* 基因可以进行鉴别。

（4）神经源性肌萎缩：患者的肌纤维中也观察到类似于轴空的结构，但在这种情况下更恰当地称为“靶纤维”，因为苍白的中心区域周围有较深色的纤维带，有时这纤维带可以不出现。

3. 遗传检测　姐姐临床上为确认患者（先证者）。髋关节脱位，肌无力，无法站立。有家族遗传病史。对先证者外周血样本用芯片捕获高通量测序进行 *RYR1* 基因检测。检出 *RYR1* 基因的已知致病突变 c.14690G>A（p.Gly4897Asp；Het）。临床意义未明突变 c.1318G>A（p.V al440Ile；Het）及 c.2319 C>T（p.Asp773Asp；Het）。

针对检出的位点，在先证者家系中进行 Sanger 验证。先证者父亲表型正常，母亲和妹妹同为疑似中央轴空病，肌无力。针对先证者检出的 *RYR1* 三个位点，先证者父亲携带 c.2319C>T（图 3-1-4）。妹妹携带和先证者相同的三个突变位点，其母亲携带 *RYR1* 的两个突变 c.14690G>A 和 c.1318G>A（图 3-1-5~3-1-7）。先证者和妹妹 *RYR1* 基因上的 c.2319 C>T 遗传自父亲，由于父亲表型正常，此突变不是先证者的病因。突变 c.14690G>A 和 c.1318G>A 遗传自母亲，突变 c.14690G>A 和 c.1318G>A 应该在同一条染色体上。

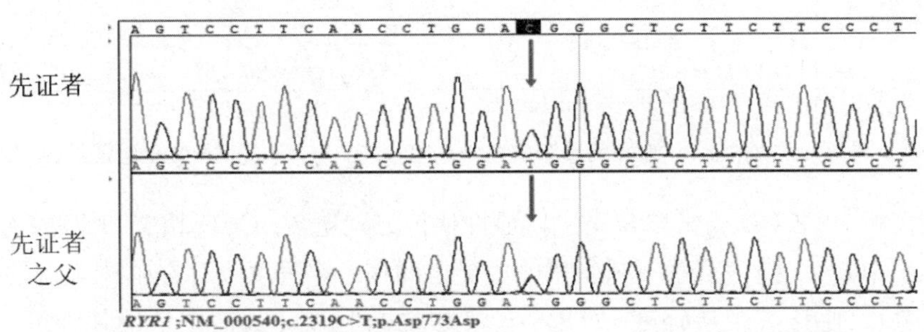

图 3-1-4 先证者及父亲的 ***RYR1*** 基因 c.2319 C>T 的 Sanger 验证结果

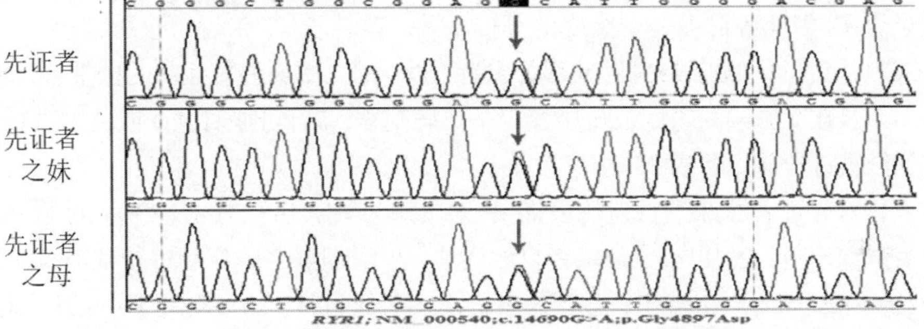

图 3-1-5 先证者及母亲和妹妹的 ***RYR1*** 基因 c.14690G>A 的 Sanger 验证结果

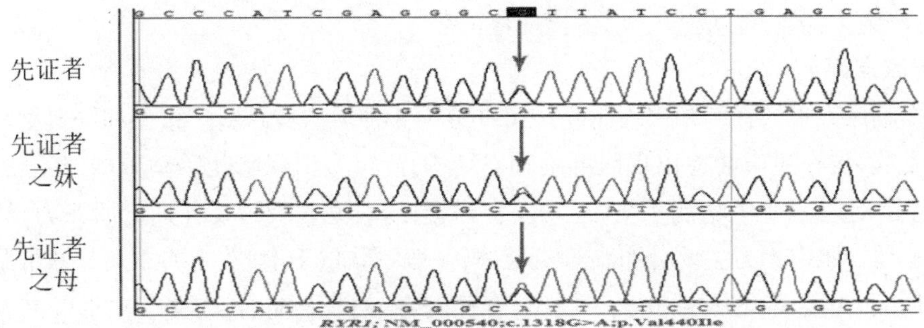

图 3-1-6 先证者及母亲和妹妹的 ***RYR1*** 基因 c.1318G>A 的 Sanger 验证结果

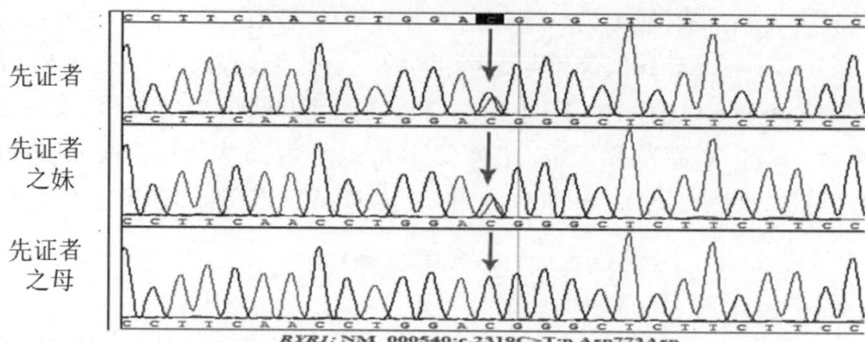

图 3-1-7 先证者、妹妹及母亲 ***RYR*1** 基因 c.2319 C>T 的 Sanger 验证结果

4. 遗传咨询　CCD 通常以常染色体显性遗传方式遗传，CCD 相关的 *RYR1* 致病性变异外显率几乎 100%。同一家系不同受累的成员之间在一定程度上存在临床表现的差异，即使在同一家系中，临床表现从轻度（如几乎没有症状）到重度（如需要依赖呼吸机），组织学改变如轴空在肌肉纤维的范围和定位的差异也很大。

AD 的 CCD 患者的每个孩子有 50% 的几率遗传该致病变异。AR 的 CCD 儿童的父母必定是杂合子，因此各携带一个突变的等位基因。杂合子（携带者）通常无症状。理论上，AR 的 CCD 患者的同胞有 25% 的几率为患者，50% 的几率成为无症状的携带者，25% 的几率正常。一旦在受影响的家庭成员中鉴定了致病变异，就有可能对 AD 或 AR 的 CCD 风险增加的孕妇进行产前诊断或 PGT。

本病例对先证者妹妹进行遗传咨询，告知本病为 AD，后代有 1/2 患病，可行 PGT 或自然怀孕后产前诊断。2018 年 2 月患者自然怀孕，孕 12 周绒毛膜穿刺进行基因检测，胎儿存在 *RYR1* 基因突变，行人工流产。建议患者再次怀孕行 PGT，2019 年 1 月外院行 PGT，促排卵获卵 24 枚，正常受精 21 枚，养成囊胚 16 枚，6 枚胚胎正常，移植 1 枚正常胚胎，妊娠。孕 17 周抽羊膜腔穿刺行产前诊断，胎儿染色体正常，基因检测未携带 *RYR1* 基因突变。2020 年 11 月出生 1 男婴，随访至 1 岁，生长发育正常。

【专家点评】

根据临床表现的程度和出现时间，CCD 分为 3 种类型：轻型、严重型和经典型。轻型为成人期发病，仅在肌肉活检出现肌纤维轴空结构；严重型出现胎儿胎动减弱，甚至胎儿期死亡，出生后吸吮差、呼吸功能不全，运动发育迟缓；经典型表现为婴儿期低肌张力，幼儿期运动发育迟缓。肌肉无力主要分布在近端肢体，一般下肢重于上肢，主要累及骨盆带肌肉和躯干肌，可伴肌肉萎缩、先天性髋关节脱位、脊柱侧弯、关节挛缩、骨与关节畸形等并发症。目前研究发现 CCD 临床表现型变异很大，即便是在同一家族里面，不同患者的临床表现可从无任何临床症状到不能独立行走。此家系患者虽然相同位点基因突变，但临床表型差异很大，先证者症状较重，母亲及妹妹症状较轻。对类似病例应尽早进行基因检测，对育龄期妇女应进行遗传咨询及生育指导，进行 PGT 或产前诊断阻断中央轴空病的遗传。

【参考文献】

[1] MAGEE K R，SHY G M. A new congenital non-progressive myopathy[J]. Brain，1956，79

（4）：610-621.

[2] MULLEY J C，KOZMAN H M，PHILLIPS H A，et al. Refined genetic localization for central core disease [J]. Am J Hum Genet，1993，52（2）：398-405.

[3] MAGGI L，SCOTO M，CIRAK S，et al. Congenital myopathies clinical features and frequency of individual subtypes diagnosed over a 5-year period in the United Kingdom[J]. Neuromuscul Disord，2013，23（3）：195-205.

[4] BHARUCHA-GOEBEL D X，SANTI M，MEDNE L，et al. Severe congenital RYR1-associated myopathy：the expanding clinicopathologic and genetic spectrum[J]. Neurology，2013，80（17）：1584-1589.

[5] AMBURGEY K，BAILEY A，HWANG J H，et al. Genotype-phenotype correlations in recessive RYR1-related myopathies[J]. Orphanet J Rare Dis，2013，8：117.

[6] MALICDAN MCV，NISHINO I. Central Core Disease – Retired Chapter，for Historical Reference Only. 2007 May 16 [Updated 2014 Dec 4]. In：Adam MP，Ardinger HH，Pagon RA，et al.，editors. GeneReviews® [Internet]. Seattle（WA）：University of Washington，Seattle；1993-2022.

（刘丽　徐凤琴　张暄琳　张美姿）

病例 51　肥厚性心肌病家系分析一例

【背景知识】

肥厚型心肌病（hypertrophic cardiomyopathy，HCM）是由于编码心肌内肌球蛋白的基因突变引起的一种常染色体显性遗传性疾病。该病全球发病率约为 0.2%，中国至少有 100 万 HCM 患者，家族性 HCM 约占 60%~70%[1]。HCM 以心肌进行性肥厚为特点，左心室受累尤为明显，多为室间隔不对称性肥厚，亦可表现为心尖或局部室壁肥厚，进而导致心室顺应性降低，舒张功能受限，临床上可出现胸痛、心悸、晕厥、甚至猝死等表现。β 肌球蛋白重链基因（Beta myosin heavy chain，*MYH7*）是 HCM 最常见的致病基因之一，绝大多数表现为错义突变，占全部 HCM 致病基因突变的 30% 以上[2]。

【病例情况】

1. 入院情况　患者（Ⅲ 5），男，31 岁，2 年前查体心电图提示异常，心动过速。遗传性心律失常，冠脉造影未见异常，心脏彩超提示左房大，室间隔及左室后壁增厚，左室舒张功能减退，符合肥厚性心肌病诊断，已婚，来院遗传咨询。

追问病史：对其家系 4 代 26 人进行追踪调查如图 3-1-8，就诊者母亲（Ⅱ 7）53 岁猝死；舅舅（Ⅱ 4）确诊为肥厚性心肌病非梗阻型；弟弟（Ⅲ 1）26 岁猝死，确诊为肥厚性心肌病。

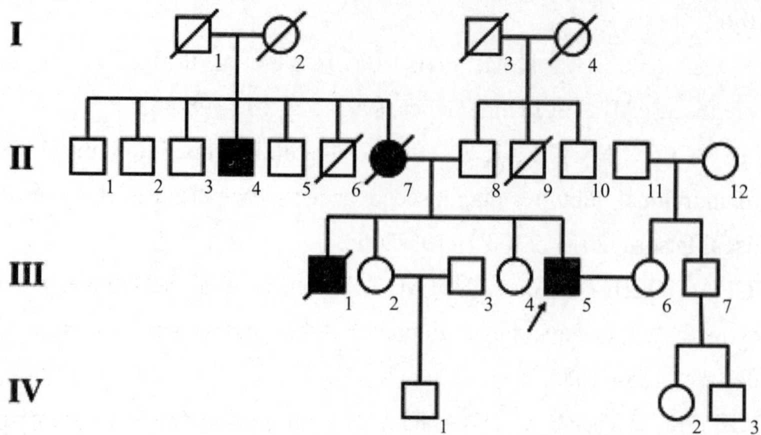

图 3-1-8 肥厚性心肌病家系图，Ⅲ 5 为先证者

2. 入院检查

（1）体格检查：T 36.5 ℃，P 70 次 / 分，R 18 次 / 分，BP 125/65mmHg，一般状态尚可，神志清楚；查体合作，口唇无发绀，颈软，未见颈静脉怒张，双肺未闻及干湿性啰音。心界略大，心率 90 次 / 分，律齐，胸骨左缘 3～ 4 肋间可闻及 3/6 级收缩期吹风样杂音，Valsalva 动作后杂音增强。肝脾未触及，双下肢无水肿，生理反射存在，病理反射未引出。

（2）基因测序：应用芯片捕获高通量测序检测 *KCNQ1*、*KCNH2*、*SCN5A*、*ANK2*、*KCNE1*、*KCNE2*、*CAV3* 等基因，检测结果显示：*MYH7* 基因致病突变 c.5135G>A（p.Arg1712Gln；Het）如图 3-1-9，呈常染色体显性遗传。

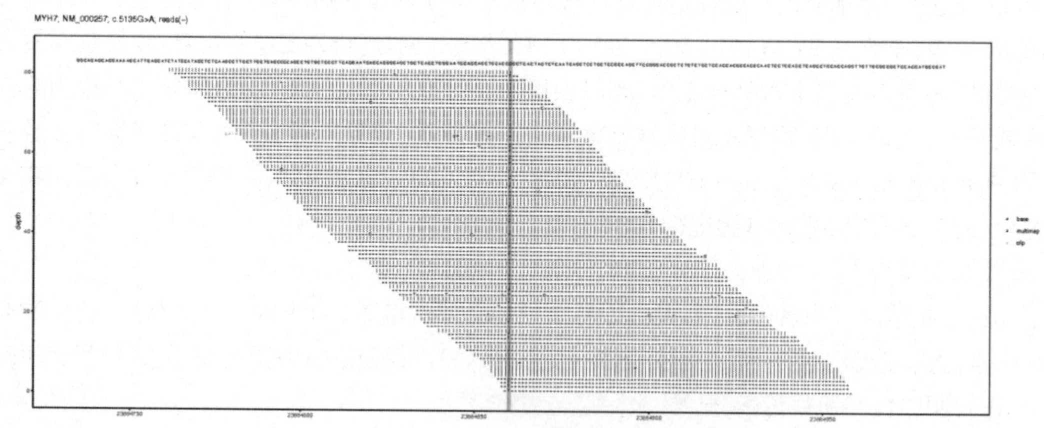

图 3-1-9 检测结果相关附图

3. 病例分析 在患者的基因检测中检出 *MYH7* 基因的致病突变 c.5135G>A（p_Arg-1712Gln；Het）。*MYH7* 基因相关型心肌病 I 型为常染色体显性遗传。

位点详情：*MYH7*；NM_000257：c.5135G>A；p.Arg1712Gln；EX35/CDS33；Het；错义突变，根据 ACMG 遗传变异分类标准与指南，该变异为致病性变异。

4. 生育指导

（1）家族性肥厚性心肌病患者的子女遗传致病性突变的概率为 50%，但由于其不完全外显，故无法预测疾病的严重程度和发病年龄。再生育建议 PGT 或自然受孕后行产前诊断进行胚胎及胎儿超声检查。

（2）建议家系其他无症状成员进行基因诊断。

（3）建议患者本人定期随访，对症治疗。

【专家点评】

MYH7 基因是一段位于染色体 14q12、长度为 23kb 的基因，共含有 40 个外显子，其中有 38 个外显子参与编码蛋白质，目前已发现有 190 多种蛋白。*MYH7* 基因突变可致 HCM[3]，*MYH7* 基因编码的 β 肌球蛋白重链是组成肌节粗肌丝的一种心脏收缩蛋白，这种蛋白可以维持心肌细胞内外钙离子的浓度平衡，同样在心肌细胞的能量供应方面也起重要作用。β 肌球蛋白在结构上可分为球状头部区（E3~E21 编码）、头杆结合区（E211~E25 编码）和杆状尾部区（E25~E40 编码）三部分，不同结构的突变影响临床表型的严重程度不同。其中，头部区的突变由于影响肌小节的收缩[4]，因此导致的临床表型较重。

MYH7 基因突变范围在我国 HCM 患者中较为广泛，除 E6、E7、E10、E17、E24、E25、E29、E32、E33 之外的 27 个外显子上均存在致病性突变，E22 上也有 7 个变异位点[3]。*MYH7* 基因突变导致的 HCM 往往有症状早、病情重、外显率高、猝死率高的特点[5]。基因检测对于有家族性 HCM 的家系及患者有明确的诊断价值，总阳性率高达 80%，建议患有 HCM 的患者尽早进行基因筛查，特别是存在 *MYH7* 基因突变的 HCM 家族[6]。

由于 *MYH7* 基因部分突变所导致的 HCM 发病年龄早、临床表现重、进展快，甚至会出现猝死。临床医生需提醒 HCM 患者避免剧烈体育活动，避免烦躁哭闹情绪，低盐低脂健康饮食，更需要定期复查心脏彩超、心电图等，预防猝死的发生。

面对遗传性疾病，我们应当积极寻找病因以明确最终疾病诊断。对于临床诊断困难，不能除外遗传性疾病的患者，应做好遗传咨询。

【参考文献】

[1] JENSEN M K，HAVNDRUP O，CHRISTIANSEN M，et al. Penetrance of hypertrophic cardiomyopathy in children and adolescents：a 12-year follow-up study of clinical screening and predictive genetic testing[J]. Circulation，2013，127（1）：48-54.

[2] 宋雷，邹玉宝，汪道文，等. 中国成人肥厚型心肌病诊断与治疗指南[J]. 中华心血管病杂志，2017，45（12）：1015-1032.

[3] WANG T，LI S，JIANG G，et al. Regional homogeneity changes in patients with primary insomnia[J]. Eur Radiol，2016，26（5）：1292-1300.

[4] LI C，DONG M，YIN Y，et al. Abnormal whole-brain functional connectivity in patients with primary insomnia[J]. Neuropsychiatr Dis Treat，2017，13：427-435.

[5] CRAIG A D. How do you feel? Interoception：the sense of the physiological condition of the body[J]. Nat Rev Neurosci，2002，3（8）：655-666.

[6] 崔宏丽，王东，冯新星，等. 肥厚型心肌病致病基因型与临床表现的关系及基因筛查在肥厚型心肌病筛查及疾病鉴别诊断中的作用 [J]. 中国循环杂志，2015，30（2）：149-153.

（李阔韬 谢晓媛 吴芳）

病例 52 和病例 53 产前诊断遗传性骨病二例

【背景知识】

遗传性骨病是一大类具有广泛遗传异质性的骨 / 软骨发育不良疾病，NGS 技术的发展，促进了此类疾病潜在基因缺陷的发现。国际骨骼发育不良学会分类学委员会发布了最新版（2019 年）遗传骨骼疾病分类标准，包括 461 种不同的疾病，根据其临床表现、X 线和 / 或分子表型分为 42 组。92%（425/461）的疾病中发现了 437 种不同基因的致病变异[1]。临床常见的骨骼系统疾病包括软骨发育不全（achondroplasia，ACH）、软骨发育低下（hypochondroplasia，HCH）、假性软骨发育不全（pseudachondroplasia，PSACH）、致死性骨发育不良（thanatophoric dysplasia，TD）、SADDAN（severe achondroplasia，developmental delay，acanthosis nigricans）综合征、成骨不全（osteogenesis imperfecta，OI）等。这些疾病均属于骨 / 软骨发育障碍性疾病，临床上表现为不同程度的骨骼畸形和身材矮小，X 线表现上也有许多相似之处。随着产前诊断技术的发展，尤其是分子诊断技术和超声技术的发展，这类疾病的产前检出率显著提高，已有更多的患儿在孕期得到诊断，从而避免出生。

【病例情况】

病例 52 双胎均为软骨发育不全一例

患者，女，37 岁，G_2P_1，双胎妊娠，因“孕 29 周，胎儿股骨发育落后 6 周”就诊。

患者平素月经规律，停经首次超声提示宫内两个胎囊，与实际孕周基本相符。早孕反应不重，否认孕早期出血及保胎史，本次孕期在外地规律产检，超声提示单绒毛膜双羊膜囊双胎，空腹血糖 4.3mmol/L，TORCH 筛查阴性，NIPT 低风险。孕 23 周时外院系统超声提示胎儿股骨小于孕周 3 周，3 周后复查股骨及肱骨小于孕周 6 周。现孕 29 周，在某三甲医院复查超声：宫腔内可见两胎儿回声（F1/F2）。F1 位于宫腔左侧，胎头位于下方，双顶径 84 mm（相当于 34 周 2 天），头围 306 mm（相当于 34 周 1 天），腹围 251 mm（相当于 29 周 2 天），股骨长 41 mm（相当于 23 周 2 天），肱骨 39 mm（相当于 24 周 3 天）。F2 位于宫腔右上方，胎头位于左侧，双顶径 87 mm（相当于 35 周 1 天），头围 311 mm（相当于 34 周 6 天），腹围 267 mm（相当于 30 周 2 天），股骨长 43 mm（相当于 24 周 1 天），肱骨 40 mm（相当于 25 周 0 天），余未见明显异常，见图 3-1-10、图 3-1-11。

患者第一胎女，6 岁，足月顺产，体健。平素健康状况良好，身高 165 cm，体重 65 kg，否认高血压、糖尿病史，否认用药史，家族中无遗传病史。配偶身高 180 cm，体重 85 kg，无家族遗传病史。

【诊疗经过】

影像学提示胎儿四肢长骨短缩，明显小于孕周，双顶径增大，高度提示 ACH。经过遗传咨询,孕妇及家属同意产前诊断。完善相关检查、签署知情同意书后,于孕 30 周在超声引导下行羊膜腔穿刺术,抽取羊水 5 mL。

分子遗传学分析:应用 PCR 结合 Sanger 测序方法,检测羊水细胞 *FGFR3* 基因 c.1138G>A 位点。结果提示胎儿检测到 *FGFR3* 基因 c.1138G>A 杂合变异,见图 3-1-12。

宫腔内可见两胎儿回声(F1/F2),两胎儿之间可见带状分隔,F1位于宫腔左侧,胎头位于 下方,F2位于宫腔右上方,胎头位于左侧。F1所见如下

【检查参数】

双顶径 84mm(34周2天) 头围 306mm (34周1天) 腹围 251mm (29周2天)

股骨长 41mm(23周2天) 肱骨 39mm (24周3天) 羊水最大深度 64mm

胎心率142次/分,脐动脉S/D:2.7 。

【超声所见】

头颅:颅骨光环可见,丘脑可显示、侧脑室可显示、后颅窝可显示、小脑可显示。

颜面部:受位置影响显示不清。

胸腔:肺部可显示,心脏大部分位于左侧胸腔,四腔心可显示。

腹腔:肝脏可显示、胃泡可显示。肠管未见明显扩张,较宽处约6.5mm,双肾可显示、膀胱可显示。脊柱:受位置影响显示不完整。

肢体:双侧肱骨、股骨可显示。

胎盘位于:前壁,厚约26mm,位置:不低。颈部未及脐带压迹,颈部未及彩色血流信号环绕。

图 3-1-10 双胎之一(F1 胎儿)超声结果

宫腔内可见两胎儿回声(F1/F2),两胎儿之间可见带状分隔,F1位于宫腔左侧,胎头位于 下方,F2位于宫腔右上方,胎头位于左侧。F2所见如下

【检查参数】

双顶径 87mm(35周1天) 头围 311mm(34周6天) 腹围 267mm(30周2天)

股骨长 43mm(24周1天) 肱骨长 40mm(25周0天) 羊水最大深度 66mm

胎心率138次/分,脐动脉S/D:2.3 。

【超声所见】

头颅:颅骨光环可见,丘脑可显示、侧脑室可显示、后颅窝可显示、小脑可显示。

颜面部:唇部可显示。

胸腔:肺部可显示,心脏大部分位于左侧胸腔,受位置影响,心内结构显示欠清。

腹腔:肝脏可显示、胃泡可显示。肠管未见明显扩张,较宽处约7.7mm,双肾可显示、膀胱可显示。

脊柱:受位置影响显示不完整。

肢体:双侧肱骨、股骨可显示。胎盘位于:前壁,厚约27mm,位置:不低。

颈部可及/未及脐带压迹,颈部可及/未及彩色血流信号环绕。

图 3-1-11 双胎之一(F2 胎儿)超声结果

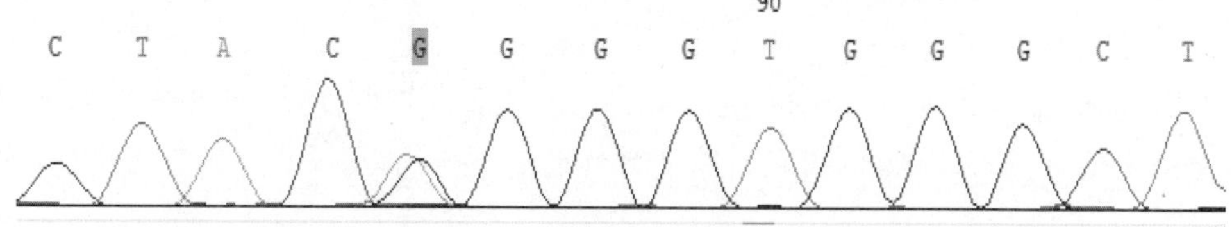

图 3-1-12 ***FGFR3*** 基因 Sanger 测序结果,检测到 c.1138G>A 杂合变异

根据胎儿的超声检测结果和基因检测结果,胎儿产前诊断为 ACH。孕妇及家属经过遗传咨询,回当地医院终止妊娠。

病例 53 软骨发育低下一例

患者，女，28岁，因“孕28周，外院超声检查发现胎儿肢体小于孕周4周”就诊。

患者 G_1P_0，早期产检未见异常。现孕28周，外院超声检查显示胎儿双顶径6.35 cm，头围23.48 cm，腹围20.87 cm，股骨4.02 cm，肱骨3.89 cm。超声提示胎儿明显小于自然孕周，四肢较其他部位明显短小。同时可见室间隔连续性中断，后颅窝池增宽，右肾盂分离，肠管扩张。

患者本人身高132 cm，无明显特殊面容，无臀部突起及三叉戟手，“O”型腿，见图3-1-13。未做过相关影像学及基因检测。配偶170 cm，父亲172 cm，母亲160 cm，姐姐162 cm，表型均未见异常。

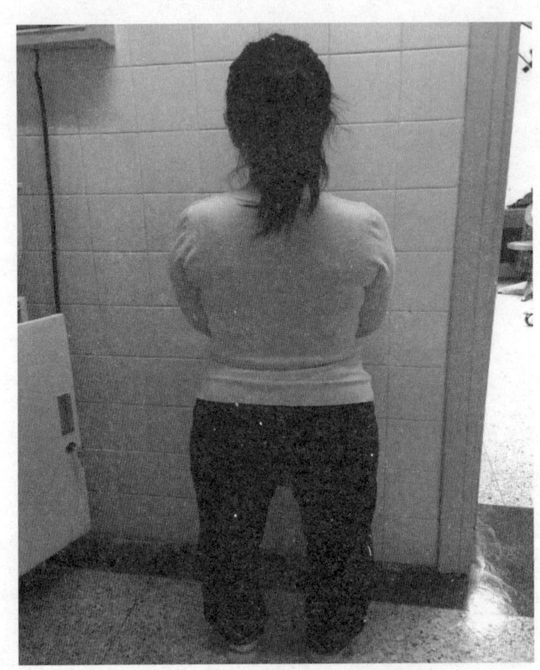

图 3-1-13 患者本人背面照

【诊疗经过】

经过遗传咨询，孕妇及家属在外院终止妊娠，并做了胎儿及本人骨骼发育异常相关基因检测。基因检测结果提示孕妇及胎儿存在 *FGFR3* 基因第11外显子 c.1620 C>A（p.Asn540Lys）位点杂合变异，该变异为错义变异，已发现该位点致病性的相关文献报道，见图3-1-14。

根据患者的临床表现、基因检测结果和家族史，患者诊断为HCH，且为新发变异。患者以后每一次生育，都有50%的可能性将变异传递给下一代，建议妊娠后进行产前诊断或PGT。

随访一年后，孕妇选择自然受孕再次妊娠。第二次妊娠后产前诊断结果提示胎儿携带 *FGFR3* 基因 c.1620 C>A（p.Asn540Lys）位点杂合变异，超声检查提示胎儿肢体短小，再次终止妊娠，见图3-1-15。

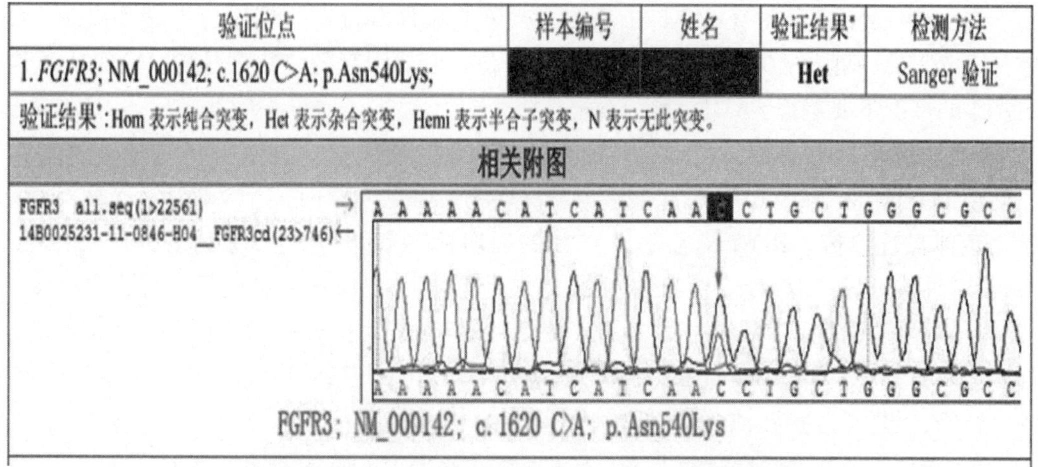

验证位点	样本编号	姓名	验证结果*	检测方法
1. *FGFR3*; NM_000142; c.1620 C>A; p.Asn540Lys;			Het	Sanger 验证

验证结果*:Hom 表示纯合突变，Het 表示杂合突变，Hemi 表示半合子突变，N 表示无此突变。

相关附图

图 3-1-14　患者 *FGRR3* 基因 Sanger 测序验证结果

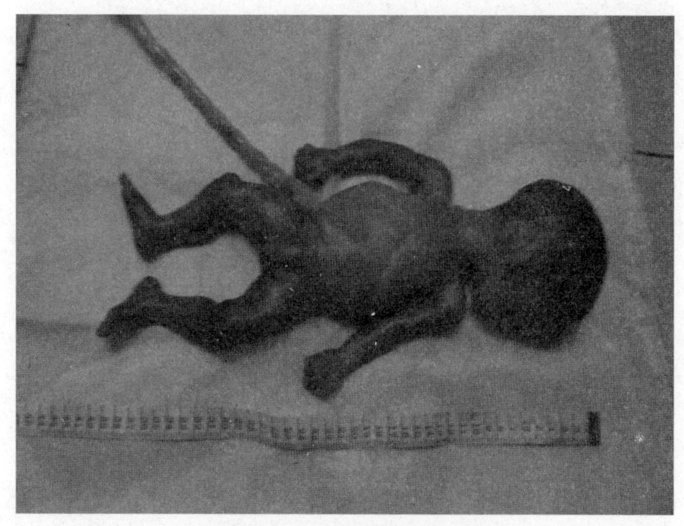

图 3-1-15　引产胎儿照片

ACH 和 HCH 还需要和以下疾病进行鉴别:

1. PSACH [OMIM 177170]　是一种常染色体显性骨骼发育不全,发病率约为 1.67/10 万(http: //www.orpha.net/)。PSACH 患者在出生时通常是正常的,一般在 2 岁以后出现异常,主要表现为身材矮小、短指、关节松弛和早发性骨关节炎,没有 ACH 患者的颅面特征。X 线主要表现为脊柱骨骺发育不良。PSACH 的致病基因为位于 19 号染色体上的软骨寡聚基质蛋白(cartilage oligomeric matrix protein, *COMP*)基因 [OMIM 600310]。

2. TD [type Ⅰ, OMIM 187600; type Ⅱ, OMIM 156830 and 187601]　发病率和 ACH 类似,通常发生在婴儿早期,是致命的。临床和影像学特征均相似,但症状较为严重。主要有两种类型:Ⅰ型和Ⅱ型。Ⅰ型主要表现为弯曲的“电话听筒”股骨和严重扁平的椎骨,Ⅱ型无股骨畸形,但存在严重的颅缝早闭,表现为“三叶草”样头颅。两者都是由 *FGFR3* 基因的不同突变引起的。ACH 和 TD 临床差异较大,一般极少出现混淆。

3. SADDAN 综合征 [OMIM 616482] 严重的软骨发育不全伴发育迟缓和黑棘皮病。它是由 *FGFR3* 基因 c.1949 A>T（p.Lys650Met）位点变异引起的。发育迟滞比软骨发育不全更严重的情况下要考虑 SADDAN 综合征。

【专家点评】

ACH [OMIM 100800] 是临床上造成身材矮小最常见的原因，于 1878 年首次被报道，呈常染色体显性遗传，100% 外显率。ACH 的确切发生率尚不清楚，大约为（3.57~3.85）/10 万，没有种族差异，据统计全世界约有 25 万人受累 [2-4]。其临床特征主要表现为身材矮小，四肢近端短缩，男性平均身高为 130 cm，女性为 124 cm，大头畸形、前额突出，鼻梁下陷、面部中线发育不全，手掌短而宽、呈三叉戟状等 [5]。与 ACH 相关的健康问题包括阻塞性睡眠呼吸暂停、反复耳道感染、椎管狭窄和肥胖等。ACH 患者的症状和体征复杂多样，需要采取多学科治疗。定期监测、治疗和手术给患者一生带来巨大的临床和治疗负担。

ACH 由成纤维细胞生长因子受体 3 基因（fibroblast growth factor receptor 3，*FGFR3*）[OMIM 134934] 变异引起。*FGFR3* 基因定位于染色体 4p16.3，编码人类四种成纤维细胞生长因子受体之一 FGFR3 蛋白。FGFR3 蛋白由一个具有三个免疫球蛋白样区域的细胞外结构域、一个跨膜结构域和一个细胞内酪氨酸激酶组成。它在软骨细胞表面尤其普遍，在颅骨骨缝、睾丸和大脑中也有表达。当 *FGFR3* 基因发生变异时会不断被激活，自磷酸化 FGF 受体，导致下游细胞内信号分子 Raf/MEK/ERK 和 Stat1 的激活，使软骨细胞分化、软骨基质产生和增殖受到抑制。反过来又损害软骨内骨化（软骨形成骨骼的过程），导致长骨伸展不良，患者出现短肢侏儒 [6]。*FGFR3* 基因最常见的致病性变异为跨膜区第 10 外显子 c.1138G>A（C）（p.Gly380Arg）变异，约占 98% 的 ACH 患儿。研究显示 80% 的患者是新发变异，且来自父方，尤其是高龄父亲（≥ 35 岁）[7,8]。

根据特异性临床表现及影像学检查，ACH 的诊断并不困难，但 ACH 的产前诊断一直是个难题。如果亲生父母一方或双方患有 ACH，胎儿的产前诊断较为容易。但临床更常见的情况是，孕晚期通过超声检查偶然发现一对身材正常夫妇的胎儿股骨缩短，从而怀疑为 ACH。胎儿股骨短是临床医生诊治的一个挑战。大多数情况下，它代表正常胎儿和 / 或家族变异，但也可能是非整倍体的标志，与骨骼发育不良或 FGR 有关 [9]。研究显示 ACH 通常不会在妊娠中期通过常规超声筛查得到诊断，特别是在孕 24 周之前，因为股骨通常并不比预期的短。孕晚期，胎儿四肢近端缩短，尤其是股骨短（同孕周第 3 百分位以下）和双顶径增加（超过同孕周第 95 百分位），则需要高度怀疑 ACH，其余指标包括胸腔狭窄、前额突出、羊水过多等。进一步可以通过产前标本的分子检测来确诊。而目前常用的筛查和诊断 ACH 方法也是先通过超声检测，筛查出股骨短小的可疑胎儿，再进一步进行基因检测，从而完成产前诊断。但由于股骨短并不是骨骼发育不良的一个特异性发现，尤其在妊娠中期的超声检查中，对于股骨短胎儿最合适的监测及诊断策略仍然存在争议。研究建议根据观察到的临床症状选择最合适的检测方法 [9,10]。对于股骨低于相应孕周平均值 2~4SD 的胎儿，建议采用染色体核型分型和 CMA 进行检测。当发现股骨极短或骨骼形态异常时，建议进行基因检测。不仅应寻找 ACH 热点变异（c.1138G>A 和 c.1138G>C（p.Gly380Arg）），还应该寻找 HCH 热点变异(c.1620 C>A 和 c.1620 C>G(p.Asn540Lys))。如果可能的话,还可以对 *FGFR3* 基因进行测序。

近年来,*FGFR3* 基因变异的游离细胞胎儿 DNA 是无创产前诊断排除 ACH 的理想选择,尤其是在妊娠晚期。但由于其总体发病率较低,如何更好的应用于临床还有待于进一步研究。

建议所有患儿及其家庭成员进行必要的遗传咨询,对高风险胎儿进行产前诊断。ACH 是常染色体显性遗传病,患儿父母再次生育再发的风险与父母本人是否也是 ACH 患者相关。患儿父母如不是患者,再次生育再发风险 2%;患儿父母如果一方是患者,再次生育再发风险 50%;患儿父母如果双方都是 ACH 患者,再次生育再发风险 75%,其中 25% 的可能性为致死性纯合性 ACH 患儿。

HCH [OMIM 146000] 也是一种罕见的常染色体显性骨骼发育不全,患病率为 3.03/10 万,或接近 ACH 的患病率,特征是不成比例的矮小,有时伴有面部畸形(大头畸形、前额突出、面中部发育不全),但较 ACH 显著少见。骨骼检查中通常没有特征性的影像学表现。智力发育正常,但个体差异较大,有明显的临床异质性。HCH 婴儿期通常很轻微,容易被忽视,症状体征和并发症较也较 ACH 轻。HCH 和 ACH 一样,由 *FGFR3* 基因变异引起,但不同于 ACH 的变异热点,70% 的变异见于胞内区第 13 外显子 c.1620C>A(G)(p.Asn540Lys) 变异 [11]。ACH、HCH 和 PSACH 三种疾病均为短肢型矮小的骨骼系统疾病,临床表现相似。当临床症状和 X 线表现难以鉴别诊断时,通常需要通过基因检测来确诊。

基于临床数据和影像学检查,以及最终的基因检测,两例病例最终都得到明确诊断。基因检测不仅能为临床医生提供鉴别诊断思路,还可以为之后的基因功能研究提供线索,同时有助于患者及家庭的遗传咨询和再生育指导。

【参考文献】

[1] MORTIER G R, COHN D H, CORMIER-DAIRE V, et al. Nosology and classification of genetic skeletal disorders: 2019 revision[J]. Am J Med Genet A, 2019, 179(12): 2393-2419.

[2] 邬玲仟, 张学. 医学遗传学[M]. 北京: 人民卫生出版社, 2016:383-387.

[3] PAULI R M. Achondroplasia: a comprehensive clinical review[J]. Orphanet J Rare Dis, 2019, 14(1):1.

[4] VIVANTI A J, COSTA J M, ROSEFORT A, et al. Optimal non-invasive diagnosis of fetal achondroplasia combining ultrasonography with circulating cell-free fetal DNA analysis[J]. Ultrasound Obstet Gynecol, 2019, 53(1):87-94.

[5] 中国医师协会医学遗传医师分会, 中华医学会儿科学分会内分泌遗传代谢学组, 中华医学会儿科学分会罕见病学组, 等. 软骨发育不全诊断及治疗专家共识 [J]. 中华儿科杂志, 2021, 59(7):545-550.

[6] KUBOTA T, ADACHI M, KITAOKA T, et al. Clinical practice guidelines for achondroplasia[J]. Clin Pediatr Endocrinol, 2020, 29(1):25-42.

[7] ORIOLI I M, CASTILLA E E, SCARANO G, et al. Effect of paternal age in achondroplasia, thanatophoric dysplasia, and osteogenesis imperfecta[J]. Am J Med Genet, 1995, 59(2):209-217.

[8] COI A, SANTORO M, GARNE E, et al. Epidemiology of achondroplasia: A population-based study in Europe[J]. Am J Med Genet A, 2019, 179(9):1791-1798.

[9] LI Q, ZHANG Z, WANG J, et al. Prenatal diagnosis of genetic aberrations in fetuses with short femur detected by ultrasound: A prospective cohort study[J]. Prenat Diagn, 2021, 41(9):1153-1163.

[10] LIU J, HUANG L, HE Z, et al. Clinical value of genetic analysis in prenatal diagnosis of short femur[J]. Mol Genet Genomic Med, 2019, 7(11):e978.

[11] SABIR A H, SHEIKH J, SINGH A, et al. Earlier detection of hypochondroplasia: A large single-center UK case series and systematic review[J]. Am J Med Genet A, 2021, 185(1):73-82.

（史云芳　孟曦龙　杨萌　李晓洲）

病例 54　围产期致死型成骨发育不全一例

【背景知识】

成骨不全症（osteogenesis imperfecta, OI）又称“脆骨病”“瓷娃娃病”，其临床特征为自发性或轻微创伤导致的骨折、不同程度的牙本质发育不全（dentinogenesis imperfecta, DI）以及成年期听力丧失。发病率无明显的性别差异，群体发病率约为 6.67/ 万，中国人群中发病率约为 0.04%[1,2]，并收录于我国《第一批罕见病目录》中。该病遗传异质性高，可由多种编码胶原蛋白的基因或涉及胶原蛋白翻译后修饰的基因突变引起。据报道，90% 以上的患者为常染色体显性遗传，由编码 I 型胶原蛋白 α1/2 链的基因 *COL1A1/2* 突变导致胶原结构缺陷所致[3]。

COL1A1/2 相关性 OI 的临床表现差异较为显著，症状较轻的患者可以有正常的牙齿生长、身高和寿命水平，仅表现出轻度的易发骨折；严重者出现骨骼畸形、活动能力受限、身材矮小，甚者发生围产期死亡。具有牙本质发育不全患者的牙齿多呈特征性的灰色或棕色，可为半透明状，并且容易磨损和破裂。

【病例情况】

1. 主诉　患者，女，26 岁，主因“G_2P_0，孕 33^{+1} 周，阴道异常流液、流血伴下腹痛 2 小时”入院。

2. 现病史　患者平素月经规律，停经后 40 余天验尿 HCG（+），早孕反应轻。孕早期曾因阴道出血保胎。孕 4 月自觉胎动，活跃至今。孕中期 OGTT 试验阳性，诊断妊娠期糖尿病，饮食运动控制血糖，血糖控制情况不详。未行 NIPT 筛查。孕 20 周超声发现胎儿发生 OI，遗传咨询后建议产前诊断。患者因宗教信仰拒绝产前诊断，选择继续妊娠。自诉孕期血压、甲状腺功能正常，孕期无头疼、头晕、视物模糊等不适。现孕 33^{+1} 周，2 小时前出现阴道异常流液后出现阴道异常出血，继而出现不规律下腹痛就诊于我院急诊，考虑不除外胎盘早剥，直入手术室。

患者平素身体状况良好，否认慢性病史，否认传染病史，数年前曾因阑尾炎行阑尾切除术（具体不详），否认外伤史，否认输血史，否认药物或食物过敏史。否认毒物、动物、放射性物质及传染病接触史，否认性病及冶游史。否认吸烟史，否认饮酒史，否认遗传病家族史。

3. 辅助检查　孕前患者夫妻双方在外院行染色体核型分析，双方染色体核型分别为46,XX,inv(9)(p12q13)；46,XY（图 3-1-16、图 3-1-17）。

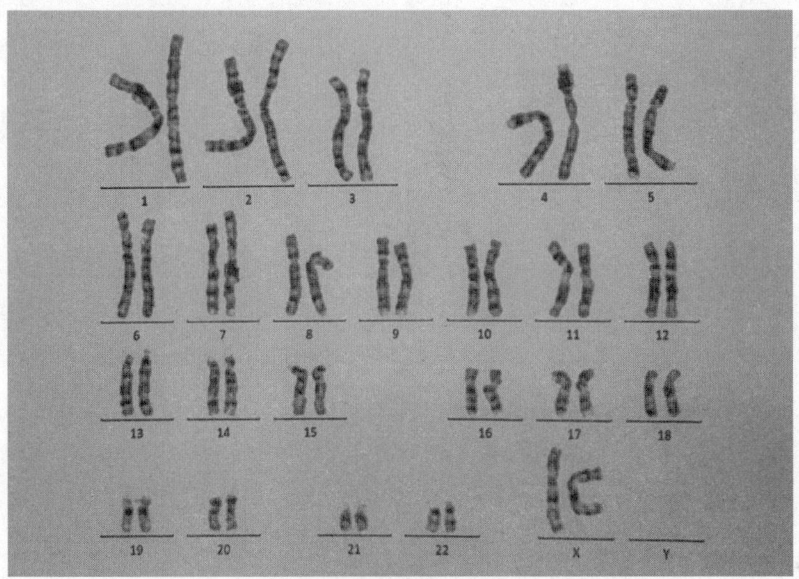

图 3-1-16　患者染色体核型分析：46,XX,inv(9)(p12q13)

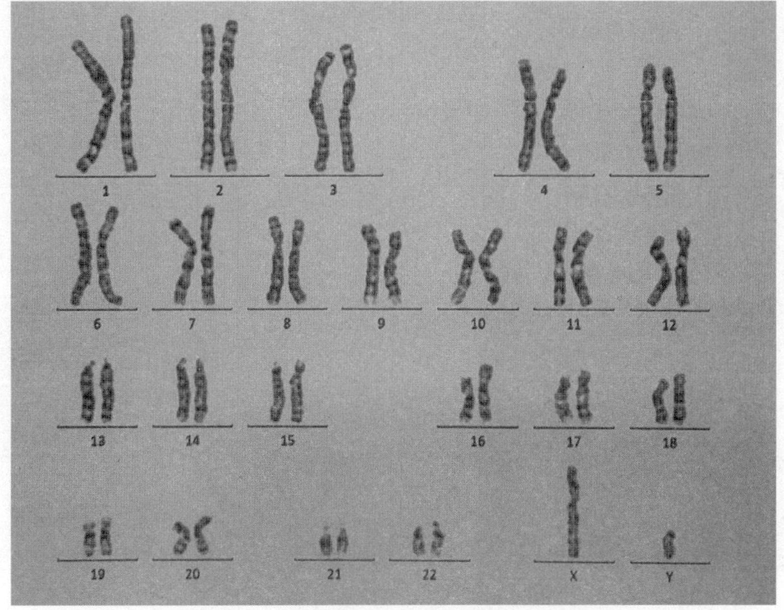

图 3-1-17　患者配偶染色体核型分析：46,XY

超声检查：双顶径 87 mm，头围 301 mm，腹围 263 mm，股骨 21 mm，胎盘 I 级，S/D2.1，羊水量 45 mm，胎儿颅骨较薄，脑回略多，脑实质回声减低，胎儿胸廓窄小，双肺小，心包腔内可见液性暗区，深约 6 mm，胎儿腹腔内见液性暗区，未探及胆囊，四肢短小，左侧肱骨成角弯曲，肢体活动受限？胎盘较厚处约 4.8 mm，胎盘下级下方至宫口探及混合回声包块，范围约 101mm × 46mm × 34 mm，边界欠清，未见明显血流信号（图 3-1-18）。

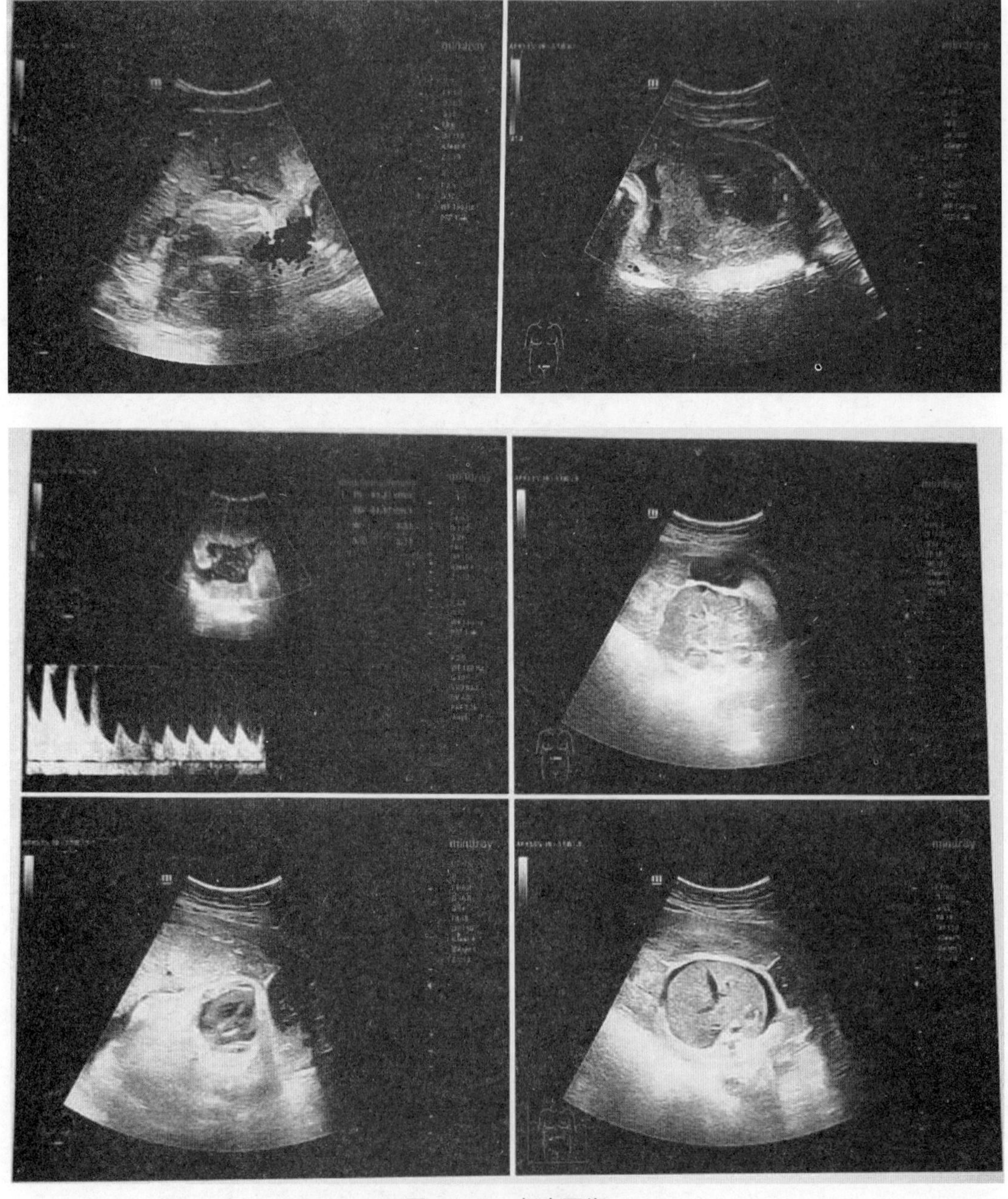

图 3-1-18 超声图像

超声提示：胎盘下级下方混合回声包块（考虑血肿，不除外胎盘早剥）；单胎臀位；胎儿成骨发育不全；胎儿心包及腹腔积液；胎儿双肺发育不良；胎儿脑质回声减低。

初步诊断：① G_2P_0，孕 33^{+1} 周；② LSA；③妊娠期糖尿病；④先兆早产；⑤胎膜早破；⑥胎盘早剥？⑦胎儿成骨发育不全。

【病例分析】

1. *COL1A1/2* 相关性 OI 的诊断　*COL1A1/2* 相关性 OI 由编码 I 型胶原蛋白 α1/2 链的基因 *COL1A1/2* 突变所致，其特征性表现包括自发性或轻微创伤导致的骨折、不同程度的 DI 以及成年期听力损伤；然而，*COL1A1/2* 相关性 OI 的临床表现差异较为显著，严重程度可由围产期致死到近似无异常症状不等。根据临床表现和放射学检查的结果，*COL1A1/2* 相关性 OI 可分为四型，不同分型有助于提供个体的预后和针对性治疗手段。四种分型具体如下：

I 型：伴蓝巩膜的经典无畸形型 OI。

II 型：围产期致死型 OI。

III 型：进行性畸形型 OI。

IV 型：巩膜形态正常的常见变异型 OI。

根据目前已发布的 OI 分子诊断流程[4]，在疑似 OI 的个体中，需要针对 *COL1A1/2* 基因进行序列分析，如果序列分析未发现 *COL1A1/2* 的致病性变异，可进行染色体片段缺失 / 重复分析（可检出额外 1%~2% 的致病性变异）。

2. 检测结果　患者因阴道异常流液、流血伴下腹痛于我院急诊就诊，直入手术室，术前超声检查发现胎膜早破、胎盘早剥，胎死宫内。通过与患者夫妇交代病情，患者夫妇决定对胎儿进行遗传学检测。经过遗传咨询，患者接受胎儿组织 CNV-seq（100K）及家系全外（trio-WES）检测。

胎儿 CNV-seq（100K）检测结果未见异常（图 3-1-19）。

主要检测结果
该样本未检出非整倍体或符合性染色体连锁遗传及常染色体显性遗传方式的致病、疑似致病变异。
次要检测结果
该样本未检出临床意义未明的 100Kb 以上的微缺失/微重复变异。

图 3-1-19　胎儿 CNV-seq（100K）检测结果

家系全外（trio-WES）检测检出 *COL1A2*；NM_000089.3：c.2566-67_2621delins AATACC 变异，依据 ACMG 指南该变异被判断为致病变异（图 3-1-20）。

COL1A1/2 相关性 OI 的诊断基于以下内容：家族史，骨折史和特征性体格检查表现；放射学检查（不同年龄发生的、处于不同愈合阶段的骨折，缝间骨，“鳕鱼”椎骨和骨质减少）；*COL1A1* 和 *COL1A2* 的分子遗传学检查和 / 或 I 型胶原的生化分析。本病例超声提示胎儿 OI，*COL1A2* 的分子遗传检查结果为阳性，确诊为围产期致死型 OI。

主要检测结果								
序号	基因	染色体位置	转录本编号 核苷酸变化 (氨基酸变化)	基因 亚区	家系成员 检出情况 (先证者/父亲/ 母亲)	致病性 分类	相关疾病/遗传模式	参考 文献
1	*COL1A2*	chr7:94053581-94053703	NM_000089.3: c.2566-67_2621delins AATACC	IVS40-EX41 /IC40-C41	杂合/野生型/ 野生型	致病	关节皮肤松弛型 Ehlers-Danlos 综合征 2 型 (OMIM:617821)/AD 成骨不全 2 型 (OMIM:166210)/AD 成骨不全 3 型 (OMIM:259420)/AD 成骨不全 4 型 (OMIM:166220)/AD 联合性成骨不全与 Ehlers-Danlos 综合征 2 型 (OMIM:619120)/AD 骨质疏松 (OMIM:166710)/AD 心瓣膜型 Ehlers-Danlos 综合征(OMIM:225320)/AR	-

图 3-1-20 家系全外(trio-WES)检测结果

3. 遗传咨询 围产期致死型 OI(原 II 型 OI),其特征为围产期致死性。患病胎儿的体重和体长均小于相应胎龄的正常胎儿,全身结缔组织十分脆弱。颅骨与躯体的比例偏大,触之质软,四肢短而弯曲,大腿常屈曲外展,呈"蛙腿"样。尽管一些围产期致死的胎儿可能死于宫内或自发流产,但更为典型的病例多在早期围产期死亡。

COL1A1/2 相关性 OI 为常染色体显性遗传。在不同严重程度的疾病类型中,由新发(de novo)*COL1A1* 或 *COL1A2* 突变引起的病例所占比例存在差异[5]: I 型和 IV 型 OI 中约为 60%,围产期致死型(II 型)OI 中为 100%,进行性畸形型(III 型)OI 中新发突变者也接近 100%。性腺嵌合现象可能存在于 3%~5% 的病例中。本病例胎儿发现 *COL1A2* 突变,患者夫妻双方若再次妊娠需于产前进行分子遗传学检查。超声检查有助于对妊娠 20 周之前致死性或病情严重的 OI 的产前诊断。

【专家点评】

COL1A1/2 相关性 OI 为常染色体显性遗传。一般来说, *COL1A1/2* 相关性 OI 并不存在明确的基因型 - 表型相关性。即便在同一家族中,疾病的表型程度也可能存在明显的差异。有文献报道, *COL1A2* 基因的甲基化程度可能与表型严重程度有关[6]。如果在受累的亲属中检测出 *COL1A1* 或 *COL1A2* 突变,则需于产前对高危妊娠进行分子遗传学检查。PGT 可以作为已经明确了致病性变异类型的家庭的选择。

此外,在 *COL1A1/2* 相关性 OI 病例中已经发现了显性致病的体细胞嵌合现象[7-8]。体细胞嵌合的个体的表型可以从不具有 OI 特征性表现到轻度 OI 症状不等。携带非致死性的 OI 变异的体细胞嵌合的个体通常不具有 OI 的表型特征,即使其大多数体细胞均携带相关变异;如果变异存在于大多数体细胞中,携带致死性的 OI 变异的体细胞嵌合个体可表现出轻度 OI 的表型;其他情况下嵌合个体一般无症状。若先证者父母无受累的临床表现,在遗传咨询时要考虑到父母体细胞和 / 或生殖细胞嵌合的可能性。

【参考文献】

[1] LANGMAN C B . Improvement of bone in patients with osteogenesis imperfecta treated with pamidronate-lessons from biochemistry[J]. J Clin Endocrinol Metab, 2003, 88(3): 984-985.

[2] TENG S W, GUO W Y, SHEU M H, et al. Initial experience using magnetic resonance imaging in prenatal diagnosis of osteogenesis imperfecta type II: a case report[J]. CLINICAL IMAGING, 2003, 27(1):55-58.

[3] Pollitt RO, Mcmahon RO, Nunn J , et al. Mutation analysis of COL1A1 and COL1A2 in patients diagnosed with osteogenesis imperfecta type I - IV[J]. Human Mutation, 2006, 27(7):716.

[4] VAN DIJK F S, BYERS P H, DALGLEISH R, et al. EMQN best practice guidelines for the laboratory diagnosis of osteogenesis imperfecta[J]. Eur J Hum Genet, 2012, 20(1): 11-19.

[5] STEINER R D, BASEL D. COL1A1/2 Osteogenesis Imperfecta. 2005 Jan 28 [Updated 2021 May 6]. In: Adam MP, Ardinger HH, Pagon RA, et al, editors. GeneReviews® [Internet]. Seattle (WA): University of Washington, Seattle; 1993-2022.

[6] 张浩, 汪纯, 岳华, 等. 国人 *COL1A1* 和 *COL1A2* 突变致成骨不全家系内表型不一 [J]. 中华骨质疏松和骨矿盐疾病杂志, 2018, 11(6):532-539.

[7] PYOTT S MO , PEPIN M GO, SCHWARZE UO, et al. Recurrence of perinatal lethal osteogenesis imperfecta in sibships: parsing the risk between parental mosaicism for dominant mutations and autosomal recessive inheritance[J]. Genet Med, 2011, 13(2):125-130.

[8] EDWARDS M J, WENSTRUP R J, BYERS P H, et al. Recurrence of lethal osteogenesis imperfecta due to parental mosaicism for a mutation in the COL1 A2 gene of type I collagen. The mosiac parent exhibits phenotypic features of a mild form of the disease[J]. Human Mutation, 1992, 1(1):47-54.

(刘烨　刘丽　张美姿　李卉)

病例 55　近端指(趾)骨间关节黏连家系一例

【背景知识】

近端指(趾)骨间关节黏连(proximal symphalangism, SYM)是一种罕见的常染色体显性遗传性骨病,包括近端指(趾)骨间关节黏连 IA 型(SYM1 A)[OMIM 185800] 及 IB 型(SYM1B)[OMIM 615298],分别由位于染色体 17q22 区的 *NOG* 基因及位于染色体 20q11.22 区的 *GDF5* 基因突变导致[1-2]。SYM 的临床特征主要表现为近端指(趾)骨间关节黏连强直、近节指骨变长、中节指骨变短、关节腔狭窄、腕骨和跗骨融合，从而导致近端指（趾）间关节不能屈伸或屈伸受限，某些患者由于镫骨受累，还会伴有传导性耳聋，另外少数患者还可能伴有颈椎融合、掌骨缩短、特殊面容及远端指（趾）间关节融合等[3-5]。本例报告 *NOG* 基因错义突变所致近端指（趾）骨间关节黏连家系一例。

【病例情况】

先证者，王 **，67 岁。

先证者表型：手足外观显示患者双手第 2-4 指近侧指间关节处弯曲受限，双足呈扁平足。X 线提示患者双手第 2-4 指近侧指间关节融合，第 5 指远侧指间关节融合，左右对称。左足舟骨与距骨融合，第 1-3 跖骨与第 1-3 楔状骨大部融合，第 2-5 趾中节趾骨与远节趾骨融合，第 5 跖骨基底部外突。诸骨骨密度普遍减低（图 3-1-21）。手腕、脚腕、肘、膝关节、颈部活动未见异常。无明显矮小、智力障碍及听力障碍。患者体格检查未发现其他畸形。家系中其他患者和先证者表型相似，但受累指（趾）不完全相同。

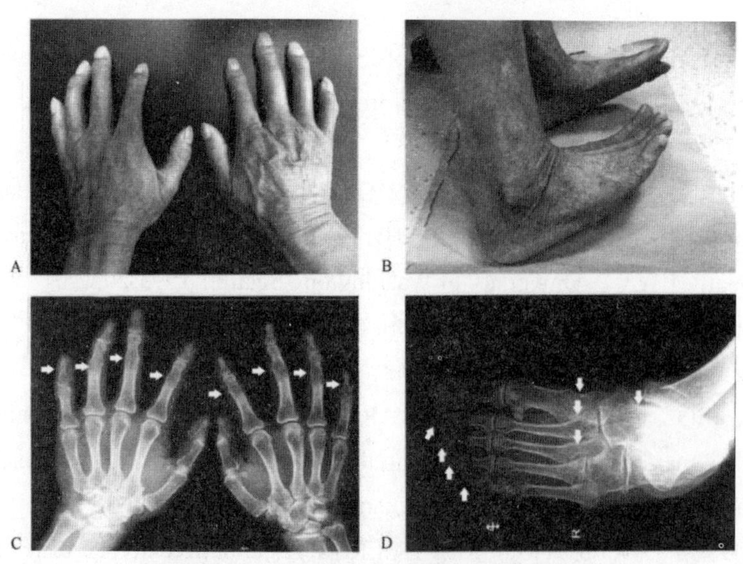

图 3-1-21 先证者手足外观及 X 线检查

家族史：家系成员 29 人，其中 10 人患病，男女均可发病，患者的亲代均有受累，呈垂直分布，提示该家系的遗传方式为常染色体显性遗传（图 3-1-22）。

【病例分析】

对先证者及其家系成员进行检测前遗传咨询，签署知情同意书后采用 PCR 及 Sanger 测序法筛查先证者 *NOG* 和 *GDF5* 基因突变，结果提示先证者 *GDF5* 基因上未发现致病突变，在 *NOG* 基因上存在 c.502T>C 错义突变（图 3-1-23），该突变导致其编码蛋白 Noggin 第 168 位氨基酸由苯丙氨酸变为亮氨酸（p.F168 L）。

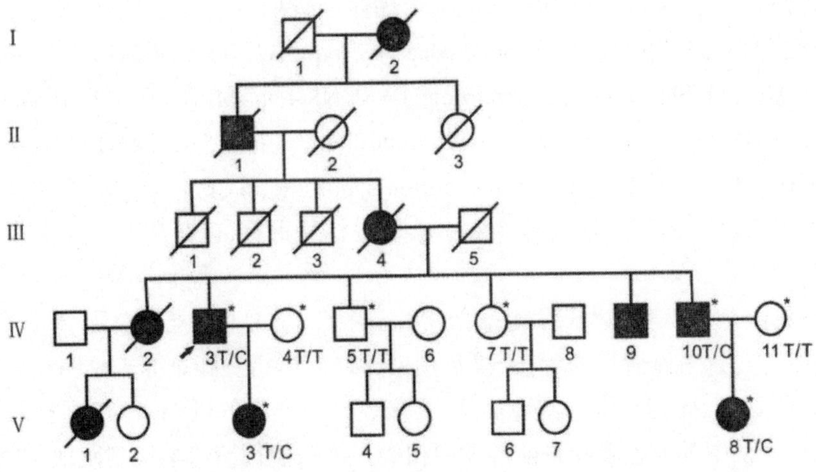

图 3-1-22 近端指(趾)骨间关节黏连家系的系谱图

*家系共分离研究的家系成员,其下方标注基因型分型

进一步在家系成员中进行共分离分析,并在 200 名正常人群对照中筛查该突变,结果显示该突变在家系中呈现基因型 - 表型共分离,且 200 名正常对照中未检测到相同突变。同时,该突变在 dbSNP、ExAC、HGMD 等数据库中均未见报道,结合保守型分析及功能预测结果,根据 ACMG 指南判定, *NOG* 基因 c.502T>C 突变为该近端指(趾)骨间关节黏连家系的可能致病原因。

随访:该家系先证者诊断明确后,先证者女儿(V 3)在接受充分遗传咨询的情况下正常备孕,自然受孕后进行常规产检,孕期各项检测指标及超声检查均未发现明显异常,足月顺利生产。

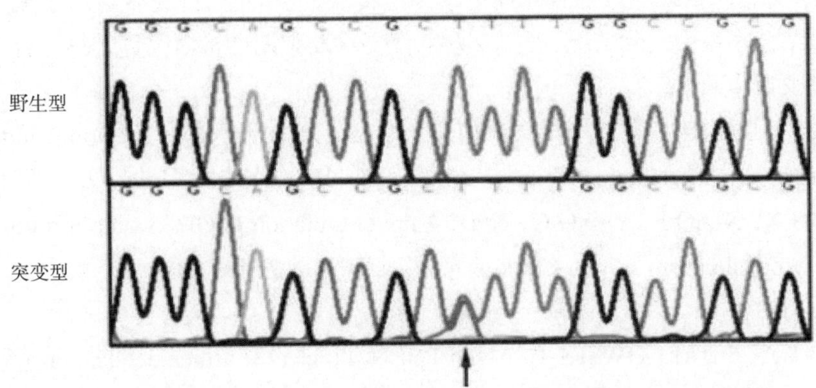

图 3-1-23 先证者 *NOG* 基因 Sanger 测序结果(箭头所指为 c.502T>C 突变)

【专家点评】

人类 *NOG* 基因位于染色体 17q22 区域,编码由 232 个氨基酸组成的 Noggin 蛋白,Noggin 以二硫键连接的同源二聚体形式存在,为一种骨形成蛋白(bone morphogenetie proteins, BMPs)拮抗剂,在调节胚胎期间充质细胞的分化、骨和关节的形成及神经系统发育中

均发挥重要作用[6-7]。除近端指（趾）骨间关节黏连，*NOG* 基因突变还可导致其他 4 种骨发育不全疾病，包括 B2 型短指（趾）（brachydactyly，type B2）[OMIM 611377]、多发性骨性联合综合征 1 型（multiple synostoses syndrome 1，SYNS 1）[OMIM 186500]、镫骨关节僵硬伴拇指（趾）宽大综合征（sapes ankylosis with broad thumbs and toes，SABTT）[OMIM 184460] 及跗骨 - 腕骨联合综合征（tarsal-carpal coalition syndrome，TCC）[OMIM 186570]，且均为常染色体显性遗传病。由于上述五种疾病临床表型相互重叠，也有学者将其统称为"关节黏连谱系疾病"[4]。

本家系先证者主要表现为双手近端指间关节融合，足部舟骨与距骨融合，跖骨与楔状骨融合，中节趾骨与远节趾骨融合等，未累及颈椎、腰椎，拇指及脚趾亦未见明显异常，无短指表现，无远视、耳聋、面容异常等其他症状，临床表型与典型的近端指（趾）骨间关节黏连综合征相符，且家系中其他患者和先证者表型相似。进一步行遗传学检测发现，*NOG* 基因存在 c.502T>C 错义突变，该突变所导致的氨基酸残基改变位于 Noggin 蛋白 Finger 结构域内，邻近 BMP II 型受体结合部位，因此推测该突变可能干扰了 Noggin 对于 BMPs 的拮抗作用，增加了 BMPs 与其受体结合而导致疾病的发生。同时，相关的功能预测软件均高度提示该氨基酸残基的改变可能致病，但具体的发病机制仍需要进一步行功能研究以证实。结合目前获得的家系成员临床资料及相关检查结果，可初步认为，*NOG* 基因 c.502T>C 突变为该近端指（趾）骨间关节黏连家系的可能致病原因。

结合本例家系诊断的成功经验，在临床实践中对可疑遗传性疾病进行遗传学检测前，应首先结合患者表型、体征及相关辅助检查，尽量明确其临床诊断，并优先对已报道的相关致病基因进行筛查，若未检出可疑致病变异，再考虑进一步行其他遗传学检测。遗传学检测应分步分层、循序渐进进行，以避免不必要的资源及时间浪费。另外值得注意的是，对于类似本例家系这类非严重致愚致残致死性单基因遗传病，应慎重选择是否对家系成员进行产前诊断，需要结合家系中实际情况、夫妇双方生育要求及孕期产检情况等进行综合考虑。

【参考文献】

[1] GONG Y，KI-RKOW D，MARCELINO J，et a1. Heterozygous mutations in the gene encoding noggin affect human joint morphogenesis[J]. Nat Genet，1999，21（3）：302-304.

[2] WANG X，XIAO F，YANG Q，et a1. A novel mutation in GDF5 Causes autosomal dominant symphalangism in two Chinese families[J]. Am J Med Genet A，2006，140 A（17）：1846-1853.

[3] BAYAT A，FIJALKOWSKI I，ANDERSEN T，et al. Further delineation of facioaudiosymphalangism syndrome：Description of a family with a novel NOG mutation and without hearing loss[J]. Am J Med Genet A，2016，170（6）：1479-1484.

[4] POTTI T A，PETTY E M，LESPERANCE M M. A comprehensive review of reported heritable noggin-associated syndromes and proposed clinical utility of one broadly inclusive diagnostic term：NOG-related-symphalangism spectrum disorder（NOG-SSD）[J]. Hum Mutat，2011，32（8）：877-886.

[5] MA C, LIU L, WANG F N, et al. Identification of a novel mutation of NOG in family with proximal symphalangism and early genetic counseling[J]. BMC Med Genet, 2019, 20(1):169.

[6] GANAHA A, KANAME T, AKAZAWA Y, et al. Identification of two novel mutations in the NOG gene associated with congenital stapes ankylosis and symphalangism[J]. J Hum Genet, 2015, 60(1):27-34.

[7] 王蓉蓉, 韩士瑞, 周宗伟, 等. 一个中国近端指(趾)骨间关节黏连家系 NOG 基因新突变鉴定 [J]. 国际遗传学杂志, 2017, 40(1):1-5.

（李晓洲　马瑞玉　史云芳）

病例 56　Waardenburg 综合征家系分析及产前诊断一例

【背景知识】

Waardenburg 综合征(Waardenburg syndrome, WS)又称瓦登伯格综合征或听力 - 色素综合征，是一种临床上比较常见的综合征型遗传性聋，主要表现为感音神经性耳聋和色素沉着异常，如皮肤低色素白化病、白额发或早白发、虹膜异色等。先证者因为耳聋来进行优生遗传咨询，经过基因检测最终确诊为 WS，其母亲、弟弟也同时确诊。所以临床上遇到耳聋患者时，除了要考虑到常见的非综合征型耳聋，还要考虑到是否伴有其他相关器官或系统疾病，考虑到综合征型耳聋的可能。

【病例情况】

先证者(图 3-1-24 Ⅲ1)，女，29 岁，因“耳聋”咨询生育问题。

先证者自幼双侧先天性感音神经性耳聋，但未做系统检查。查体可见双侧虹膜异色，呈宝石蓝色，早白发，面部大量色素沉着，见彩图 17。收集家系中其他成员病史资料，详细询问耳聋发病年龄、是否存在诱因、耳聋的具体病变进展情况，有无相关伴随症状、既往有无外伤史、耳毒性药物服用史等。发现先证者母亲(Ⅱ1)和弟弟(Ⅲ2)临床表现和先证者类似，但均未行系统检查及治疗，父亲和两个姨表型正常，见图 3-1-24、3-1-25 及彩图 17。

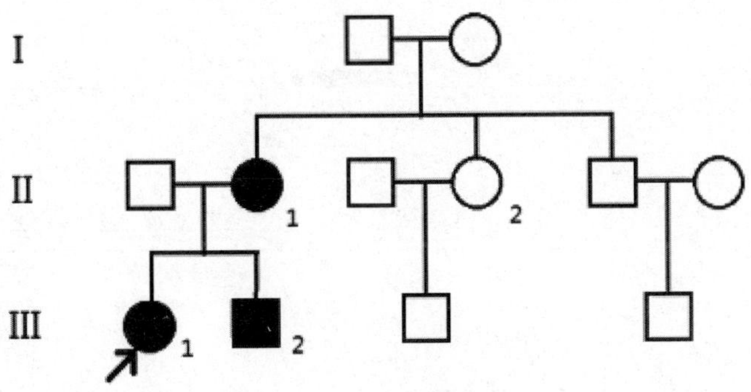

图 3-1-24　家系图

【病例分析】

先证者主要因耳聋来我院咨询生育问题，但查体时除耳聋外，还发现其他伴随症状，包括面部大量色素沉着、早白发、双侧虹膜异色等。根据先证者的临床症状，考虑为WS，但未具体分型。建议进一步就诊于相关科室。

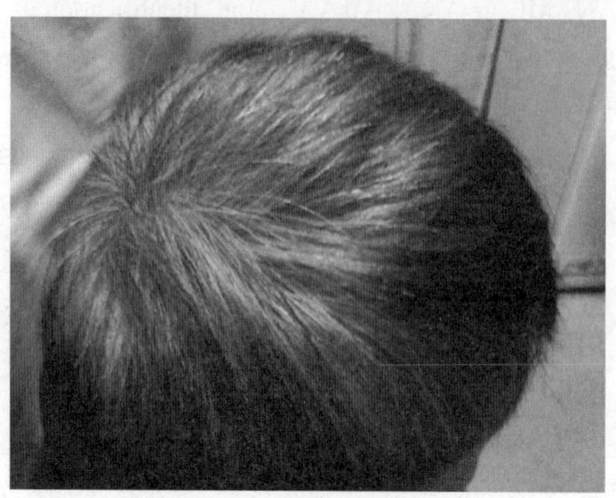

图 3-1-25 先证者弟弟早白发

询问家族史，先证者母亲、弟弟有类似症状，父亲正常。从家系分析，符合常染色体显性遗传方式。

经过遗传咨询，先证者及其家属（母亲、弟弟、父亲、二姨）同意进行基因检测，并签署知情同意书。采用高通量测序方法，检测与WS相关的6个基因*PAX3*、*MITF*、*EDN3*、*EDNRB*、*SOX10*和*SNAI2*。对可疑致病位点，采用Sanger测序进行验证。根据ACMG指南，对变异位点进行致病性评判。

先证者通过高通量测序，发现*MITF*基因c.649_651delAGA（p.Arg217del）位点杂合变异，并经Sanger测序验证，见图3-1-26。先证者母亲、弟弟存在同样变异，先证者父亲、二姨未携带该变异。根据ACMG指南，该变异被判定为致病性变异，判定证据级别为PS3+PM1+PM2+PM4。

结合临床表现和基因检测结果，先证者确诊为WS2。

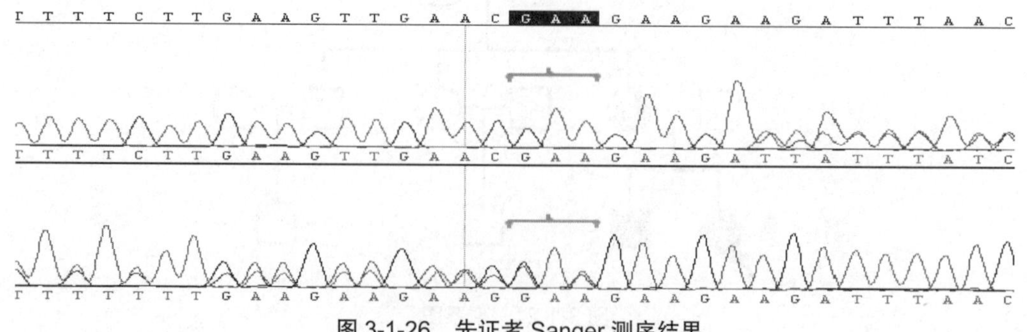

图 3-1-26 先证者 Sanger 测序结果

如何进行遗传咨询：

WS为常染色体显性遗传，按常染色体显性遗传方式进行遗传咨询。先证者致病基因遗传自其患者母亲，其遗传给后代的风险为 50%，再生育风险高，建议妊娠后行产前诊断或 PGT。随访十年，先证者尚未婚育，先证者弟弟婚后采取 PGT 方法，配偶成功受孕并经产前诊断出生一不携带 WS 致病基因男婴，目前仍在随访中。

【专家点评】

耳聋的病因较为复杂，主要是遗传因素和环境因素共同作用的结果。约 60% 的耳聋与遗传有关，称为遗传性耳聋。遗传性耳聋是临床常见的单基因遗传病。约 70% 为非综合征型耳聋，即单纯耳聋，不伴有其他异常。其余 30% 为综合征型耳聋，除耳聋外，常合并其他相关器官或系统疾病。

WS 是一种常见的综合征型耳聋，主要遗传方式是常染色体显性遗传。群体发病率为 2.38/10 万，占先天性耳聋的 2%~5%，聋哑人群中其发病率为 0.9%~2.8%[1]。其典型的临床特征包括感音神经性耳聋和各种色素异常，如白额发或早白发、虹膜异色、皮肤低色素白化病、色素沉着等，还有其他一些表型，包括高宽鼻根且鼻翼发育不良、先天性巨结肠等。目前认为其病因主要是由于神经嵴细胞发育缺陷或障碍引起。

根据不同的症状，将 WS 分为 4 型：WS1 [OMIM 193500] 除合并典型的 WS 症状外，伴有内眦异位；WS2 [OMIM 193510] 与 WS1 症状相同，但无内眦异位；WS3 [OMIM 148820] 与 WS1 相似，存在肌肉骨骼异常，主要表现为上肢屈曲挛缩和肌肉发育不全；WS4 [OMIM 277580] 与 WS2 类似，合并 Hirschprung 病，常伴有胃肠道畸形，主要表现为巨结肠[2]。临床上 WS1 和 WS2 较 WS3 和 WS4 更为常见。

WS 具有遗传异质性，并不是每个患者都有所有的特征。即使在一个家庭内，患者也可能因致病基因表达的差异而表现出不同的临床特点，这给临床诊断带来了一定困难。比如感音神经性耳聋，出现在 60% 的 WS1 患者中、90% 的 WS2 患者中，但 WS2 患者症状更为严重，而 WS4 患者中仅占 5%。对我国 WS 患者的临床和遗传特征进行研究，发现 *MITF* 基因变异导致的 WS2 患者中，皮肤上的褐色雀斑更为常见[3,4]。斑片状皮肤脱色、不对称听力丧失和白额发常见于 *PAX3* 基因变异的患者[5]。因此，基因检测是诊断该病及其亚型的重要方法之一。

目前基因诊断 WS 常用的方法是通过高通量测序，检测与 WS 相关的致病基因。研究显示与 WS 相关的致病基因主要有 6 个，分别是 *PAX3*、*MITF*、*EDN3*、*EDNRB*、*SOX10* 和 *SNAI2*[6]。WS2 的致病基因主要为 *MITF*、*SOX10* 和 *SNAI2*，其中 15% 的 WS2 由 *MITF* 基因杂合变异引起[6,7]。*MITF* 是小眼畸形相关转录因子（microph-thalmia-associated transcription factor），位于染色体 3p12.3-14.1 之间，编码含 419 个氨基酸的 MITF 蛋白，具有基本螺旋 - 环 - 螺旋 - 亮氨酸拉链（b-HLH-Zip）结构，含有 9 个外显子[6]。MITF 调节许多色素沉着基因的表达以促进黑素细胞分化，是黑素细胞发育和分化的关键转录因子。*MITF* 基因变异可以导致黑素细胞发育异常，导致机体色素分布异常，影响内耳听力功能。目前报道的 *MITF* 基因变异共有 156 种（http：//grenada.lumc.nl/LOVD2/WS/），大多数变异位于外显子 7、8 和 9。*MITF* 基因在中国 WS2 患者中具有较高的突变频率[8]。

对于大多数患者来说，色素分布异常对生活影响不大，主要因为耳聋问题就诊较多。尤其到生育年龄,患者希望避免耳聋患儿出生。目前临床上对WS患者尚无有效的治疗方法,人工耳蜗植入是其中之一。但因为各种原因,其术后效果存在不确定性,所以PGT或产前诊断是减少WS患儿出生的有效手段。本病例中先证者遗传学诊断明确,先证者母亲考虑为新发变异,先证者的基因变异遗传自母亲,其遗传给后代的风险为50%,生育风险高,建议行产前诊断或PGT。通过密切随访得知,先证者的弟弟已经通过PGT及产前诊断,生育一健康男婴,避免了WS患儿出生。

【参考文献】

[1] 邬玲仟, 张学. 医学遗传学[M]. 北京: 人民卫生出版社, 2016:438-441.

[2] SONG J, FENG Y, ACKE F R, et al. Hearing loss in Waardenburg syndrome: a systematic review[J]. Clin Genet, 2016, 89(4):416-425.

[3] WANG G, LI X, GAO X, et al. Analysis of genotype-phenotype relationships in 90 Chinese probands with Waardenburg syndrome[J]. Hum Genet, 2022, 141(3-4):839-852.

[4] SUN L, LI X, SHI J, et al. Molecular etiology and genotype-phenotype correlation of Chinese Han deaf patients with type I and type II Waardenburg Syndrome[J]. Sci Rep, 2016, 6:35 498.

[5] 罗意, 陈伟, 赵立东, 等. Waardenburg综合征及其人工耳蜗植入治疗研究进展[J]. 中华耳科学杂志, 2018, 16(6):840-845.

[6] PINGAULT V, ENTE D, DASTOT-LE MOAL F, et al. Review and update of mutations causing Waardenburg syndrome[J]. Hum Mutat, 2010, 31(4):391-406.

[7] READ A P, NEWTON V E. Waardenburg syndrome[J]. J Med Genet, 1997, 34(8): 656-665.

[8] YANG S, WANG C, ZHOU C, et al. A follow-up study of a Chinese family with Waardenburg syndrome type II caused by a truncating mutation of MITF gene[J]. Mol Genet Genomic Med, 2020, 8(12):e1520.

（史云芳　苗苗　李晓洲）

病例57　寻常型鱼鳞病伴性连锁隐性鱼鳞病一例

【背景知识】

鱼鳞病(ichthyosis)是一组以皮肤干燥伴片层鱼鳞状黏着性鳞屑为特征的角化异常性皮肤病。按遗传机制、临床表现、组织病理大致可分为四类:寻常型鱼鳞病、性连锁隐性鱼鳞病、先天性非大疱性鱼鳞病样红皮病、先天性大疱性鱼鳞病样红皮病[1]。

寻常型鱼鳞病(ichthyosis vulgaris)[OMIM 146700]是一种不完全外显的显性遗传病,在人群中发病率为0.40/万,在婴幼儿时期即可发病;它的特点是轻度鱼鳞病/干燥症,毛发角化,手掌和脚掌线性角化过度。定位在1q21的中间丝蛋白相关基因(Filaggrin, *FLG*)为致病基因, *FLG*基因功能丧失性致病性变异的杂合子个体具有典型特征,而纯合子或复合杂合子个体则表现出更严重的表型[2]。

X 连锁鱼鳞病（X-linked ichthyosis）[OMIM 308100] 是一种 X 染色体连锁的隐性遗传性鱼鳞病，其致病基因位于 X 染色体上，其在男性中发病率为（1.67 ~5.00）/ 万，无地域和种族差别，女性极少发病[3]。婴幼儿即可发病，表现为灰褐色中度鳞屑，皮肤受损分布较广，颈部、腹部常受累，掌跖不受累，无毛周角化，偶尔伴有隐睾，受累的男性血浆胆固醇浓度高。90% 以上的 X 连锁鱼鳞病患者是由 Xp22.3 上的类固醇硫酸酯酶（steroid sulfatase，*STS*）基因缺失引起的，较大的缺失可能导致更复杂的表型，包括智力残疾、自闭症谱系障碍、嗅觉丧失（卡尔曼综合征）等其他特征[4]。

【病例情况】

先证者：男，34 岁。

1. 主诉　自述幼时发病，皮肤粗糙呈鱼鳞样改变，遍及全身，躯干下部及四肢严重，面部和颈部未累及，冬季严重，皮肤偶尔干痒，无疼痛感，夏季较轻。无其他临床表现。其母亲四肢有鳞屑性损，身体其他部位未累及。父亲未见皮肤疾病。

2. 现病史　患者来我科之前已在皮肤科就诊，诊断为鱼鳞病，未进行基因检测，来我科进行生育咨询，询问此病的遗传性。

3. 辅助检查　患者进行外周血染色体核型分析和全外显子基因检测，患者母亲进行基因验证。

表 3-1-1　患者高通量测序基因检测结果

基因	参考序列	核苷酸变化 / 突变名称	氨基酸变化	基因亚区	杂合性	染色体位置	参考文献	变异类型
FLG	NM_002016	c.5757_5760 delCCAG	p.Ser1919Arg fsX175	EX3/CDS2	Het	chr1:152281602 152281605	-	Likely pathogenic
STS	NM_000351	EX1_10DEL	-	EX1_10	Hemi	-		Pathogenic

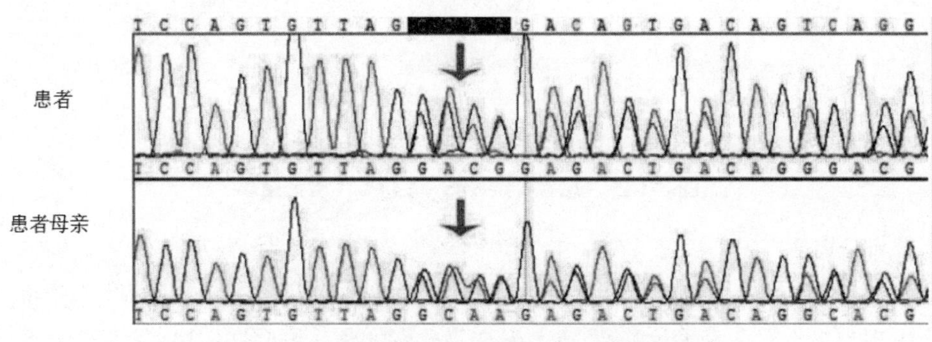

图 3-1-27　患者和患者母亲的 *FLG* 基因验证结果

【病例分析】

1. 诊断　寻常型鱼鳞病和性连锁型鱼鳞病的临床表现不同，寻常型鱼鳞病有毛发角化，手掌和脚掌线性角化过度，而性连锁型鱼鳞病皮肤受损分布较广，颈部、腹部常受累，掌跖不受累，无毛周角化或隐睾等更复杂综合征表型。两种鱼鳞病导致的基因不同，寻常型鱼鳞病由 *FLG* 基因导致的显性遗传病，性连锁型鱼鳞病由 *STS* 基因导致。

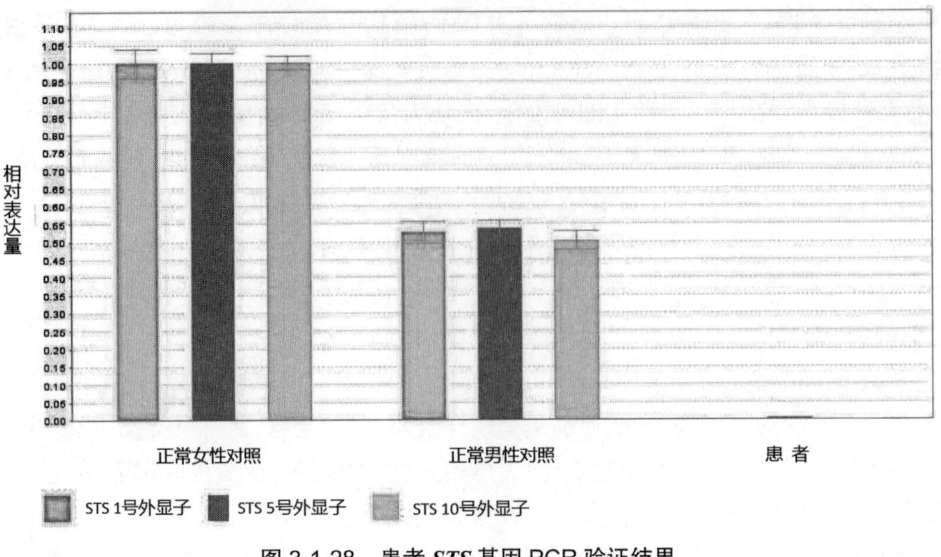

图 3-1-28 患者 ***STS*** 基因 PCR 验证结果

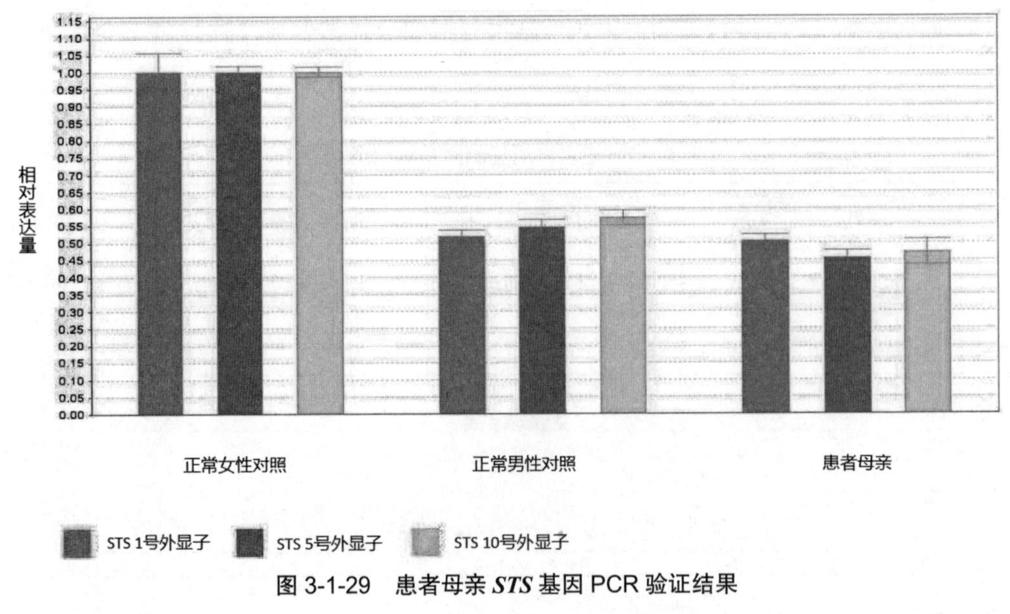

图 3-1-29 患者母亲 ***STS*** 基因 PCR 验证结果

2. 鉴别诊断

（1）表皮松解性角化过度鱼鳞病：由 *KRT1* 和 *KRT10* 基因突变引起的显性遗传病[5]，该病临床表现为出生时全身大片红斑，逐渐发展为泛发的角化增厚性斑块，成年期出现全身性表皮松解性角化过度，皮损组织病理表现为典型的表皮松解性角化过度。

（2）板层状鱼鳞病：隐性遗传病，患者出生时表现为火棉胶样婴儿，以后鳞屑累及全身，伴或不伴红皮病，明显角质化过度伴睑外翻和显著的掌趾受累，鳞屑大、色深厚如铠甲，导致本病的基因主要有 *TGM1*、*ABCA12*、*CYP4F22*、*ALOXE3*、*ALOX12B*[6]。

3. 检测结果　患者染色体核型为 46,XY。高通量测序基因检测结果显示患者 *FLG* 基因存在 c.5757_5760delCCAG 疑似致病变异，*STS* 基因存在 EX1_10DEL 致病变异，因母亲有皮肤疾病，对其进行验证，同样存在 *FLG* 和 *STS* 基因的变异（图 3-1-27~3-1-29）。患者配偶基因检测未见 *FLG* 和 *STS* 基因的变异。

患者和其母亲均检测出 *FLG* 和 *STS* 基因变异。基因 *FLG* 发生 c.5757_5760 delCCAG；p.Ser1919ArgfsX175 框移突变，该突变可导致氨基酸编码蛋白发生提前终止，产生截短蛋白，会对蛋白质的结构和功能产生较大的影响。*STS* 基因 EX1_10DEL，*STS* 基因完全缺失。患者及母亲均携带 *FLG* 和 *STS* 基因突变，寻常型鱼鳞病显性遗传但外显不全，性连锁型鱼鳞病遵循 X 连锁隐性遗传病遗传模式，女性携带时不会发病，男性携带发病。结合临床症状患者母亲为 *FLG* 基因导致的寻常型鱼鳞病，而患者表现出性连锁鱼鳞病症状。

患者携带 *FLG* 和 *STS* 基因的致病变异，配偶未携带两种基因变异。*FLG* 基因导致的寻常型鱼鳞病为常染色体显性遗传病，外显不全。携带者后代有 50% 的概率携带此基因，且不分男女，携带者不会 100% 患病。*STS* 基因位于 X 染色体，其遗传模式遵循 X 连锁隐性遗传模式，父亲为携带者时，儿子不发病，女儿有 50% 的概率携带此基因，不发病。

【专家点评】

寻常型鱼鳞病的致病基因 *FLG*，位于 1q21，其功能丧失对特异性皮炎或寻常型鱼鳞病患者的屏障功能损伤具有重要意义，*FLG* 基因在皮肤屏障整合和信号通路复杂的补偿性活化方面起重要作用，包括炎症、表皮分化、脂质代谢、细胞信号转导和粘附等[7]。*FLG* 基因常见的突变位点有 R501X、2282del4 和 3321delA、S2554X，前两个突变位点在欧洲白种人中常见，后两个突变位点在亚洲人中常见。

性连锁型鱼鳞病的致病基因为 *STS*，位于 Xp22.31 区域，该区域的基因除了 *STS* 外还有 *ANOS1*、*NLGN4X*、*HDHD1*、*PNPLA4* 和 *VCX*。*ANOS1* 基因突变可致卡尔曼综合征，*NLGN4X* 和 *VCX* 基因与智力发育有关，而 *HDHD1* 和 *PNPLA4* 基因则分别与核苷酸去磷酸化以及维持表皮稳态相关[8]。本病例中患者无其他临床表型，提示其他基因未缺失。

对于明确突变位点的单基因病 PGT 和产前诊断是有效的预防患儿出生的生育选择，但对于不是特别严重的致畸致残的寻常型鱼鳞病和性连锁鱼鳞病，产前诊断一定要慎重选择。

【参考文献】

[1] 杜传书. 医学遗传学. 第 3 版 [M]. 北京. 人民卫生出版社，2014：985

[2] SMITH F J，IRVINE A D，TERRON-KWIATKOWSKI A，et al. Loss-of-function mutations in the gene encoding filaggrin cause ichthyosis vulgaris[J]. Nat Genet，2006，38（3）：337-342.

[3] BALLABIO A，CARROZZO R，PARENTI G，et al. Molecular heterogeneity of steroid sulfatase deficiency：a multicenter study on 57 unrelated patients，at DNA and protein levels[J]. Genomics，1989，4（1）：36-40.

[4] AVIRAM-GOLDRING A，GOLDMAN B，NETANELOV-SHAPIRA I，et al. Deletion patterns of the STS gene and flanking sequences in Israeli X-linked ichthyosis patients and carriers：analysis by polymerase chain reaction and fluorescence in situ hybridization tech-

niques[J].Int J Dermatol,2000, 39(3):182-187.

[5] HOTZ A, OJI V, BOURRAT E, et al. Expanding the clinical and genetic spectrum of KRT1, KRT2 and KRT10 mutations in keratinopathic ichthyosis [J]. Acta Derm Venereol, 2016, 96(4): 473-478.

[6] 秦蓓, 李钦峰, 廉佳. CYP4 F22 基因突变致板层状鱼鳞病一例 [J]. 中华皮肤科杂志, 2021, 54(12): 1096-1098.

[7] WINGE M C, HOPPE T, BERNE B, et al. Filaggrin genotype determines functional and molecular alterations in skin of patients with atopic dermatitis and ichthyosis vulgaris[J]. PLoS One ,2011, 6(12):e28254.

[8] NAGAI K, SHIMA H, KAMIMURA M, et al .Xp22.31 microdeletion due to microhomology-mediated break-induced replication in a boy with contiguous gene deletion syndrome [J]. Cytogenet Genome Res, 2017,151(1):1-4.

（邱建永 刘丽 王媛媛）

病例 58 遗传性对称性色素异常症家系一例

【背景知识】

遗传性对称性色素异常症(dyschromatosis symmetrica hereditaria, DSH)[OMIM 127400],是一种常染色体显性方式遗传的疾病。1929 年 Toyama 依据其临床特征正式命名此疾病为遗传性对称性色素异常症[1]。典型临床表现是患者手、足的背面呈现色素沉着斑,间杂以色素减褪斑,呈网眼状,有时会累及前臂。患者面部呈现雀斑样的色素沉着斑点。这些症状通常起病于婴儿期或幼儿期,在青春期之后缓慢进展,成年前新的皮损停止出现,症状持续终生。本病一般不伴发系统症状,偶有合并智力低下、肌张力障碍和癫痫的报道。DSH 主要在东亚人群中发病,主要见于日本人群,日本报道发病率约 1.50/10 万。RNA 腺苷脱氨酶(adenosine deaminase acting on RNA, *ADAR*)基因的突变与 DSH 的发生有关[2]。临床诊断依据家族史、临床表现和致病基因的分子检测。目前尚无有效的治疗手段,需要避免日晒、口服维生素 C,局部可外用氢醌霜等;也可考虑激光治疗[2]。

【病例情况】

1. 主诉 四肢色素沉着及色素减退斑,有再生育需求,进行遗传咨询。

2. 现病史 先证者(Ⅲ-1)男性, 28 岁,四肢色素沉着及色素减退斑。3 岁起双手背、双足背、双肘关节及膝关节背侧陆续出现大小不等褐色斑点,褐色斑点间杂不规则色素减退斑;皮损随年龄增长逐渐增多,主要累及双手背伸侧及双足踝,白斑有融合倾向;成年后皮损面积趋于稳定,色素沉着斑有明显的季节差异,冬季色斑较浅,夏季加重(图 3-1-30)。先证者之女(Ⅳ-1)5 岁, 4 岁开始出现类似临床表现,双手背、双足背、面部泛发褐色色素沉着斑其间间杂色素减退斑(图 3-1-30)。先证者之母(Ⅱ-2)53 岁,与其子有类似临床表现,但较其子色素沉着斑色浅。

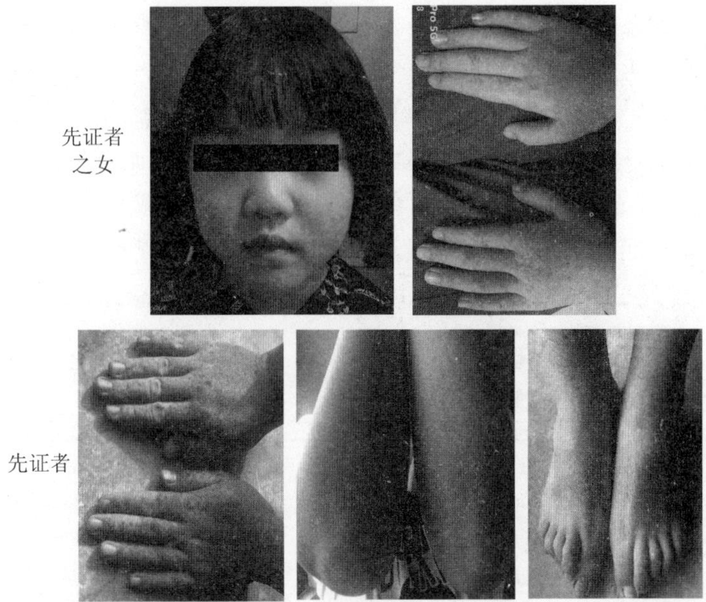

图 3-1-30 先证者和其女的对称性色素沉着异常临床表型

除了临床表型，家系中受累者的体格和智力发育与同龄人相仿，没有观察到其它系统的异常。自述家系中其他成员（Ⅱ-3、Ⅱ-4、Ⅲ-3 和Ⅲ-4）也有相似皮肤表型，但色素沉着斑色相对较浅。家系图见图 3-1-31。

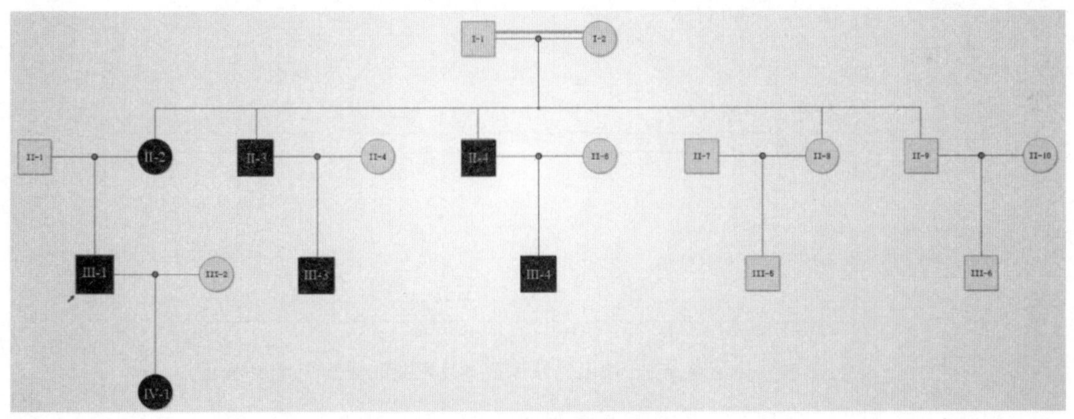

图 3-1-31 先证者家系图

3. 辅助检查 根据先证者的临床表型，建议进行 WES 检测，结果发现 *ADAR* 基因 c.1295_1296delTG（p.Leu432Glnfs*16）致病变异，经家系 Sanger 验证发现其母和其女有该变异（图 3-1-32）。

【诊疗经过】

1.DSH 的诊断及鉴别诊断

1）诊断：DSH 的诊断根据临床表现皮损特点、皮肤镜检查结果以及组织病理的特征性即可诊断。临床表现为对称分布于四肢末端及手足部位的色素增加和色素减退斑，相互交织呈网状分布,可累及前臂和小腿伸侧。部分皮疹泛发者可累及颈部、锁骨上部以及口腔黏膜,累及面部时表现为雀斑样色素沉着。一般以皮肤损害多见,也有部分病例可同时伴发其他疾病,如银屑病、特发性脑钙化和神经纤维瘤等。组织病理表现为色素增加区基底层黑素增加,黑素细胞数目正常,色素减退区基底层色素减退,黑素细胞数目减少。电镜下色素增加区可见多量小且不成熟的黑素小体散在于黑素细胞及色素减退区线粒体退化,可见黑素细胞空泡化,提示可能有细胞调亡。致病基因是 *ADAR* 基因[3]。

基因	染色体位置	转录本编号 核苷酸变化 (氨基酸变化)	基因 亚区	基因型	致病性 分类	相关疾病/遗传模式
ADAR	chr1:154573822-154573823	NM_001111.4:c.1295_1296delTG(p.Leu432Glnfs*16)	EX2/CDS2	杂合	致病	遗传性对称性色素异常(OMIM:127400)/AD Aicardi-Goutieres 综合征 6 型(OMIM:615010)/AR

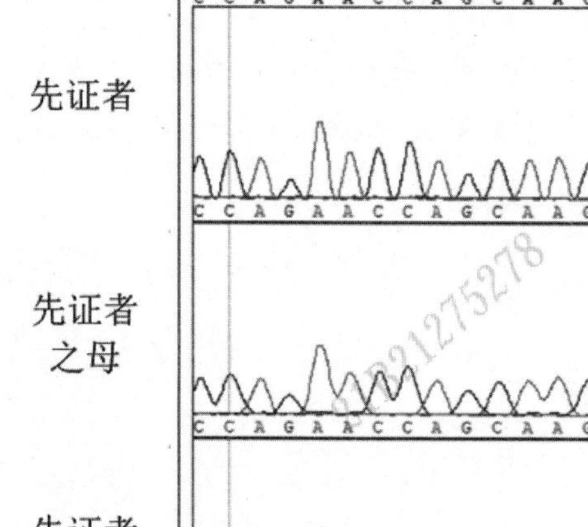

图 3-1-32 先证者 WES 检出的致病变异及家系成员的 Sanger 验证

2)鉴别诊断:

(1)Kitamura 网状肢端色素沉着症:儿童期发病的手足背面萎缩性雀斑样痣样的色素沉着,成人期可累及其他部位,光照可加重病情;掌跖可见点状凹陷,伴皮肤纹理破坏;但该疾病皮损无色素减少斑,可与 DSH 鉴别。

(2)白癜风:发病年龄不局限于儿童,皮损为界限清晰的色素脱失斑且可分布于全身各处,色素沉着斑的形成往往与治疗相关。

(3)着色性干皮病:常染色体隐性遗传,患者为儿童期出现的色素沉着及色素减少,有显著的光敏感,自幼可表现为轻微日照后出现红斑、水肿及水疱,并伴有雀斑样痣,但其好发部位为面部及躯干上部,即光暴露部位;该病青春期前即可在光暴露部位出现日光性角化、基底细胞癌、鳞状细胞癌，并可伴有眼损害与神经系统异常；通过发病年龄、皮损分布及临床转归不难与DSH区别。

（4）遗传性泛发性色素异常：幼年发病且表现为色素沉着过度或色素减少斑，但此病皮损分布广泛，不仅累及四肢、头颈、躯干，还可累及掌跖并可伴有全身异常，包括身材矮小、高频性耳聋，色氨酸代谢障碍，青光眼、白内障及癫痫；该病目前和DSH的关系还不清楚，遗传方式不定，通过该病的家族史、临床表现可临床诊断，也有文献报道通过测定致病基因诊断。

2. 检测结果　本家系的临床表型和基因检测结果相符，可以考虑为DSH。

【专家点评】

到目前为止，*ADAR*基因在不同的家系中报道的突变位点已经超过200多个，大部分突变发生在9-15外显子，即ADAR蛋白的脱氨酶结构域，该结构域为基因突变的热点区域且可能通过影响蛋白质功能导致疾病的发生，变异为错义突变或移码突变；非脱氨酶结构域的变异也有报道，变异为无义突变和移码突变导致蛋白翻译提前终止。研究表明，*ADAR*外显率为100%，但同一家系的同一变异临床表型也会有差异，说明其皮疹表现还可能与其他因素（如病毒感染或紫外照射等）有关[4]。

由于DSH的遗传模式是常染色体显性遗传，该患者的家系图符合常染色体显性遗传模式，先证者其母和其女均为患者。再生育其后代遗传该致病变异患DSH的风险为50%。再生育可采用PGT阻断后代患病风险，至于DSH的产前诊断需慎重考虑。

【参考文献】

[1] TOYAMA I. Dyschromatosis symmetrica hereditaria[J]. Jpn J Dermatol, 1929; 27: 95-96.

[2] MIYAMURA Y, SUZUKI T, KONO M, et al. Mutations of the RNA-specific adenosine deaminase gene (DSRAD) are involved in dyschromatosis symmetrica hereditaria[J]. Am J Hum Genet, 2003, 73(3): 693-699.

[3] 陆国辉，张学. 产前遗传病诊断. 第二版 [M]. 广州：广东科技出版社，2020：1185-1186.

[4] HAYASHI M, SUZUKI T. Dyschromatosis symmetrica hereditaria[J]. J Dermatol, 2013, 40(5): 336-343.

（张美姿　刘丽　徐凤琴）

病例59　*PKD1*基因新发变异的成人多囊肾一例

【背景知识】

常染色体显性多囊肾病（autosomal dominant polycystic kidney disease, ADPKD）是最常见的遗传性肾病，患病率为2.50‰~1‰[1]。该病为常染色体显性遗传病，子代发病率为50%。患者多在成年后出现双侧肾脏囊肿，随年龄增长肾脏结构和功能逐渐受损。ADPKD常累及全身多个脏器，其临床表现包括肾脏表现及肾外表现。肾外常表现为肝、胰、精囊、脾及蛛网膜囊肿、心脏瓣膜异常、颅内动脉瘤等。肾脏表现为腰痛、腹痛、镜下或肉眼血尿、高血压、肾功能不全等，约半数患者60岁时进展至终末期肾病（end stage renal disease, ESRD）。临床诊断主要是依据年龄特定性肾脏影像学或在*PKD1*、*PKD2*、*GANAB*或*DNA-*

JB11 基因中发现杂合的致病性变异。迄今，ADPKD 尚无有效治疗措施，临床多以对症、支持治疗为主[1]。

【病例情况】

1. 主诉　超声提示双侧多囊肾，要求进行遗传咨询。

2. 现病史　咨询者男性，28 岁，超声提示双侧多囊肾，少弱精子症，高血压（150/80mmHg）。无家族史。

3. 辅助检查　精液分析提示少、弱精子症，精子浓度：3×10^6/mL，精子活力 6%（前向运动率 1%，非前向运动率 5%），非运动精子率 94%，正常精子形态率 4%。血清激素检测示，FSH 5.55mIU/mL（1.7~12.0 mIU/mL），LH 2.98 mIU/mL（1.1~7.0 mIU/mL），睾酮 1.68ng/mL（3.0~10.6 ng/mL）。超声提示：肝多发囊肿，双肾体积增大伴多发囊肿及钙化灶，射精管囊肿。

根据先证者的临床表型，建议进行 WES 检测，结果发现 *PKD1* 基因 c.8905 C>T（p. Gln2969*）致病变异，经家系 Sanger 验证，父母该变异位点均未检出致病变异，考虑该位点为先证者新发变异（图 3-1-33）。

【诊疗经过】

1.ADPKD 的诊断及鉴别诊断

1）诊断：ADPKD 临床诊断标准如下：① ADPKD 家族遗传病史，大约 80% 的患者有家族遗传病史；②影像学检查显示双肾体积增大，有多个大小不一的囊肿，同时具备 B 超检查诊断标准（15~39 岁，单 / 双侧肾囊肿≥ 3 个，无排除标准；40~59 岁，每侧肾囊肿≥ 2 个，排除每侧肾囊肿 <2 个；≥ 60 岁，每侧肾囊肿≥ 4 个，排除每侧肾囊肿 <2 个）或 MRI 检查诊断标准（肾囊肿总数≥ 10 个，排除肾囊肿总数 <5 个）此 2 项即可确诊 ADPKD。或者通过分子遗传学检测，在 *PKD1*、*PKD2*、*GANAB* 或 *DNAJB11* 基因中发现杂合的致病性变异即可确诊[2]。

2）鉴别诊断[3]

（1）常染色体隐性多囊肾病：发病率 0.5/ 万，胎儿及新生儿期可表现为双侧肾脏增大，远端小管和集合管多个微小囊肿形成，30% 的患病新生儿死亡。随年龄增加，肾功能进行性恶化，并伴肝纤维化进行性加重而导致门脉高压，预后差。

基因	染色体位置	转录本编号 核苷酸变化 (氨基酸变化)	基因 亚区	基因型	致病性 分类	相关疾病/遗传模式
PKD1	chr16:2152858	NM_001009944.2:c.8905C>T(p.Gln2969*)	EX24/CDS24	杂合	致病	多囊肾病 1 型 (OMIM:173900)/AD

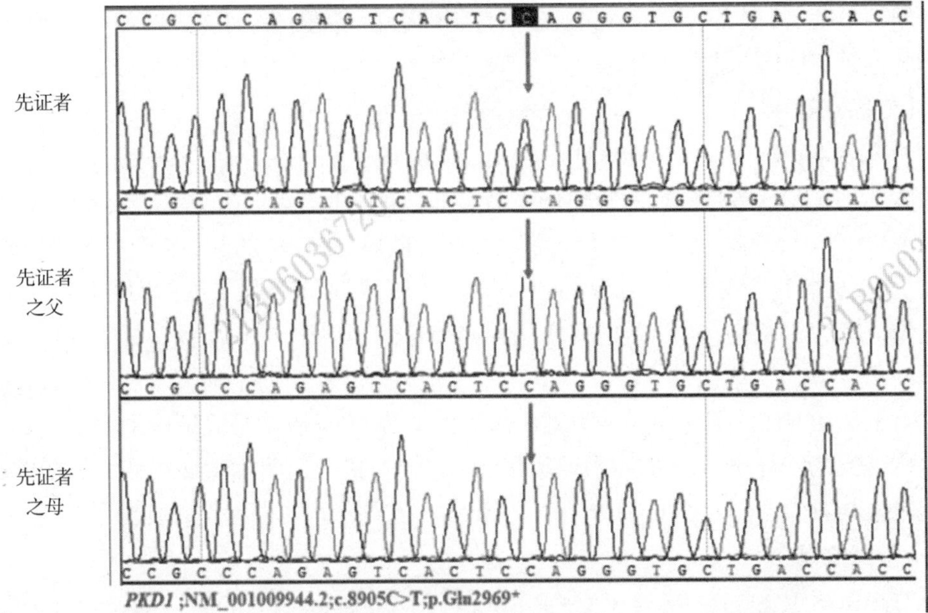

图 3-1-33 先证者 WES 检出的致病变异及家系成员的 Sanger 验证

（2）HNF-1B 综合征：常染色体显性遗传，50% 的患者为自发突变，90% 的患者有肾囊肿或畸形、45% 患糖尿病、40% 患低镁血症、20% 患生殖道畸形、20% 患高尿酸血症、15% 表现为肝酶升高。

（3）结节硬化症：常染色体显性遗传，散发病例占 2/3，存活婴儿中发病率 1 / 万。90% 以上的患者出现皮损（面部血管纤维瘤、甲周纤维瘤、脱色斑、鲨革斑），90% 的患者存在头颅病变（皮质结节、室管膜下巨细胞星形细胞瘤），50%~70% 的患者存在肾脏病变（肾脏多发囊肿、血管平滑肌脂肪瘤），50% 患者出现视网膜错构瘤、淋巴管平滑肌瘤。

（4）PKD1-TSC 综合征：常染色体显性遗传，多为自发突变，发病早，病情严重，常在确诊时即发现肾脏多发囊肿合并肾血管平滑肌脂肪瘤。

（5）常染色体显性小管间质性肾病：罕见，青少年即出现肾功能受损，进展缓慢，以间质性损害为主。可合并高尿酸血症、痛风、与肾损害程度不平行的贫血、肝脏损害及糖尿病，可见髓质囊肿，肾脏体积偏小或正常。

（6）髓质海绵肾：遗传方式不明，可家族发病，发病率 2/ 万，髓质钙质沉积、肾结石、静脉肾盂造影刷状或放线状。

（7）单纯性肾囊肿：后天发病，常见，囊肿大小和数量随年龄而增加，肾功能正常，肾体积正常。

（8）获得性肾囊肿：后天发病，在 ESRD 及透析患者中常见，多发囊肿。肾脏体积正常或缩小。

2. 检测结果　本例先证者 28 岁，没有家族史，B 超检测发现双侧肾多发囊肿（≥ 3 个），全外显子检测发现 *PKD1* 基因 c.8905 C>T（p.Gln2969*）致病变异，家系验证为新发。根据上述诊断标准，本例可以确诊为 ADPKD。除了上述符合诊断的临床表型外，本例还存在少弱精子症,根据文献提示 ADPKD 不育男性会存在精子运动能力障碍 [4];高血压和肝多发囊肿也是 ADPKD 常见临床表现。

【专家点评】

研究表明,约 85% 的 ADPKD 患者由于 *PKD1* 基因突变所致,其中新发变异的比例约占 15%[5], HGMD 数据库显示目前已发有 2 400 多个可能致病的 *PKD1* 变异且分布于整个基因区域,其中 65% 的变异可以导致蛋白质产物截短。*PKD1* 的截短突变者表型较非截短突变更重,截短突变者发展为 ESRD 的中位年龄为 55 岁,而非截短突变的中位年龄为 67 岁 [6]。本例先证者为新发的 *PKD1* 截短突变,随年龄增长需定期体检关注肾功能的变化,及时进行干预。

由于 ADPKD 的遗传模式是常染色体显性遗传,先证者父母验证提示新发变异,生育后代遗传该致病变异患 ADPKD 的风险为 50%。针对检测出明确致病突变的 ADPKD 患者,推荐实施 PGT 阻断 ADPKD 遗传。但是,是否应实施产前诊断目前存在分歧。

【参考文献】

[1] TORRES V E, HARRIS P C, PIRSON Y. Autosomal dominant polycystic kidney disease[J]. Lancet, 2007, 369(9569): 1287-1301.

[2] PGT 阻断 ADPKD 遗传专家共识委员会. 应用胚胎植入前遗传学检测技术阻断常染色体显性多囊肾病遗传的中国专家共识 [J]. 中华生殖与避孕杂志, 2019, 39(10): 781-787.

[3] 常染色体显性多囊肾病临床实践指南专家委员会. 中国常染色体显性多囊肾病临床实践指南(第二版)[J]. 临床肾脏病杂志, 2019,19(4): 227-235.

[4] TORRA R, SARQUELLA J, CALABIA J, et al. Prevalence of cysts in seminal tract and abnormal semen parameters in patients with autosomal dominant polycystic kidney disease[J]. Clin J Am Soc Nephrol, 2008,3(3): 790-793.

[5] ILIUTA I A, KALATHARAN V, WANG K, et al. Polycystic kidney disease without an apparent family history[J]. J Am Soc Nephrol, 2017, 28(9): 2768-2776.

[6] CORNEC-LE-GALL E, AUDREZET M P, CHEN J M, et al. Type of PKD1 mutation influences renal outcome in ADPKD[J]. J Am Soc Nephrol, 2013, 24(6): 1006-1013.

(张美姿 刘丽 徐凤琴)

病例 60 马凡综合征患者妊娠及分娩一例

【背景知识】

马凡综合征(Marfan syndrome, MFS)[OMIM 154700] 是一种罕见的结缔组织疾病,为常染色体显性遗传,主要是由 15 号染色体 q21.1 位点上的原纤维蛋白 -1(fibrillin-1, *FBN1*)基因突变所致,其包括 65 个外显子,长度约 235kb,编码一种相对分子质量为 350kDa 的糖蛋白 Fib1,在细胞外基质聚合后形成直径为 10 nm 的微纤维蛋白,广泛存在于人体的弹性和非弹性组织,起到形成与维持弹性纤维的作用 [1]。MFS 涉及许多系统病变,最主要的是眼、骨骼和心血管系统。主动脉夹层形成、破裂是 MFS 患者主要死因。由于 MFS 的高遗传性以及妊娠增加了 MFS 患者主动脉夹层风险[2]，能否及时、专业地对这一类患者进行有效的孕前、孕中和产后针对性的管理至关重要。

【病例情况】

1. 主诉　孕妇，G_1P_0，因“停经 38^{+6} 周，自觉阴道流液 9 小时，胸闷心悸 5 小时，规律腹痛 4 小时”就诊。

2. 现病史　患者，女，30 岁，体重 83 kg，体健。患者于入院前 9 小时自觉阴道流液，无腹痛，5 小时前无明显诱因出现胸痛，以左侧为著，性质不明，不伴胸闷、憋气、反酸，遂于急诊就诊。超声心动图显示：主动脉根部增宽，升主动脉内可见飘带样回声。强化 CT 显示：主动脉夹层，以“主动脉夹层形成”收入院。患者自本次发病以来，精神欠佳，无进食，睡眠欠佳，大小便如常，体重未见明显下降。入院查体：生命体征平稳，面窄、高颧弓、眼距较宽、四肢、手指较长（图 3-1-34）。产科检查：宫高 29 cm，腹围 97 cm，胎方位 LOA，胎心 130 次 / 分，律齐。肛查：宫口未开，先露 -3。经腹未扪及宫缩，胎儿估计 2800 g。入院胎儿彩超：胎头双顶径为 87 mm，羊水最大暗区 3.7 cm，S/D2.45，提示：晚孕单活胎，头位。

3. 既往史　患者平素月经不规则，15 岁初潮，5/40 天 -3 月，量中，无痛经。26 岁结婚，配偶体健。患者自诉婚后 1 年不孕，曾于 2018 年因“右侧卵巢包裹性积液”行腹腔镜手术治疗，术中可见子宫肌瘤未予处理，后因多囊卵巢综合征行促排卵治疗，否认其他疾病史及不良生育史。此次为自然受孕，停经 33 天查早孕阳性，停经 43 天行超声检查提示宫内早孕，胎儿大小与停经时间基本相符。早孕反应不明显，无恶心、呕吐、乏力等不适。孕早期无阴道出血流液史，无保胎史。孕期定期产检，孕 16 周自觉胎动。自诉甲功（-），NT（-），NIPT 检测均低风险，系统超声提示胎儿双肾中央集合管分离，后复查超声分离程度未见明显改变。孕期血压不高，无头痛、眼花、心悸、气促、皮肤瘙痒、腹泻等不适。孕早期空腹血糖 5.3 mmol/L，孕中期空腹血糖 4.0 mmol/L，OGTT 试验（-）。

4. 家族史　父亲有心脏主动脉夹层，自述年轻时临床诊断为马凡综合征（未见报告）；母亲体健，否认家族其他遗传病史。

【病例分析】

根据采集的病史，入院初步诊断：① G_1P_0，孕 38^{+6} 周宫内活胎待产；②马凡综合征？患者入院后予完善相关辅助检查，严密监测胎心、胎动。妇产科与心外科联合会诊建议尽快行剖宫产术，于 2021 年 5 月 25 日腰硬联合麻醉下行剖宫产术，产下一健康女婴，术后给予促宫缩，预防感染，镇痛、镇静、控制血压等对症治疗。对该患者行家系全外显子组测序，结果显示患者 *FBN1* 基因存在 c.461G>T（p.Cys154Phe）杂合突变（表 3-1-2），属于错义突变，导致其编码蛋白第 154 位半胱氨酸变为苯丙氨酸。该变异遗传自具有相似表型的父亲，且在 ClinVar 数据库和 HGMD 数据库中暂无记录，依据 ACMG 遗传变异分类标准（2015 版），判断该变异为可能致病性变异，根据家系基因检测结果和临床表现，确诊该孕妇为马凡综合征患者。患者术后病情平稳，心血管外科建议继续控制血压、心率等对症治疗。告知目前若行支架治疗可能导致患者主动脉破裂、主动脉夹层进展等风险，建议患者进行保守治疗，后续根据复查结果决定进一步治疗方案。

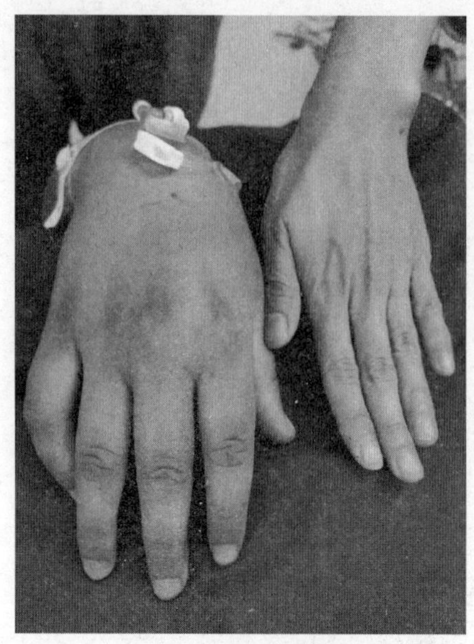

图 3-1-34 患者（左）手部与经治医师手部对比

表 3-1-2 患者全外显子组测序结果

基因	OMIM 编号	参考序列	基因变异（HGVS）	染色体位置（GRCh37）	合子状态	人群频率	变异分类	变异来源	基因相关疾病
FBN1	134797	NM_000138.4	c.461G>T p.Cys154Phe	chr15:488 885 57	杂合	-	可能致病性	父源（杂合）	马凡综合征（AD）等

【专家点评】

MFS 是由编码原纤维蛋白的 *FBN1* 突变引起一种常染色体显性遗传疾病，常常累及心脏血管系统、骨骼、眼和肺等多个器官。马凡综合征患者具有典型身体特点，多表现为管状骨细长，身材高大，手指、脚趾细长呈蜘蛛指样。患者父亲确诊为马凡综合征，该患者身高1.70 米，双臂平伸指距大于身长，头面较长，面窄、高颧弓、站立时双上肢置于身侧，指尖过膝，完全符合马凡综合征患者体征特点。在患者外观发育异常的情况下，一定要警惕遗传性疾病的存在。入院后经过妇产科与心外科联合会诊，尽快行剖宫产术，产下一健康女婴，诊治及时。同时建议该患者行家系全外显子组测序，结果显示患者 *FBN1* 基因存在 c.461G>T（p.Cys154Phe）杂合突变，为错义突变。该变异遗传自具有相似表型的父亲，依据 ACMG 遗传变异分类标准（2015 版），判断该变异为可能致病性变异，根据家系分析，诊断该患者为马凡综合征。

约 80% 的 MFS 患者在其一生中伴有心脏并发症，主要包括主动脉扩张、主动脉瓣关闭不全、主动脉夹层、二尖瓣脱垂和 / 或返流以及房性心律不齐等，MFS 是主动脉夹层的风险因素[3]。妊娠期间孕妇处于一种固有的高血容量和高动力性心血管状态，其主要生理变化包括孕妇血液量、心输出量、心搏量和心率都显著增加，同时，雌激素和孕酮水平升高减少主动脉中膜黏多糖和弹性纤维的数量，从而降低主动脉壁的弹性，容易形成主动脉夹层[4]。研究表明：妊娠导致主动脉夹层风险增加23倍[5]。妊娠合并主动脉夹层的马凡综合征起病凶险、死亡率极高。临床主要表现为前胸部、肩胛区、上腹部等部位突发性剧痛。当升主动脉受累时，可出现主动脉瓣关闭不全、心功能衰竭等；主动脉夹层受压或阻塞可累及主动脉分支，常导致相应部位或脏器的急性缺血表现，继发动脉外膜破裂可致心包填塞或大出血而死亡。

同时，母亲发生主动脉夹层会给胎儿带来很大风险。MFS女性怀孕已被证明与产科并发症的高发生率（高达40%）相关，例如胎膜早破、宫内生长受限、小于胎龄和新生儿死亡[6]。不幸的是，根据先前公布的数据，已知MFS的女性通常不进行孕前咨询，并且在许多情况下，该综合征是在怀孕期间或并发症发生后首次诊断。

马凡综合征的重点是及早发现并及时干预。对于合并马凡综合征的孕妇需严格进行产前检查，建立孕妇专属档案，评估身体各项指标，特别是心功能评估。选择适当的终止妊娠时机及方式，并在孕期告知其相关风险及正确指导孕妇。孕期通过心脏彩超等辅助检查，及时发现主动脉瘤、主动脉夹层及其他心脏病变，及早干预或手术。理想情况下，MFS女性的妊娠管理应在受孕前开始，并由包括心脏病专家、产科医生和遗传专家在内的多学科团队评估和讨论母婴风险，并告知使用基因检测进行产前诊断的可能性，避免妊娠不良结局的发生。

【参考文献】

[1] 中华医学会心血管病学分会精准心血管病学学组，中国医疗保健国际交流促进会精准心血管病分会，中华心血管病杂志编辑委员会. 单基因遗传性心血管疾病基因诊断指南 [J]. 中华心血管病杂志，2019，47（3）：175-196.

[2] REGITZ-ZAGROSEK V，ROOS-HESSELINK J W，BAUERSACHS J，et al. 2018 ESC Guidelines for the management of cardiovascular diseases during pregnancy[J]. Eur Heart J，2018，39（34）：3165-3241.

[3] GANDHI M，MARTIN S R.Cardiac disease in pregnancy[J].Obstet Gynecol Clin North Am，2015，42（2）：315-333.

[4] CH’NG S L，COCHRANE A D，GOLDSTEIN J，et al. Stanford type A aortic dissection in pregnancy：a diagnostic and management challenge[J]. Heart Lung Circ，2013，22（1）：12-18.

[5] GOLAND S，BARAKAT M，KHATRI N，et al. Pregnancy in Marfan syndrome：maternal and fetal risk and recommendations for patient assessment and management[J]. Cardiol Rev，2009，17（1）：253-262.

[6] HASSAN N，PATENAUDE V，ODDY L，et al. Pregnancy outcomes in Marfan syndrome：a retrospective cohort study[J]. Am J Perinato，2015，32（2）：123-130.

（李晓洲　孟凡荣　史云芳）

病例 61 和病例 62　非典型和典型面部特征的 Mowat-Wilson 综合征二例

【背景知识】

Mowat-Wilson 综合征（Mowat-Wilson syndrome，MWS）[OMIM 235730] 是由 Mowat 等 [1] 于 1998 年首次报道的一种常染色体显性遗传病，其发病率为（1.40~2）/10 万 [2]。迄今为止，国外报道较多，国内较少。常见的临床表现包括特殊面容（眼睛间距宽，眉毛宽，眉毛内侧突出，鼻小柱突出，突出的或尖的下巴，张开的嘴，上扬的耳垂伴有中央凹陷）、智力低下、癫痫、生长发育落后等，且多伴随不同程度的畸形，如小头畸形、先天性心脏病、胼胝体发育不全、先天性巨结肠、先天性肾畸形等。目前临床诊断没有明确标准，主要依靠 *ZEB2* 基因检测。治疗方面目前主要进行对症治疗。

【病例情况】

病例 61

1. 主诉　曾生育发育迟缓患儿，有再生育需求，进行遗传咨询。

2. 现病史　患儿，男，4 岁，整体发育迟缓，大运动、语言、精细运动都晚于正常。自述 12 月能坐，22 月能走，智力发育略低于同龄人，能说 5 个字的句子，无癫痫史。无家族遗传史。鼻小柱突出，人中短，下唇厚并外翻（图 3-1-35 a 和 b）。4 月龄头颅 B 超示：脑内囊性结节（蛛网膜囊肿可能）；1 岁头颅 MRI 提示：左侧顶部头皮下血肿；1 岁 6 月头颅 MRI 平扫：胼胝体压部缺如，双侧顶叶白质区片状高信号影（考虑髓鞘发育迟缓）。无家族史。

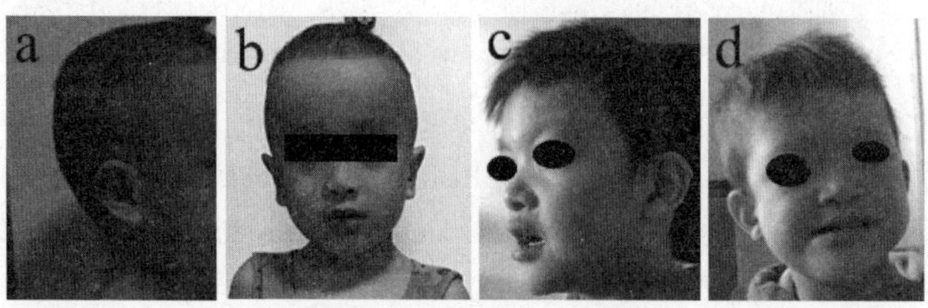

图 3-1-35　Mowat-Wilson 综合征变异的面部特征，病例 61 患儿具有非典型的面部特征（a、b），病例 62 患儿具有典型的面部特征（c、d）

3. 辅助检查　外院 SNP 芯片检测未见异常，建议进行染色体核型和 Trio-WES 检测，染色体核型检测结果未见异常，Trio-WES 发现 *ZEB2* 基因 c.3142 C>T（p.Leu1048Phe）疑似致病的错义突变，变异来源为新发突变（图 3-1-36）。

基因	染色体位置	转录本编号 核苷酸变化 (氨基酸变化)	基因亚区	基因型	致病性分类	相关疾病/遗传模式	家系成员检出情况
ZEB2	chr2:145147521	NM_014795.3: c.3142C>T(p.Leu1048Phe)	EX10E	杂合	疑似致病	Mowat-Wilson 综合征 (OMIM:235730)/AD	新发

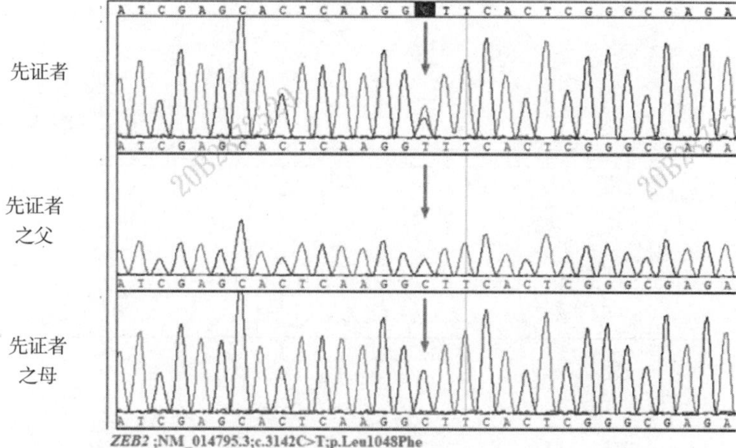

图 3-1-36 Trio-WES 检出的疑似致病变异及 Sanger 验证

病例 62

1. 主诉 曾生育发育迟缓患儿，有再生育需求，进行遗传咨询。

2. 现病史 患儿，男，5 岁，发育迟缓，智力障碍，先天巨结肠，2019 年就诊外院，基因检测发现 *ZEB2* 基因 c.264_267del（p.I88Mfs*18）杂合致病性变异，变异来源新发，确诊为 Mowat-Wilson 综合征，2020 年就诊我院，其母要求进行再生育的遗传咨询。患儿表现出容易辨认的面部外观（图 3-1-35c 和 d），如眼距过宽、宽眉、鼻小柱突出、尖下巴并抬升、耳垂隆起，自述患儿先天巨结肠和先心病已手术治疗，语言只能发出单字，身高和头围发育持续低于同龄第 3 百分位，无家族史。

3. 辅助检查 外院进行巨结肠 panel 基因检测，发现 *ZEB2* 基因 c.264_267del（p.I88Mfs*18）杂合致病性变异，为新发变异（图 3-1-37）。关于染色体核型和基因芯片（高通量测序 CNV）检测情况不明。

【诊疗经过】

1.MWS 的诊断及鉴别诊断

1）诊断：MWS 目前还没有明确的诊断标准，诊断主要依据特殊面部特征和发育迟缓的临床表型，和 / 或分子遗传学检测确定致病基因 *ZEB2*。遗传学检测发现以下几种情况即可确诊：84% 涉及 *ZEB2* 的杂合性致病变异；15% 为包含 *ZEB2* 的 2q22.3 杂合性缺失；近 1% 的病例中，需要注意涉及 *ZEB2* 基因的染色体重排列 [3]。

基因	染色体位置	转录本外显子	核苷酸氨基酸	纯合/杂合	正常人频率	预测	致病性分析	遗传方式	疾病/表型	变异来源
ZEB2	chr2-145187399-145187403[1]	NM_014795;exon3	c.264_267del (p.I88Mfs*18)	het	-	-	Pathogenic	AD	Mowat-Wilson 综合征	自发突变

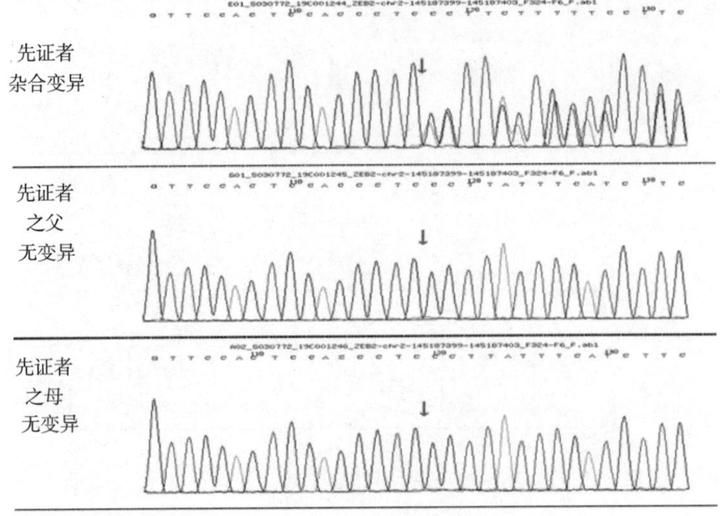

图 3-1-37 Trio-WES 检出的疑似致病变异及 Sanger 验证

2)鉴别诊断[3]:

(1)CHARGE 综合征:常染色体显性遗传病,存在虹膜 / 视网膜缺损、先天性心脏病、男性隐睾症和智力障碍,但具有特殊的面部特征(耳部构型)、后鼻孔闭锁或狭窄、虹膜 / 视网膜缺损的发生频率更高、无先天性巨结肠征。致病基因为 *CHD7*。

(2)Rubenstein-Taybi 综合征(Rubenstein-Taybi syndrome, RSTS):常染色体显性遗传病,存在鼻结构异常和智力障碍,有的 MWS 患者有很宽的大拇指和脚趾,但 RSTS 具有不特殊的面容和先天性异常。致病基因为 *CREBBP*,*EP300*。

(3)Smith-Lemli-Opitz 综合征:常染色体隐性遗传病,存在男性尿道下裂、小头畸形和智力障碍,但具特殊面容、腭裂发生的频率更高,多指畸形和 2~3 个脚趾并趾,致病基因为 *DHCR7*。

(4)Goldberg Shprintzen 综合征 [OMIM 609460]:常染色体隐性遗传病,存在先天性巨结肠症、小头以及智力障碍,但有特殊面容及先天性异常、腭裂、上睑下垂、眼轮匝肌出现频率更高,致病基因为 *KIFBP*。

(5)Pitt-Hopkins 综合征:常染色体显性遗传病,存在明显的智力障碍、平均走路年龄为 4~6 岁、语言缺乏或严重障碍、行为问题、手部刻板运动、癫痫、小头畸形和便秘,但有特殊面容、偶尔过度通气和 / 或屏住呼吸,致病基因为 *TCF4*。

(6)Angelman 综合征:存在语言缺失、色素减退、癫痫发作、小头畸形、共济失调样的步态以及婴儿时期的快乐行为,但不具有 MWS 多种先天异常和特殊面容,致病基因为 *UBE3A*。

2. 检测结果

病例 61:面部特征不典型(鼻小柱突出,人中短,下唇厚并外翻),整体发育略低于正常,胼胝体压部缺如, *ZEB2* 基因 c.3142 C>T(p.Leu1048Phe)杂合性疑似致病的新发突变,可以诊断为 MWS。

病例 62：典型的面部特征（眼距过宽、宽眉、鼻小柱突出、尖下巴并抬升、耳垂隆起），发育迟缓，先天巨结肠和先心病，*ZEB2* 基因 c.264_267del（p.I88Mfs*18）杂合致病性新发变异，可以诊断为 MWS。

3. 再生育遗传咨询　迄今为止，几乎所有报道的患者都是家系中单发个案，家系验证后证实皆为新发；但是，也有罕见报道发现家系中有再发的患者，推测可能父母一方存在生殖腺嵌合[3]。因此，一旦先证者证实存在 *ZEB2* 基因的致病或疑似致病变异，其父母再生育需要进行 PGT 或介入性的产前诊断。

【专家点评】

MWS 的发生是由 *ZEB2* 基因突变所致。*ZEB2* 基因定位于 2q22.3，其编码的蛋白又被称为 Smad 交互蛋白 1（Smad interacting protein 1，SIP1）或锌指同源框基因 1B（zinc finger homeobox gene 1b，ZFHX1B），是一种神经系统发育过程中多功能调节因子，蛋白表达贯穿于神经元及神经胶质细胞的整个生长发育过程，调节神经系统发育[4]。*ZEB2* 基因的杂合突变在动物模型及人类疾病中均表现出明显的神经系统异常。目前已报道的典型 MWS 患儿主要由于 *ZEB2* 基因的大片段缺失、移码突变或无义突变导致。已报道的无义突变大部分位于外显子 3 和 8 上[5]。错义、剪接位点或移码突变通常与温和型或非典型特征的 MWS 相关，如 c.3134 A>G、c.3164 A>G 和 c.3211T>C 变异与面部特殊表型伴中度智力障碍无其他 MWS 表型相关[6]，c.-69-1G>A 变异与轻度 MWS 样的面部表型相关[7]，c.298_300delAAC 变异与智力障碍并晚发巨结肠且有或无典型的面部特征的 MWS 表型相关[8]。病例 61 的变异为错义变异，具有不典型面部特征、轻度智力障碍和胼胝体压部缺如；病例 62 的变异为移码突变，具有典型的面部特征、智力障碍、发育迟缓，先天巨结肠和先心病等临床表型。

【参考文献】

[1] MOWAT D R，CROAKER G D，CASS D T，et al. Hirschsprung disease，microcephaly，mental retardation，and characteristic facial features：delineation of a new syndrome and identification of a locus at chromosome 2q22-q23[J]. J Med Genet，1998，35（8）：617-623.

[2] GHOUMID J，DREVILLON L，ALAVI-NAINI S M，et al. ZEB2 zinc-finger missense mutations lead to hypomorphic alleles and a mild Mowat-Wilson syndrome[J]. Hum Mol Genet，2013，22（13）：2652-2661.

[3] WANG H，FALK M J，WENSEL C，et al. Cohen Syndrome. GeneReviews® [Internet]. Seattle（WA）：University of Washington，Seattle，2016：1993-2021.

[4] BAR YAACOV R，ESHEL R，FARHI E，et al. Functional characterization of the ZEB2 regulatory landscape[J]. Hum Mol Genet，2019，28（9）：1487-1497.

[5] GARAVELLI L，MAINARDI P C. MOWAT-WILSON syndrome[J]. Orphanet J Rare Dis，2007，2：42.

[6] GHOUMID J，DREVILLON L，ALAVI-NAINI S M，et al. ZEB2 zinc-finger missense

mutations lead to hypomorphic alleles and a mild Mowat-Wilson syndrome[J]. Hum Mol Genet, 2013, 22(13):2652-2661.

[7] ZWEIER C, HORN D, KRAUS C, et al. Atypical ZFHX1B mutation associated with a mild Mowat-Wilson syndrome phenotype[J]. Am J Med Genet A, 2006, 140(8): 869-872.

[8] YONEDA M, FUJITA T, YAMADA Y, et al. Late infantile Hirschsprung disease-mental retardation syndrome with a 3-bp deletion in ZFHX1B[J]. Neurology, 2002, 59(10): 1637-1640.

（张美姿　刘丽　徐凤琴）

病例 63　睑裂狭小 - 内眦赘皮 - 上睑下垂综合征一例

【背景知识】

睑裂狭小综合征（blepharophimosis-ptosis-epicanthus inversus syndrome，BPES）[OMIM 110100] 又称为 Komoto 综合征、先天性睑四联征及小睑裂综合征。本病最早在 1889 年由 Vignes 首次报道，人群中的发病率约为 2/10 万，通常为常染色体显性遗传方式，多为家族性，偶有散发病例，男性多于女性，致病基因是位于染色体 3q23 上的 *FOXL2* 基因 [1]。BPES 是一种罕见且复杂的眼睑畸形，患者于新生儿期发病，该病的典型表现为四个症状：睑裂狭小（20~22 mm）、上睑下垂、内眦赘皮逆位和内眦过宽。BPES 的 I 型还表现为卵巢功能早衰（POF），BPES 的 II 型仅包括上述四种主要的症状。BPES 的其他表现还包括泪小管异常、弱视、斜视和屈光不正。部分患者还会表现出鼻梁过宽、低位耳、短人中，但智力正常。目前，BPES 的诊断主要基于临床症状。早期手术可避免弱视，3~5 岁外科手术包括内侧眦成形术可以修正睑裂狭小、上睑下垂、内眦赘皮逆位和内眦距过宽；用激素替代疗法治疗卵巢早衰，生殖措施包括胚胎捐赠和卵子捐赠等。

【病例情况】

1. 主诉　原发不孕 5 年，先天眼小，卵巢储备功能低下，遗传咨询。

2. 现病史　患者，女，33 岁，先天眼小，5 岁外院诊断“倒转式内眦赘皮”和“先天性小睑裂”，开始陆续进行“先天性小睑裂”修复术，最近一次手术于 2016 年外院行“双眼额肌瓣悬吊 + 眼睑成形术”。父母眼部未见异常，否认家族史。2020 年 1 月外院行“腹腔镜下盆腔粘连松解术 + 双侧输卵管粘连松解术 + 右侧输卵管系膜囊肿电灼术 + 宫腔镜检查 + 左侧输卵管导丝疏通术 + 双侧输卵管插管通液术 + 诊刮术”，2020 年 8 月本院输卵管造影示，双侧输卵管闭塞。

3. 辅助检查　两次 AMH 检测分别为 0.3 ng/mL 和 0.06 ng/mL、两次 FSH 检测分别为 35.86mIU/mL 和 18.36mIU/mL。

染色体核型、CNV-seq 和全外显子检测均未见异常，进一步针对 *FOXL2* 基因进行外显子全长 PCR 和 Sanger 测序，结果表明 *FOXL2* 基因 c.843_859dupGGCCGCACCCCCG-CCTC（p.Pro287Argfs*75）发生移码变异，经 ACGM 评分判定为致病性，父母验证提示为新发变异（图 3-1-38）。

基因	染色体位置	转录本编号 核苷酸变化 (氨基酸变化)	基因亚区	基因型	致病性分类	相关疾病/遗传模式
FOXL2	chr3:138664705-138664723	NM_023067.3:c.843_859dupGGCCGCACCCCCGCCTC(p.Pro287Argfs*75)	EX1E	杂合	致病	卵巢早衰3型(OMIM:608996)/AD 睑裂狭小综合征(OMIM:110100)/AD,AR

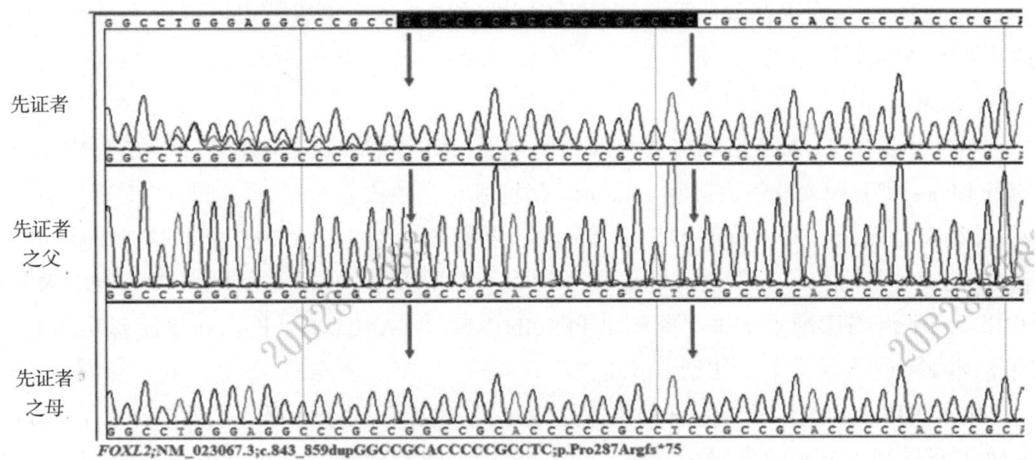

图 3-1-38 先证者 WES 检出的致病变异及家系成员的 Sanger 验证

【诊疗经过】

1.BPES 的诊断及鉴别诊断

1）诊断：BPES 的诊断标准：双侧的上睑下垂、睑裂狭小、内眦赘皮、内眦间距增宽等体征伴随出生而有；部分患者可见代偿性下颌高抬；伴或不伴有其他系统的异常，如发育迟缓、智力低下、小头畸形，Ⅰ型中女性患者有卵巢早衰 POF。而且，75% 的 BPES 患者可以检测到 *FOXL2* 基因致病性变异。

2）鉴别诊断[2]：针对上睑下垂或睑口狭小的临床症状，主要与以下疾病进行鉴别诊断：

（1）先天性上睑下垂 [OMIM 178300]：常染色体显性遗传，表现为上睑下垂。

（2）OHDO 综合征（Ohdo blepharophimosis syndrome）[OMIM 249620]：常染色体显性遗传，表现为先天性家族性睑口狭小症、眼睑下垂、智能障碍、先天性心脏病和牙齿发育不全。

（3）3MC 综合征 [OMIM 257920]：常染色体显性遗传，表现为高拱眉毛，认知障碍，听力损失，颅滑膜病，高端中枢神经系统，上睑下垂，先天性家族性睑口狭小症。

（4）Noonan 综合征 [OMIM 163950]：常染色体显性遗传，表现为身材矮小，先天性心脏病，宽前额，下垂的眼睑裂，高腭弓，低位旋转和高端中枢神经系统。

（5）Marden–Walker 综合征 [OMIM 248700]：常染色体隐性遗传，表现为认知障碍，运动障碍，小颌畸形，高拱形腭裂，腭裂，低位耳，脊柱侧凸，关节挛缩，脑积水，先天性家族性睑口狭小症。

（6）Dubowitz 综合征 [OMIM 223370]：常染色体隐性遗传，表现为小头畸形、不稳定的认知能力、上睑下垂和先天性家族性睑口狭小症。

（7）Smith–Lemli–Optitz 综合征 [OMIM 270400]：常染色体隐性遗传，表现为认知障碍、小头畸形、低张、男性尿道下裂、多内脏畸形和上睑下垂。

2. 检测结果　本病例 5 岁确诊为先天性小睑裂，符合 BPES 的四大临床症状—上睑下垂、睑裂狭小、内眦赘皮和内眦间距增宽；本病例月经规律，FSH 两次检测均 <40mIU/mL 不符合 POF 的诊断；AMH 两次检测值皆 <0.5ng/mL，符合卵巢储备功能低下的诊断；分子检测确定 *FOXL2* 基因存在移码变异，具有致病性；综上，本病例虽然可以确诊为 BPES，但仍达不到 I 型的标准。

【专家点评】

本例为新发 *FOXL2* 移码突变导致蛋白截断，该区域是国内外 BPES 报道的突变热点，约占 13%~18%，该突变没有影响 forkhead 结构域及多聚丙氨酸尾，插入的 17 个核苷酸的重复，导致多肽链发生阅读框架的移位，终止密码子提前，产生 1 个 360 个氨基酸的截短的多肽链，此突变和 BPES 分型没有明确的基因型 - 表型关系，可表现为 I 型，也可表现为Ⅱ型 BPES[3]。本例临床激素水平不能满足 POF 的诊断，但 AMH 水平提示卵巢储备功能低下。因此，本案例并不完全符合 I 型 BPES。

由于 BPES 的遗传模式是常染色体显性遗传，先证者父母验证提示新发变异，后代遗传该致病变异患 BPES 的风险为 50%。针对检测出明确致病突变的 BPES 患者，推荐实施 PGT 或者产前诊断阻断遗传。目前，患者正在接受 PGT 的治疗过程中。

【参考文献】

[1] TYERS A G. The blepharophimosis-ptosis-epicanthus inversus syndrome（BPES）[J]. Orbit（Amsterdam, Netherlands）, 2011, 30（5）:199-201.

[2] MÉJÉCASE C, NIGAM C, MOOSAJEE M, et al. The genetic and clinical features of FOXL2-related blepharophimosis, ptosis and epicanthus inversus syndrome[J]. Genes（Basel）, 2021, 12（3）:364-379.

[3] BEYSEN D, DE JAEGERE S, AMOR D, et al. Identification of 34 novel and 56 known FOXL2 mutations in patients with Blepharophimosis syndrome[J]. Hum Mutat, 2008, 29（11）: E205-E219.

（张美姿　刘丽　徐凤琴　张翊昕）

三、超声结构异常

病例 64　妊娠中期诊断胎儿关节挛缩一例

【背景知识】

BICD2（Bicaudal D2）是将微管连接到动力蛋白运动复合体上的衔接蛋白，在动力蛋白存在的情况下持续合成，协助动力蛋白对神经元和其他细胞的逆行运输。*BICD2* 基因杂合突变与两种不同形式的以下肢为主型脊髓性肌肉萎缩（spinal muscular atrophy，lower extremity-predominant 2，SMALED2）有关，SMALED2 符合常染色体显性遗传。其中之一为儿童发病型近端脊肌萎缩伴肌挛缩（autosomal dominant childhood-onset lower extremity-predominant spinal muscular atrophy-2 A，SMALED2 A）[OMIM 615290]，儿童期发病，通常表现为肌肉无力和下肢萎缩，进展缓慢，可能附加关节挛缩；另外一种为常染色体显性遗传以下肢为主的脊柱肌肉萎缩 2B 型（autosomal dominant prenatal-onset lower extremity-predominant spinal muscular atrophy-2B，SMALED2B）[OMIM 618291]，产前发病，通常出现更严重的特征，例如多发性关节弯曲。本病例报道产前超声发现脊柱僵直伴关节挛缩，全外显示 *BICD2* 突变患儿一例。

【病例情况】

孕妇，28 岁，自然受孕，主因“孕 23^{+2} 周，多次超声提示胎儿异常”就诊。

现病史：患者早期产前检查未见异常。孕 18^{+1} 周 B 超提示：宫内孕单活胎，胎儿多发关节痉挛症？患者及家属拒绝羊膜腔穿刺产前诊断。孕 22 周检查超声提示：胎儿双上肢、双下肢姿势固定，左足内翻状态，脊柱僵直，考虑多关节挛缩。孕 23 周再次超声提示：胎儿 NF 值 9 mm，皮下水肿，足部皮下厚度 5.5 mm，双侧上下肢姿势固定，脊柱僵直伴左侧足内翻，胎儿脊柱骶尾部走形及弯曲度异常（图 3-1-39）。

患者身高 172 cm，体重 95 kg，体格检查未发现异常，智力正常，平素月经规律，否认遗传病家族史。

【病例分析】

患者拒绝羊膜腔穿刺行产前诊断，要求终止妊娠。于孕 24 周引产一男死婴，体重 670 g，胎儿表型见图 3-1-40，与超声检查所见相符。

对引产组织以及父母进行家系 WES+CNV 检测，发现 *BICD2*;NM_001003800.1: c.2100 C>A（p.Asn700Lys）变异，已有该变异致病性报告，依据 ACMG 指南，该变异为意义未明变异。该变异可导致儿童发病型近端脊肌萎缩伴肌挛缩 [OMIM 615290] 或者常染色体显性遗传以下肢为主的脊柱肌肉萎缩 2B 型 [OMIM 618291]，遗传模式为常染色体显性遗传，考虑该变异为新发突变。

【专家点评】

BICD 基因是在果蝇[1] 中发现的，在哺乳动物中存在两个同源基因 *BICD1* 和 *BICD2*[2]，编码与动力蛋白 - 动力蛋白复合物相互作用的运动衔接蛋白，并且能够促进 mRNA 和其他细胞物质的运输。

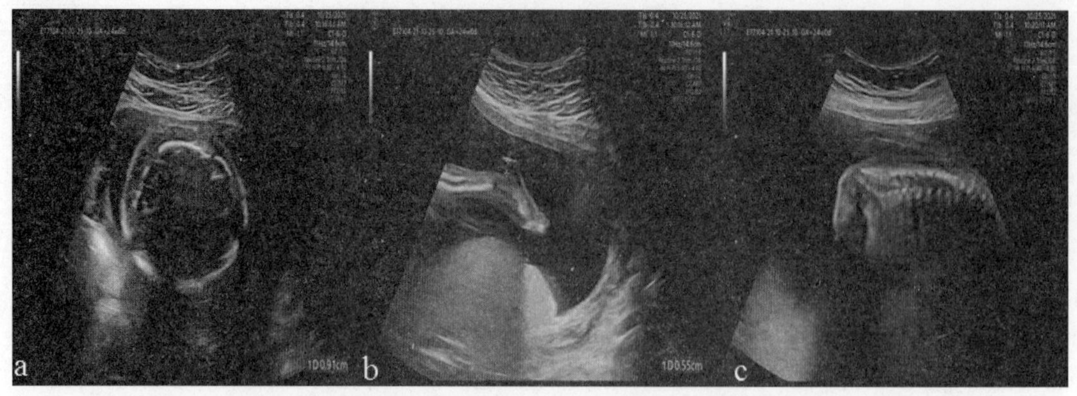

图 3-1-39 a 示颈后 NF 值增厚,b 示足部皮下水肿,c 示胎儿脊柱骶尾部走形及弯曲度异常

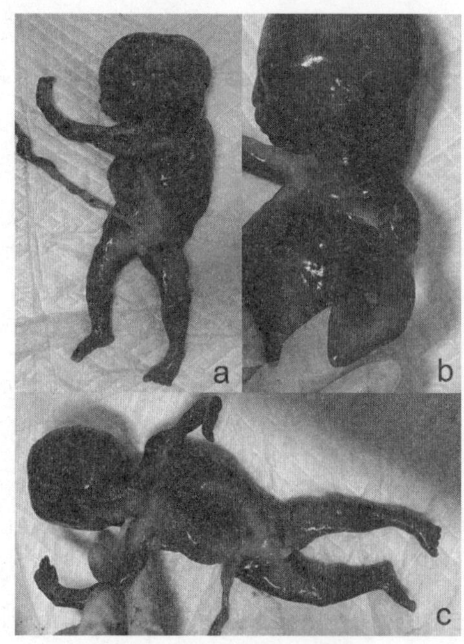

图 3-1-40 引产胎儿表型

BICD2 定位于染色体区域 9q22.31,编码 824 个氨基酸的典型异构体，*BICD2* 基因的突变导致 SMALED2 的发生,发病机制有待进一步研究阐明,奥茨等人 [2] 的研究表明,突变干扰了神经元逆行运输,导致神经突生长受阻和运动神经元胚胎发育受损。最近 *BICD2* 敲除的小鼠模型研究证实了由于发育过程中肌肉源性神经营养因子的分泌受损导致早期运动神经元丢失,同时研究还表明 *BICD2* 的丢失导致运动神经元死亡,这是一个非细胞自主过程,因此该假说预测 SMALED2 疾病发生非进行性运动神经元变性,但具体的变性时间点尚未明确 [3]。

根据报道 *BICD2* 基因突变的表型谱广泛 [4],既有产前就出现异常导致不良妊娠结局,也有缓慢进展至出生后迟发的病例。

SMALED2A 是一种常染色体显性遗传形式的脊髓性肌萎缩症，其特征是儿童早期出现肌肉无力和主要影响下肢近端和远端肌肉的萎缩，也有一些患者可能表现出上肢受累。这种疾病会导致行走延迟、蹒跚步态、行走困难和远端反射丧失。有些患者可能有足部畸形或脊柱前凸过度，有些则表现出轻微的上运动神经元病的体征，如痉挛。患者的感觉能力、延髓功能和认知功能不受影响。该疾病在整个生命中表现出非常缓慢的进展[2]。

SMALED2B 是一种在子宫内发病的严重神经肌肉疾病。受影响的个体表现出胎儿运动减少，并且通常出生时具有与先天性多发性关节弯曲症（arthrogryposis multiplex congenital, AMC）一致的先天性挛缩。出生后，他们有严重的肌张力减退和肌肉萎缩，以及由于肌肉无力导致的呼吸功能不全。一些患者可能出现面部畸形和 / 或脑成像异常。许多患者在儿童早期死亡[4]。

本病例中孕妇多次 B 超均提示胎儿异常，建议行产前诊断均拒绝，引产胎儿临床表现与 B 超相符，对引产组织以及父母进行家系 WES+CNV 检测，发现 *BICD2*；NM_001003800.1：c.2100C>A（p.Asn700Lys）变异，父母均正常，考虑该变异为新发突变，符合常染色体显性遗传。虽然根据 ACMG 指南，该变异被判定为意义未明变异，但已有该变异致病性报道[5]，加之该胎儿也出现临床症状，所以考虑该变异为可能致病，本病例提示我们不能仅根据指南就判断变异是否致病，应结合胎儿动态超声检查结果。

查阅文献所知，在所有报告的严重病例中，曾有一例[6]首次报告了孕 22 周的胎儿即出现严重形式的产前分子诊断和病理特征的 *BICD2* 病变，以往的病例都是在出生后或死后才获得诊断的[6-7]。我们报道的病例在孕期即发现了胎儿严重畸形，及时终止妊娠，避免严重畸形儿的出生，同时也提示对超声检查异常的胎儿做相关基因检测的必要性，为再生育提供指导意见。

【参考文献】

[1] EPHRUSSI A，DICKINSON L K，LEHMANN R. Oskar organizes the germ plasm and directs localization of the posterior determinant nanos[J]. Cell，1991，66（1）：37-50.

[2] OATES E C，ROSSOR A M，HAFEZPARAST M，et al. Mutations in BICD2 cause dominant congenital spinal muscular atrophy and hereditary spastic paraplegia[J]. Am J Hum Genet，2013，92（6）：965-973.

[3] ROSSOR A M，SLEIGH J N，GROVES M，et al. Loss of BICD2 in muscle drives motor neuron loss in a developmental form of spinal muscular atrophy[J]. Acta Neuropathol Commun，2020，8（1）：34-45.

[4] STORBECK M，HORSBERG ERIKSEN B，UNGER A，et al. Phenotypic extremes of BICD2-opathies：from lethal，congenital muscular atrophy with arthrogryposis to asymptomatic with subclinical features[J]. Eur J Hum Genet，2017，25（9）：1040-1048.

[5] MARCHIONNI E，AGOLINI E，MASTROMORO G，et al. Fetal early motor neuron disruption and prenatal molecular diagnosis in a severe BICD2-opathy[J]. Am J Med Genet A，2021，185（5）：1509-1514.

[6] AHMED A A, SKARIA P, SAFINA N P, et al. Arthrogryposis and pterygia as lethal end manifestations of genetically defined congenital myopathies[J]. Am J Med Genet A, 2018, 176(2):359-367.

[7] RAVENSCROFT G, DI DONATO N, HAHN G, et al. Recurrent de novo BICD2 mutation associated with arthrogryposis multiplex congenita and bilateral perisylvian polymicrogyria[J]. Neuromuscul Disord, 2016, 26(11):744-748.

（李晓洲　王秀艳　徐茜　佘富蔓　史云芳）

第二节　常染色体隐性遗传病

一、常染色体隐性遗传病特点

致病基因在常染色体上，基因性状是隐性的，即只有纯合子或复合杂合子时才显示病状。此种遗传病父母双方均为致病基因携带者，故多见于近亲婚配者的子女。子代有 1/4 的几率患病，子女患病几率均等。这类疾病常涉及到许多遗传代谢异常的疾病，按照“一个基因、一个酶”的概念，这些遗传代谢病的酶或蛋白分子的异常，来自各自编码基因的异常。常见的常染色体隐性遗传疾病有溶酶体贮积症，如糖原贮积症、脂质贮积症、黏多糖贮积症；合成酶缺陷如苯丙酮尿症、肝豆状核变性（Wilson 病）及半乳糖血症等。

二、常染色体隐性遗传病家族史或生育史

病例 65 和病例 66　新生儿筛查 *GJB2* 基因突变导致的感音神经性耳聋二例

【背景知识】

听力损失是人类常见的致残性疾病，2013 年世界卫生组织（WHO）发布的评估数据显示，全球共有 3.6 亿人存在不同程度的听力障碍，占全球总人口的 5%，而中国的听力残疾人数有 2780 万，居各类残疾之首。先天性听力损失也是一种临床上的常见疾病，发病率为 1‰~3‰，遗传性因素更是引起先天性听力损失的主要因素，约占 60% 左右，其中最常见的致聋基因是 *GJB2* 基因。

GJB2 基因是第一个被克隆和鉴定的遗传性耳聋致病基因，也是导致非综合征耳聋最常见的致病基因，其致病遗传方式主要为常染色体隐性遗传，其突变谱在不同民族和地区之间具有显著差异，在中国人群中，最常见的 *GJB2* 突变位点为 c.235delC、c.299_300delAT 以及 c.176_191dell6 等[1-3]，其导致的听力损失多为先天性中度及以上感音神经性耳聋[1,4]。

【病例情况】

病例 65

1. 基本情况　患儿，女，第 1 胎第 1 产，母亲孕早期上呼吸道感染史，未用药自行好转，

足月顺产，出生后无肺炎、黄疸、脑病等听损失高危病史，否认耳聋家族遗传史。耳廓、外耳道及颌面部无畸形，一般检查及耳鼻喉科常规检查未见异常。

2. 听力初筛情况　患儿出生后 3~5 天在出生产院完成新生儿听力初筛及听损失高危儿调查问卷，结果为耳声发射（DPOAE）左耳通过，右耳通过，无听损失高危因素。

3. 耳聋易感基因筛查情况　患儿生后 2 月余取血进行耳聋易感基因筛查，结果为 *GJB2* 基因 c.235delC 位点纯合突变（图 3-2-1）。

序号	基因	相关症状	突变位点	检测结果
1	*GJB2*	先天性重度或极重度感音神经性耳聋	35delG	正常
2			167delT	正常
3			176_191del16	正常
4			235delC	纯合突变
5			299_300delAT	正常
6	*GJB3*	后天高频感音神经性耳聋	538 C>T	正常
7			547G>A	正常
8	*SLC26A4*	大前庭水管综合征，先天或后天中度以上感音神经性耳聋	281 C>T	正常
9			589G>A	正常
10			IVS7-2 A>G	正常
11			1174 A>T	正常
12			1226G>A	正常
13			1229 C>T	正常
14			IVS15+5G>A	正常
15			1975G>C	正常
16			2027T>A	正常
17			2162 C>T	正常
18			2168 A>G	正常
19	*12SrRNA*	药物敏感性耳聋	1494 C>T	正常
20			1555 A>G	正常

图 3-2-1　遗传性耳聋基因检测报告

4. 听力复筛情况　患儿 3 月余因“耳聋易感基因结果阳性”进行听力检测，听力复筛采用耳声发射联合快速听性脑干诱发电位（DPOAE+AABR）进行检测，结果为双耳均未通过，建议进行听力诊断学检查。

5. 听力诊断学检查情况　患儿 3 月龄中耳功能检查 1000 Hz 探测音双耳单峰，226 Hz 探测音双耳 A 型，听觉脑干诱发电位（auditory brainstem response，ABR）测试反应阈值结果为左耳 70 dBnHL，右耳 70 dBnHL。

5 月龄中耳功能检查 1000 Hz 探测音为双耳单峰，226 Hz 探测音为双耳 A 型，听觉脑干诱发电位（ABR）反应阈值结果为左耳 70 dBnHL，右耳 70dBnHL，听性多频稳态反应（audi-

tory steady-state response, ASSR）各频率反应阈（dBnHL）左耳 0.5 Hz、1 KHz、2 KHz、4 KHz 分别为 60、70、60、70，右耳 0.5 Hz、1 KHz、2 KHz、4 KHz 分别为 70、70、60、60，双耳耳声发射除左耳 1 KHz 可以引出外其余各频率（750 Hz-8 KHz）均未引出。

6. 父母耳聋易感基因筛查结果　患儿明确诊断后，其父母也进行了耳聋易感基因筛查，结果均为 *GJB2* 基因 c.235delC 位点杂合突变。

病例 66

1. 基本情况　患儿，女，第 2 胎第 2 产，母亲孕早期心悸史，曾自行服用复方丹参滴丸数日，足月剖宫产，出生曾有黄疸病史（具体数值不详），服用茵栀黄口服液后黄疸消退，无肺炎、脑病等其他听损失高危病史，否认耳聋家族遗传史。耳廓、外耳道及颌面部无畸形，一般检查及耳鼻喉科常规检查未见异常。

2. 听力初筛情况　患儿出生后 3~5 天在出生产院完成新生儿听力初筛及听损失高危儿调查问卷，结果为 DPOAE 左耳未通过，右耳未通过，具有黄疸病史，建议出生后 42 天进行听力复查。

3. 听力复筛情况　患儿 1 月余因"听力初筛未通过"进行听力复筛，听力复筛采用耳声发射联合快速听性脑干诱发电位进行检测，结果为双耳 DPOAE+AABR 均未通过，建议 3 月龄进行听力诊断学检查并于复筛当天取血进行耳聋易感基因筛查。

4. 听力诊断学检查情况　患儿因个人原因于 5 月龄首次进行听力诊断学检查，结果显示中耳功能检查 1000 Hz 探测音为双耳单峰，226 Hz 探测音为双耳 A 型，听觉脑干诱发电位（ABR）反应阈值左耳 100dBnHL 未引出，右耳 100dBnHL 未引出，双耳耳蜗微音电位（Cochlearmicrophonics, CM）未引出，ASSR dBnHL 左耳 0.5 Hz、1KHz、2KHz、4KHz 分别为 100、90、90、100，右耳 0.5 Hz、1KHz、2KHz、4KHz 分别为 90、90、90、-（未引出），耳声发射双耳 750 Hz-8KHz 各频率均未引出。

5. 患儿及父母耳聋易感基因筛查结果　患儿耳聋易感基因筛查结果为 *GJB2* 基因 c.235delC 和 c.299_300delAT 位点复合杂合突变（图 3-2-2），患儿父母也进行了耳聋易感基因筛查，结果为父亲 *GJB2* 基因 c.235delC 位点杂合突变，母亲 *GJB2* 基因 c.299_300delAT 位点杂合突变。

【病例分析及诊断】

1. 结合患儿病史及各项听力学检查结果，联合进行听力学评估。

（1）迟发性听力损失是指出生时听力正常，在言语发育过程中出现的永久性听力损失[5]。病例 65 患儿出生后双耳 DPOAE 通过，不具有听损失高危因素，3 月龄听力复筛未通过，不排除迟发性听力损失可能。进一步听力诊断学检查，其中耳功能检查未见异常可以排除中耳炎，双耳 ABR 反应阈值与 ASSR 各频率反应阈值相符，耳声发射双耳各频率（除左耳 1KHz）未引出，耳聋易感基因筛查为 *GJB2* 基因 c.235delC 位点纯合突变。

（2）病例 66 患儿听力初筛未通过，生后有黄疸病史，听力复筛双耳仍未通过，中耳功能检查未见异常可以排除中耳炎，双耳 ABR 反应阈值与 ASSR 各频率反应阈值相符，双耳 CM 未引出，耳声发射双耳各频率均未引出，耳聋易感基因筛查为 *GJB2* 基因 c.235delC 和

c.299_300delAT 位点复合杂合突变。

序号	基因	相关症状	突变位点	检测结果
1	*GJB2*	先天性重度或极重度感音神经性耳聋	35delG	正常
2			167delT	正常
3			176_191del16	正常
4			235delC	杂合突变
5			299_300delAT	杂合突变
6	*GJB3*	后天高频感音神经性耳聋	538 C>T	正常
7			547G>A	正常
8	*SLC26A4*	大前庭水管综合征，先天或后天中度以上感音神经性耳聋	281 C>T	正常
9			589G>A	正常
10			IVS7-2 A>G	正常
11			1174 A>T	正常
12			1226G>A	正常
13			1229 C>T	正常
14			IVS15+5G>A	正常
15			1975G>C	正常
16			2027T>A	正常
17			2162 C>T	正常
18			2168 A>G	正常
19	*12SrRNA*	药物敏感性耳聋	1494 C>T	正常
20			1555 A>G	正常

图 3-2-2 遗传性耳聋基因检测报告

2. 诊断及确诊依据

（1）病例 65 诊断：双耳中度感音神经性耳聋。

（2）病例 66 诊断：双耳极重度感音神经性耳聋。

（3）确诊依据：依据患儿各项听力学检测结果及耳聋易感基因筛查结果可以诊断。

3. 干预及预后

（1）病例 65 患儿明确诊断后立即进行助听器验配，并嘱每半年定期复查听力，如发现听力变化随时复查听力及调配助听器或进行人工耳蜗植入，并及时加强语训。同时告知患儿父母再次孕育听力损失患儿风险，并建议孕前及孕期进行耳聋遗传咨询及相关检测。

（2）病例 66 患儿明确诊断后立即进行助听器验配，因患儿为双耳极重度感音神经性耳聋，考虑助听器助听效果欠佳，建议患儿尽早进行人工耳蜗植入，并及时进行语训。告知患儿父母再次孕育听力损失患儿风险，并建议孕前及孕期进行耳聋遗传咨询及相关检测，同时建议为患儿哥哥（或姐姐）进行耳聋基因检测。

【专家点评】

结合上面两个病例，我们得到一些提示：

（1）耳声发射检查作为新生儿听力筛查的检测工具，具有操作简单、安全、迅速及灵敏度高等特征，但也存在一定的假阳性和假阴性率。耳声发射检查假阳性结果多与以下因素有关：检测人员操作方法、检测探头放置在外耳道的位置、新生儿检测时状态、检测时环境噪音、新生儿外耳道及中耳腔羊水吸收情况等；假阴性结果多与蜗后听觉通路异常有关，同时操作人员过多的反复测试也可能增加假阴性率。

（2）*GJB2* 基因导致的听力损失多数为双耳对称的中度至极重度听力损失。

（3）*GJB2* 基因导致的听力损失多为先天性听力损失，但近年研究显示也存在迟发性和渐进性听力损失病例，主要集中在 *GJB2* 基因 c.109G>A 及 c.35delG 位点[5,6]，c.235delC 位点也有相关报道[7]，而儿童期定期听力学检查可以有助于发现迟发性听力损失患儿，以便进行及时的干预。

（4）听力筛查联合耳聋易感基因筛查可以更有效的实现听力损失的早发现、早诊断、早干预。通过耳聋易感基因筛查可以早期发现迟发性听力损失患儿，以便进行及时的诊断和干预。

（5）通过耳聋基因检测可以为已生育耳聋患儿的家庭进行相关的遗传咨询和再生育指导。

【参考文献】

[1] 纪育斌，兰兰，王大勇，等. 中国非综合征型聋患者 *GJB2* 基因突变流行病学文献荟萃分析[J]. 听力学及言语疾病杂志，2011，19（4）：323-327.

[2] 张小芳. 非综合征性耳聋的研究进展[J]. 医学综述，2013，19（1）：120-123.

[3] DAI P，YU F，HAN B，et al. *GJB2* mutation spectrum in 2，063 Chinese patients with non-syndromic hearing impairment[J]. J Transl Med，2009，7：26.

[4] 陶峥，马衍，欧阳治国，等. 205 例先天性非综合征型聋患儿 *GJB2* 基因突变分析[J]. 听力学及言语疾病杂志，2010，18（1）：67-68.

[5] 王现蕾，黄丽辉，杜亚婷，等. *GJB2* 基因致聋突变与听力变化研究进展[J]. 国际耳鼻咽喉头颈外科杂志，2017，41（6）：322-326.

[6] 吴皓. 儿童迟发性听力障碍的听力与基因联合筛查[J]. 中国医学文摘耳鼻咽喉科学，2015，30（4）：189-191.

[7] 高儒真，陈晓巍，历东东，等. 新生儿 *GJB2* 基因筛查及听力随访的意义[J]. 临床耳鼻咽喉头颈外科杂志，2015，29（4）：314-318.

（刘爽　谢晓媛　谭桂兰）

病例 67 和病例 68　遗传性非综合征性耳聋遗传咨询二例

【背景知识】

遗传性耳聋是典型的单基因遗传病，按照遗传方式分为常染色体显性遗传、常染色体隐性遗传、X- 连锁和线粒体遗传，分别占遗传性耳聋的 20%，80%，1%，和 <1%。同时遗传性

耳聋遗传异质性强，已知的耳聋基因上百个，致病基因涉及核基因和线粒体基因。虽然耳聋基因众多，但中国人群中有明确的常见耳聋基因及其热点致病变异。天津地区新生儿听力基因筛查显示耳聋基因变易携带率为 5.55%，70% 来自于 *GJB2*[OMIM 220290]、*SLC26A4*[OMIM 605646]、线粒体 *DNA12SrRNA*[OMIM 561000] 及 *GJB3*[OMIM 603324] 的 4 个热点基因[1]，前三者在中国感音神经性耳聋儿童群体中确诊率达 44%。*GJB2* 基因突变定位于常染色体 13q11-q12，含有 2 个外显子，编码的 Connexin26 蛋白属于缝隙连接蛋白基因家族，与相邻细胞的缝隙连接蛋白组成一个完整的缝隙连接通道，是完成电解质、第二信使和代谢产物的细胞间转换的重要通道。当 *GJB2* 基因的编码区发生突变，可以产生无功能的缝隙连接蛋白，突变后的蛋白可能丧失对缝隙连接通道 pH 值的调控，降低缝隙连接的通透性，影响通道的正常开闭，使钾离子回流进入淋巴液的循环受到影响，导致螺旋器的钾中毒，从而引起感音神经性耳聋。

【病例情况】

病例 67

1. 入院咨询情况　耳聋夫妇计划怀孕，来咨询并诉求产前诊断。

2. 入院检查　咨询患者女性，28 岁，先天性双耳极重度感音神经性耳聋，语前性耳聋，因聋致哑，其父母均为耳聋患者，应用滤纸采集卡采集其末梢血，经基因检测为 *GJB2* c.235delC/ c.299_300delAT 复合杂合突变。

其丈夫先天性双耳重度感音神经性耳聋，语前性耳聋，因聋致哑，其父母双方听力正常。应用滤纸采集卡采集其末梢血，经基因检测为 *GJB2* c.235delC/ c.299_300delAT 复合杂合突变，如图 3-2-3。

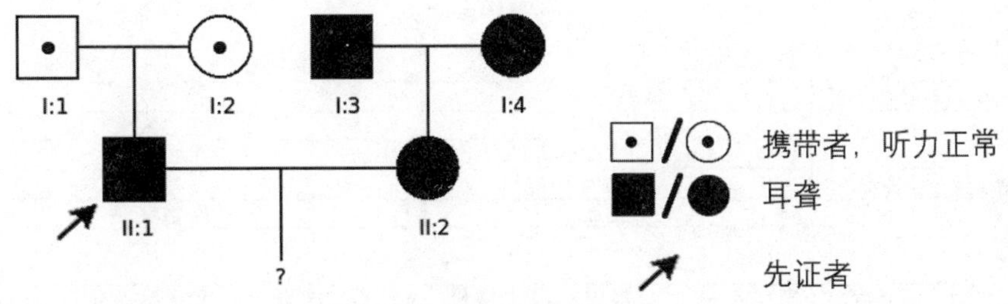

图 3-2-3　家系图

3. 病例分析　夫妻双方的基因检测均确定为 *GJB2* c.235delC/ c.299_300delAT 复合杂合突变，理论上生育听障患儿几率为 100%：1/4 的概率为 *GJB2* c.235delC 纯合突变；1/2 的概率为 *GJB2* c.235delC/ c.299_300delAT 复合杂合突变；1/4 的概率为 *GJB2* c.299_300delAT 纯合突变。

4. 生育指导　建议该夫妻采取供精或赠卵进行 IVF-ET 解决生育问题；或自然受孕，出生后做好诊断以及康复工作。最终如何生育将由夫妻双方决定。同时建议该耳聋夫妻双方家族中听力正常且有婚育要求的家系成员进行耳聋基因筛查并婚育指导，听力受损家庭成员应进行听力学诊断、基因诊断及遗传咨询。

病例 68

1. 入院咨询情况　听力正常夫妇因生育一耳聋患儿，现怀孕 2 个月，来咨询并诉求产前诊断。

2. 入院检查　先证者男孩，3 岁，出生时听力筛查未通过，6 个月时听力学诊断为先天性双耳极重度感音神经性耳聋，语前性耳聋，颞骨 CT 未显示前庭水管扩张，听力基因检测结果为：*GJB2* c.235delC/ c.299_300delAT 复合杂合突变；该先证者诊断明确后双耳验配助听器，2 岁时行单耳人工耳蜗移植术，听力基本正常，语言表述能力差。

先证者父亲双耳听力正常，无家族耳聋病史。应用滤纸采集卡采集其末梢血，经基因检测为：*GJB2* c.299_300delAT 杂合突变携带者。

先证者母亲 26 岁，孕 8 周，G_2P_1，双耳听力正常，自述四叔的女儿听力不好，未做相关检测。该孕妇应用滤纸采集卡采集其末梢血，经基因检测为 *GJB2* c.235delC 杂合突变携带者，并于妊娠 20w，行羊膜腔穿刺，提取胎儿 DNA 并采用 PCR 扩增后 Sanger 测序对已知致病突变位点进行验证，结果为 *GJB2* c.235delC/ c.299_300delAT 复合杂合突变（图 3-2-4/3-2-5）。

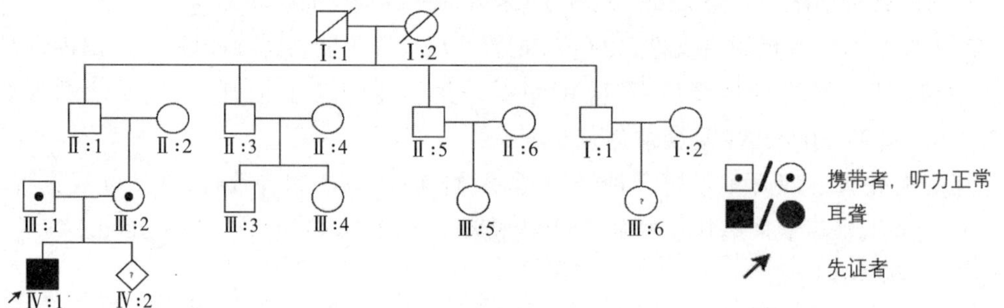

图 3-2-4　家系图

	基因名称	检测位点	检测结果
先证者	*GJB2*	*235delC*	杂合突变
		299_300delAT	杂合突变
母　亲	*GJB2*	*235delC*	杂合突变
父　亲	*GJB2*	*299_300delAT*	杂合突变

	基因名称	遗传方式	基因亚区	参考序列	核苷酸改变	氨基酸改变	检测结果
胎　儿	*GJB2*	AR	Exon2	NM_004004.5	235delC	p.Leu79Cysfs*3	杂合突变
					299_300delAT	p.His100Argfs*113	杂合突变

图 3-2-5　基因检测结果

3. 病例分析　通过先证者和夫妻双方的基因检测确定先证者的致聋基因为 *GJB2*，分别遗传自母亲和父亲，为常染色体隐性遗传。理论上该夫妇再生出听残儿童的可能性为 1/4，基因型为 *GJB2* c.235delC/ c.299_300delAT 复合杂合突变，男女患病机会相等；1/2 的概率为生出 *GJB2* 基因突变携带者，其中携带 *GJB2* c.235delC 基因突变与携带 *GJB2* c.299_300delAT 基因突变各占一半；1/4 的概率生出不携带该耳聋致病基因的孩子。

孕妇胎儿基因检测结果为 *GJB2* c.235delC/ c.299_300delAT 复合杂合突变，为遗传性耳聋患者，在充分告知的情况下，夫妻双方决定终止妊娠。

4. 生育指导 建议该夫妻若考虑再次妊娠，可自然受孕后进行产前诊断或行 PGT。同时建议该孕妇家族中听力异常患者进行听力学诊断以及基因诊断并婚育指导，建议孕妇家族中其他听力正常且有婚育要求的家系成员进行耳聋基因筛查并婚育指导。

【专家点评】

GJB2 基因突变为遗传性非综合征性耳聋最常见的病因，其导致的耳聋多为语前、双侧、对称性耳聋，听力损失程度变异较大，可由轻度到极重度，但多数为重度或极重度，其在非综合征性对称性耳聋患者中检出率高达 18.2%[2]，因此在日常工作中，对于先天性双侧耳聋患者，要高度注意耳聋基因致病性突变问题。从遗传方式上，*GJB2* 基因突变多为常染色体隐性遗传，即 *GJB2* 基因纯合突变或复合杂合突变为患病者，病例均为常染色体隐性遗传。但个别 *GJB2* 杂合突变者也出现耳聋，应考虑可能与其携带其他未知或罕见致聋突变基因或显性遗传的可能，需要有待进一步对 *GJB2* 基因进行全序列检测、确切的家系分析和包含更多耳聋基因的检测。

不同民族、不同地区耳聋人群的 *GJB2* 基因突变热点有明显的差异，国内多数耳聋基因检测的 *GJB2* 基因涉及 4 个位点（c.35delG，c.176_191del16，c.235delC，c.299_300delAT），其中 c.235delC 变异位点在耳聋患者及听力正常人群检出率居首位，其次是 c.299_300delAT，而 c.235delC 突变约占所有 *GJB2* 致病性突变的 75% 以上[2-4]，是中国人群中绝对的热点突变。因此目前的耳聋患者基因诊断多为阶梯式诊断策略——中国人群常见耳聋基因测序，已知耳聋基因捕获测序 Panel 以及全外显子组测序，逐层递进。该策略主要是基于大规模的中国耳聋人群的数据。咨询门诊中对有急切产前诊断等时间窗较短的耳聋患者也可直接全外显子测序，必须强调的是即使全外显子测序仍存在找不到致病基因的可能，故建议需要产前诊断的夫妻应在孕前做好相关基因检测。上述病例均为 *GJB2* 基因热点位点突变的复合杂合突变患者，检测时间相对较短，检测成本较低。由于产前诊断只针对家系中已知的致病基因突变进行 Sanger 测序验证，不包括新发突变的检测，因此产前诊断后的遗传咨询尤为重要，对于胎儿耳聋基因异常，我们也要避免给出任何倾向性的建议：选择终止妊娠的家庭，做好再生育指导工作；选择继续妊娠的家庭，做好出生后康复指导工作[2,6]。

【参考文献】

[1] ZHANG J，WANG P，HAN B，et al. Newborn hearing concurrent genetic screening for hearing impairment-a clinical practice in 58，397 neonates in Tianjin，China[J]. Int J Pediatr Otorhinolaryngol，2013，77(12)：1929-1935.

[2] 戴朴，袁永一. 耳聋基因诊断与遗传咨询 [M]. 北京：人民卫生出版社. 2017.

[3] DAI P，YU F，HAN B，et al. *GJB*2 mutation spectrum in 2，063 Chinese patients with non-syndromic hearing impairment[J]. J Transl Med，2009，7：26.

[4] GUO C，HUANG S S，YUAN Y Y，et al. Hearing phenotypes of patients with hearing loss homozygous for the *GJB2* c.235delc Mutation[J]. Neural Plast，2020，2020：88410522.

[5] 袁永一，戴朴. 遗传性耳聋规范化筛查与诊断的探讨[J]. 中华耳科学杂志，2019，17

(5):611-615.

[6] 关静,贺林,杨仕明,等. 聋病遗传咨询专家共识 [J]. 中华耳科学杂志,2022,20(2):222-226.

(姚静怡 谢晓媛 王鹏)

病例 69 新生儿筛查 *SLC26A4* 基因变异导致的感音神经性耳聋一例

【背景知识】

依据耳聋是否伴随其他组织器官症状,可将遗传性聋分为非综合征性聋(non-syndromic hearing loss, NSHL)和综合征性聋(syndromic hearing loss, SHL)两类,所占比例分别为 70% 和 30%[1],其中最常见的致聋基因里 *SLC26A4* 基因检出率仅次于 *GJB2*,同时 *SLC26A4* 基因也是导致大前庭导水管综合征(large vestibular aqueduct syndrome, LVAS)的主要基因[2]。*SLC26A4* 基因突变谱很广,其中最常见的突变位点为 IVS7-2 A>G(c.919-2 A>G)[3]。*SLC26A4* 基因突变导致的听力损失主要为双耳对称或非对称、进行性或波动性听力改变,同时迟发性听力损失的发生率比较高[4],头部外伤、剧烈运动、用力咳嗽、发烧或者感冒等多为大前庭导水管综合征患者听力波动的诱因。

【病例情况】

1. 基本情况 患儿,男,第 1 胎第 1 产,母亲孕期未见异常,足月顺产,出生后无肺炎、黄疸、脑病等听损失高危病史,否认耳聋家族遗传史。耳廓、外耳道及颌面部无畸形,一般检查及耳鼻喉科常规检查未见异常。

2. 听力初筛情况 患儿出生后 3~5 天完成新生儿听力初筛及听损失高危儿调查问卷,结果为耳声发射(DPOAE)左耳通过,右耳通过,无听损失高危因素。

3. 耳聋易感基因筛查情况 患儿生后 2 月取血进行耳聋易感基因筛查,结果为 *SLC26A4* 基因 c.IVS7-2 A>G 和 c.1226G>A 位点复合杂合突变(图 3-2-6)。

4. 听力复筛情况 随访人员发现患儿基因阳性后通知患儿家长复查听力,患儿于 3 月余进行听力检测,听力复筛采用耳声发射联合快速听性脑干诱发电位(DPOAE+AABR)进行检测,结果为双耳均通过,鉴于耳聋基因筛查结果接诊医生详细告知患儿家长减少头部磕碰、减少上呼吸道感染等注意事项并建议每 3 个月复查听力,同时如有听力变化随时复查听力。患儿 1 岁 1 个月时家长自觉其听力下降来中心进行听力复查,DPOAE+AABR 筛查双耳均未通过,建议进行听力诊断学检查。

5. 听力诊断学检查情况 中耳功能检查 1000 Hz 探测音为双耳单峰,226 Hz 探测音为双耳 A 型,听觉脑干诱发电位(ABR)反应阈值结果为左耳 100dBnHL 未引出,右耳 65dBnHL,听性多频稳态反应(ASSR)各频率反应阈(dBnHL)左耳 0.5 Hz、1KHz、2KHz、4KHz 分别为 100、100、90、100,右耳 0.5 Hz、1KHz、2KHz、4KHz 分别为 65、60、55、55,双耳耳声发射 750 Hz-8KHz 各频率均未引出。

6. 影像学结果 外院内耳核磁显示双侧大前庭导水管扩张。

序号	基因	相关症状	突变位点	检测结果
1	*GJB2*	先天性重度或极重度感音神经性耳聋	35delG	正常
2			167delT	正常
3			176_191del16	正常
4			235delC	正常
5			299_300delAT	正常
6	*GJB3*	后天高频感音神经性耳聋	538 C>T	正常
7			547G>A	正常
8	*SLC26A4*	大前庭水管综合征，先天或后天中度以上感音神经性耳聋	281 C>T	正常
9			589G>A	正常
10			IVS7-2 A>G	杂合突变
11			1174 A>T	正常
12			1226G>A	杂合突变
13			1229 C>T	正常
14			IVS15+5G>A	正常
15			1975G>C	正常
16			2027T>A	正常
17			2162 C>T	正常
18			2168 A>G	正常
19	*12SrRNA*	药物敏感性耳聋	1494 C>T	正常
20			1555 A>G	正常

图 3-2-6 遗传性耳聋基因检测报告

【病例分析及诊断】

1. 听力学评估　结合患儿病史及各项听力学检查结果，联合进行听力学评估。

（1）患儿听力初筛通过，不具有听损失高危因素，3 个月听力复筛双耳通过。

（2）患儿 1 岁 1 个月家长自觉听力下降后复查听力双耳未通过。

（3）中耳功能检查未见异常可以排除中耳炎，双耳 ABR 反应阈值与 ASSR 各频率反应阈值相符，耳声发射双耳各频率均未引出。

（4）耳聋易感基因筛查结果为 *SLC26A4* 基因 c.IVS7-2 A>G 和 c.1226G>A 位点复合杂合突变。

（5）内耳核磁显示双侧大前庭导水管扩张。

2. 诊断及确诊依据

（1）诊断：左耳极重度感音神经性耳聋（迟发），右耳中度感音神经性耳聋（迟发），大前庭导水管综合征。

（2）确诊依据：依据各项听力学检查结果、耳聋易感基因筛查结果及内耳核磁结果可明确诊断。

3. 干预及预后　患儿明确诊断后立即进行双耳助听器验配，并于1岁半为其左耳进行人工耳蜗植入，后期及时进行语训。同时建议患儿父母进行耳聋基因检测，告知患儿父母再次孕育听力损失患儿风险，并建议孕前及孕期进行耳聋遗传咨询及相关检测。

【专家点评】

结合该病例，我们得到一些提示：

（1）*SLC26A4* 基因导致的听力损失可以表现为出生即存在的听力损失，也可以表现为后期听力下降。

（2）*SLC26A4* 基因导致的听力损失可以存在双耳不对称性，如果患儿任一耳听力损失不重时家长很难自主发现其听力异常，因此对存在 *SLC26A4* 基因突变的患儿应建议定期监测听力。

（3）头部外伤、剧烈运动、用力咳嗽、发烧或者感冒等为大前庭导水管综合征患者听力波动的诱因，但没有上述明显诱因时大前庭导水管综合征患者也有可能出现听力下降，因此定期听力检测非常必要。

（4）通过耳聋易感基因筛查可以早期发现部分迟发性听力损失患儿，更好的实现听力损失的早发现、早诊断、早干预。

【参考文献】

[1] LU Y，DAI D，CHEN Z，et al. Molecular screening of patients with nonsyndromic hearing loss from Nanjing city of China[J]. J Biomed Res，2011，25（5）：309-318.

[2] YANG T，VIDARSSON H，RODRIGO-BLOMQVIST S，et al. Transcriptional control of SLC26A4 is involved in Pendred syndrome and nonsyndromic enlargement of vestibular aqueduct（DFNB4）[J]. Am J Hum Genet，2007，80（6）：1055-1063.

[3] HOPPMAN N，AYPAR U，BRODERSEN P，et al. Genetic testing for hearing loss in the United States should include deletion/duplication analysis for the deafness/infertility locus at 15q15.3[J]. Mol Cytogenet，2013，6（1）：19.

[4] 袁永一，黄莎莎，王国建，等. 27个省市聋校学生基于 *SLC26A4* 基因 IVS7-2 A>G 突变的全序列分析 [J]. 中华耳科学杂志，2011，9（1）：17-23.

（刘爽　谢晓媛）

病例70　耳聋患儿 *MYO15A* 基因临床意义未明变异一例

【背景知识】

MYO15A 基因突变可导致常染色体隐性遗传非综合征型耳聋 DFNB3（autosomal recessive forms of non-syndromic deafness 3）[OMIM 600316]，并可能与伴有感音神经性耳聋的史密斯·马吉利综合征（Smith-Magenis syndrome）相关。1995年首次发现印度尼西亚巴厘岛一个神秘村落的村民中有2.20%患有极重度耳聋，命名为DFNB3。1998年，在3个无亲缘关系的DFNB3家系中证实 *MYO15A* 的纯合突变（p.Asn2111Tyr，p.Ile2113Phe 及 p.Lys2601*）是导致这3个家系致病的原因[1]。至此，开启了对 *MYO15A* 基因突变的

全面深入研究。DFNB3 的听力损失程度从重度极重度到轻中度感音神经性耳聋，除先天性聋外，语后、进展性感音神经性聋也有报道。DFNB3 诊断取决于分子遗传学检测出 *MYO15A* 双等位基因的致病变异。对于轻、中度耳聋患者，应当积极保护残余听力，避免诱发耳聋加重的危险因素，必要时根据需求选配助听器；重度、极重度耳聋助听器无法满足听觉、言语发育和交流需求，目前认为人工耳蜗植入术式是唯一疗效确切、令人满意、术式安全可靠的治疗手段[2]。

【病例情况】

1. 主诉　曾生育一耳聋患儿，有再生育需求，进行遗传咨询。

2. 现病史　患儿，女，10 岁，足月剖宫产，出生后发育未见异常，3 岁发现听力障碍，2014 年外院确诊为“双侧神经性耳聋”，极重度（>80DdBHL），MRI 未见异常，佩戴助听器，至今耳聋程度未见进展，未合并其他系统症状，未进行过耳聋基因检测。无家族史。现患儿母亲孕 40 天左右，要求基因检测，避免再发风险。

3. 辅助检查　采用遗传性耳聋基因 panel 检测（218 个基因），结果提示：*MYO15A*，c.10419_10423delCAGCT，杂合，疑似致病（PVS1_Moderate+PM2+PM3_Strong）；c.3952G>A，杂合，临床意义未明（VUS）（PM2+PP3+PM3_Supporting）（表 3-2-1）。进一步父母 Sanger 验证，两个变异位点分别源于母亲和父亲（图 3-2-7）。验证后，c.3952G>A 变异位点的证据项更改为（PM2+PP3+PM3），致病性分类仍为 VUS。

表 3-2-1　先证者耳聋 panel 检测结果

基因	染色体位置	转录本编号 核苷酸变化 (氨基酸变化)	基因亚区	基因型	致病性分类	相关疾病/遗传模式
MYO15A	chr17:18077163..18077167	NM_016239.3 c.10419_10423delCAGCT (p.Ser3474Profs*42)	EX65	杂合	疑似致病	常染色体隐性耳聋 3 型 (OMIM:600316) /AR
MYO15A	chr17:18030399	NM_016239.3 c.3952G>A (p.Gly1318Ser)	EX7	杂合	意义未明	常染色体隐性耳聋 3 型 (OMIM:600316) /AR

【诊疗经过】

1. DFNB3 的诊断及鉴别诊断

1）诊断：临床所见无其他系统受累的耳聋病人，无论有无家族史，均应考虑非综合征性耳聋的可能性。进一步分子遗传学检测出 *MYO15A* 双等位基因的致病变异，可以确诊 DFNB3。

2）鉴别诊断：需排除耳聋做为众多表型之一的综合征性耳聋。此外重点鉴别主要由环境因素导致的（也称为获得性）耳聋。按年龄不同，需要关注的环境致聋因素如下：

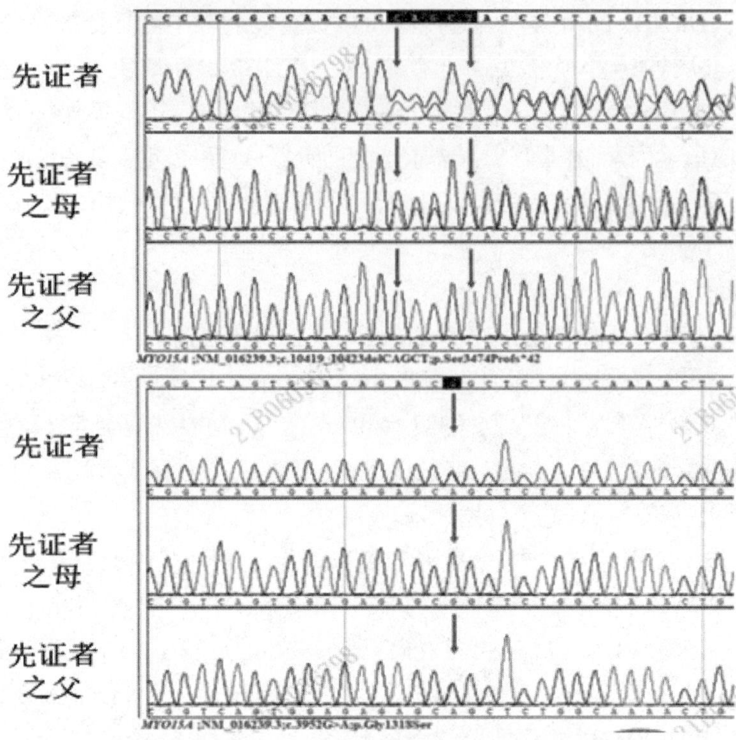

图 3-2-7　先证者耳聋 panel 检出的致病变异及家系成员的 Sanger 验证

（1）儿童期：儿童期环境所致获得性耳聋多因胎儿期“TORCH”生物体所致感染（如弓形体、风疹、巨细胞病毒、疱疹）或是产后感染，尤其是奈瑟氏菌、嗜血杆菌、链球菌等所致脑膜炎。巨细胞病毒（CMV）感染是围生期感染主要致聋的因素。在围生期感染的发生率约0.64%。其中 10% 的感染者临床表现为神经系统障碍（如癫痫、脑瘫）、肝功能不全和特异的皮疹。有临床症状者约半数可能合并发生听力损失。在 90% 无症状的巨细胞感染婴儿群体，发生单侧或双侧听力损失者的比例一般不超过 15%。

（2）成年期：多数成年获得性耳聋的病因与环境 - 基因相互作用相关，代表性的有老年性耳聋和噪声性聋。此外还有药物性耳聋，多发生于长期接触耳毒性药物时。

2. 检测结果　本例患儿 3 岁确诊为双侧神经性耳聋（极重度），未见其他系统受累，MRI 未见异常，耳聋 panel 基因检测发现 *MYO15A* 复合杂合变异，分别为疑似致病和 VUS。尽管其中一个变异位点为 VUS，但仍不能排除 *MYO15A* 是致病原因。根据贝叶斯变异分类[2-3]，c.3952G>A 变异位点的证据项（PM2+PP3+PM3）可以得 5 分，致病性可能为81.2%~90%，很接近疑似致病（6~9 分，致病性可能为 90%~99%），因此，如果再有一篇该位点的病例报道，完全可以将该位点的 VUS 升级为疑似致病变异。本案例撰写中，收到检测公司关于 *MYO15A* 基因 c.3952G>A 变异位点可以升级为疑似致病变异的反馈。因此，本例患儿的 VUS 变异通过检测公司数据库的更新升级为疑似致病变异，为再生育的 PGT 和产前诊断提供分子检测依据。

3. 遗传咨询　本例患儿分子水平诊断 DFNB3 存在证据项不足（VUS），但临床上又无

法排除 *MYO15A* 基因致病的可能，而且致病性的可能性很大。遗传咨询需要告知患儿父母不能排除 *MYO15A* 基因致病可能，告知 VUS 的变异位点在进行产前诊断前需要进行测序数据重分析和文献重检索，根据重分析结果再决定是否可以进行产前诊断。如果本例患儿确实因 *MYO15A* 基因导致的 DFNB3，下一代再发风险为 1/4，携带其中一个变异的概率为 1/2。

【专家点评】

临床工作中，医生经常看到临床症状很符合，但基因检测报告的 VUS 变异位点的证据项又很接近疑似致病。针对这一类问题临床如何处理？依据 ACMG 的变异判定指南[4]，临床医生收到 VUS 报告后需要进一步做些工作，但不局限以下几方面。具体包括：评估患者的临床表型或生化检测指标是否与基因提示的疾病相一致，如果一致可以考虑采用 PP4；家族中是否有其他患者，需要进一步进行验证，考虑是否采用 PP1；进行父母相关位点的验证，确定是否为新发，考虑是否采用 PS2/PM6；针对变异特点，考虑功能实验的可行性，如果有条件开展实验，有可能增加 PS3；定期查阅文献和数据库更新情况。

【参考文献】

[1] WANG A，LIANG Y，FRIDELL R A，et al. Association of unconventional myosin MYO15 mutations with human nonsyndromic deafness DFNB3[J]. Science，1998，280(5368)：1447-1451.

[2] TAVTIGIAN S V，GREENBLATT M S，HARRISON S M，et al. Modeling the ACMG/AMP variant classification guidelines as a Bayesian classification framework[J]. Genet Med，2018，20(9)：1054-1060.

[3] TAVTIGIAN S V，HARRISON S M，BOUCHER K M，et al. Fitting a naturally scaled point system to the ACMG/AMP variant classification guidelines[J]. Hum Mutat，2020，41(10)：1734-1737.

[4] RICHARDS S，AZIZ N，BALE S，et al. Standards and guidelines for the interpretation of sequence variants：a joint consensus recommendation of the American College of Medical Genetics and Genomics and the Association for molecular pathology[J]. Genet Med，2015，17(5)：405-424.

（张美姿　刘丽　李卉　张暄琳）

病例 71　一例 SMA Ⅲ型孕妇的基因诊断及产前诊断

【背景知识】

脊髓性肌萎缩症（spinal muscular atrophy，SMA）是脊髓前角 α- 运动神经元退化变性导致的以肌无力和肌萎缩为主要临床特征的常染色体隐性遗传病。该病在新生儿中的发病率约为 1/万，携带者频率可达 1/50[1-3]。SMA 的致病基因主要为运动神经元存活基因 1（survival motor neuron，*SMN1*）[OMIM 600354]。根据发病年龄早晚和临床表现轻重，SMA 分为 4 型。

SMA 是儿童最常见的神经肌肉病，也是婴幼儿中第二常见的致死性常染色体隐性遗传病，目前尚无有效的治疗方法。考虑到 SMA 致病基因携带率较高，已有多个国家或地区将 SMA 携带者筛查纳入产前筛查体系。对筛查出的高风险夫妇进行 PGT 或产前诊断，可以避免患儿的出生。我们今天报道的病例，为一例 SMA Ⅲ型女性患者。该患者孕前没有做过全身系统检查，也没有做过基因检测，直到妊娠后才来医院就诊。最终孕妇在孕期确诊为 SMA Ⅲ型并分娩一例携带者新生儿。

【病例情况】

患者，女，29 岁，因“G_1P_0 孕 13 周，发现肌无力 21 年”就诊。

患者平素月经不规律，8/28~35 天，量中等，有痛经。停经 70 天因恶心呕吐等胃部不适于某医院就诊，行腹部 B 超示肝胆胰脾肾未见明显异常，予“雷贝拉唑钠 20 mg，每日 1 次，氯化钾缓释片 1 g，每日 2 次”口服。治疗约一周后自述症状无明显好转，于中医门诊就诊后停药。停经 10+ 周无明显诱因出现阴道流血，呈暗褐色分泌物，量少，伴腹痛，性质似痛经，不伴腹胀及腹泻，未就诊，出血 6 日后自行停止。停经 90+ 天测尿 HCG(+)，停经 95 天首次 B 超示宫内孕（超声相当于孕 12 周 +2 天），与末次月经孕周不相符，推算实际孕周为 13 周。孕早期恶心、呕吐等早孕反应较重，未予特殊治疗。

自述约 21 年前确诊为“肌无力”，未予系统治疗。3 年前于久卧后发现双下肢无力，自述行动较前迟缓，协助下可步行约 1 米，遂于我院就诊，自述诊断为“肌无力”（具体不详），予“辅酶 Q10、肌苷片”口服治疗 1 月后自行停药（具体药量不详），自述症状较前好转。病情反复多次。孕 2+ 周因上述症状遵医嘱药物治疗，至确诊妊娠后停药。

家族史：患者及妹妹为抱养，父母、妹妹均体健，否认家族遗传病史，家系图见图 3-2-8。

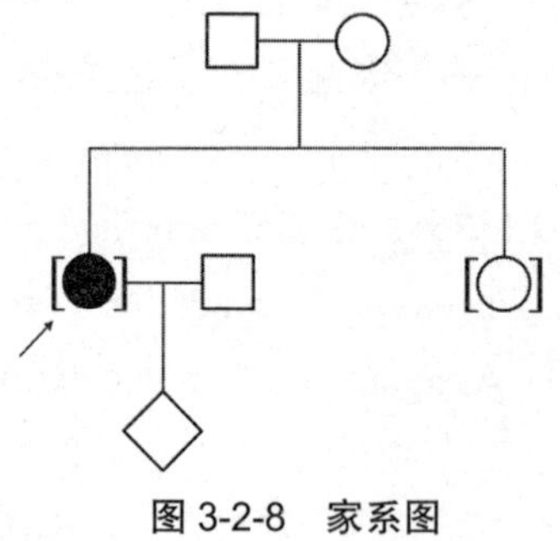

图 3-2-8　家系图

相关检查（2001 年）见图 3-2-9。

1. 血肌酶　SGOT 46U/L，CPK 309U/L，LDH 706U/L。LDH1 29.7%，LDH2 39.7%，LDH3 30.6%，LDH4 0%，LDH5 0%。

2. 肌电图　双下肢表现为神经源性损害改变。

【病例分析】

患者从小隐匿发病，以对称性双下肢骨盆带肌无力起病，逐渐累及双上肢，伴有肌萎缩，呈慢性进行性加重。查体肌力减退近端重于远端，下肢重于上肢，肌肉萎缩。辅助检查：LDH、CK 轻中度增高，肌电图提示神经源性损害。以上高度提示 SMA，建议患者进行基因检测。

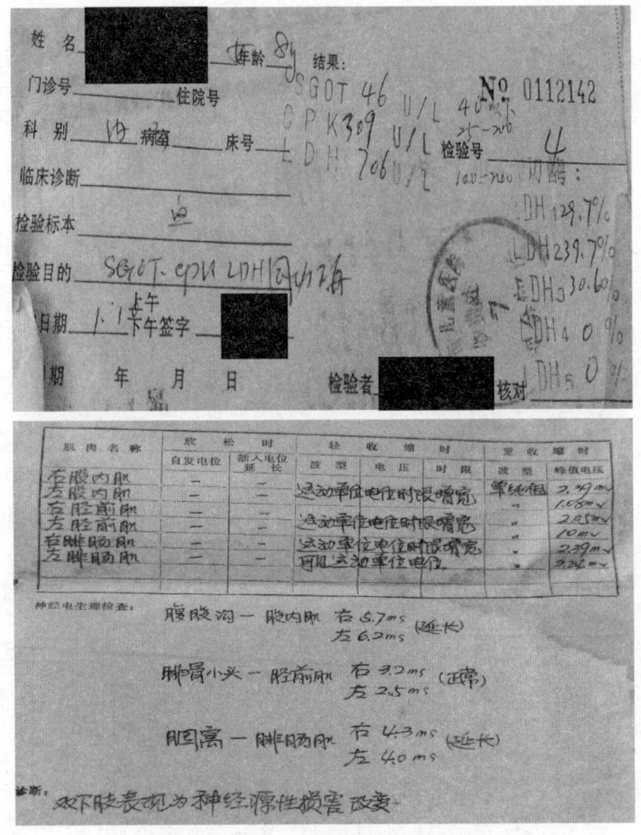

姓名[已遮盖] 年龄 8y 结果：

门诊号 住院号 SGOT 46 U/L 40以下 No 0112142

科别 内 病室 床号 CPK 309 U/L 25-200

LDH 706 U/L 100-200 检验号 4

临床诊断 同工酶：

检验标本 血 LDH₁ 29.7%

检验目的 SGOT、CPK、LDH同工酶 LDH₂ 39.7%

日期 1.1 上午/下午 签字[已遮盖] LDH₃ 30.6%

LDH₄ 0%

日期 年 月 日 检验者[已遮盖] 核对 LDH₅ 0%

肌肉名称	放松时		轻收缩时			重收缩时	
	自发电位	插入电位延长	波型	电压	时限	波型	峰值电压
右股内肌	—	—				单纯相	2.49mV
左股内肌	—	—	运动单位电位时限增宽			〃	1.08mV
右胫前肌	—	—				〃	2.95mV
左胫前肌	—	—	运动单位电位时限增宽			〃	10mV
右腓肠肌	—	—	运动单位电位时限增宽			〃	2.39mV
左腓肠肌	—	—	可见运动单位电位			〃	2.26mV

神经电生理检查： 腹股沟—股内肌 右 5.7ms 左 6.2ms（延长）

腓骨小头—胫前肌 右 3.2ms 左 2.5ms（正常）

腘窝—腓肠肌 右 4.3ms 左 4.0ms（延长）

诊断：双下肢表现为神经源性损害改变

图 3-2-9　血肌酶和肌电图结果

同时需要和其他一些疾病相鉴别。

1. 进行性肌营养不良　临床常见假肥大性肌营养不良 DMD（BMD）、肢带型肌营养不良、面肩肱型肌营养不良等。DMD（BMD）：男性多见，为 X 连锁隐性遗传。肌酶谱明显升高，肌电图提示肌源性损害。肢带型肌营养不良：常为 10~20 岁起病，骨盆带肌肉萎缩首发，主要为常染色体显性或隐性遗传，散发病例也较多见，肌酶谱明显增高，肌电图提示肌源性损害。

2. 其他神经疾病　如慢性多发性肌炎，无遗传史，病情进展较快，常有肌痛、血清酶谱升高，肌肉病理符合肌炎改变，皮质类固醇激素或免疫抑制剂治疗有效。

3. 其他　对于婴幼儿，神经肌肉病种类繁多，应结合详细病史询问、体格检查，与先天性肌病、先天性肌无力综合征、代谢性肌病、重症肌无力、Prader-Willi 综合征等疾病相鉴别。

【诊疗经过】

孕妇及家属经过长时间遗传咨询，最终接受基因检测及产前诊断。多重连接探针扩增（multiple ligation-dependent probe amplification，MLPA）检测结果提示孕妇 *SMN1* 基因 7 号外显子纯合缺失，为 0 拷贝，8 号外显子为 4 拷贝；*SMN2* 基因 7 号外显子为 3 拷贝，8 号外显子为 0 拷贝。基因检测结果确诊孕妇为 SMA。

配偶 *SMN1* 基因 7 号和 8 号外显子为 2 拷贝，*SMN2* 基因 7 号和 8 号外显子为 1 拷贝。

羊膜腔穿刺产前诊断结果提示胎儿 *SMN1* 基因 7 号外显子杂合缺失,为 1 拷贝，8 号外显子为 3 拷贝；*SMN2* 基因 7 号外显子为 3 拷贝，8 号外显子为 1 拷贝。羊水经 MCC 检测未见母体细胞污染。胎儿为 *SMN1* 基因杂合缺失携带者。患者、配偶及胎儿 MLPA 结果见图 3-2-10。

羊水 CNV-seq 结果同时提示胎儿 5 号染色体 p12-p11 处存在 0.68Mb 可能良性重复片段。患者孕期规律产检,妊娠 TORCH、甲功(-),孕中期空腹血糖 4.55mmol/L,系统超声未见异常。孕 34^{+2} 周入院待产,入院后多次组织多学科会诊,决定择期剖宫产终止妊娠。患者于孕 35^{+3} 周在局麻 + 全麻下行剖宫产术 + 双侧子宫动脉结扎术。手术顺利娩一女活婴,体重 2700 g,即刻 Apgar 评分 9-10-10 分。随访患者，SMA 症状基本恢复至孕前水平,无明显变化。新生儿随访 6+ 月,未见异常。

【专家点评】

患者自幼表现为易跌倒,下蹲、起立困难,随年龄加重,仅有 20 多年前的血肌酶和肌电图检测。当时第一次就诊时已孕 13 周,不管做任何检测,时间都非常紧迫,尤其是留给产前诊断的时间会很少。而且因为特殊原因,无法了解家族史,无法判断遗传方式。根据孕妇起病年龄、临床表现、遗传方式及肌电图、酶学检测等,初步提示 SMA,建议孕妇进行基因检测。但基因检测有相应风险,孕妇及家属经过长时间考虑,最终接受基因检测及产前诊断。MLPA 结果提示孕妇为 SMA 患者,胎儿为 *SMN1* 基因杂合缺失携带者。SMA 合并妊娠的病例并不多见,目前国内外只有为数不多的一些病例报道 [4,5]。

SMA 是由于 *SMN1* 基因变异所导致的常染色体隐性遗传病,以脊髓前角 α- 运动神经元的进行性变性导致的肌无力和肌萎缩为主要特征,表现为对称性,近端重于远端,下肢重于上肢。患者临床表现多样,除了神经肌肉系统外,还常累及心血管系统、呼吸系统、骨骼系统等。根据发病年龄和临床表现，SMA 分为 4 型 [6]。Ⅰ型 [OMIM 253300] 通常在出生至 6 个月内起病,是最常见,也是最严重的类型,患儿表现为严重肌张力减退,对称性、迟缓性肌无力以及运动发育障碍。患儿通常于出生后两年内死亡,死因多为呼吸衰竭。Ⅱ型 [OMIM 253550] 通常于出生后 6~18 个月发病,随着年龄增长可缓慢获得运动能力,可独坐,但无法行走,患儿青春期死亡的常见原因为通气功能障碍。Ⅲ型 [OMIM 253400] 表型异质性较强,通常在出生后 18 个月发病。早期可独立行走,但可能会出现反复跌倒和上下楼困难。随着年龄的增长,逐渐失去行走能力而依靠轮椅。我们临床上遇到的这例孕妇,根据临床表现确诊为 SMA Ⅲ型患者。Ⅳ型 [OMIM 271150] 为成人型,常于 20 或 30 岁后发病,仅有轻微的运动障碍,呼吸系统不受影响,寿命正常。

SMA 的致病基因 *SMN1* 位于染色体 5q13.2,含有 8 个外显子,编码含有 294 个氨基酸的全长 SMN 蛋白。正常情况下两条 5 号同源染色体上各有 1 个 *SMN1* 拷贝,约 5%~8% 的人群中 2 个 *SMN1* 拷贝位于一条染色体上,被称为“2+0”型携带者。95%~98% 的 SMA 患者基因变异表现为 *SMN1* 纯合缺失,其中大部分是 7、8 号外显子同时纯合缺失,少部分为 7 号外显子纯合缺失。2%~5% 的患者表现为 7 号外显子杂合缺失或更大片段缺失,合并 *SMN1* 基因点突变 [1]。*SMN2* 基因 [OMIM 601627] 是 *SMN1* 基因的表型修饰基因,其拷贝数与 SMA 病情严重程度呈负相关，*SMN1* 拷贝数越多，患者 SMA 症状越轻。两个基因反向串联排列在染色体 5q13.2，*SMN2* 靠近着丝粒，*SMN1* 靠近端粒。两者之间只有 5bp 的差异，在编码区仅有 1bp 的差异，即第 7 外显子第 6 位的核苷酸 c.840T（*SMN1* 为 c.840 C）[6]。该编码区的变异形成一个新的剪接位点，使得仅有 10% 的 *SMN2* 基因表达全长有功能 SMN 蛋白，其他则形成异常转录产物，最终被降解 [2,6]。

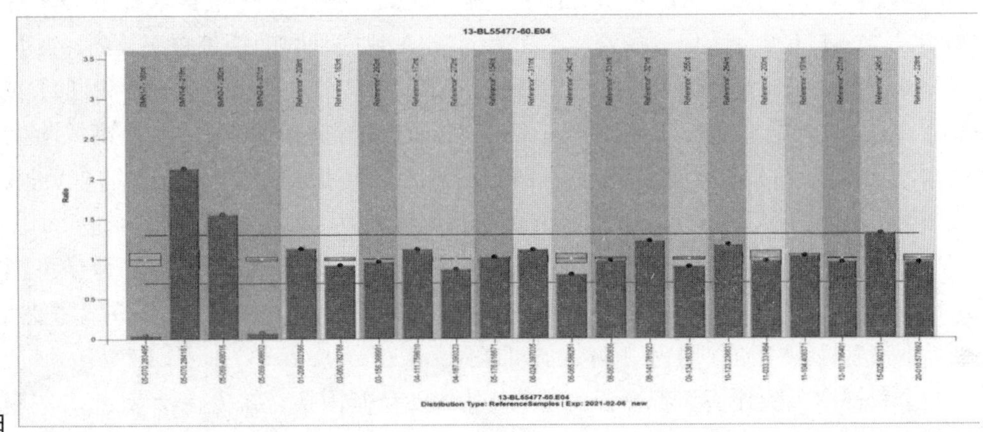

孕妇

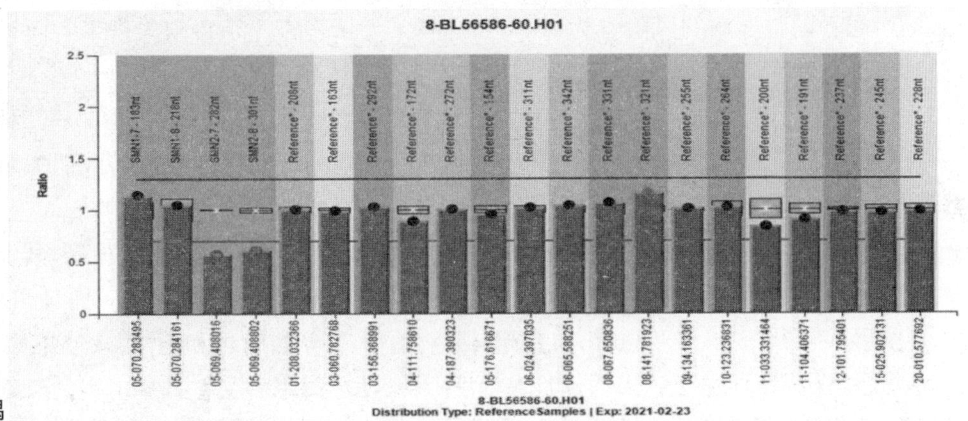

配偶

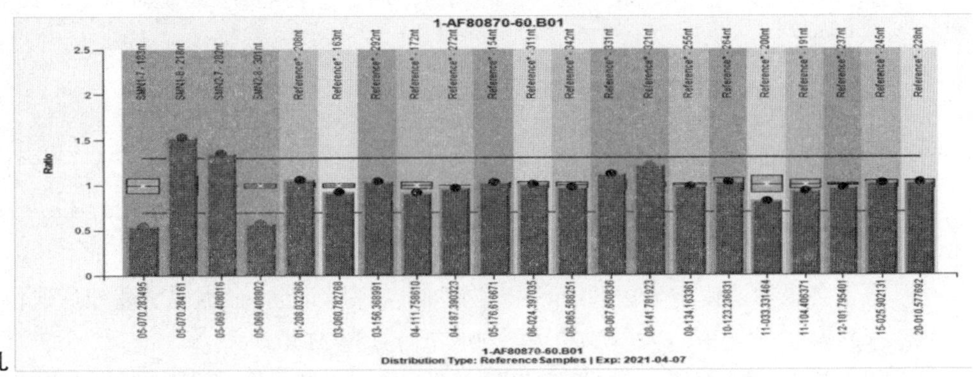

胎儿

图 3-2-10 患者、配偶及胎儿 MLPA 结果

目前已知的用于 SMA 检测的分子生物学方法众多，各种方法的原理、操作难易程度、

稳定性、费用、检测时间等方面各不相同，包括 qPCR、PCR-RFLP、PCR-DHPLC 和 MLPA 等，其中 MLPA 为首选检测技术。基因检测是确诊 SMA 的重要手段，同时需要肌酶、肌电图等辅助检查。如果临床表现典型、高度怀疑 SMA 的患者，可以直接进行基因检测，这样可以高效的明确诊断，指导临床医生的治疗及产前诊断。目前已有 SMA 的无创产前诊断，但还处于实验室阶段，没有大规模应用于临床[7-9]。

SMA 为常染色体隐性遗传病，通常没有家族史。临床工作中常常是夫妇生育一例 SMA 患儿后，才知道自己是致病基因携带者。SMA 致病基因的携带频率较高，约为 1/50[1-3]。ACOG 和 ACMG 发布携带者筛查指南，建议孕前或产前进行携带者筛查和咨询，使夫妇能了解生殖风险，其中包括 SMA[10,11]。对孕龄夫妇进行携带者筛查，找出高风险人群行 PGT 或产前诊断，可以避免患儿的出生，减轻因患者出生带来的经济负担和心理负担，这也是我国出生缺陷防控的重点。所以 SMA 的遗传咨询和风险评估非常重要。

1. 患者父母风险评估　如果夫妇双方生育过 SMA 患儿，患者父亲和母亲可能同为 *SMN*1 基因杂合缺失携带者；或其中一人为杂合缺失携带者而另一人为“2+0”型携带者、基因变异携带者；还要考虑到生殖腺嵌合的可能及新发变异。

2. 患者同胞风险评估　若患者父母亲均为 *SMN1* 基因杂合缺失携带者，患者同胞发病的风险为 25%；若患者父母亲一方为杂合缺失携带者而另一人为“2+0”型携带者或基因变异携带者，患者同胞发病的风险也为 25%；若患者父母亲一方为杂合缺失携带者而患者为新发缺失变异，患者同胞的发病风险极低，但也要考虑到生殖腺嵌合的可能。

3. 患者后代风险评估　SMA Ⅳ型和部分Ⅲ型患者可能生育，其配偶 *SMN1* 基因正常，则后代不发病，仅为致病基因携带者（到生育年龄后要检测配偶基因型）；若配偶为杂合缺失携带者、“2+0”型携带者或点突变携带者，其后代有 50% 风险患病。

2018 年 5 月，我国五部门联合发布《第一批罕见病目录》，共计 121 个罕见病，其中包括 SMA。我国已有 SMA 相关指南及共识，可以从临床、实验室检测、治疗等各方面对 SMA 进行规范化指导[2,3,6,12,13]。对于患者，需要开展药物治疗、多学科管理和随访，减轻并发症，提高运动功能。药物诺西那生进入医保且大幅度降价，使更多患者受益且病情得到改善。如有生育要求，则建议进行基因检测及产前诊断，避免患儿的出生，减轻家庭和社会的负担，更好的实现优生优育。

【参考文献】

[1] 邬玲仟，张学. 医学遗传学[M]. 北京：人民卫生出版社，2016：175-180.

[2] 脊髓性肌萎缩症胚胎着床前遗传学检测专家共识编写组，闫丽盈，朱小辉，等. 脊髓性肌萎缩症胚胎着床前遗传学检测专家共识[J]. 中华医学遗传学杂志，2022，39（2）：129-134.

[3] 北京医学会医学遗传学分会，北京罕见病诊疗与保障学会. 脊髓性肌萎缩症遗传学诊断专家共识[J]. 中华医学杂志，2020，100（40）：3130-3140.

[4] 武海荣，蔡贞玉，高国兰. 脊髓性肌萎缩症合并妊娠一例[J]. 中华围产医学杂志，2015，18（1）：37-41.

[5] ABATI E, CORTI S. Pregnancy outcomes in women with spinal muscular atrophy: A review[J]. J Neurol Sci, 2018, 388:50-60.

[6] 中华医学会医学遗传学分会遗传病临床实践指南撰写组. 脊髓性肌萎缩症的临床实践指南 [J]. 中华医学遗传学杂志, 2020, 37(3):263-268.

[7] PARKS M, COURT S, BOWNS B, et al. Non-invasive prenatal diagnosis of spinal muscular atrophy by relative haplotype dosage[J]. Eur J Hum Genet, 2017, 25(4):416-422.

[8] CHEN M, LU S, LAI Z F, et al. Targeted sequencing of maternal plasma for haplotype-based non-invasive prenatal testing of spinal muscular atrophy[J]. Ultrasound Obstet Gynecol, 2017, 49(6):799-802.

[9] YOUNG E, BOWNS B, GERRISH A, et al. Clinical service delivery of noninvasive prenatal diagnosis by relative haplotype dosage for single-gene disorders[J]. J Mol Diagn, 2020, 22(9):1151-1161.

[10] Committee Opinion No. 691: Carrier Screening for Genetic Conditions[J]. Obstet Gynecol, 2017, 129(3):e41-e55.

[11] GREGG AR, AARABI M, KLUGMAN S, et al. Screening for autosomal recessive and X-linked conditions during pregnancy and preconception: a practice resource of the American College of Medical Genetics and Genomics(ACMG)[J]. Genet Med, 2021, 23(10): 1793-1806.

[12] 北京医学会罕见病分会,北京医学会医学遗传学分会,北京医学会神经病学分会神经肌肉病学组,等. 脊髓性肌萎缩症多学科管理专家共识 [J]. 中华医学杂志, 2019, 99(19):1460-1467.

[13] 中国医师协会儿科医师分会,中国医师协会儿科医师分会儿童呼吸学组. 脊髓性肌萎缩症呼吸管理专家共识(2022 版)[J]. 中华实用儿科临床杂志, 2022, 37(6):401-411.

(史云芳　孟曦龙　李晓洲)

病例 72　肝豆状核变性女性患者生育指导一例

【背景知识】

肝豆状核变性(hepatolenticular degeneration, HLD)为常染色体隐性遗传性疾病。绝大多数限于同胞一代发病或隔代遗传,罕见连续两代发病。最早由 Wilson 在 1912 年首先描述,故又称为 Wilson 病(Wilson disease, WD),是铜代谢障碍性疾病, WD 患者临床表现多样,因受累器官和程度不同而异,主要表现为肝脏和神经系统受累。

肝豆状核变性的致病基因 *ATP7B* 位于 13 号染色体长臂(13ql4.3),编码一种 1411 个氨基酸组成的铜转运 P 型 ATP 酶。*ATP7B* 基因长约 80 kb, 编码区 4.3kb,包括 21 个外显子。截止 2020 年 4 月人类基因数据库(www.hgmd.cf.ac.uk)已免费公开了 877 个 *ATP7B* 基因突变位点,其中 794 个在 WD 发病中具有明确致病作用。我国 WD 患者有 3 个高频致病突变 p. Arg778Leu、p .Pro992Leu 和 p .Thr935Met, 占所有致病突变的 50%~60%[1-3]。

ATP7B 基因突变导致 ATP 酶功能减弱或消失[4]，引致血清铜蓝蛋白（CP）合成减少以及胆道排铜障碍，蓄积在体内的铜离子在肝、脑、肾、角膜等处沉积，引起进行性加重的肝硬化、锥体外系症状、精神症状、肾损害及角膜色素环等[5-6]。

【病例情况】

1. 入院情况　患者，女，33 岁，17 年前因渐进性言语不清、动作笨拙、肢体扭转就诊，确诊肝豆状核变性，现怀孕 11⁺ 周，遗传咨询胎儿患病风险。

2. 入院检查

1）体格检查：神志清楚、言语不清，语速偏慢。步入病房时，行走时右肩低于左肩，躯干沿纵轴略向左扭转，步态尚稳，步速缓慢全身皮肤及巩膜无黄染，四肢肌力 V，肌张力正常。双侧桡骨膜反射及双侧膝腱反射（++），右侧 Babinski（+），左侧未引出。双手快复双手快速轮替动作笨拙，指鼻试验欠稳准，腹部平软，肝、脾肋下未及，移动性浊音阴性，双下肢无浮肿。

2）辅助检查

（1）生化报告显示：铜蓝蛋白 41.8 mg/L ↓、铜 2.02μmol/L ↓、铜氧化酶 0.027 OD ↓。

（2）彩超报告显示：①肝豆肝病样改变（趋向结节型）；②胆囊炎；③脾稍大；④肝豆肾病样改变（髓质型）。角膜 KF 环（+）。

3）基因测序：针对患者主诉，对 *ATP7B* 基因进行分析。结果显示，患者的基因上检测出一个已知致病突变（NM_000053.3：c.2333G>T（p.Arg778Leu））和一个疑似致病变异（NM_000053.3：c.3061-3 C>A）（图 3-2-11），经验证父母为 *ATP7B* 杂合携带者。配偶基因检测未检出相关致病基因突变，绘制家系图谱（图 3-2-12）。

检测信息			
检测项目	肝豆状核变性	检测编号	DX0070
检测区域	见附录		
检测策略	针对受检者主诉，对指定基因进行分析。		
检测方法	芯片捕获高通量测序		

检测结论

本次检测中，检测结果为：
在肝豆状核变性相关的 *ATP7B* 基因上检出 1 个致病变异、1 个疑似致病变异。

检测结果

序号	基因	染色体位置	转录本编号 核苷酸变化 （氨基酸变化）	基因亚区	基因型	致病性分类	相关疾病/遗传模式	参考文献
1	*ATP7B*	chr13:52532469	NM_000053.3:c.2333G>T(p.Arg778Leu)	EX8/CDS8	杂合	致病	肝豆状核变性(OMIM:277900)/AR	[1-4]
2	*ATP7B*	chr13:52518430	NM_000053.3:c.3061-3C>A	IVS13/IC13	杂合	疑似致病	肝豆状核变性(OMIM:277900)/AR	[5-8]

**遗传模式，AD 表示常染色体显性遗传，AR 表示常染色体隐性遗传，XL 表示 X 染色体连锁遗传，YL 表示 Y 染色体连锁遗传。

图 3-2-11　单基因遗传病基因检测报告

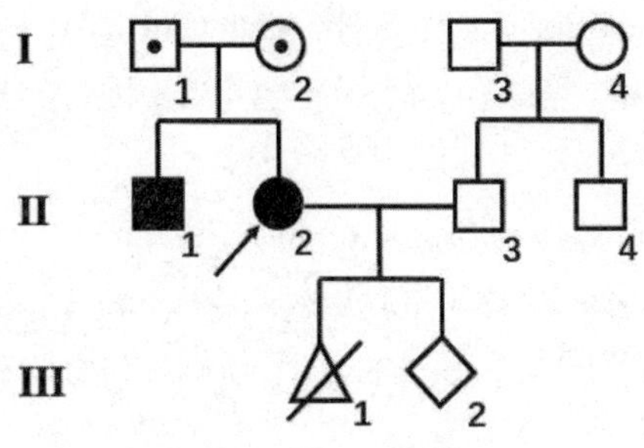

图 3-2-12 家系图谱

【病例分析和生育指导】

先证者临床诊断 WD 明确，结合致病基因 *ATP7B* 的分子遗传学检测出一个已知致病突变 NM_000053.3：c.2333G>T（p.Arg778Leu）和一个疑似致病突变 NM_000053.3：c.3061-3 C>A，符合 WD，先证者父母基因验证结果均为 *ATP7B* 致病基因杂合携带，配偶基因检测未检出相关致病基因突变。告知其子女均为 *ATP7B* 致病基因杂合携带者，但均不会患病。因此该孕妇未进行产前诊断，定期随访。

此外，肝豆状核变性一定要早期发现、早期诊断、早期治疗，才可以获得良好的疗效和生存期。晚期的患者治疗基本效果较差，有可能出现严重的肝功能衰竭，导致死亡。如果肝豆状核的变性，生育前还需要进行药物的调控，停止使用，建议至少要停三个月以后再进行相应的怀孕。怀孕期间建议要密切复查，进行严格的产前检查，并且提前服用叶酸来防止遗传性的疾病。

【专家点评】

该家系先证者临床诊断 WD 明确，其致病基因 *ATP7B* 的分子遗传学检测也是确诊的一个重要手段和进行产前诊断的必备技术。由于 WD 累及全身多个系统，临床表现复杂多样，早期临床诊断较困难，容易误诊和漏诊，基因诊断也是“金标准”，有助于早期诊断。

WD 为常染色体隐性遗传，由于基因位于常染色体上，所以疾病的发生与性别无关，男女发病机会相等。WD 患者的父母表型往往正常，但都是致病基因 *ATP7B* 携带者，再生育后代患者的可能性约 1/4，为 *ATP7B* 致病基因杂合子携带者的机会为 1/2，后代未携带 *ATP7B* 致病基因的机会为 1/4。近亲婚配时，子女遗传本病的发病率要比非近亲婚配者高。WD 患者与另一方为 *ATP7B* 致病基因杂合子携带者婚配，其子代再患 WD 的风险为 1/2。产前诊断须建立在先证者遗传诊断明确的基础上，WD 患者和 *ATP7B* 致病基因杂合子携带者生育时需做产前诊断，确诊胎儿患病可考虑采取治疗性流产。

【参考文献】

[1] 中华医学会肝病学分会遗传代谢性肝病协作组. 肝豆状核变性诊疗指南（2022 年版）[J]. 中华肝脏病杂志，2022，30（1）：9-20.

[2] LI X H，LU Y，LING Y，et al. Clinical and molecular characterization of Wilson’s disease in China：identification of 14 novel mutations [J]. BMC Med Genet，2011，12：6.

[3] DEGUTI M M，GENSCHEL J，CANCADO E L R，et al. Wilson disease：novel mutations in

the ATP7B gene and clinical correlation in Brazilian patients[J]. Hum Mutat, 2004, 23(4): 398.
[4] 赖武超,单庆文,王琳琳,等. 肝豆状核变性 102 例临床分析[J]. 广西医科大学学报, 2015, 32(2): 251-254.
[5] LIU J, LUAN J, ZHOU X, et al. Epidemiology, diagnosis, and treatment of Wilson's disease[J]. Intractable Rare Dis Res, 2017, 6(4): 249-255.
[6] 刘林,周家青.150 例儿童肝豆状核变性临床分析 [J]. 检验医学与临床, 2022, 19(6): 819-822.

（崔岚　谢晓媛　冯凌燕）

病例 73　苯丙酮尿症携带者生育指导及产前诊断一例

【背景知识】

苯丙酮尿症(phenylketonuria, PKU)[OMIM 261600] 为常染色体隐性遗传病,是常见的氨基酸代谢异常之一。苯丙酮尿症是可以治疗的遗传病,是我国新生儿筛查疾病之一,经筛查确诊的新生儿通过及时控制苯丙氨酸(phenylalanine, Phe)的摄入可以达到满意的治疗效果。新生儿筛查数据显示,我国的平均发病率约为 0.91/ 万 [1],男女患病率均等。

该病的发病机制是肝脏中苯丙氨酸羟化酶(phenylalanine hydroxylase, PAH)缺乏及活性不足或其辅酶四氢生物蝶呤(tetrahydrobiopterin, BH4)缺乏,导致苯丙氨酸不能正常代谢为酪氨酸(Tyr),而是沿旁路代谢与 α- 酮戊二酸在苯丙氨酸转氨酶催化下进行转氨基作用形成苯丙酮酸和苯乳酸。苯丙酮酸随尿液排出形成苯丙酮尿,由此该病被称为 PKU[2-4]。

【病例情况】

1. 主诉　表型正常夫妻双方于孕早期行单基因遗传病扩展性携带者筛查,分别检出苯丙酮尿症 *PAH* 基因致病变异及疑似致病变异携带,要求产前诊断。

2. 现病史　孕妇,32 岁,孕 20^{+1} 周,G_1P_0。外院早期超声筛查胎儿 NT: 1.7 mm, NIPT 筛查低风险。夫妻双方表型正常,否认遗传性疾病家族史。

3. 辅助检查　孕早期孕妇夫妻双方进行单基因遗传病扩展性携带者筛查,分别检出苯丙酮尿症 *PAH* 基因致病变异及疑似致病变异携带(表 3-2-2),拟行产前诊断。

表 3-2-2　孕妇夫妻双方 *PAH* 基因检测结果(上表孕妇 下表配偶)

检测结果							
疾病	基因	染色体位置	转录本编号	核苷酸变化（氨基酸变化）	遗传方式	基因型	致病性分类
苯丙酮尿症	*PAH*	Chr12: 103237426	NM_000277.1	c.1197A>T p.Val399Val	AR	杂合	致病变异

备注：AR 代表常染色体隐性遗传方式，XL 代表性染色体 X 连锁遗传方式。

检测结果							
疾病	基因	染色体位置	转录本编号	核苷酸变化（氨基酸变化）	遗传方式	基因型	致病性分类
苯丙酮尿症	*PAH*	Chr12: 103249088	NM_000277.1	c.532G>A p.Glu178Lys	AR	杂合	疑似致病变异

备注：AR 代表常染色体隐性遗传方式，XL 代表性染色体 X 连锁遗传方式。

孕妇:*PAH*;NM_000277.1;c.1197 A>T;p.Val399Val(杂合,致病变异)。

配偶:*PAH* ;NM_000277.1; c.532G>A; p.Glu178Lys(杂合,疑似致病变异)。

【诊疗经过】

1. 诊断及鉴别诊断　根据我国新生儿筛查和高苯丙氨酸血症鉴别诊断数据,高苯丙氨酸血症病因中经典型 PKU 最为严重,占 85%~90%(顾学范《临床遗传代谢病》2015),在没有控制苯丙氨酸摄入的情况下,多数患儿发展为深度且不可逆的智力障碍;另 10%~15% 为 BH4 缺乏症(BH4D)。

1)PKU 的诊断:未治疗的先证者其血浆苯丙氨酸浓度持续大于 120 μmol/L 及苯丙氨酸与酪氨酸比值异常增高、伴有正常的 BH4 辅助因子代谢,和/或通过分子基因检测在两个等位基因上发现 *PAH* 致病变异则可诊断为 PKU[5]。

2)鉴别诊断

(1)对早产儿因肝功能不成熟可导致暂时性高苯丙氨酸血症,发热、感染、肠道外营养或输血等也可导致的血 Phe 浓度增高,进行鉴别诊断。

(2)排除其他原因所致的继发性血 Phe 增高,如酪氨酸血症、希特林蛋白缺乏症等。

(3)所有诊断高苯丙氨酸血症者,应及时检测尿蝶呤谱分析(在低 Phe 饮食治疗前)、DHPR 活性测定,或 BH4 负荷试验来进行鉴别诊断。必要时进行基因检测,以便最终确诊是 PAH 缺乏症患者还是 BH4D 患者。

2. 检测结果　羊水在排除母血污染(STR 检测)后,针对 *PAH* 基因的两个致病/疑似致病变异位点行 Sanger 验证,检测结果提示胎儿 *PAH* 基因复合杂合突变, c.1197A>T(p.Val399Val)/c.532G>A(p.Glu178Lys),分别遗传自父母相关突变位点(表 3-2-3、图 3-2-13)。

此外,对羊水标本行 CNV-seq(100K)检测,提示未检出染色体非整倍体变异(表 3-2-4)。

表 3-2-3　羊水 *PAH* 基因突变位点检测结果

验证位点信息						
基因	参考序列	核苷酸变化/突变名称	氨基酸变化	基因亚区	杂合性	染色体位置
PAH	NM_000277.1	c.1197A>T	p.Val399Val	-	杂合	Chr12:103237426
PAH	NM_000277.1	c.532G>A	p.Glu178Lys	-	杂合	Chr12:103249088
验证结果						
验证位点			样本编号	姓名	验证结果*	检测方法
PAH ;NM_000277.1;c.1197A>T; p.Val399Val			21B01733227	孕妇	杂合	Sanger 验证
			21S01731193	胎儿	杂合	Sanger 验证
PAH ;NM_000277.1; c.532G>A; p.Glu178Lys			21B01733228	配偶	杂合	Sanger 验证
			21S01731193	胎儿	杂合	Sanger 验证
验证结果*:分为纯合、杂合、半合子或 N,其中 N 表示无此突变。其他异常结果以"-"表示并备注说明具体情况。						

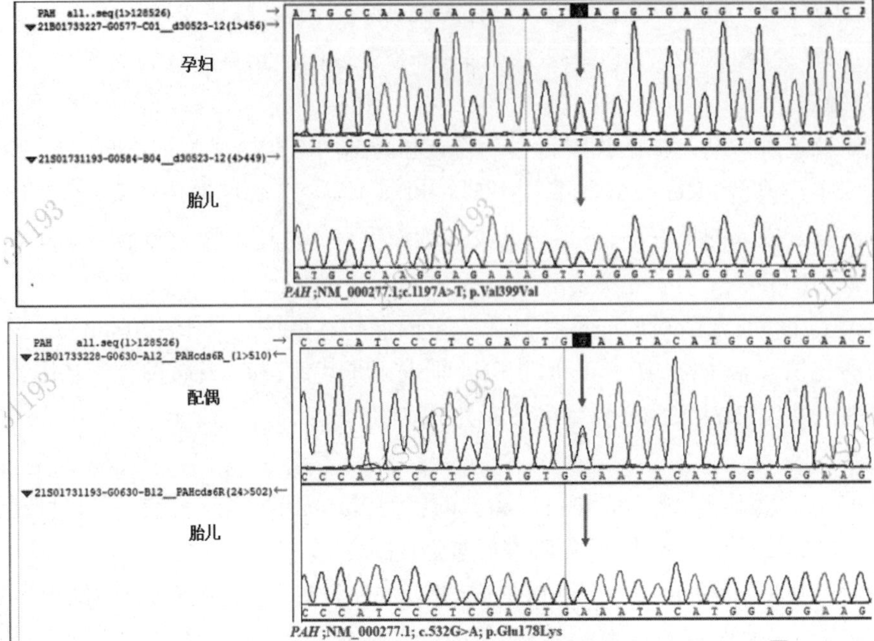

图 3-2-13 *PAH* 基因突变位点检测

表 3-2-4 CNV-seq(100K)检测和单病母源污染检测(STR)报告

主要检测结果
该样本未检出非整倍体变异、符合性染色体连锁遗传及常染色体显性遗传方式的致病、疑似致病变异和目标区域单亲二倍体变异。
次要检测结果
该样本未检出缺失大于 500Kb 或重复大于 1Mb 的临床意义未明变异。

母源污染检测结果
本次检测中，未检测到明显的母源污染。

本例夫妻双方分别检出苯丙酮尿症 *PAH* 基因致病变异及疑似致病变异携带，通过羊膜腔穿刺取羊水标本行 *PAH* 基因单基因 Sanger 验证，报告提示胎儿 *PAH* 基因复合杂合突变。STR 分析确定送检的“胎儿样品”确实来源于胎儿，没有母体污染，综合分析胎儿受累。

3. 遗传咨询及随访 PKU 新生儿筛查疾病之一，经筛查确诊的新生儿通过及时控制 Phe 的摄入可以达到满意的治疗效果。降低血液中苯丙氨酸浓度、恢复和提高苯丙氨酸羟化酶的活性为目前主要的治疗方法。但是，患儿家庭经济负担较重。

经典型 PKU 因苯丙氨酸羟化酶基因 *PAH*(NM_000277.1)突变导致 PAH 活性降低或丧失，使苯丙氨酸无法正常转化为酪氨酸、多巴胺和黑色素等正常代谢物，从而在体内积聚，对脑或神经系统造成不同程度的损害。出生时无任何临床表现，3 个月后可出现智能及生长发育落后，随年龄增大而渐渐加重，严重者智商低于 50。癫痫发作、行为问题和精神疾病也很常见。

PKU 是常染色体隐性遗传病，*PAH* 基因纯合或复合杂合突变方能致病。孕妇夫妻双方均为杂合子携带者，后代同时遗传到父母双方的致病突变位点的概率为 25%；仅遗传到父母一方的突变位点，为杂合子携带者的概率为 50%。

经遗传咨询该孕妇夫妻双方对苯丙酮尿症疾病、遗传风险和临床疗效有了充分了解，双方综合考虑后选择对受累胎儿实施人工流产。告知双方若再次妊娠仍需进行 PGT 或产前诊断，防患于未然。

【专家点评】

单基因遗传病是由单个基因缺陷导致的疾病，大多数患儿是由表型正常、无家族史的父母所生，携带者往往和正常人一样，没有任何临床表型。有研究显示，平均每个人携带有 2.8 个致病变异。因此，夫妻双方在备孕期及孕早期进行单基因遗传病扩展性携带者筛查，可以了解自身变异携带情况，评估生育风险，科学指导生育。

目前，已报道 1200 余种 *PAH* 基因致病性变异（www.BIOPKU.org）。基因诊断荟萃分析显示，97% 的 *PAH* 基因缺陷为微小突变，大片段基因缺失或重复突变占 1%~2%，还有约 2% 的等位基因变异不明确，可能位于外显子测序不覆盖的区域[6]。该病基因型与表型的相关性复杂，不能完全由基因型预测临床表型。研究表明，苯丙氨酸的血脑转运存在个体差异，基因型相同的同胞尽管外周血 Phe 水平相近，但脑 Phe 浓度不同，因此患者的脑白质异常和智力受损程度也不同[7]。

2019 年罕见病诊疗指南中阐明，针对致病基因突变明确的 PKU 先证者及其父母，签署知情同意书，通过产前诊断技术对疾病相关基因突变分析，进行胎儿诊断以及后续的遗传咨询。

【参考文献】

[1] 顾学范，王治国. 中国 580 万新生儿苯丙酮尿症和先天性甲状腺功能减低症的筛查[J]. 中华预防医学杂志，2004，38（2）：99-102.

[2] YILDIZ Y，DURSUN A，TOKATLI A，et al. Partial hydatidiform mole in a phenylketonuria patient treated with sapropterin dihydrochloride[J]. Gynecol Endocrinol，2017，33（1）：19-20.

[3] THÖNY B，BLAU N. Mutations in the BH4-metabolizing genes GTP cyclohydrolase I，6-pyruvoyl-tetrahydropterin synthase，sepiapterin reductase，carbinolamine-4a-dehydratase，and dihydropteridine reductase[J]. Hum Mutat，2006，27（9）：870-878.

[4] JIANG W，FANG B S. Construction and evaluation of a novel bifunctional phenylalanine-formate dehydrogenase fusion protein for bienzyme system with cofactor regeneration[J]. J Ind Microbiol Biotechnol，2016，43（5）：577-584..

[5] REGIER DS，GREENE CL. Phenylalanine Hydroxylase Deficiency. 2000 Jan 10 [Updated 2017 Jan 5]. In：Adam MP，Ardinger HH，Pagon RA，et al.，editors. GeneReviews® [In-

ternet]. Seattle（WA）: University of Washington, Seattle; 1993-2022.

[6] 中华医学会医学遗传学分会遗传病临床实践指南撰写组. 苯丙酮尿症的临床实践指南[J]. 中华医学遗传学杂志,2020,37(3):226-234.

[7] WEGLAGE J, WIEDERMANN D, DENECKE J, et al. Individual blood–brain barrier phenylalanine transport in siblings with classical phenylketonuria[J]. Inherit Metab Dis, 2002,25(6):431-436.

（刘烨　张美姿　刘丽　徐凤琴　李卉）

病例 74　新生儿四氢生物喋呤缺乏症一例

【背景知识】

四氢生物喋呤缺乏症（tetrahydrobiopterin deficiency, BH4D）是芳香族氨基酸羟化酶的辅助因子——四氢生物喋呤（tetrahydrobiopterin, BH4）的合成或代谢途径中酶的先天性缺陷导致的氨基酸代谢障碍，导致神经递质合成受影响，出现高苯丙氨酸血症以及严重的神经系统损害症状和智能障碍。较常见的 BH4D 分为 6- 丙酮酰四氢喋呤合成酶缺乏症（6-pyruvoyltetrahydropterin synthase deficiency, PTPS）[OMIM 261640]、二氢喋啶还原酶缺乏症（dihydropteridinereductase deficiency, DHPR）[OMIM 261630]，较少见的是鸟苷三磷酸环水解酶缺乏症（guanosine triphosphate cyclohydrolase deficiency, GTPCH）[OMIM 233910]、喋呤 -4α-二甲醇胺脱水酶缺乏症（pterin 4a-carbinolamine dehydrogenase deficiency, PCD）[OMIM 264070] 及墨喋呤还原酶（sepiapterin reductase deficiency, SR）[OMIM 182125] 缺乏症。

各国的 BH4D 在高苯丙氨酸血症中的比例不一，马来西亚较高占 64%。截至 2015 年，BH4D 在中国大陆的南方地区发病率高于北方，南方 BH4D 约占高苯丙氨酸血症的 29%，北方约占 6%~7%，中部地区约占 14%。

【病例情况】

1. 基本情况　患儿男，36^{+2} 周自然产，出生体重 2.01 kg，无窒息。于生后第 4 天采足跟血进行新生儿苯丙酮尿症筛查。患儿父母非近亲婚配，家族中无遗传代谢病患者。

2. 代谢分析　患儿足跟血筛查示苯丙氨酸值 Phe 为 14.42 mg/dL（<2 mg/dL），即刻通知家长带患儿复检。复检 Phe 值为 32.32 mg/dL。

3. 基因分析　为明确诊断对患儿进行基因检测，鉴别苯丙氨酸羟化酶缺乏和四氢生物蝶呤缺乏。基因检测结果显示，患儿 *PTS* 基因存在两个杂合突变，分别为 c.286G>A（p.Asp96Asn）和 c.317 C>T（p.Thr106Met），均为错义突变且有相关文献报道[1-8]。同时进行了家系验证，其父亲为 c.286G>A（p.Asp96Asn）携带者，母亲为 c.317 C>T（p.Thr106Met）携带者。基因检测结果和家系验证结果见表 3-2-5 和图 3-2-14。

表 3-2-5 基因检测结果

验证位点	样本	验证结果*	检测方法
PTS;NM_000317;c.286G>A;p.Asp96Asn	先证者	杂合	Sanger 验证
	先证者之母	N	Sanger 验证
	先证者之父	杂合	Sanger 验证
PTS;NM_000317;c.317 C>T;p.Thr106Met	先证者	杂合	Sanger 验证
	先证者之母	杂合	Sanger 验证
	先证者之父	N	Sanger 验证

验证结果*:分为纯合、杂合、半合子或 N,其中 N 表示无此突变。

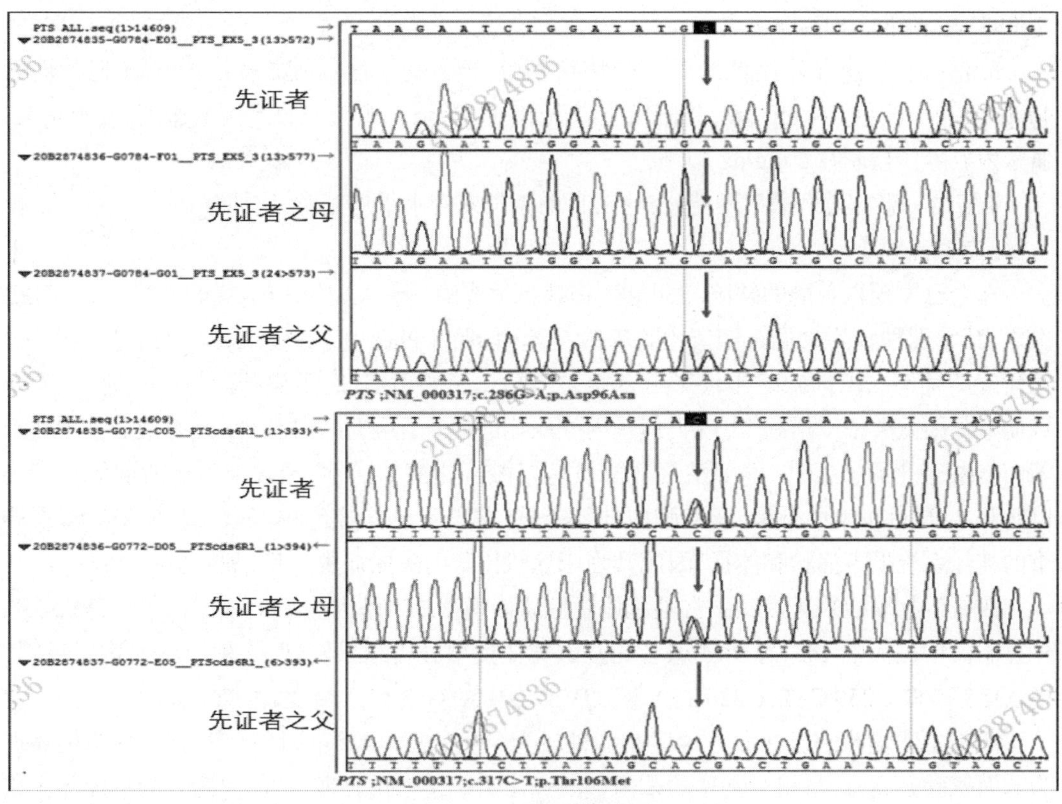

图 3-2-14 家系验证结果

【病例分析】

1. 诊断 BH4 缺乏症患儿早期除血 Phe 增高外(血 Phe 浓度持续 >120μmol/L 及 Phe/Tyr>2.0),无明显临床表现,易被误诊为苯丙氨酸羟化酶缺乏所致。给予低(无)Phe 奶粉治疗后,患儿血 Phe 浓度虽很快下降,但神经系统损害症状却逐渐出现,主要表现为躯干肌张力低下,四肢肌张力增高等。因此对所有高苯丙氨酸(HPA)者,应及时进行鉴别。该患儿有明确的高苯丙氨酸血症,基因检测发现在 *PTS* 基因存在明确的两个致病突变位点,故明确诊断为四氢生物蝶呤缺乏症 PTPS 型。

2. 鉴别诊断

1）首先需对 HPA 进行鉴别诊断

（1）早产儿因肝功能不成熟可导致暂时性 HPA，发热、感染、肠道外营养或输血等也可导致的血 Phe 浓度增高，进行鉴别诊断。该患儿早产，很可能出现一过性 HPA，但复检值仍明显升高，且不存在其它疾病影响，故可除外。

（2）排除其他原因所致的继发性血 Phe 增高，如酪氨酸血症、希特林蛋白缺乏症等。该患儿基因检测结果已明确为 *PTS* 基因突变。

2）所有诊断 HPA 者，应及时鉴别 PAH 缺乏或 BH4 缺乏，通过尿喋呤谱分析（在低 Phe 饮食治疗前）、DHPR 活性测定，或联合 BH4 负荷试验来进行鉴别诊断，也可进行基因检测，包括苯丙氨酸羟化酶及四氢生物喋呤代谢途径中的多种合成酶的编码基因。以便最终确诊是 PKU 患者还是 BH4D 患者。

3. 治疗　嘱患儿停用低苯丙氨酸特殊奶粉，给予盐酸沙丙蝶呤 4 mg/ 天，多巴丝肼片 4 mg/ 天和 5 羟色氨 4 mg/ 天，并密切监测血苯丙氨酸值。患儿一直遵医嘱服药，发育正常，血苯丙氨酸值控制在 2 mg/dL 以下。

4 随访　患儿遵医嘱口服药物治疗，目前生长发育水平均正常，定期随访。

【专家点评】

迄今已发现六种酶的缺陷与四氢生物蝶呤生成障碍有关，其中 PTPS 最为常见，DHPR 次之，其它四种较为少见。四氢生物喋呤是苯丙氨酸（Phe）、酪氨酸（Tyr）、色氨酸（Trp）等羟化酶的辅酶。BH4 缺乏不仅影响苯丙氨酸羟化酶的稳定性，阻碍苯丙氨酸代谢，从而导致血中苯丙氨酸浓度增高，出现类似苯丙酮尿症的症状；而且由于降低了芳香族氨基酸包括苯丙氨酸羟化酶（PAH）、酪氨酸羟化酶及色氨酸羟化酶的活性，导致神经递质前体左旋多巴胺和 5- 羟色胺生成受阻，影响脑内神经递质（多巴胺、5- 羟色胺）的合成，使患者出现严重的神经系统损害症状和体征，因此其临床症状比苯丙酮尿症更严重，预后更差。

四氢生物蝶呤缺乏症属于常染色体隐性遗传病。*PTS* 基因位于 11q22.3，全长 2kb，6 个外显子。中国大陆 143 例 BH4 患者的基因突变类型分析结果发现 32 种 *PTS* 基因突变，其中 c.155 A>G，c.259 C>T，c.286G>A 和 c.IVS1-291 A>G 为热点突变，占 76.9%。

四氢生物蝶呤缺乏在北方地区是一种较为罕见的氨基酸代谢性疾病，其生化指标表现为苯丙氨酸升高，这与相对常见的苯丙氨酸羟化酶缺乏生化表现一致，但两者的治疗却大相径庭，因此很容易被误诊误治延误患儿。随着基因检测技术的成熟和推广，目前可通过基因检测辅助鉴别诊断，减少了误治的可能，提高诊断效率。BH4 缺乏症患儿在出生 1~3 个月后除了出现类似苯丙酮尿症的临床症状外，还表现为多巴胺缺乏症状，如运动障碍、肌张力低下、嗜睡、眼震颤、吞咽困难等。5- 羟色胺缺乏相关症状，如反应迟钝、抑郁、失眠等。去甲肾上腺素缺乏相关症状，如躯干肌张力低下、眼睑下垂、小脑发育障碍等。还会有顽固性抽搐、反复发热，运动里程碑发育迟滞，全身瘫痪，智能发育严重障碍等。

PTPS 缺乏症分为 3 型，即经典型或严重型、部分型或外周型、暂时型。严重型患者 PTPS 完全缺乏，脑脊液中神经递质代谢产物水平下降，表现严重的神经系统症状；而部分型或外周型患者 PTPS 轻度缺乏，脑脊液中神经递质代谢产物水平大多正常，患者仅表现为高苯丙氨酸血症，无其他神经系统症状；暂时型为 PTPS 成熟延迟所致，随着酶的完全成熟，临床表现逐渐消失。PTPS 缺乏症患者无需控制饮食，补充 BH4[1~5 mg/(kg · d)]，分 2 次口服，使血 Phe 控制到正常水平。同时需要补充神经递质前体多巴(左旋多巴)及 5- 羟色氨酸联合治疗[9]。

通过新生儿筛查，患儿得到早期诊断，早期治疗，避免神经系统损害和智力障碍发生。但也有患者在新生儿早期治疗后仍有严重神经系统损害。一项长期随访显示 26 例 PTPS 缺乏者早期治疗(出生 2 个月内)和晚期治疗后智力发育延迟分别占 35% 和 44%。BH4D 的预后除与治疗时间有关，还与疾病轻重程度、血 Phe 浓度、营养状况、治疗依从性等多种因素有关。因此仍需密切关注及随访。

如能在症状出现前开始治疗，绝大多数四氢生物蝶呤缺乏症患儿可以获得正常发育，与同龄人一样升学就业。因此新生儿筛查是早期发现四氢生物蝶呤患儿的重要保证，而基因检测是明确诊断不可替代的重要方式。如果在症状出现后治疗，则患儿可遗留不可逆的脑损伤。

对基因突变分析明确诊断的家系，可以母亲下一次妊娠时采集羊水细胞进行基因分析从而产前诊断，阻止患者出生。

【参考文献】

[1] LIU T T, CHANG Y H, CHIANG S H, et al. Identification of three novel 6-pyruvoyl-tetrahydropterin synthase gene mutations (226 C>T, IVS3+1G>A, 116-119delTGTT) in Chinese hyperphenylalaninemia caused by tetrahydrobiopterin synthesis deficiency[J]. Hum mutat, 2001, 18(1): 83.

[2] CAO Y Y, QU Y J, SONG F, et al. Fast clinical molecular diagnosis of hyperphenylalaninemia using next-generation sequencing-based on a custom AmpliSeq™ panel and Ion Torrent PGM sequencing[J]. Mol Genet Metab, 2014, 113(4): 261-266.

[3] LI N, YU P, RAO B, et al. Molecular genetics of tetrahydrobiopterin deficiency in Chinese patients[J]. J Pediatr Endocrinol Metab, 2018, 31(8): 911-916.

[4] 叶军，邱文娟，韩连书，等. 新生儿筛查诊断的 223 例高苯丙氨酸血症的诊治及随访[J]. 中华预防医学杂志，2007，41(3): 189-192.

[5] KHATAMI S, DEHNABEH S R, ZEINALI S, et al. Four years of diagnostic challenges with tetrahydrobiopterin deficiencies in Iranian patients[J]. JIMD Rep, 2017, 32: 7-14.

[6] YE J, YANG Y, YU W, et al. Demographics, diagnosis and treatment of 256 patients with tetrahydrobiopterin deficiency in mainland China: results of a retrospective, multicentre study[J]. J Inherit Metab Dis, 2013, 36(5): 893-901.

[7] LEUZZI V, CARDUCCI C A, CARDUCCI C L, et al. Phenotypic variability, neurological outcome and genetics background of 6-pyruvoyl-tetrahydropterin synthase deficiency[J]. Clin Genet, 2010, 77(3): 249-257.

[8] LIU T T, CHIANG S H, WU S J, et al. Tetrahydrobiopterin-deficient hyperphenylalaninemia in the Chinese[J]. Clin Chim Acta, 2001, 313(1-2): 157-169.

[9] 中华医学会儿科学分会内分泌遗传代谢学组，中华预防医学会中华预防医学会出生缺陷预防与控制专业. 高苯丙氨酸血症的诊治共识[J]. 中华儿科杂志，2014，52(6)：420-425.

（王舒婷　谢晓媛）

病例 75 和病例 76　不孕症的先天性肾上腺皮质增生症二例

【背景知识】

先天性肾上腺皮质增生症（congenital adrenal hyperplasia，CAH）是一组常染色体隐性遗传疾病，因肾上腺皮质类固醇激素合成途径中催化酶缺陷导致肾上腺皮质类固醇激素合成障碍、促肾上腺皮质激素（adreno-cortico-tropic-hormone，ACTH）上升、肾上腺皮质增生、前体物质堆积等引起皮质激素缺乏和继发高雄激素等症候群。CAH 全球活产儿中的发病率为（0.50~1）/ 万[1]。按照酶缺陷类型的不同，可分为 21 羟化酶缺乏症（21 hydroxylase deficiency，21-OHD）、11β 羟化酶缺乏症（11 beta hydroxylase deficiency，11β-OHD）、3β 羟类固醇脱氢酶缺乏症（3 beta hydroxysteroid dehydrogenase deficiency，3β-HSD）、17α 羟化酶缺乏症（17alpha hydroxylase deficiency，17α-OHD）、20，22- 碳链酶缺乏症、类固醇激素急性调节蛋白（steroid hormone acute regulatory protein，StAR）缺陷症及 17β 羟类固醇脱氢酶（17 beta hydroxysteroid dehydrogenase，17β-HSD）缺陷症等。其中 21-OHD 最常见，约占 CAH 的 90%~95%；11β-OHD 次之，占 5%~8%；3β-HSD，约占 <1%；其他类型罕见[2]。基因检测是 CAH 确诊的金标准。不孕女性 CAH 临床治疗参考指南[3]建议：计划怀孕的 CAH 女性卵泡期孕酮水平宜控制在 <0.6ng/mL（<2nmol/L）；进行单纯糖皮质激素治疗，纠正高雄激素，恢复排卵，不排卵者可予氯米芬或促性腺激素促排卵；若经上述治疗患者仍不受孕，可考虑行 IVF-ET 助孕。

【病例情况】

病例 75

1. 主诉　原发不孕 2.5 年，拟行 IVF 治疗。

2. 现病史　女，32 岁，2005 年因月经紊乱就诊外院，诊断先天性肾上腺皮质增生（21-羟化酶缺乏），口服氢化可的松和泼尼松共计 3 年，月经规律，之后间断服用泼尼松，月经周期 30~35 天。2013 年外院检测血 17α- 羟孕酮（17α- hydoxy progesterone，17α-OHP）75.57ng/mL，ACTH 265pg/mL，血总皮质醇 11.3 μg/dL。2019 年 3 月我院就诊，基础激素水平：FSH 10.6 mIU/mL，LH 3mIU/mL，E_2 62pg/mL、T 0.6 ng/mL、P 19.94ng/mL，抗苗勒氏激素 0.2 ng/mL，随机尿 17- 酮类固醇 7.87 mg/g（正常范围 3~25 mg/g），随机尿 17- 羟皮质类固醇 17.58 mg/g（正常范围 2~10 mg/g），ACTH 95.2 pg/mL（正常范围 7~64 pg/mL），醛固酮 420.678 pg/mL（站位正常范围 40~310 pg/mL）。

3. 辅助检查　染色体核型：46,XX，进一步 CAHpanel+*CYP21A2* 基因 Sanger 测序检测，

结果显示患者为 *CYP21A2* 基因复合杂合突变：c.293-13 C>G 致病性变异，来源于母亲；另一变异位点 c.518T>A 致病性变异，来源于父亲（表 3-2-6、图 3-2-15）。进一步针对其配偶进行 *CYP21A2* 基因 Sanger 测序 +*CYP21A2* 基因 MLPA，未见 *CYP21A2* 的致病或疑似致病变异。

表 3-2-6 先证者检出的致病变异

基因	参考序列	核苷酸变化突变名称	氨基酸变化	基因亚区	杂合性	参考文献	变异类型
CYP21A2	NM_000500	c.293-13 C>G	-	IN2	Het		Pathogenic
CYP21A2	NM_000500	c.518T>A	p.Ile173Asn	EX4/CDS4	Het		Pathogenic

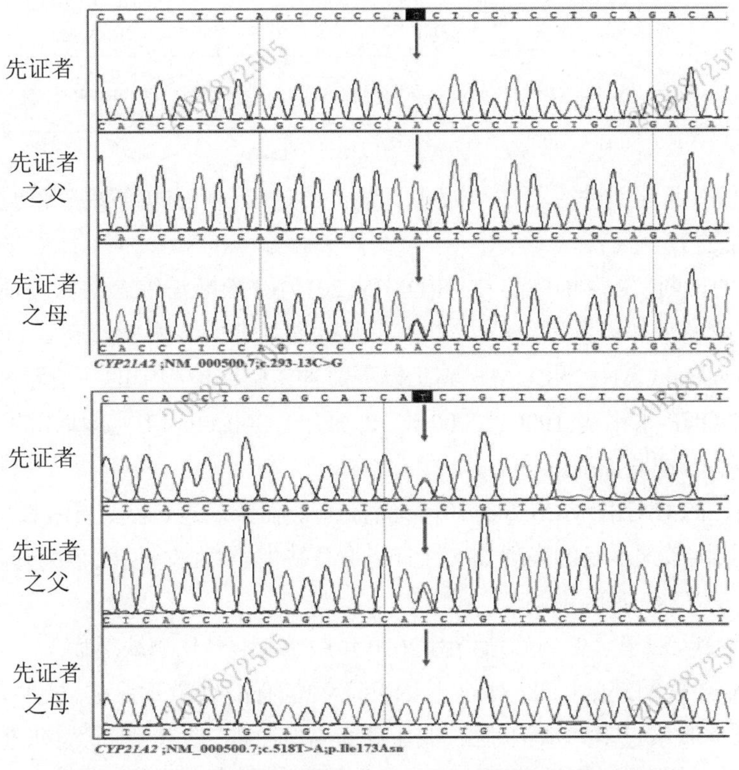

图 3-2-15 先证者检出的致病变异及家系成员的 Sanger 验证

病例 76

1. 主诉 婚后未避孕未孕 6.5 年，要求 IVF-ET。

2. 现病史 女，31 岁，17 岁初潮，平素月经不规律，7/60~120 天，经量正常，轻度痛经。外院输卵管造影示双侧通畅；2018 年 2 月我院就诊，妇科检查：女性外阴，阴毛分布 4 期，接近成人特征，阴蒂无肥大，子宫双附件未及明显异常；妇科 B 超提示：双卵巢多囊样改变；基础性激素：FSH 5.0 mIU/mL，LH 4.3 mIU/mL，E_2 24 pg/mL，T 0.06 ng/mL，P 1.5 ng/mL；抗苗勒氏激素 9.7 ng/mL；电解质：血钾 4.35mmol/L，血钠 137.3 mmol/L；心电图未见明显异常。因促排卵过程中

血清 E_2 水平远低于卵泡发育水平，同时孕酮明显升高，考虑患者可能存在激素合成异常。随机尿 17- 酮类固醇 13.8 mg/g（正常范围 3~25 mg/g），随机尿 17- 羟皮质类固醇 9.3 mg/g（正常范围 2~10 mg/g），ACTH 55.6 pg/mL（正常范围 7~64 pg/mL），醛固酮 87 pg/mL（站位正常范围 40~310 pg/mL）。

3. 辅助检查　染色体核型：46,XX，进一步 CAHpanel+*CYP21A2* 基因 Sanger 测序检测，结果显示患者为 *CYP17A1* 基因复合杂合突变：c.985_987delinsAA 致病性变异，来源于母亲；另一变异位点 c.1263G＞A 疑似致病性变异，来源于父亲（表 3-2-7、图 3-2-16）。

表 3-2-7　先证者检出的致病变异

基因	参考序列	核苷酸变化 / 突变名称	氨基酸变化	基因亚区	杂合性	染色体位置	变异类型
CYP17A1	NM_000102	c.985_987 delinsAA	p.Tyr329Lys fs*90	EX6/CDS6	杂合	chr10:104592420 ..104592422	Pathogenic
CYP17A1	NM_000102	c.1263G>A	p.Ala421Ala	EX8/CDS8	杂合	chr10:104590723	Likely Pathogenic

进一步针对其配偶进行 *CYP17A1* 基因检测，未见该基因的致病或疑似致病变异。

【诊疗经过】

1.CAH 的诊断　21-OHD 的 CAH[OMIM 201910] 诊断需综合临床表现和包括 17-OHP 的相关激素浓度来加以判断。*CYP21A2* 基因检测可进一步明确诊断。非经典的 21-OHD CAH（non classical CAH，NCCAH）满足以下两种实验室检测中的一条即可确诊：① ACTH 刺激后的 17-OHP 水平为 1000~10000 ng/dL 或 31~300 nmol/L；②基线的 17-OHP 水平为 200~10000 ng/dL 或 6~300 nmol/L。

17α-OHD 的 CAH[OMIM 202110] 诊断需综合临床表现（盐皮质激素增多的症状如低血钾、高血压，性激素不足的表现如女性青春发育缺失、男性女性化，孕酮升高，17-OHP 降低或正常）和 *CYP17A1* 基因检测。

2. 鉴别诊断（源于罕见病诊疗指南 2019 年版中 21- 羟化酶缺乏症）

（1）11β- 羟化酶缺陷（*CYP11B1* 基因突变）：也有高雄激素血症，极少有出生时失盐表现，常见盐皮质激素过多如水钠潴留、低血钾和高血压等，肾素 - 血管紧张素水平低，孕酮与 17-OHP 升高。但部分患者血压可正常，必要时需行基因检测与 21-OHD 鉴别。

（2）先天性遗传性肾上腺发育不良：由 *NR0B1* 基因或 *SF1* 基因突变导致的先天性肾上腺皮质功能减退，可合并性腺功能低下，其影像学多表现为肾上腺发育不良。

（3）肾上腺皮质肿瘤：肾上腺皮质肿瘤（尤其是儿童）常以高雄激素血症的临床表现起病，伴或不伴皮质醇增多症，甚至有 17-OHP 显著升高，但 ACTH 明显低下是鉴别要点。影像学可证实占位病变。

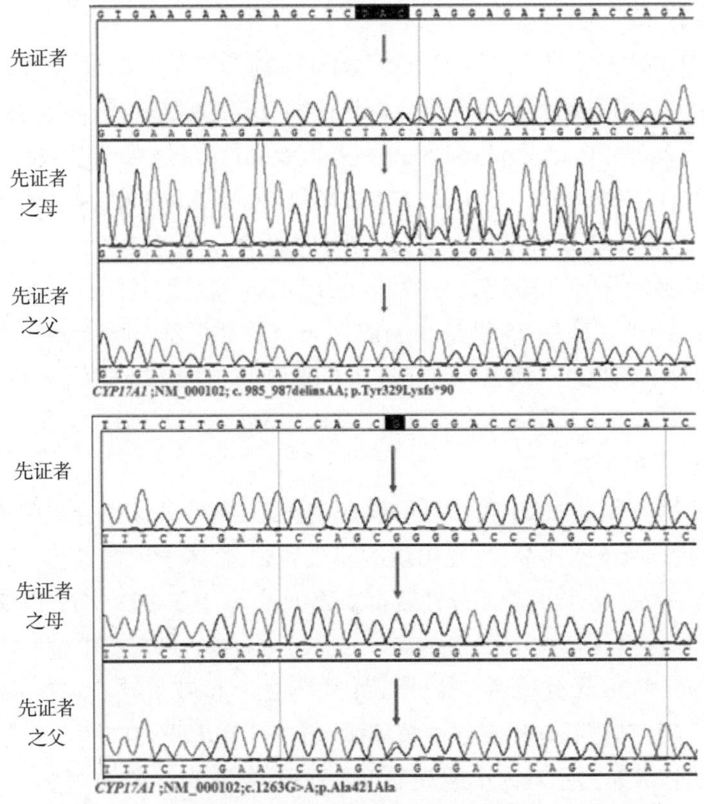

图 3-2-16 先证者检出的致病变异及家系成员的 Sanger 验证

(4)多囊卵巢综合征(polycystic ovary syndrome，PCOS):对于青春期或成年期因月经失调或高雄激素血症就诊的女性患者，NCCAH 的表现可与多囊卵巢综合征有一定重叠，且多囊卵巢综合征亦可出现 DHEAS 的升高，可通过中剂量地塞米松抑制试验鉴别，必要时行 *CYP21A2* 基因检测以明确诊断。

3. 检测结果

病例 75：血基线 17α-OHP 75.57ng/mL(7557 ng/dL)，进一步采用 CAHpanel+*CYP21A2* 基因 Sanger 检测确定 *CYP21A2* 基因存在复合杂合致病性变异，可以确诊 NCCAH。

病例 76：本案例没有低血钾和高血压，17 岁自发月经初潮、月经周期 60~120 天、阴毛分布 4 期、基础状态 T 0.06ng/mL 提示患者虽存在性激素合成障碍但尚能维持第二性征(性激素不足)；基础状态孕酮 1.5 ng/mL 轻度升高，在促排卵过程中孕酮升高至 6ng/mL，雌二醇水平未相应升高，这会抑制卵泡发育并影响胚胎着床。CAHpanel+*CYP21A2* 基因 Sanger 检测确定 *CYP17A1* 复合杂合致病，进而确诊 17α-OHD。

4. 遗传咨询及随访 CAH 是常染色体隐性遗传疾病，两个案例配偶皆未携带相应基因的致病或疑似致病变异位点，子代 1/2 概率为携带者。病例 75 孕 39^{+3}w 剖宫产生育 1 女婴，体重 3.73 kg，生殖器及其他未见异常，*CYP21A2* 基因 Sanger 测序 +MLPA 技术检测提示 c.293-13 C>G 致病性变异携带。

【专家点评】

非经典的 21-OHD CAH（NCCAH）未经治疗女性的不孕率据报道为 50% [4]，21-OHD 酶活性的 20%~50%，常见的致病变异为 p.Pro31Leu、p.Val282Leu 和 p.Pro454Ser。但是也有些例外，小部分 p.Val282Leu 或 p.Pro31Leu 和严重致病性变异（如全基因缺失、大片段缺失、基因转换、p.Gly111ValfsTer21、p.[Ile237Asn；Val238Glu；Met240Lys]、p.Leu308PhefsTer6、p.Gln319Ter、c.293-13 A>G 和 p.Arg357Trp 等）的复合杂合患病个体（<3%）并非表现为 NCCAH，而是表现为经典的表型；极少数 p.Ile173Asn 和严重致病性变异的复合杂合患病个体表现为 NCCAH[5]。病例 75 就是 p.Ile173Asn 和严重致病变异 c.293-13 A>G 形成复合杂合，临床表型为 NCCAH。该患者在 IVF-ET 助孕下，孕 39^{+3}w 剖宫产生育 1 女婴，体重 3.73 kg，无异常，生殖器未见异常，*CYP21A2* 基因 Sanger 测序 +MLPA 技术检测提示 c.293-13 C>G 致病性变异携带。

CYP17A1 基因突变是 CAH 较罕见的发病类型，其中部分性联合缺陷型患者仅表现为月经稀发、基础状态孕酮水平高、反复出现的卵巢囊肿，临床表现特异性不高，极易与 PCOS 混淆，延误诊治。病例 76 就属于部分性联合缺陷型患者，IVF-ET 治疗的关键是降低血清孕酮水平。在冻融胚胎移植（frozen-thawed embryo transfer，FET）中，我中心采用芬吗通（1/10 mg）1 片 /d 共 28 天建立人工周期，月经第 2 天起激素替代（Hormone replacement therapy，HRT）方案（口服补佳乐 + 肌注黄体酮）准备子宫内膜，FET 后 13 天血 β-hCG>1500 mIU/mL，42 天阴道 B 超提示宫内单绒双羊双胎妊娠，未见胎心，终止妊娠。

不孕症女性患者在治疗过程中，如果存在以下情况：①基础孕酮 >0.6ng/mL（>2nmol/L）和或雄激素水平轻度升高；②促排卵过程中，孕酮升高，雌激素水平升高不明显。需要考虑 NCCAH 可能，必要时进行基因分析以明确诊断，糖皮质激素与长效 GnRHa 联合使用可有效降低血清孕酮水平，FET 周期前使用激素替代剥脱内膜预处理有利于提高成功率。

不孕症群体中的 CAH 患者的生育指导注意事项：①明确 CAH 的基因诊断；②对于确诊 CAH 的患者，需要针对其配偶进行指定基因检测，明确其是否为携带者；③对于配偶为携带者的不孕夫妇建议行 PGT 或 IVF-ET 后的产前诊断。

【参考文献】

[1] 梁玲. 先天性肾上腺皮质增生症的诊断和治疗进展 [J]. 国际儿科学杂志，2014，41（1）：55-58.

[2] 王瑞芳，顾学范，叶军，等. 新生儿筛查的 21 羟化酶缺乏症 66 例表型及基因型研究 [J]. 中华儿科杂志，2016，54（9）：679-685.

[3] 潘萍，杨冬梓. 先天性肾上腺皮质增生症 21- 羟化酶缺陷新指南解读 [J]. 实用妇产科杂志 2020，36（11）：818-821.

[4] PANG S. Congenital adrenal hyperplasia[J]. Endocrinol Metab Clin North Am，1997，26（4）：853-891.

[5] STIKKELBROECK N M，HOEFSLOOT L H，DE WIJS I J，et al. CYP21 gene mutation analysis in 198 patients with 21-hydroxylase deficiency in The Netherlands：six novel muta-

tions and a specific cluster of four mutations[J]. J Clin Endocrinol Metab, 2003, 88(8): 3852-3859.

（张美姿　刘丽　张暄琳　徐凤琴）

病例 77　产前诊断白化病胎儿一例

【背景知识】

白化病(albinism)是一种由于酪氨酸酶缺乏或功能减退导致皮肤及附属器官黑色素缺乏或合成障碍的遗传病,2018 年已被我国列入《第一批罕见病目录》。白化病主要为常染色体隐性遗传,临床表现为不同程度的皮肤、毛发、虹膜和视网膜色素缺乏或减少,并伴有畏光、斜视、视力低下、眼球震颤等症状[1]。患者非常容易受到紫外线辐射的有害影响,并增加了光化损伤和皮肤癌的风险。目前白化病除对症治疗外,尚无根治办法。本病例产前诊断一例白化病胎儿,孕妇及配偶为白化病致病基因携带者,前两次妊娠胎儿均为白化病患儿。

【病例情况】

患者,女,35 岁,因"G_3P_1 孕 18 周,前两次妊娠胎儿均为白化病"咨询产前诊断问题。

患者 3 年前顺娩一活婴, 4 天后因"先天性心脏病,全身毛发白色"夭折。患儿出生时表现为头发、眉毛、睫毛等全身毛发为白色,皮肤粉红色,畏光、眼球水平震颤,心脏异常具体不详。患者及配偶表型未见异常,否认近亲结婚,否认遗传病家族史,否认孕期有毒有害药物或环境接触史。经过遗传咨询,夫妇双方同意行白化病相关基因检测,包括 *GPR143*、*MITF*、*OCA2*、*SLC45A2*、*TYR* 等 15 个基因。芯片捕获高通量测序结果提示患儿 *TYR* 基因第 1 外显子 c.346 C>T(p.Arg116Ter)和第 2 外显子 c.925_926insC(p.Thr309ThrfsX9)位点复合杂合变异。经 Sanger 测序验证,分别来源于父母。c.346 C>T(p.Arg116Ter)位点为无义突变,已发现该位点致病性的相关报道。c.925_926insC(p.Thr309ThrfsX9)位点为框移突变,该变异使氨基酸编码提前终止,进而损害编码蛋白质的功能,见表 3-2-8 和图 3-2-17。根据 ACMG 指南,判定为致病变异和疑似致病变异。患者 1 年前第二次妊娠,外院产前诊断胎儿为白化病行引产。

表 3-2-8　白化病患儿及父母基因检测结果

验证位点	样本编号	姓名	验证结果
TYR; NM_000372; c.346 C>T; p.Arg116Ter	15B0002899	患儿	Het
	15B0051299	患儿之母	N
	15B0051300	患儿之父	Het
TYR; NM_000372; c.925_926 insC; p.Thr309ThrfsX9	15B0002899	患儿	Het
	15B0051299	患儿之母	Het
	15B0051300	患儿之父	N

Het:表示杂合变异,N 表示无此变异

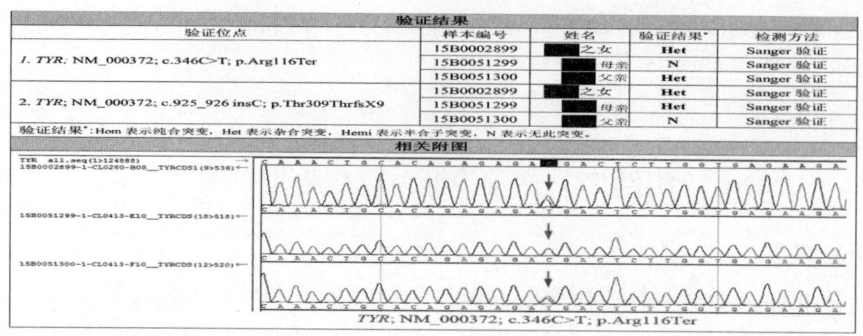

验证结果				
验证位点	样本编号	姓名	验证结果*	检测方法
1. *TYR*; NM_000372; c.346C>T; p.Arg116Ter	15B0002899	之女	Het	Sanger 验证
	15B0051299	母亲	N	Sanger 验证
	15B0051300	父亲	Het	Sanger 验证
2. *TYR*; NM_000372; c.925_926 insC; p.Thr309ThrfsX9	15B0002899	之女	Het	Sanger 验证
	15B0051299	母亲	Het	Sanger 验证
	15B0051300	父亲	N	Sanger 验证
验证结果*:Hom 表示纯合突变，Het 表示杂合突变，Hemi 表示半合子突变，N 表示无此突变。				
相关附图				

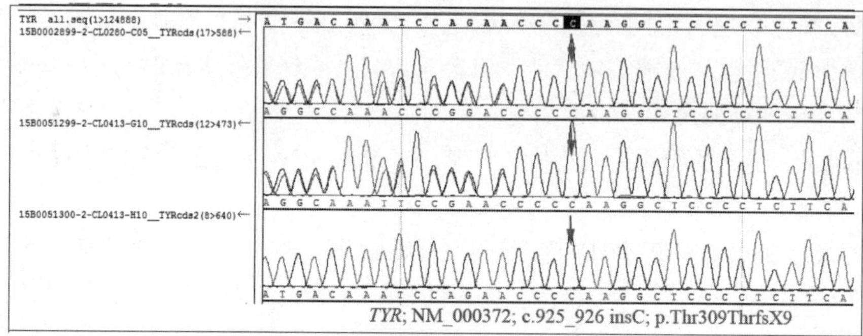

图 3-2-17　白化病患儿及父母基因检测结果

在完善相关检查、签署知情同意书后，于孕 19 周在超声引导下行羊膜腔穿刺术。抽取羊水 20 mL，其中 10 mL 用于检测胎儿 *TYR* 基因，10 mL 冻存备用。基因检测结果提示胎儿携带 *TYR* 基因 c.346 C>T（p.Arg116Ter）和 c.925_926insC（p.Thr309ThrfsX9）位点复合杂合变异，考虑为白化病患儿。经过遗传咨询，孕妇及家属选择再次终止妊娠，引产胎儿见图 3-2-18。

随访：随访患者，其与家属考虑再次妊娠时行 PGT。

【病例分析】

白化病的诊断是基于临床表现和分子遗传学分析。临床诊断包括全面体格检查，皮肤、头发和眼睛的色素沉着，与其他家庭成员色素沉着的比较；眼部检查，包括评估可能的眼球震颤，斜视，屈光不正，畏光和虹膜透光；家庭和个人病史回顾，包括是否存在长期出血、过度瘀伤、肠道、肺部或神经系统异常，或反复感染。分子遗传学诊断中除了经典的 Sanger 测序外，NGS 技术使白化病的新亚型 / 致病基因的识别成为可能，并已成为临床疑似白化病患者突变筛查的标准方法。对于大片段的缺失或重复，可以用 qPCR 或 MLPA 进行验证。我国《白化病的临床实践指南》中介绍了针对中国人群的白化病分子诊断流程[1]。我国白化病患者 *TYR* 基因变异约占 2/3，且主要集中在第 1、2 外显子和第 1 内含子区，以 p.R299H、c.929insC、p.R278X 等最为常见[1]。

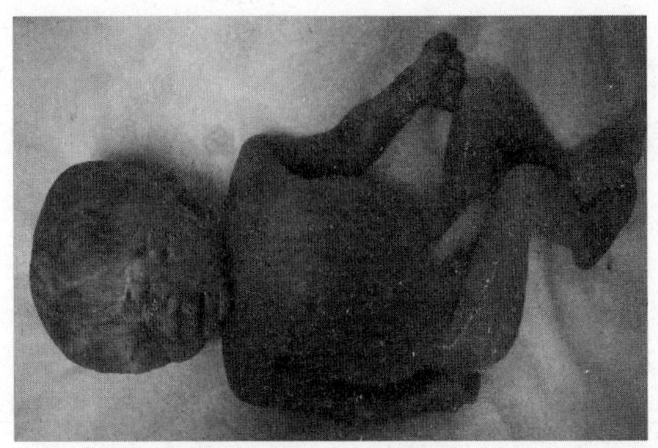

图 3-2-18　第三次妊娠引产的白化病胎儿，头发、指甲为白色

白化病同时需要考虑与白癜风、斑驳病、Waardenburg 综合征等进行等鉴别。

白癜风是一种自身免疫性疾病，多为后天发病，临床表现为一个或者多个形态不规则的色素脱失斑，但眼睛不易受累。

斑驳病是一种以色素减少为特征的常染色体显性遗传病，白斑常见于额部中部，合并白色毛发，位于躯干或四肢的白斑常对称分布。*KIT* 基因为斑驳病的主要致病基因。

Waardenburg 综合征Ⅱ型：常染色体显性遗传病，常见 *MITF* 基因变异，以皮肤色素沉着、白发或过早灰发、虹膜异色和感音神经性听力损失为特征，详见第三章第一节病例“Waardenburg 综合征家系分析及产前诊断一例”。

【专家点评】

根据病变受累组织的不同，白化病分为眼、皮肤、毛发都有色素缺乏的眼皮肤白化病（oculocutaneous albinism，OCA）和病变仅局限于眼睛的眼白化病（ocular albinism，OA），其中 OCA 占 90% 以上。还可以根据临床表现和所涉及的基因，将白化病分为非综合征型和综合征型。非综合征型白化病主要包括 OCA-1~8 型和 OA-1 型 [1,2]。OCA-1 表型最为严重，在整个生命过程中完全不产生黑色素，导致头发和皮肤全白。而其他亚型随着年龄的增长呈现一定程度的黑色素沉着，导致皮肤、头发和眼睛的各种颜色。综合征型白化病除了有白化病的特征表现，还伴有其他器官及系统的异常，常见的有 Hermansky-Pudlak 综合征（HPS）1~11 型、Chediak-Higashi 综合征（CHS）Ⅰ型等。HPS 综合征以出血倾向和其他严重的全身合并症（如肺纤维化和免疫缺陷）为特征，CHS 还可以表现为血液学变化、易感染、出血和神经问题。

白化病在人群中的发病率约为（5~10）/10 万，可发生于各个种族，无性别差异，常发生于近亲结婚的群体 [3]。但发病率因白化病亚型和地理分布而有所不同。除 OA-1 为 X 连锁隐性遗传外，白化病一般呈常染色体隐性遗传。迄今为止，至少有 21 个基因的变异与报告的 22 种不同类型的白化病相关，见表 3-2-9[1,4,5]。在已发表的人群研究中，导致白化病的致病基因的检出率在 60%~90% 不等 [6]。研究表明仍有大约 25% 的白化病患者致病变异未知，可能更多的基因变异与白化病有关，且在不断的被发现 [7,8]。

研究表明，OCA-1 是我国白化病的主要类型，约占 64.3%[1]，与 *TYR* 基因变异相关。

TYR 基因定位于染色体 11q14-q21，它编码的酪氨酸酶是调控黑色素生成的限速酶，其功能异常可以导致黑色素缺乏或合成障碍。

根据白化病的典型临床表现，诊断白化病并不困难。但各亚型之间存在表型交叉和重叠，仅根据临床症状往往很难明确其亚型，而基因检测可以对白化病进行确诊和分类。对患儿进行基因检测，并对父母进行验证，可以明确患儿致病基因的来源，这也是进行遗传咨询和产前诊断的基础。如果父母均为致病基因携带者，之后每次妊娠生育患儿的几率为 25%，且无性别差异，可以建议夫妇行 PGT 或再次妊娠后行产前诊断预防患儿的出生。本病例中，患者三次妊娠，胎儿均为白化病患者，对其身心及家庭都造成极大的影响。根据我国人群头发呈黑色的特征，通过胎儿镜可以直接观察胎儿头发、指甲等器官的颜色，从而对胎儿进行诊断。但患儿与正常胎儿头发颜色有一定重叠，且胎儿镜创伤较大，目前没有大规模的应用。

表 3-2-9　白化病的致病基因 / 位点

表型 [OMIM 编号]	基因 [OMIM 编号]
1. 非综合征型 OCA	
OCA-1	*TYR* [606933]
OCA-1 A [203100]	*TYR* [606933]
OCA-1B [606952]	*TYR* [606933]
OCA-2 [203200]	*OCA2* [611409]
OCA-3 [203290]	*TYRP1* [115501]
OCA-4 [606574]	*SLC45A2* [606202]
OCA-5 [615312]	*4q24*
OCA-6 [113750]	*SLC24A5* [609802]
OCA-7 [615179]	*C10orf11/LRMDA* [614537]
OCA-8 [619165]	*DCT* [191275]
OA-1 [300500]	*OA1/GPR143* [300808]
2. 综合征型 OCA	
HPS	
HPS-1 [203300]	*HPS1* [604982]
HPS-2 [608233]	*AP3B1* [603401]
HPS-3 [614072]	*HPS3* [606118]
HPS-4 [614073]	*HPS4* [606682]
HPS-5 [614074]	*HPS5* [607521]
HPS-6 [614075]	*HPS6* [607522]
HPS-7 [614076]	*DTNBP1* [607145]
HPS-8 [614077]	*BLOC1S3* [609762]
HPS-9 [614171]	*BLOC1S6* [604310]

续表

表型 [OMIM 编号]	基因 [OMIM 编号]
HPS-10 [617050]	*AP3D1* [607246]
HPS-11 [619172]	*BLOC1S5* [607289]
CHS [214500]	*LYST* [606897]

白化病是一种从医学、社会和心理角度影响个人及其家庭的疾病。对许多人来说,社会和心理方面的负担可能比医疗问题更大。目前白化病尚无有效的治疗方法,仅能通过物理方法,比如使用遮阳伞、佩戴墨镜等,尽量减少紫外辐射对眼睛和皮肤的损害。所以在临床工作中,及时筛查出白化病高风险夫妇,避免生出患儿显得非常重要。

【参考文献】

[1] 中华医学会医学遗传学分会遗传病临床实践指南撰写组. 白化病的临床实践指南 [J]. 中华医学遗传学杂志, 2020, 37(3):252-257.

[2] GARRIDO G, FERNÁNDEZ A, MONTOLIU L. HPS11 and OCA8: Two new types of albinism associated with mutations in BLOC1S5 and DCT genes[J]. Pigment Cell Melanoma Res, 2021, 34(1):10-12.

[3] 邬玲仟, 张学. 医学遗传学 [M]. 北京: 人民卫生出版社, 2016:532-537.

[4] KAUSAR T, BHATTI M A, ALI M, et al. OCA5, a novel locus for non-syndromic oculocutaneous albinism, maps to chromosome 4q24[J]. Clin Genet, 2013, 84(1):91-93.

[5] FERNÁNDEZ A, HAYASHI M, GARRIDO G, et al. Genetics of non-syndromic and syndromic oculocutaneous albinism in human and mouse[J]. Pigment Cell Melanoma Res, 2021, 34(4):786-799.

[6] SHAKIL M, HARLALKA G V, ALI S, et al. Tyrosinase (TYR) gene sequencing and literature review reveals recurrent mutations and multiple population founder gene mutations as causative of oculocutaneous albinism (OCA) in Pakistani families[J]. Eye (Lond), 2019, 33(8):1339-1346.

[7] MARÇON C R, MAIA M. Albinism: epidemiology, genetics, cutaneous characterization, psychosocial factors[J]. An Bras Dermatol, 2019, 94(5):503-520.

[8] MORENO-ARTERO E, MORICE-PICARD F, BREMOND-GIGNAC D, et al. Management of albinism: French guidelines for diagnosis and care[J]. J Eur Acad Dermatol Venereol, 2021, 35(7):1449-1459.

(史云芳 韩姹 李晓洲)

病例 78 和病例 79 先天性双侧输精管缺如患者 *CFTR* 基因突变

【背景知识】

先天性双侧输精管缺如(congenital bilateral absence of vas deferens, CBAVD)[OMIM

277180] 是男性生殖系统先天性畸形的一种，属于囊性纤维化（cystic fibrosis，CF）的表现之一，会导致梗阻性无精子症及男性不育，CBAVD 占男性不育的 2%~6%，在无精子症男性中占 4%~17%，在梗阻性无精子症中占 25%[1]。1989 年 ROMMENS 等将囊性纤维化基因定位于 7q31.2，全长 250kb，有 27 个外显子和 26 个内含子，mRNA 编码 1480 个氨基酸大小的肽链，编码的蛋白产物被命名为囊性纤维化跨膜转导调节因子（cystic fibrosis transmembrane conductance regulator gene，CFTR）。*CFTR* 基因的功能缺失突变导致先天性输精管缺如，为常染色体隐性遗传，纯合或复合杂合致病变异可导致疾病的发生。极少数先天性输精管缺如患者存在 *ADGRG2* 基因的缺陷，呈 X- 连锁隐性遗传。*ADGRG2* 基因定位于 Xp22.13，含 29 个外显子，*ADGRG2* 蛋白属于 G 蛋白偶联受体家族成员，同时由于其特异性表达于男性生殖系统附睾输出管，又称为附睾特异跨膜蛋白[2]。

CF 是白种人最常见的常染色体隐性遗传病，其发病率在东西方人种间差异较大，CF 可累及多系统、多器官的外分泌腺，其中以肺部病变最为严重和多见。该病通常在婴幼儿时期发病，约半数患儿因并发症于 10 岁前死亡，CBAVD 被广泛认为是 CF 的非典型症，约 97% 的男性 CF 患者同时患有 CBAVD，中国 CBAVD 患者的研究数据显示 *CFTR* 基因突变谱与国外白种人存在显著差异，在东亚人群中，CF 是一种罕见疾病，主要表现为 CBAVD，患者多因不育就诊。

【病例情况】

病例 78

1. 主诉　男，32 岁，婚后未避孕，拟生育 1 年未育。

2. 现病史　双方均初婚，婚后同居性生活正常，未避孕拟生育 1 年未育。身高 174 cm，体重 59 kg，指距 174 cm，上下身比正常。胡须、喉结、阴毛、阴茎发育均未见异常。双侧精囊腺未触及。左侧睾丸体积 10 mL，右侧 10 mL，质地正常。双侧附睾、精索静脉未见明显异常。男方父母身体健康，否认近亲婚配，母亲孕期无特殊，足月顺产，家族史无特殊。

3. 辅助检查　精液常规分析：禁欲时间 4 天，液化时间 30 min，量 1.1 mL，pH 5.2，镜检未见精子，高速离心后镜检沉渣仍未见精子。排精后留取尿液镜检未见精子。精浆生化：精浆中性 α- 葡萄糖苷酶总量 2.7mU/ 射精（参考值≥ 20mU/ 次射精），精浆锌总含量 9.57 μmol/L 次射精（参考值≥ 2.4 μmol/L 次射精），精浆果糖总量 0.72 μmol/L 次射精（参考值≥ 13μmol/L 次射精）。性激素正常：FSH 4.36 mIU/mL（参考值 1.7~12 mIU/mL），LH 4.62 mIU/mL（参考值 1.1~7.0 mIU/mL），E_2 20.21 pg/mL（参考值 <60 pg/mL），PRL 5.02 ng/mL（参考值 3.0~25.0 ng/mL），T 3.22ng/mL（参考值 2.27~10.3 ng/mL）；前列腺、精囊超声：可疑双侧精囊缺如。染色体核型 46,XY；未见 Y 染色体微缺失。2021 年 1 月行 TESA 可见少量精子，冷冻精子 1 管。

病例 79

1. 主诉　男，30 岁，婚后未避孕，拟生育 2 年未育。

2. 现病史　双方均初婚，婚后同居性生活正常，未避孕拟生育 2 年未育。身高 175 cm，体重 64 kg,上下身比正常。胡须、喉结、阴毛、阴茎发育均未见异常。双侧精囊腺未触及。左侧睾丸体积 10 mL,右侧 10 mL,质地正常。双侧附睾、精索静脉未见明显异常。男方父母身体健康,否认近亲婚配,母亲孕期无特殊,足月顺产,家族史无特殊。

3. 辅助检查　精液常规分析:禁欲时间 3 天,液化时间 30 min,量 1.0 mL, pH 6.4,未见精子,高速离心后镜检沉渣未见精子。排精后留取尿液镜检未见精子。精浆生化:精浆中性α- 葡萄糖苷酶总量 2.1mU/ 射精,精浆锌总含量 8.35 μmol/L 次射精,精浆果糖总量 4.1 μmol/L 次射精。性激素正常: FSH 1.7 mIU/mL, LH 1.2 mIU/mL, E_2 33pg/mL, PRL14 ng/mL, T 1.8ng/mL。2019 年 7 月行左侧 TESA 可见少量精子。前列腺、精囊超声:可疑双侧精囊缺如。染色体核型 46,XY;未见 Y 染色体微缺失。

4. 遗传检测　病例 78、79 初步诊断:①原发不育;②梗阻性无精子症;③双侧输精管缺如;④双侧精囊腺发育不良。

针对受检者主诉,对患者外周血样本,用芯片捕获高通量测序对人类基因组中约 2 万个基因的外显子区进行临床全外显子组检测。

病例 78:检测结果提示(表 3-2-10、图 3-2-19),在先天性输精管缺如囊性纤维化相关的 *CFTR* 编码区检测到 *CFTR*(c.1405 A>G)疑似致病变异; *CFTR* 风险因子(TG)13(T)5/(TG)11(T)9 和(TG)13(T)5/(TG)11(T)7 嵌合。

表 3-2-10　病例 78 全外显子检测结果

序号	基因	染色体位置	转录本编号 核苷酸变化 (氨基酸变化)	基因亚区	基因型	致病性分类	相关疾病 / 遗传模式
1	*CFTR*	chr7: 117199530	NM_000492.3: c.1405 A>G (p.Met469Val)	EX11/ CDS11	杂合	疑似致病	新生儿高胰蛋白酶血症(OMIM:)/- 支气管扩张伴或不伴汗氯增高 1 型(OMIM:211400)/AD 遗传性胰腺炎(OMIM:167800)/AD 先天性输精管缺如(OMIM:277180)/AR 囊性纤维化(OMIM:219700)/AR
2	*CFTR*	chr7: 117188683- 117188684	NM_000492.3: (TG)13(T)5/ (TG)11(T)9; (TG)13(T)5/ (TG)11(T)7	IVS9/ IC9	嵌合?	-	新生儿高胰蛋白酶血症(OMIM:)/- 支气管扩张伴或不伴汗氯增高 1 型(OMIM:211400)/AD 遗传性胰腺炎(OMIM:167800)/AD 先天性输精管缺如(OMIM:277180)/AR 囊性纤维化(OMIM:219700)/AR
3	*SLC26A8*	chr6:3598019	NM_052961.3: c.319G>A (p.Val107Ile)	EX3/ CDS2	杂合	意义未明	精子形成障碍 3 型 (OMIM:606766)/AD

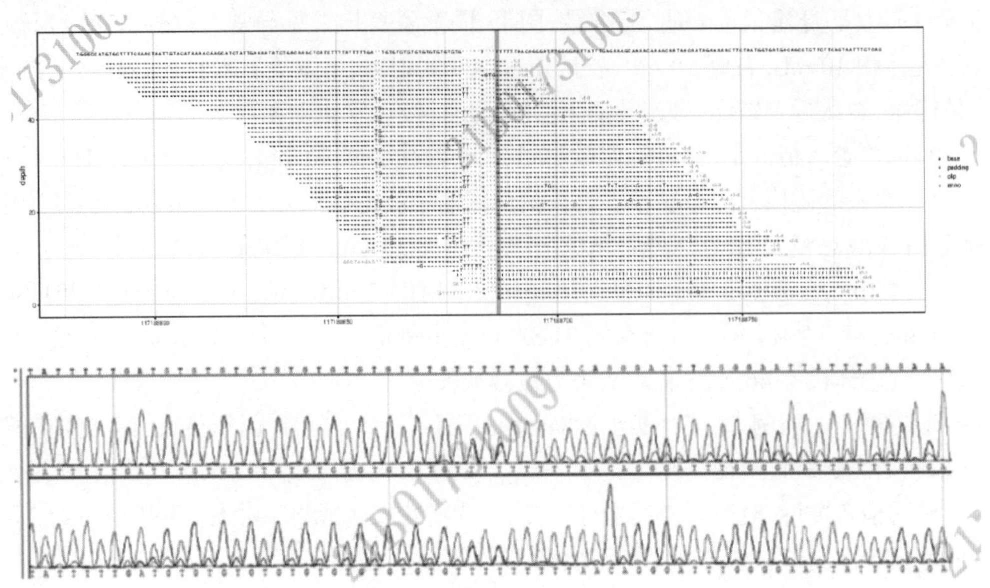

图 3-2-19　病例 78 全外显子检测结果及 *CFTR*(TG)13(T)5/(TG)11(T)9 和 (TG)13(T)5/(TG)11 (T)7 风险因子检测高通量测序数据和 Sanger 验证结果

SLC26A8 基因 c.319G>A(p.Val107Ile)为临床意义未明变异，*SLC26A8* 相关的疾病是精子形成障碍 3 型 [OMIM 606766]。遗传模式为常染色体显性遗传，杂合致病变异可导致疾病的发生。精子形成障碍 3 型是一种不孕症，主要临床特征为原发性不孕、精子形态异常、中度到重度弱精子症。

随后进行家系验证(图 3-2-20~3-2-22)，先证者父亲携带上述 *CFTR* 疑似致病突变，且风险因子检出位置基因型为(TG)11(T)9/(TG)11(T)7。先证者父亲 *SLC26A8* 基因上检出与先证者相同的意义未明变异，由于父亲表型正常说明此变异不是患者致病原因。先证者母亲风险因子检出位置基因型为(TG)13(T)5/(TG)11(T)7。先证者是 5T/9T 和 5T/7T 杂合子嵌合，其父亲 9T/7T 杂合子，母亲是 5T/7T 杂合子，即先证者的(TG)13(T)5 变异是来源于母亲，与来源于父亲的 c.1405 A>G 变异组成复合杂合子，构成先证者病因。先证者配偶 *CFTR* 基因检测未检出变异。对患者遗传咨询告知后代除新发突变的情况外应为携带者。

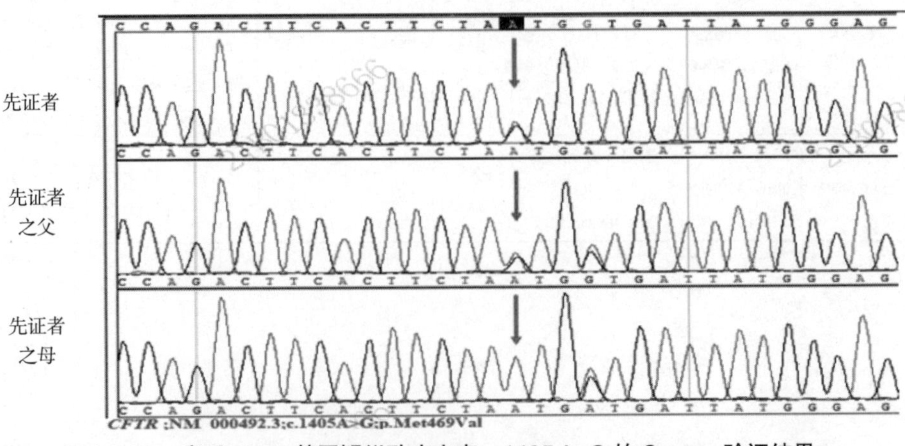

图 3-2-20　家系 *CFTR* 基因疑似致病突变 c.1405 A>G 的 Sanger 验证结果

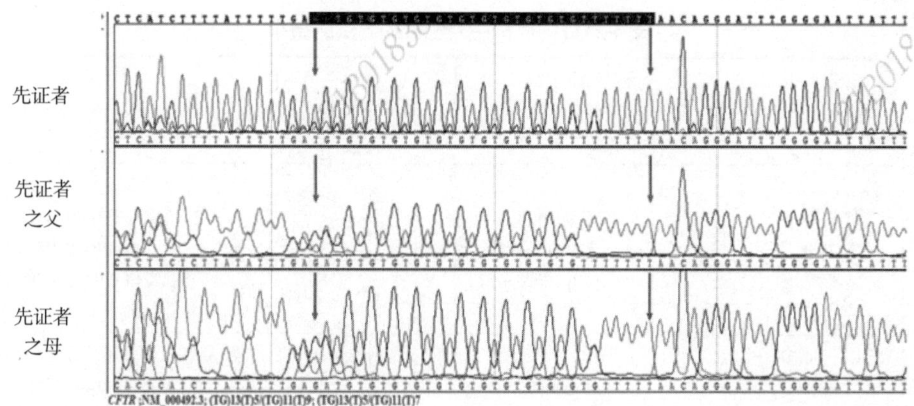

图 3-2-21 家系 *CFTR* 基因嵌合(TG)13(T)5/(TG)11(T)9;(TG)13(T)5/(TG)11(T)7 Sanger 验证结果

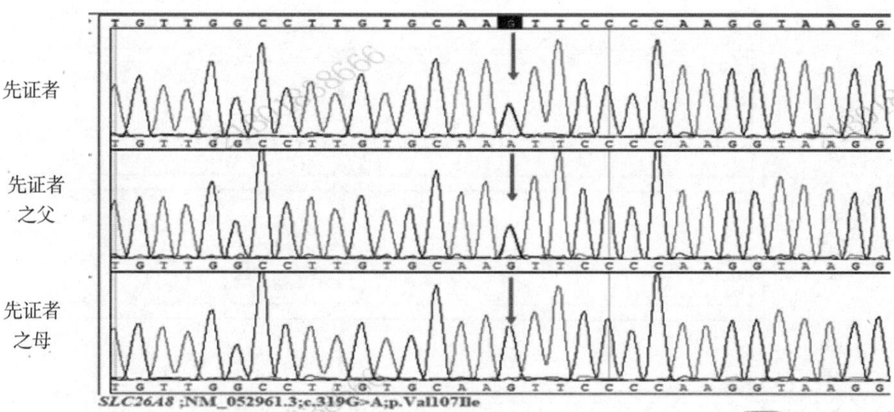

图 3-2-22 家系 ***SLC26A8*** 基因意义未明突变 c.319G>A Sanger 验证结果

病例 79:检测结果提示，*CFTR*(c.2909G>A)为致病变异,已有该变异致病性的相关报道;(TG)12(T)5/(TG)12(T)7 为风险因子(表 3-2-11)。

随后进行家系验证(图 3-2-23 和图 3-2-24),先证者父亲携带 c.2909G>A 致病突变和风险因子检出位置基因型为(TG)12(T)7/(TG)12(T)7。先证者母亲风险因子检出位置基因型为(TG)12(T)5/(TG)12(T)7。先证者是 5T/7T 杂合子,其父亲 7T/7T 纯合子,母亲是 5T/7T 杂合子,即先证者的 5T 变异是来源于母亲,与来源于父亲的 c.2909G>A 变异组成复合杂合子,构成先证者病因。

对女方 *CFTR* 基因进行检测,检出 9 号内含子的风险因子(TG)12(T)5/(TG)12(T)7(图 3-2-25)。

表 3-2-11 病例 79 全外显子检测结果

序号	基因	染色体位置	转录本编号 核苷酸变化 （氨基酸变化）	基因型	致病性分类	相关疾病 / 遗传模式
1	*CFTR*	chr7: 117246728	NM_000492.3: c.2909G>A （p.Gly970Asp）	杂合	致病	支气管扩张伴或不伴汗氯增高 1 型（OMIM:211400）/AD 囊性纤维化（OMIM:219700）/AR 遗传性胰腺炎（OMIM:167800）/AD 先天性输精管缺如（OMIM:277180）/AR
2	*CFTR*	-	NM_000492.3: （TG）12（T）5 /（TG）12（T）7	-	-	支气管扩张伴或不伴汗氯增高 1 型（OMIM:211400）/AD 囊性纤维化（OMIM:219700）/AR 遗传性胰腺炎（OMIM:167800）/AD 先天性输精管缺如（OMIM:277180）/AR

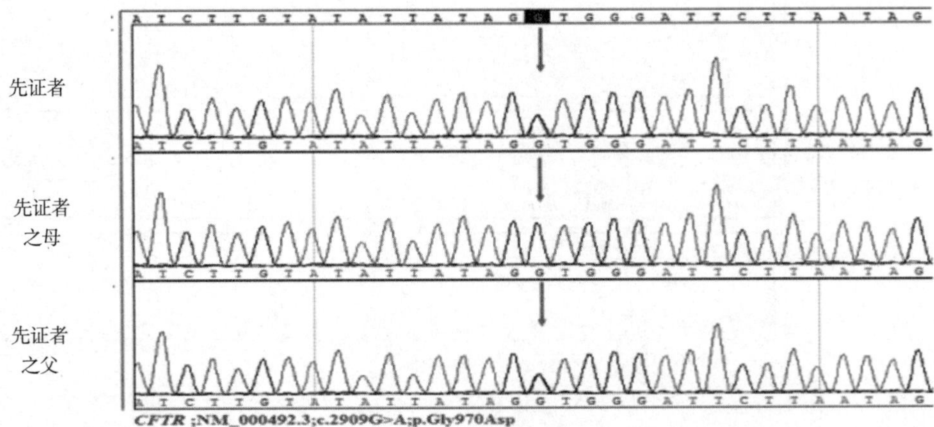

图 3-2-23 家系 *CFTR* 基因致病突变 c.2909G>A Sanger 验证结果

【诊疗经过】

1. CBAVD 的诊断及鉴别诊断

1）诊断：男性生殖遗传学检查专家共识指出[3] CBAVD 是男性不育和梗阻性无精子症的重要原因，患者除自觉精液量少之外多无其他症状，精液化验精液量少（<1.5 mL），pH 值低（<7.0），精浆果糖阴性，彩超多提示附睾网格状回声、附睾发育不良、双侧精囊腺发育不良等，少数病例合并肾脏发育畸形或缺如。对于存在以上情况疑诊 CBAVD 的患者建议进行 *CFTR* 基因检测。

（1）临床诊断标准：典型表现为无精子症，体检或超声提示存在输精管 / 精囊缺如或发育不良。

（2）基因诊断标准：*CFTR* 基因存在纯合变异或复合杂合变异，*ADGRG2* 基因存在半合子变异（图 3-2-26）。

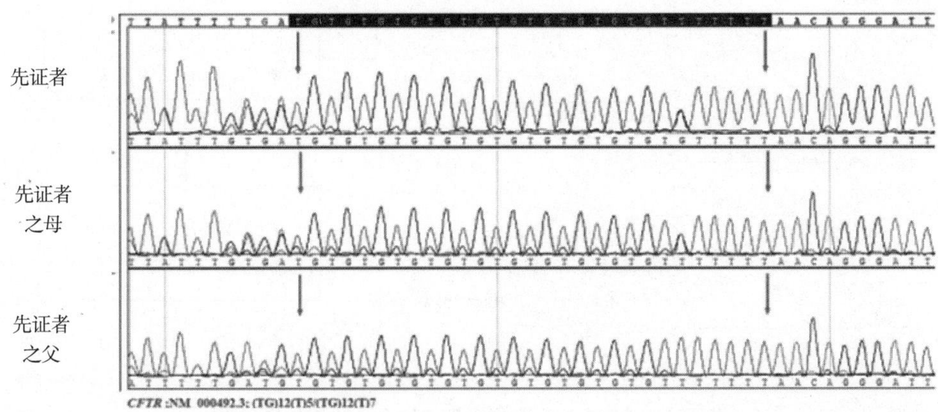

图 3-2-24 家系 *CFTR* 基因的风险因子(TG)12(T)5/(TG)12(T)7 的 Sanger 验证结果

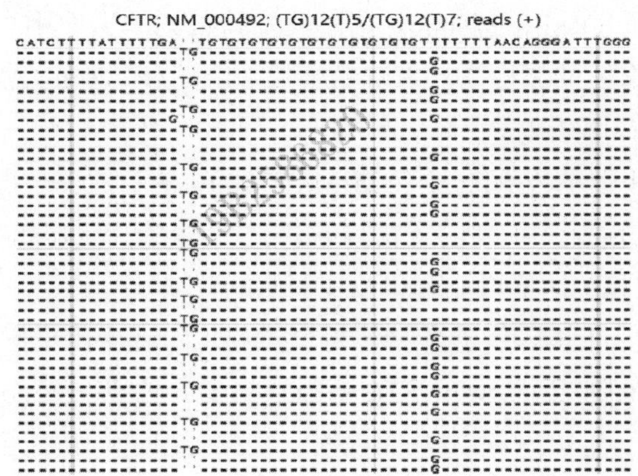

图 3-2-25 女方 *CFTR* 9 号内含子的风险因子(TG)12(T)5/(TG)12(T)7

CBAVD 通常是由一个经典(严重的,功能丧失)的 *CFTR* 致病变异和一个温和(保留一部分功能)的 *CFTR* 致病变异(例如 5T 基因)组成的复合杂合子。*CFTR* 5T 突变造成外显子 9 缺失,临床上多见于无其他典型 CF 病症状的 CBAVD 患者。*CFTR* 基因相关的疾病表型受(TG)m(T)n 基因座效应影响,研究发现,5T 突变合并相邻 TG 重复序列的数量可影响 5T 致病性[4]。*CFTR* poly-T 前 TG 重复次数进一步影响了外显子 9 的拼接,其长短与 *CFTR* 相关疾病有关。TG 重复次数越多,poly-T 越短,造成外显子 9 跳跃缺失的概率越高。文献报道携带 5T 会降低正常 *CFTR* mRNA 比例,7T 和 9T 对 *CFTR* mRNA 比例影响较低;11TG 和 12TG 在人群中较常见,随着 TG 重复增加,可能会进一步降低正常 *CFTR* mRNA 比例。

两个病例均为无精症和触诊发现输精管缺如,病例 78 先证者的 5T 变异是来源于母亲,与来源于父亲的 c.1405 A>G 变异组成复合杂合子,病例 79 先证者的 5T 变异是来源于母亲,与来源于父亲的 c.2909G>A 变异组成复合杂合子。可确诊 CBAVD。

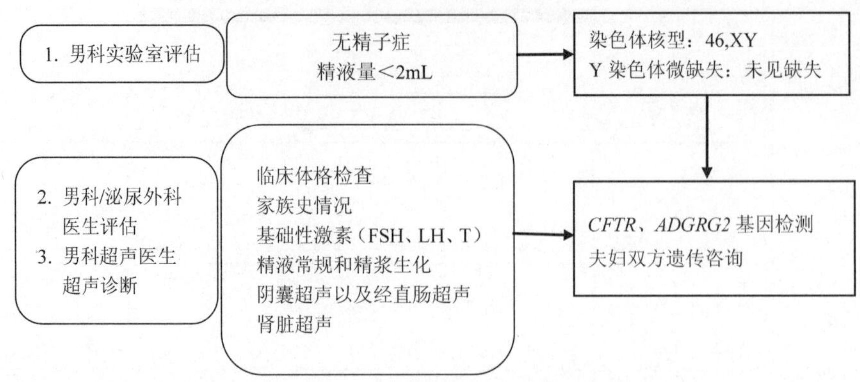

图 3-2-26　先天性输精管缺如患者临床诊断流程

2）鉴别诊断[5]

（1）Young 综合征 [OMIM 279000]：在慢性窦肺感染的男性中凝结的分泌物逐渐阻塞附睾。患有 Young 综合征的男性不伴有输精管或附睾畸形。Young 综合征患者的分子检测表明该病不是由 *CFTR* 中的致病变异引起的。

（2）遗传性泌尿生殖器发育不良 [OMIM 277000]：是一种表现度可变和外显率降低的常染色体显性疾病，女性有一系列的子宫异常；男性可能有 Wolffian 导管异常，包括单侧或双侧输精管缺如；男性和女性都可能有单侧或双侧的肾缺如。

2. 遗传咨询　CF 和 CBAVD 遗传特征符合孟德尔隐性遗传规律，以常染色体隐性的方式遗传。确认先证者的临床表型和 *CFTR* 基因致病变异位点。先证者确定变异后，需进行其父母变异验证，进行配偶的 *CFTR* 基因检测。根据结果进行遗传咨询降低子代患病的风险。*CFTR* 基因突变处理策略：先证者如 *CFTR* 基因未找到变异，再进行 *ADGRG2* 基因变异检测。大部分患者的检测结果为致病的 *CFTR* 基因杂合变异复合 5T 杂合变异，或 5T 纯合变异，带纯合 5T 等位基因的患者将致病基因传给后代的危险度约是普通人群的 20 倍[6]。如其配偶未检测到任何 *CFTR* 基因致病变异，则子代 100% 为 *CFTR* 基因变异携带者；如其配偶检测到一个致病的 *CFTR* 基因变异，则子代有 25% 的概率为囊性纤维化患者，有 25% 的概率为先天性输精管缺如患者，有 50% 的概率为 *CFTR* 基因变异携带者；如其配偶检测到一个 5T 变异，则子代有 50% 的概率为先天性输精管缺如患者，有 50% 的概率为 *CFTR* 基因变异携带者。如先证者为 5T 纯合变异，其配偶检测到一个致病的 *CFTR* 基因变异，则子代有 50% 的概率为先天性输精管缺如患者，有 50% 的概率为 *CFTR* 基因变异携带者。

病例 78：男方 *CFTR* 基因为复合杂合，女方未携带突变，经遗传咨询告知双方子代出现 *CFTR* 基因突变杂合子的理论几率为 1/2，告知不排除患者子代有致病性新发变异可能，告知夫妇双方可采取 TESA 和 ICSI 助孕。

病例 79：男方 *CFTR* 基因为复合杂合，女方在内含子 9 携带风险因子（TG）12（T）5/（TG）12（T）7，子代患先天性输精管缺如的几率为 1/2，建议进行胚胎植入前单基因病遗传学检测（preimplantation genetic testing for monogenic，PGT-M）。

3. IVF 治疗

病例 78:配偶,31 岁。平素月经规律,7 / 26 ~ 27 天,经量正常,轻度痛经。AMH 2.4 ng/mL, AFC 5 ~8 个。既往史、个人史、家族史无特殊,查体未见明显异常。基础性激素、诊刮病理未见明显异常。染色体核型 46,XX。初步诊断:①原发不孕;②女性生育力未见明显异常。

2021 年 5 月接受 IVF 治疗,采用黄体期短效长方案(LP2)进行控制性超促排卵,共 COS 9 天, Gn 总量 2400 U。扳机日双侧卵巢共发育直径 ≥ 14 mm 卵泡 9 个,子宫内膜厚 10.6 mm, A 型,血流(+), E_2 3109 pg/mL, LH 1.2 mIU/mL, P 0.6 ng/mL,给予 hCG10 000 IU 扳机。36 h 后经阴道 B 型超声引导下取卵,获得卵子 8 枚, MII 卵 8 枚。取卵日男方行 PESA 获少量精子。ICSI 正常受精 6 枚,培养至第三天优胚 3 枚, ET 1 枚胚胎(7I+),冻存 1 枚胚胎(7II), 3 枚胚胎继续培养形成 2 枚囊胚。胚胎移植后常规黄体支持。移植后 14 天测血 hCG 573 mIU/mL,移植后 28 天经阴道 B 型超声检查提示宫内单活胎妊娠。

病例 79:外院进行 PGT-M 检测,促排卵取卵 17 枚,正常受精 12 枚,养成囊胚 5 枚, PGT 检测 2 枚胚胎染色体核型正常,未携带 *CFTR* 基因突变,移植 1 枚正常胚胎,妊娠。孕 19 周进行产前诊断,胎儿染色体核型正常,*CFTR* 基因检测正常。分娩 1 女婴,体健。

【专家点评】

CBAVD 患者中共检测出 *CFTR* 致病突变 2000 多种,变异类型涵盖了错义、无义、框移、剪切位点变及片段缺失变异。突变检出率高达 78%[7],故 *CFTR* 是 CBAVD 的主要致病基因,该病的典型表现为男性患者双侧输精管缺失、精子缺乏和不育,伴或不伴轻度呼吸系统和消化系统疾病。CBAVD 患者可表现为单纯不育或有典型囊性纤维化疾病症状两种类型,就诊于生殖中心的多为第一种表型,即临床症状相对较轻。先天性输精管缺如患者多为无精子症,表现为精液离心后显微镜下观察无精子。先天性输精管缺如本身无法治疗,根据,欧洲泌尿外科学会(European Association of Urology, EAU)最新指南,CBAVD 患者可采用显微外科附睾精子抽吸术(microsurgical epididymal sperm aspiration, MESA)与 ICSI 联合治疗。一次 MESA 可为多个 ICSI 周期提供足够的精子,并且会产生很高的妊娠率和受精率。大多数 CBAVD 夫妇可以通过辅助生殖技术生育后代,但囊性纤维化是一种严重威胁生命的疾病,强烈建议患者及配偶进行 *CFTR* 基因检测和咨询。当配偶是 *CFTR* 突变的携带者时,生育囊性纤维化疾病或 CBAVD 的孩子的风险高达 50%,需要行 PGT。妊娠 11~13 周进行绒毛膜穿刺或 16~22 周羊膜腔穿刺进行 *CFTR* 基因变异检测。根据 *CFTR* 基因检测结果进行遗传咨询。对于先天性输精管缺如患者来说,除了治疗不育症外,遗传咨询及 *CFTR* 基因检测,更有助于查找病因及预防疾病传递给后代。

【参考文献】

[1] WANG H, AN M , LIU Y, et al. Genetic diagnosis and sperm retrieval outcomes for Chinese patients with congenital bilateral absence of vas deferens[J].Andrology, 2020, 8(5): 1064-1069.

[2] YUAN P, LIANG ZK, LIANG H, et al. Expanding the phenotypic and genetic spectrum of Chinese patients with congenital absence of vas deferens bearing CFTR and ADGRG2 alleles[J]. Andrology, 2019, 7(3):329-340.

[3] 《男性生殖遗传学检查专家共识》编写组，中华医学会男科学分会. 男性生殖遗传学检查专家共识[J]. 中华男科学杂志，2015，21(12)：1138-1142.

[4] 赵果果，孙红波，郅慧杰，等. CFTR 基因 5T 位点多态性与先天性双侧输精管缺如发病风险相关性研究及 meta 分析 [J]. 中华男科学杂志，2019，25(3)：231-237.

[5] MERCIMEK-ANDREWS S, SALOMONS G S. Creatine Deficiency Disorders. 2009 Jan 15 [Updated 2022 Feb 10]. In: Adam MP, Ardinger HH, Pagon RA, et al, editors. GeneReviews® [Internet]. Seattle (WA): University of Washington, Seattle; 1993-2022.

[6] 谭茂青. 先天性双侧输精管缺如相关致病基因研究进展 [J]. 中华男科学杂志，2021，27(5)：450-455.

[7] YU J, CHEN Z, NI Y, et al. CFTR mutations in men with congenital bilateral absence of the vas deferens (CBVAD): a systemic review and meta-analysis[J]. Human reproduction, 2012, 27(1): 25-35.

（刘丽　方祺　徐凤琴　张美姿）

病例 80　原发性纤毛运动障碍患者经辅助生殖技术生育表型正常子代一例

【背景知识】

原发性纤毛运动障碍（primary ciliary dyskinesia，PCD）是由纤毛结构缺陷导致的一种疾病，属常染色体隐性遗传病，且患者父母多有近亲婚配史，患者近亲的 PCD 发病率明显高于正常人群。男女发病无显著差异。PCD 可引起慢性肺部感染、内脏转位、不孕不育等[1]。新生儿发病率 0.5/ 万。临床特征：①异常的纤毛结构和功能以及生物合成缺陷导致呼吸道粘液和细菌滞留并导致慢性耳鼻窦疾病；② PCD 可导致精子鞭毛超微结构缺陷，从而引起精子活力异常。大多数男性 PCD 患者的精子几乎不活动，没有自然妊娠的机会。部分患此病的女性生育能力正常；部分人由于输卵管中的纤毛功能受损，异位妊娠的风险增加。若 PCD 患者同时具有脏器转位（主要是右位心），则称为 Kartagener 综合征（Kartagener syndrome，KS）。Kartagener 综合征属于原发性纤毛运动障碍中的一种亚型，约占 PCD 的 50%，由支气管扩张 - 内脏转位 - 鼻窦炎三联征组成，如果胚胎发育阶段纤毛运动障碍，不能正常摆动可引起内脏转位。精子数量可正常，精子尾部鞭毛运动障碍导致男性不育。

【病例情况】

1. 主诉　男，29 岁，结婚 1 年余，双方均初婚，未避孕未育。

2. 现病史　夫妇 2014 年 2 月结婚，双方均初婚，婚后同居，性生活正常，婚后未避孕拟生育 1 年半未育。自幼患鼻窦炎、支气管扩张，全脏器反位（右位心）。父母身体健康，否认近亲婚配，母亲孕期无特殊，足月顺产，家族史无特殊。

3. 辅助检查 身高 169 cm，体重 76 kg，指距 169 cm，上下身比正常。胡须、喉结、阴毛、阴茎发育均未见异常。左侧睾丸体积 10 mL，右侧 9 mL，双侧质地正常。双侧附睾头部较饱满。双侧输精管、精索静脉均未见明显异常。

（1）精液常规分析：液化时间 20 min，量 3 mL，pH 7.4，未见精子，高速离心后镜检沉渣未见精子。三次精液常规均未见精子。性激素正常：FSH 3.53 mIU/mL，LH 5.38 mIU/mL，E_2 54.20 pg/mL，PRL 9.38 ng/mL，T 4.45 ng/mL；2015 年 6 月行双侧睾丸活检，病理诊断：睾丸组织曲细精管内生精细胞减少，可见少量精子，Johnson 评分 8 ~ 9 分。

（2）遗传检测：染色体核型 46,XY；未见 Y 染色体微缺失。

根据婚育史及体格检查、辅助检查结果，男方初步诊断：①原发不育；②梗阻性无精子症；③ Kartagener 综合征。

【诊疗经过】

1. 诊断 PCD 通过呼吸道纤毛以及精子的鞭毛结构，功能和生物基因异常来判断。50% 的 PCD 患者有全内脏反位，说明纤毛对胚胎形成左右不对称结构的诱导有重要作用。PCD 的诊断主要根据临床表现和诊断性检查，包括影像学、鼻黏膜 NO 水平、纤毛摆动频率及电镜下观察纤毛的结构异常及功能异常。随着遗传学诊断技术的进步，二代测序 Panel 和 WES 应用于 PCD 的诊断，目前研究已发现超过 40 个基因与 PCD 有关[2]（*DNAH5*，*DNAH11*，*CCDC39*，*DNAI1*，*CCDC40*，*CCDC103*，*SPAG1*，*ZMYND10*，*ARMC4*，*CCDC151*，*DNAI2*，*RSPH1*，*CCDC114*，*RSPH4A*，*DNAAF1*，*DNAAF2* 和 *LRRC6* 等）。在 2016 年，欧洲呼吸学会对 PCD 的诊断指南进行了更新，强调基因筛查在 PCD 诊断中的重要性[3]。

2. 鉴别诊断[4] PCD、CF 和 Young 综合征都可能出现典型的呼吸道症状和男性不育的表现，但三者之间仍有诸多不同之处可供鉴别诊断。CF 的鉴别可通过汗液检测，汗液中钠和氯化物浓度升高。PCD 可通过纤毛超微结构异常和鼻腔 NO 浓度进行诊断。同时，基因检测也是鉴别这三种疾病的重要方法。

（1）慢性肺病和支气管扩张：排除以下的失调症状：囊包性纤维症、免疫缺陷（如免疫球蛋白 G 缺乏）、过敏、胃食管返流疾病、韦格氏肉芽肿（上下呼吸道疾病）。

（2）器官位置异常：超过 80 个基因，包括 PCD 相关基因，是发育内脏不对称结构所需的基因。大约 25% 的有全内脏反位的个体有 PCD。X- 连锁色素性视网膜炎：有报道在男性色素性视网膜炎患者中存在内脏位置异常，其致病为 *RPGR*。1 型口 - 面 - 指综合征：还有智力障碍等特殊表型，致病基因为 *OFD1*。

3. 遗传检测结果 对先证者外周血样本用芯片捕获高通量测序进行原发性纤毛运动障碍基因检测，包括 *ARMC4*、*CCDC103*、*CCDC114*、*CCDC39*、*CCDC40*、*DNAAF1*、*DNAAF2*、*DNAAF3*、*DNAH11*、*DNAH5*、*DNAI1*、*DNAI2*、*DNAL1*、*HEATR2*、*HYDIN*、*LRRC6*、*NME8*、*RSPH4A*、*RSPH9*、*ZMYND10* 等基因。先证者中检出 *DNAH5* 基因 [OMIM 603335] 的 1 个已知致病突变 c.13194_13197delCAGA（p.Asp4398GlufsX16；Het）和 2 个疑似致病突变 EX71_72 DEL（Het）和 EX52 DEL（Het），并进行了 Sanger 及 QPCR 验证（图 3-2-27~ 3-2-

29)。*DNAH5* 基因相关的原发性纤毛运动障碍 3 型为常染色体隐性遗传,因此推测受检者携带该致病突变。其中致病突变为框移突变,已有该位点在患者中检出的相关文献报道[6]。该突变可能导致编码蛋白序列提前终止,产生截短蛋白或被降解。该位点在正常人群中发生的概率极低。

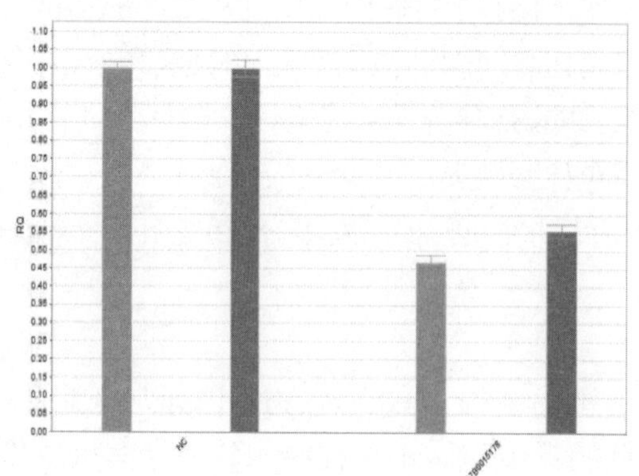

图 3-2-27 先证者的 EX71_72 DEL 的 qPCR 结果

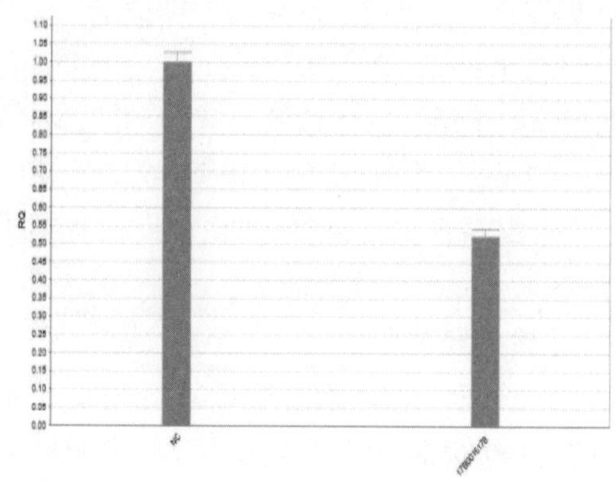

图 3-2-28 先证者的 EX52 DEL 的 qPCR 结果

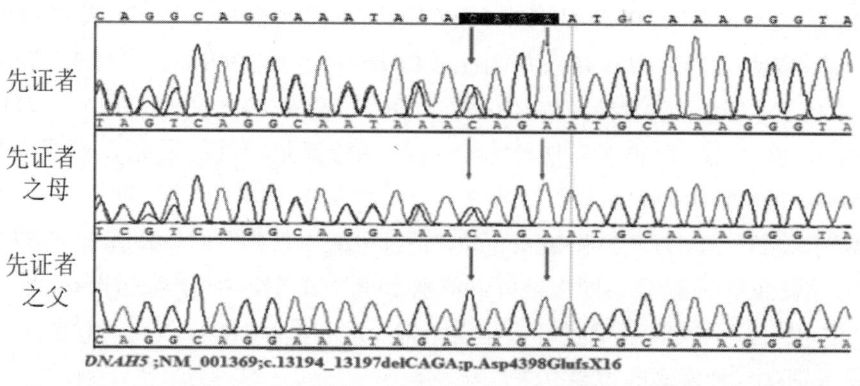

图 3-2-29 先证者及核心家系的 c.13194_13197delCAGA 的 Sanger 验证结果

随后进行家系验证(图 3-2-30、3-2-31),先证者父亲(无症状)携带上述 2 个疑似致病突变 EX71_72 DEL(Het)和 EX52 DEL(Het),推测先证者父亲两个突变在一个等位基因上;先证者母亲携带致病突变 c.13194_13197delCAGA。所以,先证者基因型为复合杂合,符合常染色体隐性遗传。

对女方进行 *DNAH5* 基因检测,未发现检测范围内存在已知致病突变和疑似致病突变。检出一个临床意义未明错义突变位点, *DNAH5*(c.12367 C>T)(p.His4123Tyr), Het,暂无该位点致病性的相关文献报道。

4. 遗传咨询 男方基因型为复合杂合,符合常染色体隐性遗传。对女方进行 *DNAH5* 基因检测,未发现检测范围内存在已知致病突变和疑似致病突变,检出 *DNAH5* 基因临床意义未明突变。向患者介绍 *DNAH5* 基因突变所致 PCD 的临床特征、遗传模式、基因诊断和产前基因诊断的相关问题。从理论预测,后代 1/2 为携带者。

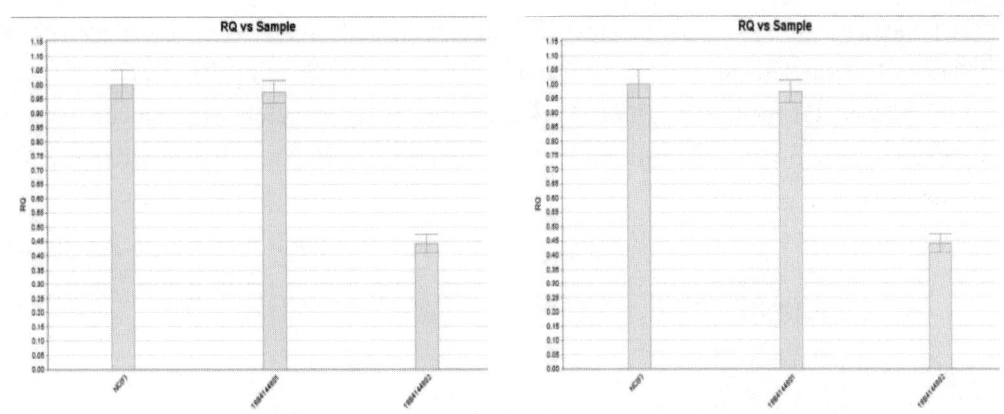

图 3-2-30 核心家系的 EX71_72 DEL 的 qPCR 结果 图 3-2-31 核心家系的 EX52 DEL 的 qPCR 结果

5. IVF 治疗 配偶，28 岁。平素月经规律，5~6 / 30~35 天，经量正常，轻度痛经。AMH 4.4 ng/mL，AFC 20 个。既往史、个人史、家族史无特殊，查体未见明显异常。基础性激素、诊刮病理未见明显异常。染色体核型 46,XX。女方初步诊断：原发不孕；生育力未见明显异常。

2018 年 12 月接受 IVF-ET 治疗。采用卵泡期长效长方案进行 COS，扳机日双侧卵巢共发育卵泡 21 个，其中直径 ≥ 14 mm 卵泡 17 个，注射 hCG36 小时后经阴道 B 型超声引导下取卵，获得卵子 9 枚，MII 卵 7 枚。取卵日男方行 TESA，每 20 个高倍视野可见 1 条精子，挑选活动精子行 ICSI，正常受精 6 枚，D3 无优质胚胎，培养第三天移植 2 枚胚胎（7Ⅲ 5Ⅳ），4 枚胚胎继续培养未形成囊胚。胚胎移植后常规黄体支持。移植后 14 天测血 hCG-338mIU/mL，移植后 28 天经阴道 B 型超声检查提示为宫内单活胎妊娠，孕 24 周 B 超显示无内脏反位，孕 39^{+1} 周顺产 1 男婴，体重 3600 g，新生儿出生评分良好，随访至 1 岁，生长发育符合标准。

【专家点评】

由于 PCD 无特效治疗，且会累及多个系统，造成呼吸衰竭、不孕和脑积水等严重并发症，推荐对 PCD 患者及亲属进行遗传咨询。对于携带突变基因者，均应进行基因检测及孕前遗传咨询。如果一方确诊为 PCD 并明确了致病基因，其配偶需要进行针对致病基因的检测，避免后代的再发风险。若配偶检测为携带者，建议进行产前诊断或 PGT 受孕。明确病因后行 ICSI。ICSI 是 PCD 患者实现生育的唯一方法。然而 ICSI 技术可能会将基因缺陷遗传给后代，在进行充分的遗传咨询后可以采取 PGT 助孕。

【参考文献】

[1] LOBO J，ZARIWALA MA，NOONE PG. Primary ciliary dyskinesia[J]. Semin Respir Crit Care Med，2015，36（2）：169-179.

[2] KURKOWIAK M，ZIETKIEWICZ E，WITT M. Recent advances in primary ciliary dyskinesia genetics[J]. J Med Genet，2015，52（1）：1-9.

[3] LUCAS J S，BARBATO A，COLLINS S A，et al. European Respiratory Society guidelines for the diagnosis of primary ciliary dyskinesia[J]. Eur Respir J，2017，49（1）：1-47.

[4] ZARIWALA M A，KNOWLES M R，LEIGH M W. Primary Ciliary Dyskinesia. 2007 Jan

24 [Updated 2019 Dec 5]. In: Adam MP, Ardinger HH, Pagon RA, et al. editors. GeneReviews® [Internet].Seattle(WA):University of Washington, Seattle, 1993-2022.

[5] HORNEF N, OLBRICH H, HORVATH J, et al. DNAH5 mutations are a common cause of primary ciliary dyskinesia with outer dynein arm defects[J]. Am J Respir Crit Care Med, 2006, 174(2): 120-126.

（刘丽　方祺　徐凤琴　张翊昕）

病例 81　Cohen 综合征患儿诊断及生育指导一例

【背景知识】

Cohen 综合征 [OMIM 216550] 是一种极为罕见的常染色体隐性遗传病，又被称为“脑—肥胖—眼—骨骼”综合征，于 1973 年由 Cohen 等首次报道，其在世界范围均有发现，多见于芬兰人群与阿米什人群。*VPS13B* 基因是 Cohen 综合征唯一致病基因，定位于染色体 8q22.2。VPS13B 是一种跨膜蛋白，与囊泡介导的分选、细胞内蛋白质转运、高尔基体糖基化和形态学以及溶酶体 - 内涵体途径维持有关[1]。迄今为止，全球仅有约 1000 余 Cohen 综合征病例被报道，国内目前罕见该病患儿的报道[2]。该病临床表现复杂，诊断目前尚无共识，参考 Kolehmainen 等[3]提出的诊断标准指导临床工作。目前 Cohen 综合征尚无特效治疗方法，可针对患儿临床表现采取对症治疗及个体化的康复训练。

【病例情况】

1. 主诉　曾生育 1 智力障碍男婴，有再生育需求，遗传咨询。

2. 现病史

（1）女性，36 岁，2014 年足月剖宫产 1 男婴，出生 6 月发现“发育迟缓”，后诊断为“智力障碍”。患儿，男，7 岁，外院诊断“智力障碍”，整体发育迟缓包括翻身、独坐、独走和说话都较同龄儿童晚，身高 1.2 米，体重不详，特殊面容（波形眼、短人中、浓密头发、浓密睫毛）、疑似近视、双手通贯掌、手脚小而细长、足外翻（带矫形器），头略小，只能说简短的词语，不能表达完整的句子，智商 IQ 未检测，自述日常不易患病，感冒后很快好转（图 3-2-32）。头部 MRI 未见异常。否认近亲婚配，否认家族史。

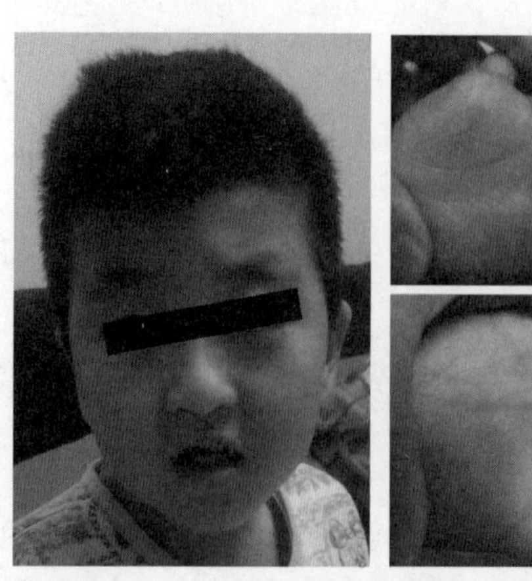

图 3-2-32　患儿特殊面容和双手断掌纹

（2）不孕症父母的 IVF-ET 治疗

患者 2020 年外院监测 + 合房 5 个周期，均有排卵未孕。我院激素检测提示，基础 FSH 3.8~11.3 mIU/mL，抗苗勒氏激素 <0.06 ng/mL，窦卵泡 2~7 个。男方生育力未见异常。采用拮抗剂方案，月经第二天 Gn4 支启动，共 COS 8 天 32 支，乐芮 2 支至月经第十天，发育卵泡 2 个直径大于 14 mm，血 LH 4.2mIU/mL，E_2 490pg/mL、P 1.1ng/mL，给予 HCG，36 h 后取卵，获卵 2 枚，常规 IVF 授精，2PN × 2，D3 胚胎分别为 8 Ⅰ（冷冻）和 7 Ⅱ$^+$（进行囊胚培养），形成囊胚 1 枚（冷冻）。

3. 遗传学检查　针对本例患儿，分别进行了染色体核型、CNV-seq（100kb）和 Trio-WES 检测。染色体核型检测未见异常，CNV-seq 和 Trio-WES 检测如下：

（1）CNV-seq（100kb）：发现两个临床意义未明的 CNVs，根据 ClinGen 的 CNV 评分体系得分为 0 分（表 3-2-12）。

表 3-2-12　患儿 CNV-seq 检测结果

变异名称	分类	片段大小	变异来源
seq[GRCh37]dup（7p15.3p15.3） chr7：g.23542641-23664466dup	临床意义未明	121.83Kb	未知
seq[GRCh37]dup（9p24.1p24.1） chr9：g.5450964-5731350dup	临床意义未明	280.39Kb	未知

（2）Trio-WES：Trio-WES 发现 *VPS13B* 基因 c.6940+1G>T 位点的纯合致病变异，纯合位点分别源于父亲和母亲（表 3-2-13）。

【诊疗经过】

1.Cohen 综合征的诊断及鉴别诊断

1）诊断：以下 8 项临床表现中，具有 6 项及以上者，即可诊断为 Cohen 综合征。①发育迟缓；②小头畸形；③具有头发、眉毛、睫毛浓密，睑裂下斜，凸出、喇叭样鼻子，人中短、上翘等典型的 Cohen 综合征面部特征；④四肢纤细、躯干性肥胖；⑤过度的社交行为；⑥关节过度伸展；⑦高度近视和（或）视网膜营养不良；⑧中性粒细胞减少。若检测到 *VPS13B* 基因病理性突变，则可直接诊断为 Cohen 综合征 [3]。

表 3-2-13　患儿 Trio-WES 检测结果

序号	基因	染色体位置	转录本编号 核苷酸变化 （氨基酸变化）	基因亚区	基因型	致病性分类	相关疾病 / 遗传模式	家系成员 检出情况
1	*VPS13B*	chr8：100732781	NM_017890.4： c.6940+1G>T	IVS38/DC37	纯合	致病	Cohen 综合征 （OMIM：216550）/AR	父亲（杂合） 母亲（杂合）

2）鉴别诊断[4]

（1）普瑞德威利症候群（Prader-Willi syndrome，PWS）：婴幼儿时期严重的低张力和喂养困难，接着在婴幼儿期后期或幼儿期过度饮食会逐渐发展为病态肥胖。运动里程碑和语言发育延迟。所有人都有一定程度的认知障碍。常见的特征性行为表现型包括脾气暴躁，固执，控制行为和强迫症特征。男性和女性都存在性腺功能减退，表现为生殖器发育不全，青春期发育不完全，以及大多数不育症。引起 PWS 的原因是缺乏父系衍生的 PWS/AS 区域的遗传机制。患有 PWS 的人没有视网膜营养不良。诊断的主要方法是基于 DNA 的甲基化测试，可以识别超过 99% 的受影响个体。

（2）天使症候群（angelman syndrome，AS）：严重的发育迟缓或智能障碍，严重的肢体功能障碍，步态失调和 / 或四肢颤抖，以及一种独特的行为，包括经常大笑，微笑和兴奋。小头和癫痫很常见。分子遗传学检测（甲基化分析和 *UBE3A* 序列分析）发现约 90% 的个体发生了变异。

（3）巴德 - 毕德氏症候群（Bardet-Biedl syndrome，BBS）：视锥杆视网膜营养不良、躯干肥胖、后多指畸形、认知障碍、男性克氏综合征、复杂的女性生殖器畸形和肾功能不全。BBS 儿童的视力预后较差，常在 7 至 8 岁时出现夜盲症，进一步发展为失明的平均年龄为 15.5 岁。大多数患者都有明显的学习困难，但只有少数人在 IQ 表现出严重的认知障碍。肾脏疾病是发病率和死亡率的主要原因。通过临床表现即可进行 BBS 的诊断。目前已知至少有 19 个基因与 BBS 有关。

（4）猫叫综合征（Cri-du-chat syndrome）[OMIM 123450] 是一种多发性先天性异常综合征，包括小头畸形和猫一样的哭声。主要由 5p 染色体缺失引起的。

2. 检测结果　本例患儿明确的临床表型包括发育迟缓、关节过度活动、典型的 Cohen 综合征面部特点、疑似近视（视物近，未进行眼科检查）、头略小、肢体细长（没有躯干肥胖）；基因检测发现，*VPS13B* 基因 c.6940+1G>T 位点的纯合致病变异。因此，本例患儿可诊断 Cohen 综合征。

3. 再生育遗传咨询及随访　Trio-WES 检测证实，纯合的致病变异位点 c.6940+1G>T 分别遗传自其父母，父母为携带者。若再生育，生育患儿的风险为 25%，子代携带致病变异位点的概率为 50%，生育正常子代的概率为 25%。为了规避再生育 Cohen 综合征的患儿，再生育可进行 PGT 或产前诊断。

【专家点评】

VPS13B 广泛表达于大脑、血液、小肠、肌肉、胎盘、心脏、视网膜、肾脏和肺部。自芬兰病人发现先证者 c.3348_3349delct 突变以来，目前为止，Cohen 综合征患者中已发现 200 多种不同的 *VPS13B* 致病基因变异，包括无义突变、重复突变、错义突变、剪接突变、插入 / 缺失突变[1]。超过 99% 的阿米什血统患者的 *VPS13B* 变异位点为 9258_259insT 或 c.8459T>C，约 75 % 的芬兰血统患者 *VPS13B* 变异位点为 c.3348_3349delCT，非芬兰人和阿米什人血统患者不存在变异热点[4]。Cohen 综合征是世界范围内的罕见疾病，但芬兰、日本、俄亥俄 - 阿米什、黎巴嫩和犹太人的发病率较高[2]。芬兰 Cohen 综合征患者表现为高度相似的临床

表型，而非芬兰患者的临床变异性大[5]。Cohen 综合征的基因型与表型之间的关系尚待进一步研究[4]。

中国人报道的病例较少，*VPS13B* 致病变异位点和主要临床表型见表 3-2-14。

表 3-2-14 中国人群报道的 *VPS13B* 致病变异位点和主要临床表型

发表年代	确诊年龄	性别	*VPS13B* 致病变异位点	临床表型
2016[7]	2 岁 10 个月	男	c. 6940 + 1 G>T（源于母亲），c. 5086 C>T（源于母亲）	运动、认知和语言发育落后，眼裂轻度下斜，肌张力低，指 / 趾关节过伸，中性粒细胞计数偏低
2018[10]	1 岁 5 个月	男	c.8868-1G>A（源于母亲）与c.116 24_11 625del（p.V3875Afs*10，源于父亲）	精神运动发育落后及外周血中性粒细胞减少；小头畸形、特殊面容、皮纹异常（右手通贯掌）、四肢肌张力低以及双侧肩、髋关节过度伸展
2020[9]	1 岁 9 个月	男	c. 8531 delG（p.Ser 2844 fs，源于父亲），c. 6940 + 1 G>T（源于母亲）	反复呼吸道感染病史，精神运动发育落后，小脸畸形，四肢肌张力低
2020[8]	1 岁 3 个月	男	c. 3863 delC（p.T1288 fs，源于母亲）及c.5082 delT（p.S1694 fs，源于父亲）	智力运动发育迟缓，毛发浓密，眼距宽，眼裂下斜，短人中，上唇短，多线及通贯掌纹，关节过伸，肌张力低，中性粒细胞减少，头颅磁共振成像示双侧脑室扩大，脑外间隙增宽
2020[6]	4 岁 3 个月	男	c.9259-1G>C（源于母亲）与 c.11104_11105del（源于父亲）	精神运动发育落后、小头畸形和身材矮小，中性粒细胞计数减少，左侧听觉传导通路损伤，双侧额部脑外间隙稍增宽，全右侧轻度髋发育不良伴右髋关节半脱位可能，腰椎轻度左侧弯
2020[6]	1 岁 4 个月	男	c.9259-1G>C（源于母亲）与 c.11104_11105del（源于父亲）	精神运动发育落后，小头畸形和身材矮小。
2021[1]	4 岁	女	c.6940+1G>T 纯合（分别源于父母）	发育迟缓、智力低下、低肌张力、小下颌、波形眼、短人中、浓密头发、浓密睫毛、高度近视、中性粒细胞减少症、足外翻、左通贯掌、右掌多纹

本例患儿 *VPS13B* 基因的致病位点为 c.6940+1G>T 纯合变异，该变异属于经典的剪切变异。研究表明，c.6940+1G>T 纯合变异可能导致整个外显子 38 的缺失，从而导致终止密码子产生截短的 VPS13B 蛋白，综合临床表现和基因分析已确定 *VPS13B* 的 c.6940+1G>T 纯合变异为 Cohen 综合征的病因[1]。

【参考文献】

[1] RODRIGUES J M，FERNANDES H D，CARUTHERS C，et al. Cohen syndrome：review of the literature[J]. Cureus，2018，10（9）：e3330.

[2] LI L，BU X，JI Y，et al.A novel homozygous VPS13B splice-Site mutation causing the skipping of exon 38 in a chinese family with cohen syndrome[J]. Front Pediatr，2021，9：665621.

[3] KOLEHMAINEN J，WILKINSON R，LEHESJOKI A E，et al. Delineation of Cohen syndrome following a large-scale genotype-phenotype screen[J]. Am J Hum Genet，2004，75

(1): 122-127.

[4] WANG H, FALK M J, WENSEL C, et al. Cohen Syndrome. GeneReviews® [Internet]. Seattle (WA): University of Washington, Seattle, 2016: 1993-2021.

[5] KOEHLER K, SCHUELKE M, HELL AK, et al. A novel homozygous nonsense mutation of VPS13B associated with previously unreported features of Cohen syndrome[J]. Am J Hum Genet A, 2020, 182(3): 570-575.

[6] 廖雄宇, 邱坤银, 覃丽君, 等. Cohen 综合征并文献复习. 中华妇幼临床医学杂志(电子版)[J], 2020, 16(1): 59-66.

[7] 尹连海, 程芒芒, 王苑晓, 等. Cohen 综合征 1 例报告并文献复习 [J]. 中华实用儿科临床杂志, 2016, 31(19): 1498-1499.

[8] 曹玉红, 张光运, 曹开方, 等. VPS13B 基因复合杂合变异致 Cohen 综合征 1 例报告并文献复习 [J]. 临床儿科杂志, 2020, 38(10): 777-780.

[9] 周峻荔, 黄宏琳, 文凤云, 等. 严重先天性中性粒细胞减少症 2 例报告及文献复习 [J]. 临床儿科杂志, 2020, 38(1): 61-64.

[10] 张凡, 石秀玉, 刘丽英, 等. 幼儿精神运动发育落后伴中性粒细胞减少 1 年余 [J]. 中国当代儿科杂志, 2018, 20(6): 497-500.

（张美姿　刘丽　徐凤琴）

病例 82　新生儿原发性肉碱缺乏症一例

【背景知识】

原发性肉碱缺乏症(primary carnitine deficiency, PCD)[OMIM 212140] 又称原发性肉碱吸收障碍或肉碱转运障碍，是由于 *SLC22A5* 基因突变引起高亲和力钠依赖性肉碱转运体蛋白功能缺陷，尿中肉碱排出增加，血液、组织、细胞内肉碱缺乏，从而引起脂肪酸 β 氧化缺陷的疾病 [1]。表现为血浆肉碱水平明显降低及组织细胞内肉碱缺乏，引起心脏、骨骼肌、肝脏等多系统损害。近 10 余年来，随着串联质谱的发展和应用，越来越多的 PCD 患者得到诊断及治疗。

PCD 是由于 *SLC22A5* 基因突变，导致细胞膜上与肉碱高亲和力的肉碱转运蛋白功能缺陷，细胞吸收肉碱障碍。此病患病率为(0.8~2.5)/10 万。不同地区 PCD 的患病率存在差异，德国约为 0.3/10 万，美国约为 0.5/10 万，葡萄牙约为 1/10 万，澳大利亚约 0.8/10 万，沙特阿拉伯约为 1.2/10 万，日本约 2.5/10 万；我国上海地区为 2.4/10 万，浙江省为 3.1/10 万，中国香港患病率约为 1.1/10 万，中国台湾患病率约为 0.8/10 万。

【病例情况】

1. 基本情况　患儿女，第一胎，足月顺产，出生体重 3.03 kg，于生后 47 天行串联质谱遗传代谢病筛查，筛查前无疾病史，生长发育正常。患儿父母非近亲婚配，家族中无遗传代谢病患者。

2. 代谢分析　串联质谱代谢病筛查结果提示游离肉碱及多个短链和中长链酰基肉碱值

显著低于正常范围，可疑原发性肉碱缺乏症。具体如下 C0：4.73μM（15~100μM），C2：3.46μM（9~45μM），C3：0.11μM（0.5~5μM），C4：0.03μM（0.06~0.4μM），C5：0.02μM（0.04~0.4μM），C6：0.01μM（0.02~0.2μM），C8：0.01μM（0.02~0.2μM），C12：0.01μM（0.02~0.4μM），C14：0.01μM（0.03~0.4μM），C16：0.12μM（0.25~4μM），C18：0.04μM（0.1~1.8μM）。

通知患儿家长进行复检，复检结果显示游离肉碱值仍明显低于正常及各种酰基肉碱降低，具体如下，C0：4.35μM（15~100μM），C2：5.03μM（9~45μM），C3：0：26μM（0.5~5μM），C4：0.02μM（0.06~0.4μM），C5：0.02μM（0.04~0.4μM），C6：0.01μM（0.02~0.2μM），C8：0.01μM（0.02~0.2μM），C12：0.01μM（0.02~0.4μM），C14：0.02μM（0.03~0.4μM），C16：0.14μM（0.25~4μM），C18：0.07μM（0.1~1.8μM）

3. 基因分析　为明确诊断对患儿进行二代基因检测，结果提示在 *SLC22A5* 基因发现两个杂合突变，分别是 c.1400 C>G（p.Ser467Cys）和 c.51C>G（p.Phe17Leu），均为错义突变，两个突变位点致病性均有相关文献报道[2-8]，并经过 Sanger 验证。基因检测结果见表 3-2-15。

表 3-2-15　基因检测结果

风险提示	疾病	遗传方式	基因（NM 号）	核苷酸改变	氨基酸改变	功能改变	杂合性	变异类型
可能患病	原发性肉碱缺乏症	AR	*SLC22A5*（NM_003060.3）	c.1400 C>G	p.Ser467Cys	missense	Het	已知致病
				c.51 C>G	p.Phe17Leu	missense	Het	已知致病

【病例分析】

1. 诊断　根据代谢指标游离肉碱值明显降低和基因检测发现 *SLC22A5* 基因两个已知致病基因突变位点，可以明确原发性肉碱缺乏诊断。

2. 鉴别诊断　原发性肉碱缺乏需要与其他因素引起的继发性肉碱缺乏症相鉴别，常见原因包括其他脂肪酸氧化代谢病、有机酸血症、线粒体病、摄入不足、合成低下、丢失过多、吸收异常、发育尚未成熟等，可通过病史、临床表现及基因检测进行鉴别。另外需要注意，由于游离肉碱能通过胎盘从母体转运给胎儿，因此新生儿血液游离肉碱水平可反应孕母血液水平。如母亲患有原发性肉碱缺乏症，其所生的健康新生儿生后可出现短暂的肉碱缺乏，因此，在出生数天后再进行采血检测，并对筛查阳性的新生儿进行随访监测，可有效减少漏诊和误诊的发生。

3. 治疗

（1）治疗原则：避免饥饿及长时间高强度运动。新生儿期建议喂养间隔时间不超过 4 小时；婴儿不超过 6 小时；儿童不超过 8 小时。需终身应用左卡尼汀替代治疗，维持血浆游离肉碱水平正常或接近正常。

（2）急症处理：当出现急性能量代谢障碍危象时，立即静脉输注足量葡萄糖以维持血糖

水平 >5 mmol/L，并调整左卡尼汀剂量为每天 100~400 mg/kg，静脉或口服给药。当出现急性心衰时，静脉输注左卡尼汀的同时，联合洋地黄、利尿剂等药物对症治疗，并限制钠盐摄入；对有心律失常者，同时给予抗心律失常药物治疗。

（3）长期治疗：临床上根据随访患者血浆游离肉碱和酰基肉碱水平、结合具体病情变化，进行个体化给予左卡尼汀治疗，推荐维持剂量为 100~200 mg/（kg·d），分 3~4 次服用，需终身补充。左卡尼汀副作用较少，大剂量可能引起腹泻、恶心等胃肠道不适，通常减少剂量待症状改善后再逐步增至治疗剂量。若伴有乙酰肉碱降低，可同时补充乙酰肉碱治疗，剂量为 50~100 mg/（kg·d）。

（4）监测与评估：定期检测血游离肉碱及酰基肉碱水平，根据血游离肉碱及酰基肉碱水平变化调整左卡尼汀剂量。伴有心肌病患者，定期进行超声心动图和心电图检查，当患者出现心肌损伤时，及时给予治疗。

4. 随访　患儿每 2~3 个月复诊一次，定期复查代谢指标，游离肉碱值均维持在正常范围内。患儿发育良好，体格发育和智力运动水平均正常，治疗期间未出现急性代谢紊乱。

【专家点评】

原发性肉碱缺乏症为常染色体隐性遗传病，患者缺乏特异性的临床表现，与有机酸代谢病和其它脂肪酸氧化障碍症状类似，可出现急性能量代谢障碍危象，如低酮性低血糖、高血氨以及心肌、骨骼肌和肝脏损害。患者可在新生儿至成年发病，以急性、间歇性或慢性形式发病，轻重不等，可导致单个脏器或多脏器受累，且具有潜在致死性。最常见的症状是婴幼儿期和儿童期的代谢失偿或心肌和骨骼肌受损。成年期症状较轻或无症状，多为耐力降低或易疲劳。

原发性肉碱缺乏症通过串联质谱检测可以检出，但多种脂肪酸氧化障碍疾病均可出现游离肉碱值降低，另外继发性肉碱缺乏也很常见，因此确诊 PCD 需要进行基因检测。PCD 治疗较为简单，需要避免饥饿及长时间高强度运动，终身服用肉碱替代治疗，维持血浆游离肉碱水平正常或接近正常，可有效避免代谢危象的发生，许多国家已将原发性肉碱缺乏症列为新生儿筛查的常规项目。普及串联质谱的应用，开展该病的新生儿筛查，做到早诊断早治疗，可以预防患儿发病及猝死。

原发性肉碱缺乏症导致的急性代谢紊乱及心肌病有致命危险，一些患者表现为智力运动障碍。通过新生儿筛查发现的患者在脏器不可逆损伤出现前开始补充左卡尼汀，其预后良好。本病具有潜在致死性，反复发作的低血糖或严重心律失常是导致死亡的主要原因。原发性肉碱缺乏为常染色体隐性遗传病，患者父母均为杂合子，母亲每次妊娠胎儿有 25% 的机会患病。鉴于左卡尼汀治疗疗效良好，再次妊娠遗传咨询时可知情同意不进行产前诊断，生后干预。

【参考文献】

[1] 中华预防医学会出生缺陷预防与控制专业委员会新生儿遗传代谢病筛查学组，中华医学会儿科分会出生缺陷预防与控制专业委员会，中国医师协会医学遗传医师分会临床生化遗传专业委员会，等. 原发性肉碱缺乏症筛查与诊治共识[J]. 中华医学杂志，2019，

99(2):88-92.

[2] SCHIMMENTI L A, CROMBEZ E A, SCHWAHN B C, et al. Expanded newborn screening identifies maternal primary carnitine deficiency[J]. Mol Genet Metab, 2007, 90(4): 441-445.

[3] OHASHI R, TAMAI I, INANO A, et al. Studies on functional sites of organic cation/carnitine transporter OCTN2 (SLC22 A5) using a Ser467Cys mutant protein[J]. J Pharmacol Exp Ther, 2002,302(3): 1286-1294.

[4] ROSE E C, DI SAN FILIPPO C A, NDUKWE ERLINGSSON U C, et al. Genotype-phenotype correlation in primary carnitine deficiency[J]. Hum Mutat, 2012,33(1): 118-123.

[5] LEE N C, TANG N L, CHIEN Y H, et al. Diagnoses of newborns and mothers with carnitine uptake defects through newborn screening[J]. Mol Genet Metab, 2010,100(1): 46-50.

[6] LI F Y, EL-HATTAB A W, BAWLE E V, et al. Molecular spectrum of SLC22 A5 (OCTN2) gene mutations detected in 143 subjects evaluated for systemic carnitine deficiency[J]. Hum Mutat, 2010,31(8): E1632-E1651.

[7] HAN L, WANG F, WANG Y, et al. Analysis of genetic mutations in Chinese patients with systemic primary carnitine deficiency[J]. Eur J Med Genet, 2014,57(10): 571-575.

[8] FRIGENI M, BALAKRISHNAN B, YIN X, et al. Functional and molecular studies in primary carnitine deficiency[J]. Hum Mutat, 2017,38(12): 1684-1699.

（王舒婷 谢晓媛）

病例 83 新生儿极长链酰基辅酶 A 脱氢酶缺乏症一例

【背景知识】

极长链酰基辅酶 A 脱氢酶缺乏症(very long chain acyl-CoA dehydrogenase deficiency, VLCADD)[OMIM 201475] 是由于编码细胞线粒体内脂肪酸 β 氧化中的关键酶极长链酰基辅酶 A 脱氢酶(very long chain acyl-CoA dehydrogenase, VLCAD)的基因 *ACADVL* 突变所致的常染色体隐性遗传病。

VLCAD 位于线粒体内膜,参与含 14~20 碳原子的长链脂肪酸代谢,是线粒体脂肪酸 β 氧化过程中的重要环节。VLCAD 缺陷将导致体内长链脂肪酸代谢障碍,长链脂肪酸不能氧化分解供能,同时蓄积在细胞内对心肌、骨骼肌、肝脏等产生毒性作用,导致一系列的临床症状和体征。VLDADD 有三种临床类型:心肌病型,肝型和肌病型。

发病率在国外不同人种之间为 1/10 万 ~1/3 万,报道欧美国家的发病率约为 1/8.5 万,国内无流行病学数据。

【病例情况】

1. 基本情况　患儿男,第一胎,剖宫产,出生体重 3.3 kg,无窒息,于生后 3 天行串联质谱遗传代谢病筛查,筛查前无疾病史。患儿父母非近亲婚配,家族中无遗传代谢病患者。

2. 代谢分析　串联质谱结果显示多个长链酰基肉碱值高于正常,具体如下, C12:

0.66μM(0.02~0.4μM),C14:1.68μM(0.04~0.5μM),C14:1:2.28μM(0.01~0.4μM),C16:1:0.46μM(0.01~0.45μM),C14:1/C8:1:17.54(0.1~4μM)。

通知患儿家长复检,结果仍显示多个长链酰基肉碱值高于正常,具体如下,C12:0.35μM(0.02~0.4μM),C14:0.6μM(0.04~0.5μM),C14:1:1.48μM(0.01~0.4μM),C16:1:0:17μM(0.01~0.45μM),C14:1/C8:1:4.35(0.1~4)。

3. 基因分析 为明确诊断对患儿进行二代基因检测,结果显示在 *ACADVL* 基因发现两个杂合突变,分别是 c.1246G>A(p.Ala416Thr)和 c.1141_1143delGAG(p.Glu381del),前者为错义突变,后者为缺失突变,两个突变位点致病性均有相关文献报道[1-5]。

【病例分析】

1. 诊断 该病临床表现无明显特异性,诊断主要依靠临床表现、生化检测和基因检测。根据代谢指标显示多种长链酰基肉碱谱水平升高,其中以肉豆蔻烯酰基肉碱(C14:1)最为明显,该指标是诊断极长链酰基辅酶 A 脱氢酶缺乏症最重要的代谢指标。除此项指标外,可伴有 C14、C14:2,C16、C18:1 等多种长链酰基肉碱水平升高。基因检测发现 *ACADVL* 基因两个已知致病基因突变位点,并经过 Sanger 验证,可以明确长链酰基辅酶 A 脱氢酶缺乏症诊断。基因检测报告见表 3-2-16。

表 3-2-16 基因检测报告

风险提示	疾病	遗传方式	基因(NM 号)	核苷酸改变	氨基酸改变	功能改变	杂合性	变异类型
可能患病	极长链酰基辅酶 A 脱氢酶缺乏症	AR	*ACADVL*(NM_000018.3)	c.1246G>A	p.Ala416Thr	missense	Het	已知致病
				c.1141_1143delGAG	p.Glu381del	deletion	Het	已知致病

2. 鉴别诊断

(1)心肌病型 VLCADD 需和系统性原发性肉碱缺乏症、肉碱棕榈酰基转移酶Ⅱ(CPTⅡ)缺乏、长链 3- 羟基酰基辅酶 A 脱氢酶 / 三功能蛋白缺乏症、肉碱酰基肉碱移位酶缺乏症、严重的多种酰基 -CoA 脱氢酶缺乏症相鉴别。

(2)VLCADD 的肝型可能具有类似中链酰基辅酶 A 脱氢酶(MCAD)缺陷的临床特征,或与电子转移蛋白(ETF)/ETF 泛醌(辅酶 Q)氧化还原酶缺陷相似,从而导致多种酰基 -CoA 脱氢酶缺乏症,但生化表型不同。

(3)间歇性横纹肌溶解症可以是 McArdle 病、CPTⅡ缺乏症的特征,一些原发性横纹肌溶解症、肌病也可见到横纹肌溶解。鉴别有赖于肌肉活检病理检查、血氨基酸和酯酰肉碱谱分析、尿有机酸分析和基因分析等。

3. 治疗 VLCADD 总的治疗原则是避免空腹,给予高糖类和低脂饮食,尤其是限制长链脂肪酸的摄入,补充中链甘油三酯(medium chain triglycerides, MCT),对症处理及预防和治疗并发症。

（1）避免空腹：频繁喂养可作为一种简单有效的预防措施，为机体提供足够的热量和能量，防止过多的脂肪动员。新生儿期一般间隔 3 小时喂养一次；<6 个月婴儿间隔 4 小时；6~12 个月婴儿夜间可间隔 6~8 小时；1~7 岁的儿童白天间隔 4 小时，夜间可延长至 10 小时喂养；而成年人一般间隔 8 小时（4~12 小时）。可在夜间或紧张活动时给予生玉米淀粉以加强对空腹的耐受，生玉米淀粉可持续释放葡萄糖，减少低血糖发生和脂肪的分解动员。

（2）合理饮食和 MCT 的使用：饮食结构应以糖类为主，减少脂肪尤其是长链脂肪酸摄入，但必须保证必需脂肪酸的摄入，同时要提供足够的蛋白质。一般健康婴儿脂肪摄入占总热量的 40%~50%，学龄儿童占 30%~35%。有症状的 VLCADD 患者脂肪摄入占总热量的 25%~30%，尤其注意限制长链脂肪酸和补充 MCT。心肌病型患儿，MCT 比例应占总脂肪摄入的 90%，而长链脂肪酸占 10%。1 岁内患儿宜选用最富含 MCT 的配方奶（80% 脂肪为 MCT），这样的饮食可逆转新生儿型患者心肌的病理改变；1 岁后患儿应限制长链脂肪酸摄入不超过总热量 10%，MCT 提供总热量的 20%。肝型和肌病型 1 岁以内患儿可选用富含 MCT 的配方奶（50% 脂肪为 MCT）或最富含 MCT 的配方奶；1 岁以后推荐选择有利于“心脏健康”饮食。一般脂肪中 50% 来自长链脂肪酸，50% 来自 MCT。MCT 的辛酸、癸酸等无糖异生作用，虽其中的甘油可异生为葡萄糖，但产生量少，不能满足反复发作低血糖患者的需要。MCT 可明显改善脂肪酸氧化障碍中心肌和骨骼肌症状等；当 VLCADD 患者处于代谢紊乱时，补充 MCT 并不能阻止肝脏的损害，甚至补充过多 MCT 会加重线粒体的氧化应激。

（3）左卡尼汀：对于左卡尼汀补充治疗脂肪酸 β 氧化障碍疾病一直存有争议。在 VLCADD 中，由于极长链脂肪酸的 β 氧化通路受阻，而导致线粒体内过多的长链脂肪酸蓄积，这些脂肪酸则需与游离肉碱结合，形成酰基肉碱转运出线粒体，这将造成血中游离肉碱的缺乏，故补充肉碱可以维持血中游离肉碱水平稳定。一般给予 50~100 mg/（kg·d）左卡尼汀配合饮食治疗可以明显缓解 VLCADD 患者的心功能异常。短期应用可以促进酮体生成和减少空腹低血糖的发生，但过多则促进长链酰基肉碱的生成和蓄积，对机体产生毒性作用。Primassin 等通过建立 VLCADD 小鼠模型研究发现，补充肉碱并不能阻止肌肉中游离肉碱降低，尤其在运动后，反而造成骨骼肌中大量酰基肉碱蓄积和毒性作用。

（4）其他治疗：对于反复低血糖发作的患者可以静脉注射葡萄糖以纠正低血糖症状。有研究发现，过氧化物酶体增殖激活受体 α 的激活剂苯扎贝特（bezafibrate）能提高 VLCADD 细胞的脂肪酸氧化能力，并提高 VLCADD 患者细胞中 VLCAD mRNA 及蛋白的表达量，通过上调基因表达来提高突变体蛋白的酶活性，同时苯扎贝特还能减少具有毒性作用的长链酰基肉碱的生成[6]。文献报道肌松剂丹曲洛林钠盐（dantrolene sodium）对伴有肌痛性痉挛、肌强直、横纹肌溶解的成年 VLCADD 患者具有良好的效果，主要机制是丹曲洛林钠盐能够结合骨骼肌肌浆网的主要 Ca^{2+} 释放通道 Ryandonine 受体，限制 Ca^{2+} 从肌质网/肌浆网中释放，并阻止细胞内 Ca^{2+} 持续升高及 Ca^{2+} 升高引起的线粒体功能异常等；还可作用于神经肌肉接头使兴奋 - 收缩耦联中断，以达到治疗目的[7]。

（5）遗传咨询：极长链酰基辅酶 A 脱氢酶缺乏症是常染色体隐性遗传病，患者父母再次生育再发风险为25%。应对所有患者及其家庭成员提供必要的遗传咨询，对高风险胎儿进行产前诊断。

4. 随访　患儿按照饮食管理建议治疗，目前发育正常，身高和体重均在中等范围内，智力发育水平正常，未出现代谢失衡。

【专家点评】

ACADVL 基因位于17p13.1，长约5.4kb，含20个外显子，编码655个氨基酸，已报道突变270种。VLCAD为线粒体脂肪酸β氧化过程第1步的关键酶，催化含14~18个碳的不同长度碳链的脂酰基辅酶A脱氢。其辅酶为黄素腺嘌呤二核苷酸，由黄素腺嘌呤二核苷酸接受脱氢产生的氢原子进入线粒体呼吸链进行氧化磷酸化产生ATP供能。VLCAD在肝脏、心肌、骨骼肌、皮肤成纤维细胞的线粒体中均有表达，可催化长链酯酰辅酶A产生烯酯酰辅酶A，再在烯酯酰辅酶A水化酶、羟酯酰CoA脱氢酶、酮酯酰CoA硫解酶这三个酶的作用下共同完成长链脂肪酸的氧化过程，每次长链脂肪酸的β氧化过程生成1个乙酰辅酶A和2个碳原子的脂酰辅酶A。乙酰辅酶A可参与三羧酸循环进行氧化磷酸化供能，也可在肝脏形成酮体，在运动、饥饿、应激等情况下产生能量。

VLCADD的临床表现具有明显异质性，根据起病年龄和临床表现分为3个类型。最常见的一种类型主要在新生儿和婴儿早期发病，常有心肌受累，又称心肌病型，此型发病凶险，患儿病死率高，表现为低血糖、瑞氏综合征、新生儿猝死、肥厚型和扩张型心肌病、心包积液、心律失常、肌无力、肝肿大和间歇性低血糖，肌酸激酶水平升高；心肌肥厚和心律失常可致死。另外两种类型为轻型，包括婴儿后期或儿童发病的肝型和青少年或成年发病的肌病型。肝型患儿常表现为肝大和肝功能异常，空腹耐力下降和急性低酮性低血糖，不伴心肌损害和心肌肥厚，但未经及时诊断和治疗也会有生命危险。肌病型主要在青少年至成年期发病，为迟发型，症状轻，一般不伴有心肌疾病和低血糖。主要表现为运动、感染或饥饿后的横纹肌溶解和肌红蛋白尿，甚至可发生肾功能衰竭，可伴有肌无力、肌肉痛性痉挛或肌痛。国外研究发现，极长链酰基辅酶A脱氢酶缺乏症患儿中约1/4有猝死或心脏病家族史，常见发作诱因为饥饿、发热、疲劳、药物及高脂肪食物，部分患者突发心源性猝死，需要通过尸检生化、病理及基因诊断。因此早期诊疗是改善VLCADD患者预后的关键，通过新生儿筛查可在无症状时发现患儿并开始治疗，可以减少死亡及残障。

【参考文献】

[1] FUKAO T，WATANABE H，ORII K，et al. Myopathic form of very-long chain acyl-coa dehydrogenase deficiency：evidence for temperature-sensitive mild mutations in both mutant alleles in a Japanese girl[J]. Pediatr Res，2001，49(2)：227-231.

[2] TAKUSA Y，FUKAO T，KIMURA M，et al. Identification and characterization of temperature-sensitive mild mutations in three Japanese patients with nonsevere forms of very-long-chain acyl-CoA dehydrogenase deficiency[J]. Mol Genet Metab，2002，75(3)：227-234.

[3] PERVAIZ M A，KENDAL F，HEGDE M，et al. MCT oil-based diet reverses hypertrophic

cardiomyopathy in a patient with very long chain acyl-coA dehydrogenase deficiency[J]. Indian J Hum Genet, 2011, 17(1): 29-32.

[4] DIEKMAN E F, VISSER G, SCHMITZ J P, et al. Altered energetics of exercise explain risk of rhabdomyolysis in very long-chain acyl-coA dehydrogenase deficiency[J]. PloS one, 2016, 11(2): e0147818.

[5] KEMP S, BERGER J, AUBOURG P. X-linked adrenoleukodystrophy: clinical, metabolic, genetic and pathophysiological aspects[J]. Biochim Biophys Acta, 2012, 1822(9): 1465-1474.

[6] SHIRAISHI H, YAMADA K, EGAWA K, et al. Efficacy of bezafibrate for preventing myopathic attacks in patients with very long-chain acyl-CoA dehydrogenase deficiency[J]. Brain Dev, 2021, 43(2): 214-219.

[7] VOERMANS N C, POELS P J, KLUIJTMANS L A, et al. The effect of dantrolene sodium in Very Long Chain Acyl-CoA Dehydrogenase Deficiency[J]. Neuromuscul Disord, 2005, 15(12): 844-846.

（王舒婷 谢晓媛）

病例84 新生儿甲基丙二酸血症合并同型半胱氨酸血症一例

【背景知识】

甲基丙二酸血症（methylmalonic acidemia，MMA）是我国最常见的常染色体隐性遗传的有机酸代谢病。MMA 由甲基丙二酰辅酶 A 变位酶（methylmalonyl CoA mutase，MCM）或其辅酶钴胺素（cobalamin，Cbl；也即维生素 B_{12}，VitB_{12}）代谢缺陷所导致。根据酶缺陷类型，可以分为 MCM 缺陷型（Mut 型）及维生素 B_{12} 代谢障碍型（cbl 型）两大类。Mut 型又可依据 MCM 酶活性完全或部分缺乏分为 Mut0 和 Mut- 亚型；cbl 型则包括 cblA [OMIM 251100]、cblB [OMIM 251110]、cblC [OMIM 277400]、cblD [OMIM 277410]、cblF [OMIM 277380] 等亚型。根据是否伴有血同型半胱氨酸增高，可以分为单纯型 MMA 及合并型 MMA，其中 cblC、cblD、cblF 缺陷称为 MMA 合并同型半胱氨酸血症。

目前已知与合并型 MMA 相关的基因有 1 个（*MMACHC*），与单纯型 MMA 相关的基因有 5 个（*MUT*，*MMAA*，*MMAB*，*MCEE*，*MMADHC*）。还有一些基因可致不典型 MMA 或少见疾病并发 MMA，包括 *HCFC1*，*ACSF3*，*ALDH6A1*，*TCblR*，*CD320*，*LMBRD1*，*ABCD4*，*SUCLG1*，*SUCLG2* 等。

上述基因之中，*MMACHC* 位于 1p34.1，含 5 个外显子，编码 282 个氨基酸，已知突变超过 70 种，中国人最常见突变为 c.609G>A，p.W203X 和 c.658_660delAAG，p.K220del。

MMA 总患病率在国外不同人种之间为 1/16.9 万 ~1/5 万。中国台湾地区约 1/8.6 万。中国大陆尚无确切数据报道，根据新生儿串联质谱筛查结果估算出生患病率约 1/2.8 万，但北方有些地区发病率可高于 1/ 万。

【病例情况】

1. 基本情况　患儿男，第二胎，38 周剖宫产，出生体重 2.74 kg，无窒息，生后第 7、8 天时曾出现尖叫，24 小时内约七、八次，后未再出现。于生后 46 天行串联质谱遗传代谢病筛查。患儿父母非近亲婚配，家族中无遗传代谢病患者。

2. 代谢分析　串联质谱结果提示丙酰基肉碱和相关指标异常，具体如下 C3：20.18μM（0.5~5μM），C3/C2：0.8（0.03~0.2），C3/C0：0.46（0.01~0.1）。

通知患儿家长复检同时进行尿代谢物检测，血串联质谱复检结果如下，C3：20.57μM（0.5~5μM），C3/C2：1.18（0.03~0.2），C3/C0：0.62（0.01~0.1）。尿液代谢物检测显示，尿甲基丙二酸 178.13（0~5），尿甲基枸橼酸 2.54（0~2），尿三羟基丙酸 12.35（0~2）。

3. 基因分析　为明确诊断对患儿进行二代基因检测，结果显示在 *MMACHC* 基因发现两个杂合突变，分别是 c.217 C>T（p.Arg73*）和 c.658_660delAAG（p.Lys220del），前者为无义突变，后者为框内缺失突变，均有相关文献报道[1-5]，并经过 Sanger 验证，诊断为甲基丙二酸血症合并同型半胱氨酸血症 cblC 型。基因检测报告见表 3-2-17。

表 3-2-17　基因检测报告

风险提示	疾病	遗传方式	基因（NM 号）	核苷酸改变	氨基酸改变	功能改变	杂合性	变异类型
可能患病	甲基丙二酸血症合并高胱氨酸尿症	AR	*MMACHC*（NM_015506.2）	c.217C>T	p.Arg73*	nonsense	Het	已知致病
				c.658_660delAAG	p.Lys220del	cds-del	Het	已知致病

【病例分析】

1. 诊断　该病在各年龄段中的临床表现不尽相同，诊断主要依靠临床表现、生化检测和基因检测。该患儿在生后一周时出现尖叫，但未伴有呕吐、昏迷，且未出现反复发作。最终在串联质谱遗传代谢病筛查中发现丙酰基肉碱指标明显升高（C3：20.18μM），其相关比值也明显升高（C3/C2：0.8，C3/C0：0.46），同时尿代谢物检测中，尿甲基丙二酸、尿甲基枸橼酸和尿三羟基丙酸均显著升高。这些特异性的生化指标提示存在甲基丙二酸血症。进一步行基因检测发现 *MMACHC* 基因两个已知致病基因突变位点，明确诊断为甲基丙二酸血症合并高胱氨酸尿症。

2. 鉴别诊断

（1）继发性甲基丙二酸血症：多是由于母亲慢性胃肠和肝胆疾病、恶性贫血、营养障碍及长期素食，导致患儿处于维生素 B_{12} 及叶酸缺乏。结合母亲营养状况、喂养史和血维生素 B_{12} 及叶酸水平可鉴别。

（2）丙酸血症：丙酸血症是由于丙酰 CoA 酶羧化酶活性缺乏，导致体内丙酸及代谢产物前体异常蓄积所致。在串联质谱代谢病筛查中也表现为 C3 及 C3/C2 增高，无法与甲基丙二酸血症区别，需要通过尿有机酸鉴别。丙酸血症患者尿 3- 羟基丙酸及甲基枸橼酸增高为主，可鉴别。

3. 治疗

1）长期治疗：甲基丙二酸血症合并同型半胱氨酸血症患者为维生素 B_{12} 反应型，以药物治疗为主，正常饮食。

（1）维生素 B_{12}：用于维生素 B_{12} 有效型的长期维持治疗，每周肌内注射羟钴胺，1.0~2.0 mg，1~2 次。

（2）左旋肉碱：用于调节细胞内辅酶 A 的稳态，促进甲基丙二酸和丙酰肉碱排泄，一般剂量为 50~200 mg/（kg·d）。

（3）甜菜碱：用于甲基丙二酸血症合并同型半胱氨酸血症患者，100~500 mg/（kg·d）。

（4）叶酸：用于合并同型半胱氨酸血症患者，5~10 mg/（kg·d），口服。

2）急性期治疗：如果患者出现急性代谢紊乱，需要给予急性期治疗，予以补液、纠正酸中毒及电解质紊乱，同时限制蛋白质摄入，供给充足的热量，避免静滴氨基酸。静滴或口服左旋肉碱 100~300 mg/（kg·d），肌注维生素 B_{12}，1 mg/d，连续 3~6 天。

4. 随访　患儿遵医嘱治疗，目前未出现急性代谢紊乱。生长发育水平均正常，定期随访。

【专家点评】

MMACHC 基因突变导致 cb1C 蛋白功能缺陷，氰钴胺的还原脱氰反应中断，腺苷钴胺素及甲基钴胺素合成障碍，机体内甲基丙二酸及同型半胱氨酸蓄积，蛋氨酸降低，对机体造成脑损伤。患者的临床表现复杂，个体差异很大，发病年龄从新生期至成人期，轻型患者可能终生不发病。1 岁内发病的早发型患者，以神经系统损害为主，常合并多系统损害，可累及脑、脊髓、眼、血液、肾脏、肝脏、胃肠道、心脏、肺、皮肤、黏膜、毛发。新生儿期即发病的患者病情危重，死亡率、致残率很高。而 1 岁后发病的晚发型患者，表现更为复杂，诊断困难，但经治疗后多数预后较好。轻型患者可能终生不发病，或仅表现为学习困难、情绪异常等。

甲基丙二酸血症合并同型半胱氨酸血症的临床症状缺乏特异性，主要依靠血氨基酸谱及酰基肉碱谱检测、尿有机酸检测及基因分析确诊。这类患者为维生素 B_{12} 反应型，应正常饮食，经维生素 B_{12} 等药物治疗后，患者的生化指标及临床症状显著改善[6]。

开展新生儿筛查，及早发现甲基丙二酸血症合并同型半胱氨酸血症患儿，通过基因检测明确诊断，尽早开始治疗，可以减少并发症及不良预后。

对于基因诊断明确的家系，母亲再次妊娠时可通过羊水甲基丙二酸、丙酰肉碱、总同型半胱氨酸等代谢产物浓度测定及羊水细胞或胎盘绒毛细胞 *MMACHC* 基因分析进行胎儿产前诊断，减少甲基丙二酸血症合并同型半胱氨酸血症患儿的出生。

【参考文献】

[1] LERNER-ELLIS J P，TIRONE J C，PAWELEK P D，et al. Identification of the gene responsible for methylmalonic aciduria and homocystinuria，cblC type[J]. Nat Genet，2006，38（1）：93-100.

[2] HANNIBAL L，KIM J，BRASCH N E，et al. Processing of alkylcobalamins in mammalian cells：A role for the MMACHC（cblC）gene product[J]. Mol Genet Metab，2009，97（4）：

260-266.

[3] YU Y F, LI F, MA H W. Relationship of genotypes with clinical phenotypes and outcomes in children with cobalamin C type combined methylmalonic aciduria and homocystinuria[J]. Zhongguo Dang Dai Er Ke Za Zhi，2015，17(8)：769-774.

[4] ZHOU W，LI H，WANG C，et al. Newborn screening for methylmalonic acidemia in a Chinese population：molecular genetic confirmation and genotype phenotype correlations[J]. Front Genet，2018，9：726.

[5] LIU M Y，YANG Y L，CHANG Y C，et al. Mutation spectrum of MMACHC in Chinese patients with combined methylmalonic aciduria and homocystinuria[J]. J Hum Genet，2010，55(9)：621-626.

[6] HUEMER M，DIODATO D，SCHWAHN B，et al. Guidelines for diagnosis and management of the cobalamin-related remethylation disorders cblC，cblD，cblE，cblF，cblG，cblJ and MTHFR deficiency[J]. J Inherit Metab Dis，2017，40(1)：21-48.

（王舒婷　谢晓媛）

病例 85　新生儿戊二酸血症 I 型一例

【背景知识】

戊二酸血症Ⅰ型(glutaric acidemia typeⅠ，GA-Ⅰ)[OMIM 231670]是一种常染色体隐性遗传有机酸血症。由于细胞内戊二酰辅酶 A 脱氢酶(glutaryl-CoA dehydrogenase，GCDH)缺陷导致赖氨酸、羟赖氨酸及色氨酸代谢紊乱，造成体内大量戊二酸、3-羟基戊二酸堆积，引起以神经系统损害为主的多脏器损害。

GA-1 在世界范围内的总发病率约为 1/10 万，具有种族和地域差异，国内报道约为 1/6 万，浙江省报道发病为 1/2.2 万[1]。

【病例情况】

1. 基本情况　患儿女，41^{+1}周自然产，既往发育未见异常，出生体重 3.0 kg，无窒息。于生后 95 天行串联质谱遗传代谢病筛查。患儿父母非近亲婚配，家族中无遗传代谢病患者。

2. 代谢分析　串联质谱结果显示戊二酰肉碱值显著升高，具体如下 C5DC：1.39μM(0.01~0.2)，C5DC/C8：27.8(0.1~3)。

通知患儿家长复检，血串联质谱复检结果如下，C5DC：1.69μM(0.01~0.2)，C5DC/C8：56.33(0.1~3)，戊二酰肉碱值仍明显高于正常。

3. 基因分析　为明确诊断对患儿进行二代基因检测，结果显示在 *GCDH* 基因发现两个杂合突变，分别是 c.395G>A(p.Arg132Gln)和 c.403 A>G(p.Ser135Gly)，两者均为错义突变，前者已有相关文献报道[2, 3]，后者为疑似致病突变，暂未有相关文献报道，并经过 Sanger 验证。基因检测结果见表 3-2-18。

表 3-2-18 基因检测结果

风险提示	疾病	遗传方式	基因（NM 号）	核苷酸改变	氨基酸改变	功能改变	杂合性	变异类型
可能患病	戊二酸血症 I 型	AR	*GCDH*（NM_000159.2）	c.395G>A	p.Arg132Gln	missense	Het	已知致病
				c.403A>G	p.Ser135Gly	missense	Het	疑似致病

【病例分析】

1. 诊断 大多数戊二酸血症 I 型患儿于婴幼儿期发病，表现多样，常规实验室检测多无特异性。诊断主要依靠临床表现、血串联质谱检测和基因检测。该患儿在生后无明显临床症状，3 月龄时体格发育和智力发育未见异常。在串联质谱遗传代谢病筛查中发现戊二酰肉碱指标明显升高（C5DC：1.69μM），其相关比值也明显升高（C5DC/C8：56.33）。这些特异性的生化指标提示可能存在戊二酸血症 I 型。进一步行基因检测发现 *GCDH* 基因两个基因突变位点，故诊断为戊二酸血症 I 型。

2. 治疗

（1）饮食治疗：限制天然蛋白质，减少赖氨酸、色氨酸的摄入，为保证营养，需要补充不含赖氨酸和色氨酸的特殊配方奶粉。为保证大脑正常发育，6 岁前建议严格饮食干预，6 岁后可适当放宽，但仍需继续保持低赖氨酸饮食。

（2）左旋肉碱：病情稳定期，50~200 mg/（kg·d）口服，急性性可静脉滴注或肌肉注射。

（3）并发症治疗：出现急性脑病危象时，需采取积极的对症治疗以及避免出现神经系统严重并发症。需控制高能量摄入，使机体处于低代谢状态，每天能量摄入应为同龄人的 120%，每天静脉滴注葡萄糖 15~20 g/kg；24~48 小时内通过限制或停止天然蛋白质的摄入以减少 3- 羟基戊二酸的生成，在 3~4 天内重新逐步增加蛋白质摄入量，直至维持水平。之后维持不含色氨酸、赖氨酸的特殊氨基酸配方奶粉喂养，调整蛋白摄入量每天 0.8~1.0 g/kg；增加生理解毒机制及补充左卡尼汀防止继发性肉碱枯竭；静脉输液碱化尿液，并维持正常的水、电解质及酸碱平衡。其余对症处理包括退热、抗感染、止吐、利尿和抗癫痫治疗等。注意监测生命体征、意识、血气、血糖及电解质等。对合并神经系统并发症的患者，以往认为精氨酸可降低赖氨酸在脑内的沉积和氧化，对神经系统有保护作用。但近期研究表明，并无证据能够证明精氨酸治疗该病的疗效，因此，稳定期治疗不必额外补充精氨酸。对伴发严重肌张力不全的患者可给予巴氯芬。

3. 随访 患儿确诊后约 4 月龄即改用 GA1 专用配方奶粉，同时口服左旋肉碱治疗。在 8 月龄时逐渐出现发育倒退，不能独坐，喂养困难，咀嚼功能下降，只能吃流食或半流食，同时出现肌张力障碍。患儿一岁半时仍不能独坐，体重增长不良，肌张力异常，出现制动体位，智力发育尚可。

【专家点评】

戊二酸血症 I 型（GA-1）是较为罕见的有机酸血症，属常染色体隐性遗传。致病基因 *GCDH* 位于染色体 19p13.2，全长约 7kb，含 11 个外显子，编码 438 个氨基酸。目前国际上已报道约200种突变,其中大部分属于错义突变。绝大多数GA-1患儿于婴幼儿时期发病,临床表现多种多样。目前研究发现临床症状的严重程度与基因型并无明显相关性。患儿通常生后3~36月龄间,在发热、感染、手术或预防接种等诱因后出现酮症、呕吐、肝大和急性脑病危象表现,包括肌张力低下、意识丧失和惊厥发作等,对症治疗后症状可缓解,但不能完全恢复。如果急性脑病危象反复发生,神经系统损伤将进行性加重,可有发育倒退现象,最终可出现认知功能障碍。部分患儿在生后数年逐渐出现运动延缓、肌张力异常和随意运动障碍,但智力发育基本正常。患者常在10岁内死于伴发疾病或Reye样发作,随年龄增长发作减少。极少数患者于青春期甚至成年时期发病,首次发病之前可无症状。随着串联质谱筛查的推广,GA-1的症状前诊断率越来越高,患儿的预后得到一定程度的改善。

如果能在症状出现前开始治疗,绝大多数患者预后良好,国内外均有这么多患者健康成长。但是,在治疗前合并严重脑损害的患儿预后不良。开展新生儿遗传代谢病筛查可以帮助在症状出现前发现该疾病,通过基因检测尽早确诊并开始治疗,可以避免或减轻神经系统的损伤。

GA-Ⅰ先证者的母亲若再次妊娠,可以运用羊水有机酸分析、胎盘绒毛或羊水细胞的基因突变分析技术进行产前诊断,避免患儿出生。

【参考文献】

[1] LIN Y, ZHU X, ZHANG C, et al. Biochemical, molecular, and clinical features of patients with glutaric acidemia type 1 identified through large-scale newborn screening in Zhejiang Province, China[J]. Clin Chim Acta, 2022, 530: 113-118.

[2] WANG Q, LI X, DING Y, et al. Clinical and mutational spectra of 23 Chinese patients with glutaric aciduria type 1[J]. Brain Dev, 2014, 36(9): 813-822.

[3] ZSCHOCKE J, QUAK E, GULDBERG P, et al. Mutation analysis in glutaric aciduria type I[J]. J Med Genet, 2000, 37(3): 177-181.

(王舒婷 谢晓媛)

病例86 新生儿中链酰基辅酶A脱氢酶缺乏症一例

【背景知识】

中链酰基酶A脱氢酶(medium chain acyl-CoA dehydrogenase, MCAD)[OMIM 201450]缺乏症是由于中链酰基酶A脱氢酶功能缺陷,中链脂肪酸β氧化受阻,导致能量生成减少和毒性代谢中间产物蓄积引起的疾病,属于常染色体隐性遗传代谢病。该病于1983年由Rhead等首次报道,1986年致病基因被成功定位和克隆。随着串联质谱技术的发展和应用,许多国家和地区已将该病列入新生儿疾病筛查项目。

MCAD是由于常染色体1p31.1中的中链酰基辅酶A脱氢酶编码基因*ACADM*突变导致中链酰基辅酶A脱氢酶功能缺陷所致脂肪酸氧化代谢病障碍的疾病。不同国家发病率差异较大,白种人中患病率较高。英国约9.4/10万,加拿大约7.1/10万,澳大利亚约5.2/10万,美国约5.2/10万,德国约12.3/10万,荷兰约21.1/10万,奥地利约4/10万,沙特阿拉伯约

5.5/10 万。亚洲患病率较低，日本新生儿患病率约 1.9/10 万。中国串联质谱筛查 780 万例新生儿患病率约 0.66/10 万。

【病例情况】

1. 基本情况　患儿男，第一胎，阴道臀牵引手术产，出生体重 3.35 kg，无窒息，于生后 76 天行串联质谱遗传代谢病筛查，筛查前无疾病史，生长发育正常。患儿父母非近亲婚配，家族中无遗传代谢病患者。

2. 代谢分析　串联质谱结果显示多个中链酰基肉碱值高于正常，具体如下，C6：0.46μM（0.02~0.2μM），C8：0.82μM（0.02~0.2μM），C8DC：0.14μM（0~0.1μM），C10：0.35μM（0.01~0.2μM），C10:1:0.53μM（0.01~0.2），C5DC/C8:0.07（0.1~3），C8/C2:0.02（0~0.01）。

通知患儿家长复检，结果仍显示多个中链酰基肉碱值高于正常，具体如下，C6：0.34μM（0.02~0.2μM），C8：0.61μM（0.02~0.2μM），C10：0.24μM（0.01~0.2μM），C10：1：0.48μM（0.01~0.2），C5DC/C8:0.05（0.1~3），C8/C2:0.02（0~0.01）。

3. 基因分析　为明确诊断对患儿进行二代基因检测，结果显示在 *ACADM* 基因发现两个杂合突变，分别是 c.449_452delCTGA（p.Thr150Argfs*4）和 c.698T>C（p.Ile233Thr），前者为框移突变后者为错义突变，均有相关文献报道[1-4]，并经过 Sanger 验证，患者诊断为中链酰基辅酶 A 脱氢酶缺乏症。基因检测报告见表 3-2-19。

表 3-2-19　基因检测报告

风险提示	疾病	遗传方式	基因（NM 号）	核苷酸改变	氨基酸改变	功能改变	杂合性	变异类型
可能患病	中链酰基辅酶 A 脱氢酶缺乏症	AR	*ACADM*（NM_000016.4）	c.449_452delCTGA	p.Thr150Argfs*4	frameshift	Het	已知致病
				c.698T>C	p.Ile233Thr	missense	Het	已知致病

【病例分析】

1. 诊断　根据代谢指标辛酰肉碱（C8）明显升高，同时己酰肉碱（C6）和葵酰肉碱（C10）明显升高，基因检测发现 *ACADM* 基因两个已知致病基因突变位点，可以明确中链酰基辅酶 A 脱氢酶缺乏症诊断。

2. 鉴别诊断

（1）中链酰基辅酶 A 脱氢酶缺乏要和 Reye 综合征鉴别：患儿出现急性非炎症性脑病伴血氨升高、肝功能异常，易被误诊为 Reye 综合征。两者鉴别主要依靠酰基肉碱谱分析，Reye 综合征无酰基肉碱水平增高。

（2）与其他遗传病鉴别：如酪氨酸血症、瓜氨酸血症Ⅱ型患者，可伴有长链酰基肉碱增高，但同时伴有瓜氨酸或酪氨酸异常，因此对于伴有氨基酸增高的患者需与氨基酸代谢病鉴别。

3. 治疗　MCAD 治疗原则为平时注意避免饥饿，急性发作期对症处理。

（1）稳定期饮食管理 预防发病的主要方法是通过频繁进食预防低血糖，避免长期禁食。建议最长禁食时间因年龄而异，6~12 个月禁食时间不超过 8 h，1~2 岁期间不超过 10 h，2 岁后不超过 12 h[5]。幼儿可以睡前给予碳水化合物（如玉米淀粉，2 g/kg）补充葡萄糖供应[6]。对于该患儿这种无症状的患者，平时可正常饮食，即脂肪摄入可达到总热量的 30%~35%，碳水化合物占 50%~55%，蛋白质占 10%~15%，但也有建议适当减少脂肪的摄入对于预防发作是有利的。MCAD 患儿避免食用富含中链脂肪酸的配方食品。MCAD 患儿患肥胖症的风险很高，应强调健康饮食和积极的生活方式。

（2）急性期的治疗 纠正低血糖和补充足量液体及电解质是改善代谢失衡和清除有毒代谢物的关键。新生儿给予 2 mL/kg 的 10% 葡萄糖静脉推注，大龄儿童使用较大的量，然后使用葡萄糖液维持并补充适量电解质，可用 12~15 mg（/kg·min）的葡萄糖维持，直到患儿能在适当的口服摄入量下恢复到正常水平，不要在急性发作期使用脂肪乳剂。MCAD 患者如不能在静脉补充充足葡萄糖的情况下迅速恢复，可考虑血液透析（同时继续输注葡萄糖），使患者的血糖水平维持在 5mmol/L 以上。

（3）肉碱治疗：对补充肉碱治疗 MCAD 尚存在争议。本患儿未给予肉碱治疗。

4. 随访 患儿按照饮食管理建议治疗，目前发育正常，身高和体重均在中等范围内，智力发育水平正常，未出现代谢失衡。

【专家点评】

中链酰基酶 A 脱氢酶缺乏症患者临床表现多样，从无症状到 Reye 综合征、猝死均有报道。大多数患者在出生后 3 个月 ~3 岁之间发病，少部分在新生儿期或成人期发病，多因饥饿、感染或预防接种等诱因引起疾病发作，也有患者无症状。急性发作时患者常表现为低酮症性低血糖、呕吐、嗜睡，也可表现为抽搐、窒息等，常迅速进展为昏迷或死亡，在临床中易导致误诊。部分患儿表现为室性心动过速、肺出血等症状，也有以黄疸为首发症状的患儿。在出现临床症状后被诊断的患儿中，约 20% 的患儿死于第 1 次代谢紊乱发作。早期的诊断和治疗是改善预后的关键。许多国家和地区已将该病列入新生儿疾病筛查项目。通过新生儿筛查可以在症状发生前发现患儿，及早开始干预，减少死亡和残障。

研究已证实，早期诊断、合理治疗可有效降低 MCAD 患者的死亡率和残疾率。在先证者基因诊断明确的前提下，运用胎盘绒毛或羊水细胞的基因突变分析，可进行中链酰基辅酶 A 脱氢酶缺乏症的产前诊断，预防疾病。同时，对确诊患者的其他家族成员进行生化检查和突变分析，有助于发现无症状的该病患者，尽早采取预防措施，避免急性发病。

【参考文献】

[1] PUREVSUREN J，KOBAYASHI H，HASEGAWA Y，et al. A novel molecular aspect of Japanese patients with medium-chain acyl-CoA dehydrogenase deficiency（MCADD）：c.449-452delCTGA is a common mutation in Japanese patients with MCADD[J]. Mol Genet Metab，2009，96（2）：77-79.

[2] STURM M，HEREBIAN D，MUELLER M，et al. Functional effects of different medium-chain acyl-CoA dehydrogenase genotypes and identification of asymptomatic variants[J].

PloS one, 2012, 7(9): e45110.

[3] SMITH E H, THOMAS C, MCHUGH D, et al. Allelic diversity in MCAD deficiency: the biochemical classification of 54 variants identified during 5 years of ACADM sequencing[J]. Mol Genet Metab, 2010, 100(3): 241-250.

[4] KOSTER K L, STURM M, HEREBIAN D, et al. Functional studies of 18 heterologously expressed medium-chain acyl-CoA dehydrogenase (MCAD) variants[J]. J Inherit Metab Dis, 2014, 37(6): 917-928.

[5] DERKS T G, REIJNGOUD D J, WATERHAM H R, et al. The natural history of medium-chain acyl CoA dehydrogenase deficiency in the Netherlands: clinical presentation and outcome[J]. J Pediatr, 2006, 148(5): 665-670.

[6] IBRAHIM S, TEMTEM T. Medium-Chain Acyl-COA Dehydrogenase Deficiency[M]. StatPearls. Treasure Island (FL); StatPearls Publishing Copyright © 2022, StatPearls Publishing LLC. 2022.

（王舒婷　谢晓媛）

病例 87　新生儿多种酰基辅酶 A 脱氢酶缺乏症一例

【背景知识】

多种酰基辅酶 A 脱氢酶缺乏症（multiple acyl-CoA dehydrogenase deficiency, MADD）[OMIM 231680]，又称为戊二酸血症Ⅱ型（glutaric acidemia Ⅱ）或戊二酸尿症Ⅱ型（glutaric aciduria Ⅱ），是基因缺陷导致线粒体中电子传递黄素蛋白（ETF）或电子传递黄素蛋白脱氢酶（ETFDH）功能障碍所致的脂肪酸氧化代谢紊乱，属于常染色体隐性遗传病。其主要病理改变为肝细胞、肾小管上皮细胞和心肌细胞脂肪变性。根据发病年龄可以分为两大类：新生儿发作型及迟发型。

目前 MADD 的发病率未见明确报道，亦未见明确的热点突变报道。

【病例情况】

1. 基本情况　患儿男，41^{+6} 周自然产，出生体重 3.03 kg，无窒息。于生后第 4 天行串联质谱遗传代谢病筛查。患儿父母非近亲婚配，家族中无遗传代谢病患者。

2. 代谢分析　串联质谱结果显示多种酰基肉碱显著升高，具体如下，C4：0.88μM（0.05~0.6μM），C5：0.71μM（0.04~0.4μM），C6：0.99μM（0.01~0.2μM），C8：1.38μM（0.01~0.2μM），C10：1μM（0.01~0.25μM），C12：1.19μM（0.05~0.5μM），C14：1.54μM（0.05~0.5μM），C14:1：0.79μM（0.01~0.4μM），C16:1：0.57μM（0.02~0.45μM）。

3. 基因分析　为明确诊断对患儿进行二代基因检测，结果显示 *ETFDH* 基因发现两个杂合突变，分别为 c.242T>C（p.Leu81Pro）和 c.872T>G（p.Val291Gly），均为错义突变且有相关文献报道 [1]，已经过 Sanger 验证。基因检测结果见表 3-2-20。

表 3-2-20 基因检测结果

疾病	基因	遗传方式	变异	变异类型
戊二酸血症Ⅱ型	*ETFDH*	AR	c.242T>C	已知致病
戊二酸血症Ⅱ型	*ETFDH*	AR	c.872>G	已知致病

【病例分析】

1. 诊断 MADD 是一种可治疗的脂肪酸氧化代谢障碍性疾病，但因其临床表现的高度异质性，给诊断带来难度。诊断主要依靠血串联质谱检测和尿气相色谱分析。酶学检测并非必需。确证依靠致病基因的测序。该患儿无显示临床症状，串联质谱检测显示多种中链酰基肉碱升高，基因检测结果明确，故确诊为多种酰基辅酶 A 脱氢酶缺乏症，结合其临床表现考虑为迟发型。

2. 鉴别诊断 异戊酰辅酶 A 的中间代谢产物升高也可见于 2- 甲基丁酰辅酶 A 脱氢酶缺乏，需注意鉴别。

3. 治疗 MADD 患者应避免空腹，饮食结构上与其他类型的脂肪酸氧化障碍类似，应进食低脂、低蛋白及高碳水化合物的饮食。迟发型患者多为维生素 B_2 有效型，口服维生素 B_2（100~300 mg/d），同时给予左旋肉碱治疗 [30~100 mg/（kg·d）]。

4. 随访 患儿遵医嘱治疗，目前未出现急性代谢紊乱。生长发育水平均正常，定期随访。

【专家点评】

多种酰基辅酶 A 脱氢酶缺乏症是一种以低酮或非低酮性低血糖症和代谢性酸中毒为临床特殊的遗传代谢病。线粒体脂肪酸 β 氧化是机体重要的能量来源，ETF、ETFDH 是线粒体呼吸链中电子传递的关键转运体。其中，ETF 位于线粒体基质内，接受多种脱氢酶脱氢产生的电子，转运至内膜的 ETFDH，最后转运至复合体Ⅲ，产生 ATP 为机体供能。ETF 或 ETFDH 缺陷，均可引起线粒体呼吸链多种脱氢酶功能受阻，使其脱氢产生的电子不能下传，导致脂肪酸、支链氨基酸、维生素 B 及能量代谢障碍[1]。*ETFDH* 基因位于 4q33，含 13 个外显子，编码 671 个氨基酸，是位于线粒体内膜的单体蛋白。现有的研究认为，MADD 的临床表现与基因突变类型、位置和环境因素有关。在更轻症的 MADD 患者中，*ETF*/*ETFDH* 基因型可能受环境因素（如细胞内温度）影响，使得剩余酶活性受到调控而升高。

该病根据发病年龄和表型可分为两大类：新生儿发作型和迟发型；新生儿发作型根据其伴 / 不伴有先天发育异常又被分为Ⅰ型和Ⅱ型。新生儿期发病伴先天畸形者多为早产儿，在生后数小时至 48 小时发病，肌张力低下，肝大，严重低血糖症，代谢性酸中毒。患儿常有类似于异戊酸血症患者的特殊“汗脚”气味。部分患儿可触及肿大的肾，或有面部异常（高前额、低耳位、眼距过宽、下面部发育不良等），这些患者多在生后 1 周内死亡[2]。新生儿期发病而无先天畸形的患者常在生后数小时或数天发病，肌张力低下，呼吸增快，代谢性酸中毒，肝大，低血糖症，“汗脚”样体臭。部分患者获得及时诊断和治疗可存活较长时间，但伴有严重心肌病者常在数月内死亡。少数病例在新生儿时期表现为低血糖，其后发生 Reye 综合征样症状，患者可存活较长时间。迟发型常表现为嗜睡、呕吐、低血糖、代谢性酸中毒、肝肿大、肌无力等[3]。迟发型 MADD 的发病年龄和症状在不同病例中差异很大，主要表现为不伴有先天畸形，但终身伴有急性间歇发作的呕吐、脱水、低酮性低血糖、酸中毒及意识障碍的风险。年龄大者可有肝脏肿大或脂质沉积性肌病。急性失代偿发作可由感染、发热、手术、低能量饮食或减肥、饮酒、妊娠等诱发。大多数患者发展为慢性肌病症状，包括运动不耐受、肌痛、肌无力、肌肉萎缩。迟发型病人的有机酸尿症常为间歇性，仅在疾病期间和处于分解代谢压力下较为显著。迟发型更多为维生素 B_2 反应型。迟发型患者诊断较为困难，患者常无代谢性酸中毒等症状，通过新生儿筛查可以发现该类患者，通过早期干预可减少死亡及残障。

新生儿期发病的患者通常预后不良，多在生后数日或数月内死亡，维生素 B_2 有效型患者预后良好。因此开展新生儿筛查，通过基因检测及早发现患儿并尽早开始治疗，可以防止智力低下。

在先证者基因诊断明确的前提下，母亲再次妊娠时可以采取胎盘绒毛或羊水细胞基因分析进行产前诊断。

【参考文献】

[1] WEN B，LI D，SHAN J，et al. Increased muscle coenzyme Q10 in riboflavin responsive MADD with ETFDH gene mutations due to secondary mitochondrial proliferation[J]. Mol Genet Metab，2013，109(2)：154-160.

[2] PRZYREMBEL H，WENDEL U，BECKER K，et al. Glutaric aciduria type II：report on a previously undescribed metabolic disorder[J]. Clin Chim Acta，1976，66(2)：227-239.

[3] DUSHEIKO G，KEW M C，JOFFE B I，et al. Recurrent hypoglycemia associated with glutaric aciduria type II in an adult[J]. N Engl J Med，1979，301(26)：1405-1409.

（王舒婷　谢晓媛）

病例 88　DNA 聚合酶 ε-1 复合杂合突变致男性患儿轻型 FILS 综合征一例

【背景知识】

DNA 聚合酶 ε 在人类细胞中主要参与前导链 DNA 的复制，并与 DNA 损伤修复及细胞周期调控等功能相关[1, 2]，是 DNA 复制必须的聚合酶之一。DNA 聚合酶 ε 的催化亚基（DNA Polymerase epsilon，POLE）广泛存在并参与机体各个组织和器官的细胞周期活动，故 *POLE* 基因变引起的疾病通常累及患者多个系统、多种组织[3, 4]。FILS 综合征（Facial dysmorphism，Immunodeficiency，Livedo，and Short stature）即为由 *POLE* 基因纯合突变或复合杂合突变所导致的一类罕见的常染色体隐性遗传疾病，发病率约为 1/100 万[3]。其临床表现为轻度面容缺陷（包括高前额及颧发育不全），免疫缺陷（致呼吸道感染频发），青斑（面部、前臂和 / 或腿部皮肤），及身材矮小[3, 5]。本文报道一例以轻度面容缺陷及身材矮小为主要症状的 FILS 综合征案例（病案号：CCY0000606）。该案例特殊性在于其 FILS 综合征典型症状较轻，且 FILS 综合征最常见的免疫缺陷及青斑等症状在本案例接诊至今尚无明显体现,这也在一定程度上给患者的病因的诊断带来一定困难。

【病例情况】

1. 一般资料

（1）主诉:男,5 岁,因身材矮于同龄人就诊。

（2）现病史:患者足月出生,出生体重及身长均在正常范围,婴儿期以配方奶喂养为主。患者父母身高、外形及智力无异常发现,父母双方无家族遗传病史。

患者 4 岁时身高 80.4 cm,体重 9.7 kg,其出生后至 5 岁生长发育曲线如图 3-2-33 a,b 所示。患者面容特殊,主要表现为颧骨发育不全(扁平),双眼下眼睑略浮肿(图 3-2-33c, d);四肢短小,前臂及手腕处皮肤褶皱较深(图 3-2-33 e);RUS-CHN 法对患者骨龄进行评价后提示患者骨龄发育迟缓,其骨龄与实际年龄相较少约 1.1 岁;因其头围在同龄人正常范围而身材矮小,导致其相对大头畸形。患者五岁时智力发育经韦氏智力测量量表评测相当于 39 月龄儿童。

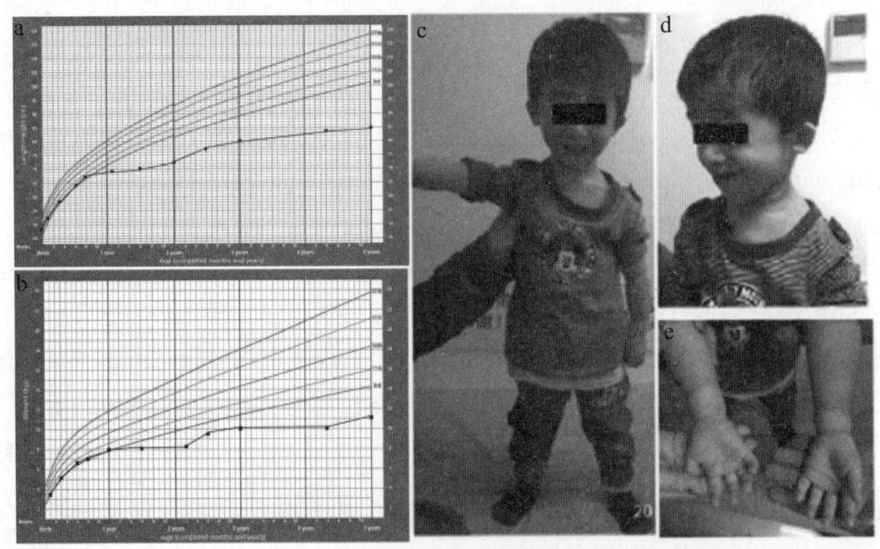

图 3-2-33 患者主要表型为身高体重发育落后及特殊面容

a. 患者 0-5 岁身高发育曲线;b. 患者体重发育曲线;c. 患者站立正面照;d. 患者面容特征,颧骨平,耳朵小且耳位偏低,下颌小;e. 患者上臂及手腕处皮肤深褶皱

2. 入院检查 采用相应年龄段《营养及行为干预研究项目调查问卷》对患者基本营养、家庭情况、患者出生前后母子健康状况、新生儿甲状腺功能筛查结果、婴幼期营养及行为状况等方面进行调查。调查结果中除发现患者曾有一同胞哥哥(2010 年出生)于出生 50 天后因肺炎夭折外,无其他异常发现。利用串联质谱法对患者进行遗传代谢病筛查(42 种遗传代谢病),未见异常。

患者的生长激素、皮质醇及肾上腺皮质激素、胰岛素样生长因子及其结合蛋白、血糖及胰岛素代谢水平等检测项目均未见异常。彩色多普勒超声对患者进行系统检查后,肝、胆、胰、脾、肾脏及生殖系统等主要器官均未见异常。患者躯干部 X- 光影像学分析提示患者腰 5 隐性脊柱裂。头部磁共振提示患者垂体体积较小且存在腺样体增殖。彩色多普勒超声心动图检查提示患者心脏各腔室内未见明显结构异常，左室舒张、收缩功能正常，但三尖瓣口收缩期可见少量反流信号。

因上述检查结果均未能对患者相应表型提供明确诊断依据，对患者进行全基因组测序，试图从分子生物学层面探寻患者病因。按照患者身材矮小、特殊面容及智力发育落后的主要表型，以矮小症表型相关的基因作为数据解读的初步筛选依据。数据解读规则主要参考 ACMG 相关指南[6, 7]。

【病例分析】

全基因组测序及分析结果提示患者在 *POLE* 基因分别存在两个疑似致病突变（likely pathogenic）：*POLE* 基因上的 c.2006G>A 突变及 c.5811+2T>C 突变。我们又采用 Sanger 测序法，通过对患者及父母三者上述突变位点区域 DNA 进行测序和序列比对，验证了全基因组测序结果提示的突变无误，并确定了的突变来源。*POLE* 基因上的 c.2006G>A 突变为无义突变，会导致 POLE 蛋白翻译过程的提前终止（图 3-2-34 a）；在该位点在人群（千人数据库，ExAC 东亚人群数据库）中频率极低，在患者家系验证中显示该突变来源于父系，其母系不存在该突变，根据 ACMG 解读规则，判定为疑似致病突变。而 c.5811+2T>C 突变为剪切突变，会导致 POLE 蛋白的异常表达或不表达；该位点在人群（千人数据库，ExAC 东亚人群数据库）中频率极低，在患者家系验证中显示该突变来源于母系，其父系不存在该突变（图 3-3-34 b），根据 ACMG 解读规则，判定为疑似致病突变。

为验证上述剪切位点突变是否会影响 *POLE* 基因 mRNA 的剪切，我们又对患者样本进行转录组分析。分析结果表明患者转录组中确实存在有很多跳过 42 号外显子的转录本（图 3-2-35）。推测 c.5811+2T>C 突变会影响外显子的剪切，从而导致 42 号外显子表达调控的异常。因患者年龄较小，且目前并无严重影响患者生存及生活质量的症状出现，患者监护人认为目前不适宜频繁进行样本采集及进行更多的检测分析，故暂时未对患者翻译水平（POLE 蛋白质表达）及不同组织差异表达进一步检测分析。

结合上述基因组测序及转录组分析结果，因 FILS 综合征为常染色体隐性遗传特性，该患者同时存在两个疑似致病位点，符合 FILS 综合征的遗传模式，故认为上述两个突变为患者的致病原因。

在后期的追访过程中，我们又对本案例患者的淋巴细胞亚型及免疫球蛋白亚型分别进行计数及定量分析。从淋巴细胞分型计数结果来看，本患者各型淋巴细胞计数均在正常参考值范围，未出现如文献中对典型 FILS 综合征能患者报道的淋巴细胞亚型计数降低的情况。本患者 IgG 总量、IgA、IgM、IgE、补体 C3 及补体 C4 等主要免疫球蛋白定量结果均在正常范围，仅观察到 IgG4 亚型略低于参考值下限。考虑到本患者除典型的面容异常、身材矮小、生长发育迟缓等症状与典型的 FILS 综合征相符外，皮肤青斑、免疫缺陷等症状均表现较轻或不明显，故本案例被定为轻型 FILS 综合征。

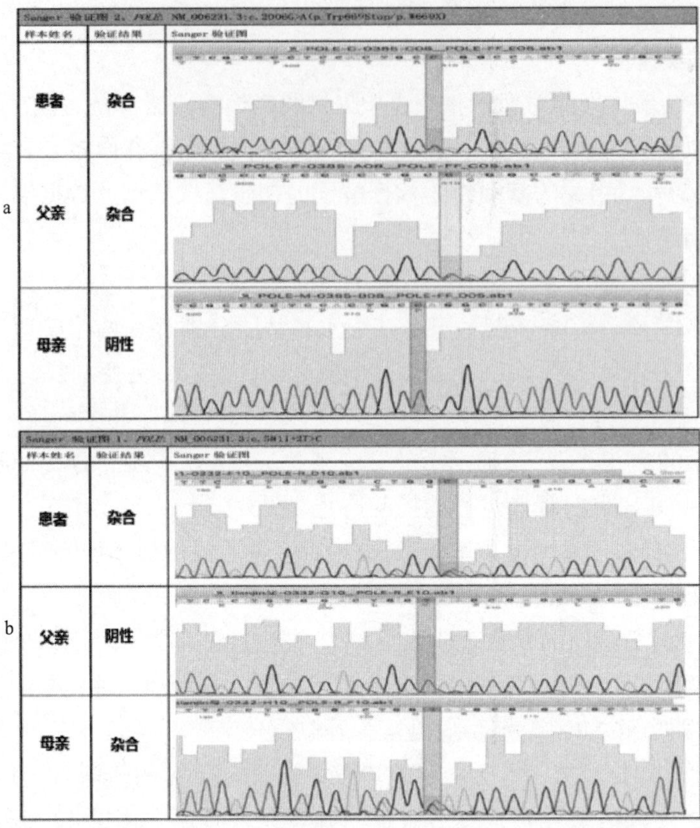

图 3-2-34 Sanger 测序法对患者家系验证及突变来源确认

a. c.200 6G>A 突变仅存在于父系样本,母系该位点正常。b. c.581 1+2T>C 突变仅存在于母系样本,父系该位点正常

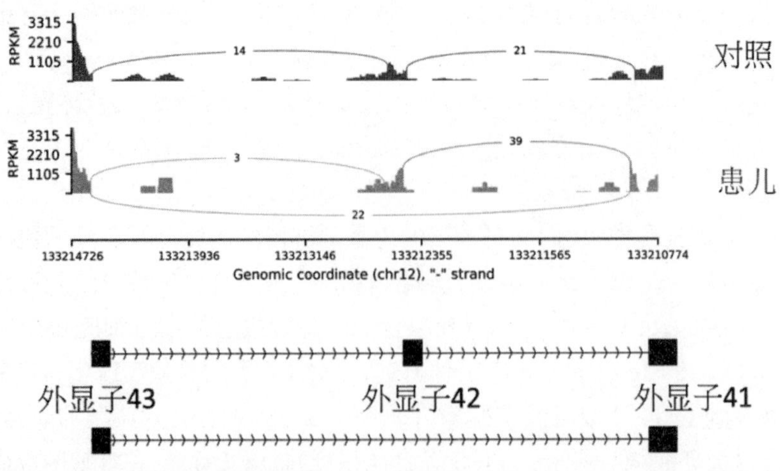

图 3-2-35 转录组分析提示患者转录组中存在大量跳过 42 号外显子的转录本(底部黑白色调图为模式图)

【专家点评】

1. DNA 聚合酶基因突变表型的多样性 在 Jana Pachlopnik Schmid 等报道的被 FILS 综合征累及多位成员的大型的近亲家系研究中,有 11 位 FILS 综合征患者表现出一系列该

病典型的四大临床症状，包括面部畸形，免疫缺陷，青斑，身材矮小等。除 2 名患者外，该家系其他患者均有免疫缺陷，导致反复呼吸道感染及脑膜炎。临床生化结果表明，免疫缺陷的患者均出现血清 IgM 及 IgG2 水平下降，低记忆 B 细胞计数等现象。除上述四种典型症状外，该家系有三名患者出现骨发育不良伴疼痛，临床显示腔隙性骨病变，长骨皮质增厚和造影缺损 [3]。值得一提的是，上述近亲家系中有三名患者仅表现出了 FILS 综合征四种典型症状中的 2 或 3 种，与本案例症状较轻的情况类似。这也与文献中报道的 DNA 聚合酶突变体表型多样化、异质化、累及多系统或器官、且个体表型差异较大等特点吻合。

认定本案例患者为 FILS 综合征后，重新引起我们注意的是患者哥哥在产后 50 天夭折的信息。经进一步了解，患者哥哥在胎儿期经 B 超检查发现其四肢短小，后经保胎后足月顺产，出生体重 2000 克，身长 48 cm，其夭折原因为频繁呼吸道感染导致的肺炎。而患者哥哥胎儿期的超声异常及产后的夭折原因，与 Logan，C. V. 等学者曾报道的 *POLE* 基因复合杂合突变导致的胎儿宫内发育受限及免疫缺陷等情况高度一致 [8]。如果患者哥哥的确如我们猜想的也是 FILS 综合征患者，且其突变位点与本案例患者来源一样，对于本案例患者症状为何轻于其哥哥需要进一步深入研究来解答。在后续研究中试图利用患儿新生儿足跟血筛查剩余干血斑样本进行分子遗传学检测，但遗憾的是，因样本已超出技术规范留存期限被销毁。这也提醒我们临床研究中需要进一步加强对特殊案例样本的留存与保护。

2. 对患者的干预治疗　DNA 聚合酶 ε-1 基因突变效应较强时可致胎儿死亡，而在突变效应较弱的情况下，相关突变会导致患者多器官、多系统或特定细胞系发育缺陷。该病目前临床无有效治疗策略，预防及有效治疗患者因免疫缺陷而导致的多发感染为提高患者生存率的有效手段。由于本案例中患者虽生长发育受限，身高体重落后于同龄人较多，但无国外报道案例中免疫缺陷导致的多发感染等现象，属于该疾病中症状较轻的类型，故目前除按照常规体检追访流程进行管理，并密切关注患者身体及智力发育状况外，未对患者进行药物干预治疗。

截至本稿送审前，本案例患者尚未出现危及生命或严重影响生活质量的症状，除身高体重发育落后于同龄儿童外，患者体成份分析各项指标均在正常范围，患者骨龄与实际年龄相符，无文献报道的骨发育不良等症状，其智力发育经韦氏智力测验量表评估得分为 87 分。据患者监护人回忆，本案例患者大概在四岁以前（尚未到本院就诊）的确有过呼吸道感染频发的经历，但四岁以后就很少有呼吸道感染等免疫缺陷相关的症状。

DNA 聚合酶 ε 缺陷的另一潜在风险在于其可能会导致患者基因组稳定性降低 [4,9,10]，易因此导致患者患癌症风险增高，故应在患者成长发育过程中做好癌症的早筛及预防工作。

【参考文献】

[1] ZHOU Z X，LUJAN S A，BURKHOLDER A B，et al. Roles for DNA polymerase delta in initiating and terminating leading strand DNA replication[J]. Nat Commun，2019，10（1）：3992.

[2] PARK V S and PURSELL Z F. Pole proofreading defects：Contributions to mutagenesis and cancer[J]. DNA Repair（Amst），2019，76：50-59.

[3] PACHLOPNIK SCHMID J，LEMOINE R，NEHME N，et al. Polymerase epsilon1 mutation in a human syndrome with facial dysmorphism，immunodeficiency，livedo，and short

stature（“fils syndrome”）[J]. J Exp Med，2012，209（13）：2323-2330.

[4] EASON C，ALEISA A，JONES JR，et al. Filling in the gaps on fils syndrome：A case report and literature review[J]. Pediatr Dermatol，2020，37（5）：915-917.

[5] THIFFAULT I，SAUNDERS C，JENKINS J，et al. A patient with polymerase e1 deficiency（pole1）：Clinical features and overlap with DNA breakage/instability syndromes[J]. BMC Med Genet，2015，16：31.

[6] SCHMIT M and BIELINSKY A-K. Congenital diseases of DNA replication：Clinical phenotypes and molecular mechanisms[J]. Int J Mol Sci，2021，22（2）：911.

[7] KEARNEY H M，THORLAND E C，BROWN K K，et al. American college of medical genetics standards and guidelines for interpretation and reporting of postnatal constitutional copy number variants[J]. Genet Med，2011，13（7）：680-685.

[8] LOGAN C V，MURRAY J E，PARRY D A，et al. DNA polymerase epsilon deficiency causes image syndrome with variable immunodeficiency[J]. Am J Hum Genet，2018，103（6）：1038-1044.

[9] STASENKO M，TUNNAGE I，ASHLEY C W，et al. Clinical outcomes of patients with pole mutated endometrioid endometrial cancer[J]. Gynecol Oncol，2020，156（1）：194-202.

[10] BELLIDO F，PINEDA M，AIZA G，et al. Pole and pold1 mutations in 529 kindred with familial colorectal cancer and/or polyposis：Review of reported cases and recommendations for genetic testing and surveillance[J]. Genet Med，2016，18（4）：325-332.

（冯树人　谢晓媛　辛力）

病例 89　*COL4A3* 突变引起的常染色体隐性遗传 Alport 综合征女性足月妊娠顺利分娩一例

【背景知识】

Alport 综合征（Alport syndrome，AS）亦称遗传性进行性肾炎，临床特点是血尿、蛋白尿及进行性肾功能减退，部分患者可合并感音神经性耳聋、眼部异常、食管平滑肌瘤等肾外表现。该病由编码肾小球基底膜Ⅳ型胶原 α3~α5 链的基因 *COL4An*（n=3，4，5）突变所致。约 65% 的患者是 *COL4A5* 基因突变导致的 X 连锁显性遗传型 Alport 综合征（X-linked Alport syndrome）[OMIM 301050]，其中男性患者病情较重，40 岁前肾衰竭的比例达 90%，女性患者病情相对较轻。约 35% 的患者是 *COL4A3* 或 *COL4A4* 基因突变导致的常染色体遗传型 Alport 综合征，其中以常染色体隐性遗传型 Alport 综合征（autosomal recessive Alport syndrome）[OMIM 203780] 为主[1-2]。患有 Alport 综合征的女性在怀孕期间可能会出现疾病加速，肾功能恶化，并且还可能发展为先兆子痫。我们需要重点关注这些妊娠妇女肾脏疾病的管理，避免母胎并发症。本文介绍了一位 *COL4A3* 突变的 AS 女性足月妊娠成功分娩一健康女婴的案例。

【病例情况】

1. 主诉　患者,女,28 岁,两年前确诊 AS,现孕 9 周,因尿蛋白增加就诊。

2. 既往史　孕妇,G_2P_0,自然流产一次,身高 163 cm,体重 53 kg,体重指数:19.9 kg/m^2。孕前两年,即 26 岁时查体发现尿蛋白 2+,潜血 1+,24 小时尿蛋白 2.03 g/24 h,肌酐 0.41 mg/dL,行肾脏穿刺组织活检。电镜检查:肾小球基底膜极不规则,致密层撕裂分层、呈篮网状改变,免疫荧光可见沿系膜区及毛细血管管壁呈团块及颗粒样沉积,符合局灶增生性肾小球肾炎伴重度肾小管损伤,诊断为 AS(图 3-2-36)。行基因检测发现 *COL4A3* 基因存在 c.2417dupC(p.Gly807fs)移码突变和 c.4847G>A(p.Cys1616Tyr)错义突变两个杂合变异(表 3-2-21)。患者无兄弟姐妹,父母否认近亲结婚,否认家族性血尿、蛋白尿等肾功能受损病史,否认家族性听力受损及视力下降病史。

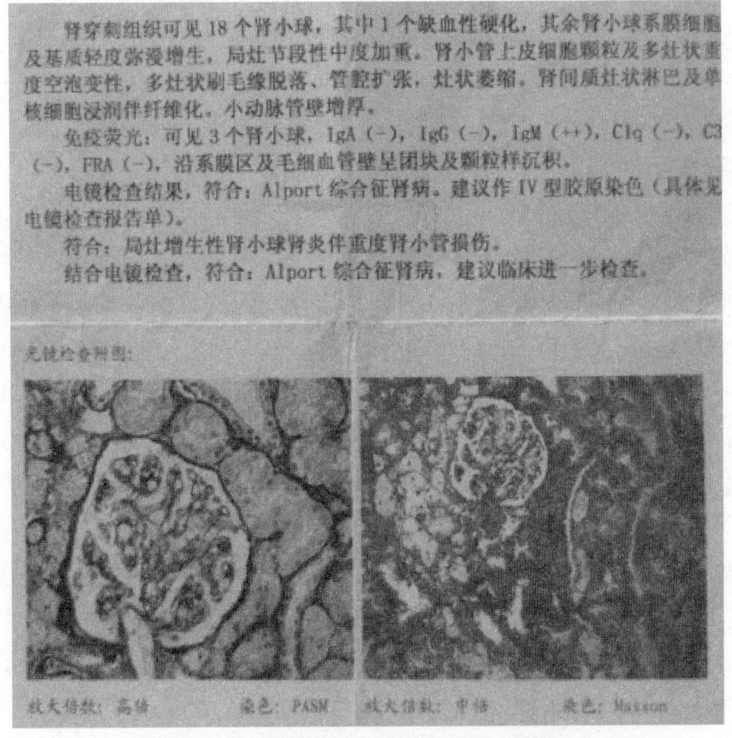

肾穿刺组织可见 18 个肾小球，其中 1 个缺血性硬化，其余肾小球系膜细胞及基质轻度弥漫增生，局灶节段性中度加重。肾小管上皮细胞颗粒及多灶状重度空泡变性，多灶状刷毛缘脱落、管腔扩张，灶状萎缩。肾间质灶状淋巴及单核细胞浸润伴纤维化。小动脉管壁增厚。

免疫荧光：可见 3 个肾小球，IgA (−)，IgG (−)，IgM (++)，C1q (−)，C3 (−)，FRA (−)，沿系膜区及毛细血管壁呈团块及颗粒样沉积。

电镜检查结果，符合：Alport 综合征肾病。建议作 IV 型胶原染色（具体见电镜检查报告单）。

符合：局灶增生性肾小球肾炎伴重度肾小管损伤。

结合电镜检查，符合：Alport 综合征肾病，建议临床进一步检查。

光镜检查附图：

图 3-2-36　肾脏穿刺组织活检电镜检查结果

表 3-2-21　患者基因检测结果

基因	染色体位置	参考转录本	位置	cDNA 水平	蛋白水平	状态	变异分类	父亲
COL4A3	2q36	NM_000091.4	Exon31	c.2417dupC	p.Gly807fs	杂合	致病变异	杂合携带
COL4A3	2q36	NM_000091.4	Exon51	c.4847G>A	p.Cys1616Tyr	杂合	临床意义未明	未检测到

患者母亲 50 岁时因胃癌去世未行基因验证,否认尿潜血、尿蛋白及肾功能异常病史。患

者父亲身体健康，无尿潜血及尿蛋白，行基因检测：*COL4A3* 基因携带 c.2417dupC（p.Gly807fs）移码突变这一致病突变。单一突变并不表现肾病临床症状，推测患者两个基因突变各来源于其父母双方，考虑患者为常染色体隐性遗传。其配偶同时行基因检测，未见异常。

【病例分析】

1. 诊疗经过　孕妇在怀孕前并未做常规治疗。自然受孕，自孕 9 周开始因血液高凝状态给予低分子肝素 4000IU 抗凝治疗；因尿蛋白波动于 2.10~3.94 g/24 h，血浆白蛋白 25~29 g/L，口服复方氨基酸治疗；孕期补充钙剂及维生素 D 预防子痫前期发生。妊娠 28 周前，血压 98~112/62~79 mmHg，肌酐 0.50~0.61 mg/dL，胎儿发育与孕周相符，下肢水肿（-）。孕 29^{+5} 周时，血压 94/63 mmHg，尿蛋白 6.84 g/24 h，血浆白蛋白 18 g/L，肌酐 0.69 mg/dL，收入院观察治疗，给予间断输注白蛋白，超声提示较孕周小 1 周。此后继续密切观察，血压 94~120/62~80 mmHg，尿蛋白波动于 5.14~6.72 g/24 h，血浆白蛋白 19~22 g/L，肌酐 0.69~0.79 mg/dL，患者出现听力受损症状，经检查高频感音性神经耳聋，眼部无病变。孕 34 周超声提示较孕周小 1 周。直至孕 36^{+5} 周，血压 137/87 mmHg，尿蛋白 9.32 g/24 h，血浆白蛋白 19 g/L，肌酐 1.2 mg/dL，超声提示：胎儿双顶径 8.8 cm，腹围 28.3 cm，羊水指数 13.1 cm，脐动脉 S.D1.99，相当于 33^{+5} 周，较实际孕周小 3 周。

2. 妊娠结局及随访　因孕足月，血压较基础血压升高 42/25 mmHg，尿蛋白逐渐增加，肌酐上升，胎儿发育较孕周小 3 周，考虑胎儿生长受限，于孕 37^{+3} 周行剖宫产终止妊娠，分娩一女活婴，体重 2375 g，Apgar 评分 9′-10′-10′，胎盘重 450 g。分娩时留取脐血 2 毫升进行基因检测，结合母亲位点突变，新生儿 *COL4A3* 基因携带母亲 c.4847G>A（p.Cys1616Tyr）这一错义突变，不同于外祖父携带的基因变异，其临床意义不明确，推测与其外祖母基因突变相同。分娩后，产妇血压和肾功能恢复正常，24 小时蛋白尿逐渐达到孕前水平，患者 6 天后病情良好出院。5 个月后随访，肾功能没有恶化，新生儿健康状况良好。

【专家点评】

AS 又称遗传性肾炎、遗传性进行性肾炎、家族性肾炎，是常见的遗传性肾小球疾病。其主要病理改变为组成肾小球、耳蜗、角膜、晶状体和视网膜中成熟基底膜的主要成分Ⅳ型胶原 α3、α4 或 α5 链的产生、沉积或功能的异常，为 *COL4A3*、*COL4A4* 或 *COL4A5* 基因变异所致，发病率约为 1/5000[3]。

本文是关于 AS 妊娠患者足月分娩的病例。患者从孕 9 周开始由产科和肾科共同管理规范治疗，选择合适时间剖宫产，足月妊娠成功分娩了一个健康的婴儿。此外，产妇的血压和肾功能在产褥期恢复正常。然而，AS 患者的肾损伤的严重程度似乎是遗传、激素和环境因素广泛复杂相互作用的结果，孕妇可以在怀孕的不同阶段表现出肾脏疾病[4]。在这种情况下，妊娠对 AS 患者肾脏结局的影响需要进一步研究[5]，在临床工作中也要更加重视。妊娠 AS 患者的肾功能衰竭迹象似乎发生在 29~32 周，肌酐清除率降低、肌酐升高、大量蛋白尿、水肿和高血压，直至肾病综合征、先兆子痫和 / 或子痫[6]。此外，AS 孕妇出现肾功能恶化的症状更容易出现胎儿并发症，例如早产和 / 或 IUGR[7]。相关文献中也有不少成功怀孕并分娩健康婴儿的案例[8-9]。根据文献报道的数据，如果妊娠期肾功能得以维持，避免先兆子痫和严重蛋白尿的发展，母婴结局一般较好，并且 AS 患者在怀孕期间出现这些症状并不意味着永久性肾损伤，在分娩后或产褥期期间肾损伤是可逆的[10]。

对于 AS 这样一种遗传性进展性肾脏病，应及早诊断、明确遗传型，必要时进行多学科会诊，减少误诊、漏诊。对于有生育需求的患者，不仅需要对患者在孕前进行相关基因检测，还需对配偶进行检测，必要时进行产前诊断。建议怀孕后进行严格的监测，包括肾功能、血压监测等，对可能的母胎并发症保持高度警惕。并且需要进一步研究以确定对患有 AS 的孕妇的检查周期。尚没有基于证据的指南来监测这些患有 AS 的孕妇以预防并发症，且需要进一步研究了解 AS 的分子基础，以便我们能够预测这些女性在妊娠期的病程，制定更好的策略来预防这些不良后果。最好是对患有 AS 孕妇进行更大样本量的研究，以分析其妊娠过程和结果，以便为此类患者制定更好的循证监测指南。

【参考文献】

[1] KASHTAN C E. Alport syndrome and thin basement membrane nephropathy：diseases arising from mutations in type IV collagen[J]. Saudi J Kidney Dis Transpl，2003，14（3）：276-289.

[2] MENCARELLI M A，HEIDET L，STOREY H，et al. Evidence of digenic inheritance in Alport syndrome[J]. J Med Genet，2015，52（3）：163-174.

[3] LEVY M，FEINGOLD J. Estimating prevalence in single-gene kidney diseases progressing to renal failure[J]. Kidney Int，2000，58（3）：925-943.

[4] KASHTAN C. Alport syndrome：facts and opinions[J]. F1000Res，2017，6：50.

[5] PICCOLI G B，ALRUKHAIMI M，LIU Z H，et al. What we do and do not know about women and kidney diseases；questions unanswered and answers unquestioned：reflection on World Kidney Day and International Woman’s Day[J]. Nephron，2018，138（4）：249-260.

[6] YEFET E，TOVBIN D，NACHUM Z. Pregnancy outcomes in patients with Alport syndrome[J].Arch Gynecol Obstet，2016，293（4）：739-747.

[7] SAVIGE J，COLVILLE D，RHEAULT M，et al. Alport syndrome in women and girls[J]. Clin J Am Soc Nephrol，2016，11（9）：1713-1720.

[8] NISHIZAWA Y，TAKEI T，MIYAOKA T，et al. Alport syndrome and pregnancy：good obstetric and nephrological outcomes in a pregnant woman with homozygous autosomal recessive Alport syndrome[J]. J Obstet Gynaecol Res，2016，42（3）：331-335.

[9] KITANOVSKA B G，GERASIMOVSKA V，LIVRINOVA V. Two pregnancies with a different outcome in a patient with Alport syndrome[J]. Open Access Maced J Med Sci，2016，4（3）：439-442.

[10] BRUNINI F，ZAINA B，GIANFREDA D，et al. Alport syndrome and pregnancy：a case series and literature review[J]. Arch Gynecol Obstet，2018，297（6）：1421-1431.

（史云芳　孟凡荣　李晓洲）

病例 90 疑似先天性糖基化障碍的家系分析一例

【背景知识】

先天性糖基化障碍(congenital disorders of glycosylation，CDG)为糖蛋白或糖脂中的聚糖合成缺陷使得聚糖不能有效连接至蛋白质或脂肪上,导致蛋白质或脂类合成障碍。作为一种遗传病，CDG 的遗传方式一般为常染色体隐性遗传,也有文献阐述少部分可为 X 连锁遗传[1]。CDG 大多是由于蛋白质糖基化异常引起的,其中最常见的是 N- 糖基化异常。在 N- 糖基化异常中,编码 N- 聚糖酶的 *NGLY1* 基因突变引起的 CDG 称为先天性去糖基化障碍 -1(congenital disorder of deglycosylation-1，CDDG1),其特征性的临床表现为发育迟缓、肌张力减退、运动障碍及无泪,其它常见临床表现还包括小头畸形、顽固性癫痫、异常眼球运动及肝功能障碍[2]。目前 CDDG1 的诊断仍主要依赖于全基因组测序技术或全外显子组测序等遗传学检查。我们对一例生育二次疑似 CDDG1 患儿的家系进行遗传学检查,报告如下。

【病例情况】

1. 主诉 患者,女,G_4P_2,因生育二次疑似 CDDG1 患儿就诊。

2. 现病史 患者,女,36 岁,G_4P_2。

第 1 次妊娠因患者本人意愿行人工流产。

第 2 次妊娠,孕 40 周因 NST 反应差剖宫产一男婴,出生体重 3000 g，Apgar 评分 10 分,产后病理示胎盘多发钙化灶。患者自述孩子出生后逐渐出现肌张力低下、4 个月无法抬头、头围偏小、生长发育迟缓及反复呼吸道感染,出生后 8 个月因肺部重度感染夭折。

第 3 次妊娠为生化妊娠。

第 4 次妊娠,孕 37 周因 NST 反应差剖宫产一女婴,出生体重 2300 g，Apgar 评分 10 分,产后病理示胎盘未见明显异常。孩子出生后逐渐出现全身肌张力低下、头围偏小、癫痫、生长发育迟缓、间断出现肝功能异常以及反复呼吸道感染,出生后 1 年 10 个月因肺部重度感染夭折。

夫妻双方表型和智力均发育正常,非近亲结婚,无家族性遗传病史,否认孕前及早孕期不良因素暴露史。每次妊娠均为自然受孕。

3. 辅助检查

(1)第一个患儿行头部 MRI 检查及染色体核型分析,未做相关遗传学检查。

(2)第二个患儿头部 MRI 检查、细胞免疫检查、代谢性遗传病筛查及 SNP array 检查。

(3)夫妇双方行染色体核型分析。

(4)夫妇及第二个患儿进行了全外显子测序的家系分析。

【病例分析】

1. 诊断及鉴别诊断

(1)临床诊断:该病例二个患儿共同的临床表现为肌张力低下、发育迟缓、反复呼吸道感染(免疫缺陷?),不同的临床表现是第二个患儿有癫痫、间断肝功异常,但第一个患儿表现不典型。二个患儿头部 MRI 检查未见明显异常,相关免疫、生化检查没有发现特异性变化,故临床诊断均不明确。

(2)实验室诊断:对于肌张力低下、发育迟缓、反复呼吸道感染的患儿,在临床常规检查的基础上,要进行染色体拷贝数变异的检查及全外显子测序检查。

2. 检测结果

(1)第一个患儿头部 MRI 检查未见明显异常,染色体核型为 46,XY。

(2)第二个患儿头部 MRI 未见明显异常,细胞免疫检查提示 CD8 水平稍低,代谢性遗传病筛查未见异常,SNP array 结果未发现明确致病性拷贝数变异。

(3)夫妇双方染色体核型分别为 46,XY 和 46,XX。

(4)该家系全外显子测序结果如表 3-2-22 所示,患儿在 *NGLY1* 基因的 6 号外显子存在一个遗传自父亲的杂合变异 c.931G>A,依据 ACMG 变异分类指南 [PMID 25741868],此变异为临床意义不明变异;在 *NGLY1* 基因的 8 号外显子存在一个遗传自母亲的杂合变异 c.1231C>T,此变异为致病性变异;未发现与临床表现相关的致病性微重复或微缺失。

表 3-2-22 家系全外显子测序结果

受检者	基因(染色体位置|参考序列)	位置	cDNA 水平	蛋白水平	状态	变异分类
患儿	*NGLY1*(3p23|NM_018297.3)	Exon6	c.931G>A	p.Glu311Lys	杂合	意义不明
	NGLY1(3p23|NM_018297.3)	Exon8	c.1231 C>T	p.Arg411*	杂合	致病性
患儿父亲	*NGLY1*(3p23|NM_018297.3)	Exon6	c.931G>A	p.Glu311Lys	杂合	意义不明
患儿母亲	*NGLY1*(3p23|NM_018297.3)	Exon8	c.1231C>T	p.Arg411*	杂合	致病性

NGLY1 基因全称为 N- 聚糖酶 1(N-glycanase 1, *NGLY1*)[OMIM 610661],位于 3p24.2,其基因中共包含 12 个外显子,长度约 70 kb。Suzuki 等人于 2003 年通过克隆小鼠 *NGLY1* 基因并与数据库比对后,证实人体内 *NGLY1* 基因的存在[3]。在生物体内,*NGLY1* 基因主要负责编码 N- 聚糖酶。N- 聚糖酶是一种高度保守的酶,其功能是在蛋白酶体降解之前,通过切割聚糖链将蛋白质上错误折叠的 N- 链糖蛋白去糖基化,同时 N- 聚糖酶也是内质网相关降解(ERAD)途径的细胞质成分之一,可以识别和降解错误折叠的糖蛋白。另一方面 *NGLY1* 基因也可参与主要组织相容性复合体 -I 的表达。

NGLY1 基因突变会引起生物体内产生的 N- 聚糖酶数量减少,从而影响内质网相关降解途径发生错误,含有错误折叠的 N- 链糖蛋白的蛋白质无法顺利发生去糖基化。这些错误折叠的 N- 链糖蛋白随之与胞内 β-N- 乙酰氨基葡萄糖苷内切酶(endo-β-N-acetylglucosaminidase, ENGase)发生反应产生毒性蛋白,其在细胞质中的过量累积导致 CDDG1[4]。2012 年 Need 等人通过全外显子测序技术首次报导了第一例由 *NGLY1* 基因突变引起的 CDDG1 患者病例[5]。Enns 等人对 CDDG1 的患者肝脏进行活检发现肝细胞内胞质中积累许多液泡样物质,他们考虑这些液泡样物质来自完整、错误折叠的糖蛋白[2]。Panneman 等人研究表明

NGLY1 基因突变同样会影响线粒体功能表达，当受检 CDDG1 患者未发现 N- 聚糖酶表达时，其线粒体相较正常人体积更小[6]。

另一方面，针对各器官及系统的检查也可帮助确定 CDDG1 患者的临床表现。当 CDDG1 患者合并顽固性癫痫时可出现脑电图异常，头部 MRI 检查可发现脱髓鞘病变及脑部白质的胶质增生[2]；合并肝脏病变时，可出现肝功能异常、甲胎蛋白升高，肝脏活检检查炎性细胞增多以及胞质内异常液泡样物质积累；也有研究认为尿寡糖升高可协助诊断 CDDG1[7]。尽管第一例 CDDG1 于 2012 年已被发现，目前全球关于 CDDG1 的文献报道仍不多见，需要更多的研究者加入以完善其致病机制、诊断及治疗。

第二个患儿在 CDDG1 相关基因 *NGLY1* 上携带了临床意义不明性变异 c.931G>A 和致病性变异 c.1231 C>T，分别遗传自父亲和母亲。由于第一个患儿未做全外显子测序检查，也没有保留组织样本，故无法进行家系突变基因的验证。所以目前根据 CDDG1 相关基因 *NGLY1* 的检测结果，无法进行产前诊断及植入前遗传学检测。

3. 随访　该患者后续未再次妊娠。

【专家点评】

该家系有二个患儿夭折，如何生育正常后代避免再次生育患儿是这个家庭迫切希望解决的问题。家系全外显子测序检查发现第二个患儿携带 CDDG1 相关基因 *NGLY1* 的 1 个临床意义不明性变异 c.931G>A 和 1 个致病性变异 c.1231 C>T，分别遗传自父亲和母亲，第一个患儿未做全外显子测序检查，也没有保留组织样本，故无法进行家系突变基因的验证。所以目前根据 CDDG1 相关基因 *NGLY1* 的检测结果，无法进行产前诊断及植入前遗传学检测。

建议对于临床诊断不明确、高度怀孕遗传病的患儿，应保留组织样本以备后续检查，明确病因。

【参考文献】

[1] 张思思，江伟，王献虎. 先天性糖基化障碍临床及遗传学分析 [J]. 临床儿科杂志，2021，39(11)：805-808.

[2] ENNS G M，SHASHI V，BAINBRIDGE M，et al. Mutations in NGLY1 cause an inherited disorder of the endoplasmic reticulum–associated degradation pathway[J]. Genet Med，2014，16(10)：751-758.

[3] SUZUKI T，KWOFIE M A，LENNARZ W J. Ngly1，a mouse gene encoding a deglycosylating enzyme implicated in proteasomal degradation：expression，genomic organization，and chromosomal mapping[J]. Biochem Biophys Res Commun，2003，304(2)：326-332.

[4] SUZUKI T. Catabolism of N-glycoproteins in mammalian cells：Molecular mechanisms and genetic disorders related to the processes[J]. Mol Aspects Med，2016，51：89-103.

[5] NEED A C，SHASHI V，HITOMI Y，et al. Clinical application of exome sequencing in undiagnosed genetic conditions[J]. J Med Genet，2012，49(6)：353-361.

[6] PANNEMAN D M，WORTMANN S B，HAAXMA C A，et al. Variants in NGLY1 lead to intellectual disability，myoclonus epilepsy，sensorimotor axonal polyneuropathy and mito-

chondrial dysfunction[J]. Clin Genet, 2020, 97(4): 556-566.

[7] HALL P L, LAM C, ALEXANDER J J, et al. Urine oligosaccharide screening by MALDI-TOF for the identification of NGLY1 deficiency[J]. Mol Genet Metab, 2018, 124(1): 82-86.

（史云芳　周佳妍　侯文静　李晓洲）

三、超声结构异常

病例91　Walker-Warburg综合征一例

【背景知识】

脑积水是由于脑脊液的产生和吸收失衡，脑脊液过度积聚最终导致脑室显著扩大的疾病。胎儿脑积水指在出生前已经发生并诊断的脑积水，其发病率在新生儿中约为1‰~2‰，其诊断主要依赖于胎儿超声及胎儿MRI等影像学检查，同时染色体核型分析、基因检测等遗传学检查可协助诊断其病因[1]。胎儿脑积水的诊断标准为：影像学检查发现胎儿侧脑室后角宽度>10 mm且<15 mm为轻度脑室扩张；胎儿侧脑室后角宽度≥15 mm为脑积水或明显脑室扩张[2]。根据其发生原因，胎儿脑积水又分为原发性脑积水和继发性脑积水，其中原发性脑积水常由神经系统畸形导致，可同时合并染色体或基因异常。遗传性因素是原发性脑积水最主要的影响因素，目前认为近40%的原发性脑积水是由遗传学因素导致的，已有研究证实*L1CAM*、*MPDZ*、*CCDC88C*、*EML₁*和*WDR8₁*等基因突变可以导致原发性脑积水[1, 3-5]。然而，只有不到5%的原发性脑积水是由以上致病基因突变导致的，其他导致脑积水的致病基因仍有待研究[6]。对于有胎儿脑积水妊娠史的家庭，再次妊娠的生育指导更为重要。我们对一例二次胎儿脑积水妊娠史家系进行了遗传学检查，最终明确胎儿脑积水的原因为*POMT*2基因复合杂合突变。报告如下。

【病例情况】

1. 主诉　患者，女，G_2P_0，因二次中期妊娠伴胎儿脑积水妊娠史就诊。

2. 现病史　患者，27岁。第1次妊娠，孕27周超声检查发现胎儿双侧侧脑室均增宽15 mm，终止妊娠，未做相关遗传学检查。第2次妊娠为自然受孕，双胎，孕早期胎儿NT超声检查，一胎头臀长相当于孕11^{+4}周，NT为1.0 mm，另一胎头臀长相当于孕12周，NT为0.8 mm，均未发现其他异常表现；孕16周超声检查，一胎相当于孕16^{+2}周，双侧侧脑室后角均宽约16 mm，另一胎相当于孕16^{+3}周，双侧侧脑室后角均宽约18 mm，诊断为脑积水，遂终止妊娠。夫妻双方表型和智力均发育正常，非近亲结婚，无家族性遗传病史，否认孕前及早孕期不良因素暴露史。

3. 辅助检查

（1）第2次脑积水胎儿行SNP array。

（2）夫妇双方行染色体核型分析。

（3）家系（父母及第2次脑积水胎儿）行WES分析。

【病例分析】

1. 诊断及鉴别诊断

（1）临床诊断：对于胎儿脑积水的诊断，通过胎儿超声确定胎儿侧脑室有无增宽及增宽的程度，胎儿 MRI 进一步确定胎儿脑室增宽情况，同时还需排除是否有脑组织先天结构畸形及脑出血等神经系统疾病。

（2）实验室诊断：对于胎儿脑积水，首先要排除染色体异常，尤其要排除染色体微缺失微重复，在染色体核型分析未见染色体结构、数目异常的情况下，需采用 SNP array 或 CNV-seq 检查染色体的拷贝数变异以排除染色体微缺失微重复。

对于反复胎儿脑积水而且染色体未见明确致病性拷贝数变异情况，建议做家系全外显子测序检查，以期找到致病基因。

2. 检测结果

（1）第 2 次脑积水胎儿 SNP array 检测未发现明确致病性拷贝数变异。

（2）夫妇双方染色体核型分析分别为 46,XY 及 46,XX。

（3）全外显子测序的家系分析：

如表 3-2-23 所示，发现该病例受检胎儿 *POMT2* 基因的 2 号外显子存在一个遗传自父亲的杂合变异 c.287A>G，为错义突变，在正常参考人群基因数据库中频率较低，依据 ACMG 变异分类指南 [PMID 25741868]，该变异为可能致病性变异。*POMT2* 基因的 13 号外显子存在一个遗传自母亲的杂合变异 c.1362G>A，为无义突变，在正常参考人群基因数据库中未见报道，依据 ACMG 变异分类指南，该变异为致病性变异。未发现与临床表现相关的致病性微重复或微缺失。

表 3-2-23 家系全外显子测序结果

基因名称	RefGene	变异	GRCh37 位置 dbSNP	变异类型	遗传方式	基因型	ACMG 变异分类	来源
POMT2	NM_013382	c.287A>G p.Y96C	chr14:77778338 rs748900993	错义突变	AR	het	可能致病性	父亲（het）
		c.1362G>A p.W454X	chr14:77751946	无义突变		het	致病性	母亲（het）

POMT2 基因全称为蛋白质 O- 甘露糖转移酶 2 基因（Protein O-Mannosyltransferase 2，*POMT2*）[OMIM 607439]，位于 14q24.3。*POMT2* 基因包含 21 个外显子，跨度为 46 kb，它与酿酒酵母的蛋白质 O- 甘露糖基转移酶家族具有显着基因序列相似性，在生物体内 *POMT2* 基因主要负责编码细胞内质网上的整合膜蛋白 [7]。

POMT2 基因突变可以引起 O- 甘露糖基转移酶活性异常，导致先天性肌肉营养不良 - 抗肌萎缩相关糖蛋白病（muscular dystrophy-dystroglycanopathy，MDDG），该病为常染色体隐性遗传病。MDDG 中分型复杂，其中有三种分型与 *POMT2* 基因突变有关：①先天性肌肉营养不良 - 抗肌萎缩相关糖蛋白病伴脑眼异常（A2 型）[OMIM 613150]，又称为 Walker-Warburg 综合征（Walker-Warburg syndrome，WWS）或肌肉 - 眼 - 脑病（muscle-eye-brain disease，MEB），其主要临床表现为脑部及眼睛畸形、重度智力障碍、先天性肌营养不良和早逝，可伴有大头或小头畸形、中线脑结构发育不全、脑室扩张、小眼畸形、唇腭裂和先天性挛缩。此型是三种分型中最为严重的一种，患儿通常在出生后 1 年内死亡。J van Reeuwijk 等人报道了 3 例 *POMT2* 相关的 WWS，产前超声检测均发现了脑积水和鹅卵石型前脑畸形[7]。本病例在 *POMT2* 基因发现了复合杂合变异：一个可能致病性变异 c.287A>G 和一个致病性变异 c.1362G>A，临床表现为脑积水，可诊断为 WWS。②先天性肌肉营养不良 - 抗肌萎缩相关糖蛋白病伴智力低下（B2 型）[OMIM 613156]，属于肌营养不良表型谱的中间类型。③肢带型先天性肌肉营养不良 - 抗肌萎缩相关糖蛋白病（C2 型）[OMIM 613158]，也是临床表现最轻的一型，主要临床表现为行走后出现明显的肌肉无力、智力障碍以及轻度脑异常[8]。

由于 MDMG 不仅分型众多，致病基因也多种多样，且不同致病基因与临床分型之间并不是一一对应，存在交叉混叠，同时 MDMG 不仅累及肌肉，还可累及大脑、眼睛及心脏等其他器官及组织，通过单一的临床表现很难正确诊断 MDMG[9]。当出现单一脑积水为首发症状时不可完全忽略 MDMG 的可能性，如胎儿孕周太小，其肌营养不良症状还未表现出来。目前胎儿期 MDMG 确诊手段仍主要依赖于遗传学检查，通过已知相关致病基因进行确诊。

因 MDMG 为常染色体隐性遗传病，该病例夫妇双方分别携带了 *POMT2* 基因的可能致病性变异 c.287A>G 和致病性变异 c.1362G>A，并同时遗传给胎儿，因胎儿携带了 *POMT2* 基因的 2 个变异（复合杂合子），故在孕 16 周表现为脑积水。

因该病例夫妇双方分别携带了 *POMT2* 基因的可能致病性变异 c.287A>G 和致病性变异 c.1362G>A，再次妊娠时子代罹患相同疾病的概率为 25%。为避免再次妊娠脑积水的胎儿，建议做胚胎植入前遗传学检测，也就是第三代试管婴儿，选择正常的胚胎植入子宫内，以避免再次妊娠脑积水胎儿。

3. 随访　经过充分的遗传咨询，该家系选择胚胎植入前遗传学检测。目前在生殖门诊进行相关检查，尚未妊娠。

【专家点评】

随着产科超声检查的普及，超声检查技术的不断进步和产科超声检查技术规范的完善，胎儿脑积水的检出率越来越高。我们不仅临床诊断胎儿脑积水，还要关注引起胎儿脑积水的遗传学因素。

对于胎儿脑积水，首先要排除染色体异常，尤其要排除染色体微缺失微重复，在染色体核型分析未见染色体结构、数目异常的情况下，需采用 SNP array 或 CNV-seq 检查染色体的拷贝数变异以排除染色体微缺失微重复。

对于反复胎儿脑积水而且染色体未见明确致病性拷贝数变异情况下，建议做家系全外显子测序检查，以期找到致病基因，为该家庭的再生育指导提供实验数据。

【参考文献】

[1] 林振浪，俞丽君. 胎儿脑积水的诊断、治疗与预后[J]. 中华实用儿科临床杂志，2016，31

(2):89-92.

[2] 李胜利,黄季春,陆堃. 产科超声检查 [M]. 人民军医出版社,2014:103-105.

[3] ROSENTHAL A, JOUET M, KENWRICK S. Aberrant splicing of neural cell adhesion molecule L1 mRNA in a family with X-linked hydrocephalus[J]. Nat Genet, 1992, 2(2): 107-112.

[4] SAUGIER-VEBER P, MARGUET F, LECOQUIERRE F, et al. Hydrocephalus due to multiple ependymal malformations is caused by mutations in the MPDZ gene[J]. Acta Neuropathol Commun, 2017, 5(1): 36.

[5] RUGGERI G, TIMMS A E, CHENG C, et al. Bi-allelic mutations of CCDC88C are a rare cause of severe congenital hydrocephalus[J]. Am J Med Genet Part A, 2018, 176(3): 676-681.

[6] KOUSI M, KATSANIS N. The genetic basis of hydrocephalus[J]. Annu Rev Neurosci, 2016, 39: 409-435.

[7] VAN REEUWIJK J, JANSSEN M, VAN DEN ELZEN C, et al. POMT2 mutations cause alpha-dystroglycan hypoglycosylation and Walker-Warburg syndrome[J]. J Med Genet, 2005, 42(12): 907-912.

[8] GODFREY C, CLEMENT E, MEIN R, et al. Refining genotype phenotype correlations in muscular dystrophies with defective glycosylation of dystroglycan[J]. Brain, 2007, 130(Pt 10): 2725-2735.

[9] FALSAPERLA R, PRATICÒ AD, RUGGIERI M, et al. Congenital muscular dystrophy: from muscle to brain[J]. Ital J Pediatr, 2016, 42(1): 78.

(李晓洲 周佳妍 杨萌 史云芳)

病例 92 *PIEZO1* 基因突变导致胎儿水肿的家系分析一例

【背景知识】

胎儿水肿指过多的液体积聚在胎儿组织间隙或体腔内,表现为胎儿软组织水肿或体腔积液。目前诊断主要依赖于胎儿超声检查,当胎儿两处及以上探及液体积聚即可诊断胎儿水肿,具体表现为胎儿局部或全身皮下回声减低、明显增厚(>0.5 cm)及浆膜腔积液,例如胸腔积液、腹腔积液或心包积液等。部分胎儿还可同时合并胎盘增厚或羊水过多,其诊断标准分别为孕中期超声测量胎盘厚度 >4 cm 或孕晚期超声测量胎盘厚度 >6 cm,以及孕晚期羊水量 >2000 mL[1]。

胎儿水肿分为免疫性水肿及非免疫性水肿(nonimmune hydrops fetalis,NIHF)。免疫性水肿指由于母婴血型不合所引起的水肿,近年来多种干预措施使得其发生率大幅下降;NIHF 指由于非免疫性因素引起的胎儿水肿,是目前胎儿水肿的主要原因,占比达 90% 以上,发生率为 0.3~1.7‰[2]。已有文献证明约有 13% 的 NIHF 是由染色体异常导致的,其中 Turner 综合征及 21 三体综合征等最常见[3]。对于多次胎儿水肿的患者,当排除免疫性水肿及染色体数目或结构异常及染色体致病性拷贝数变异后，目前认为还应进行全外显子测序等基因检查以排除基因水平的致病变异。我们对一例多次胎儿水肿妊娠史家系进行了遗传学检查，最终明确致病基因为 *PIEZO1* 基因复合杂合突变，报告如下。

【病例情况】

1. 主诉　患者，女，G_5P_1，因两次孕中期妊娠伴胎儿水肿史就诊。

2. 现病史　患者，34 岁。第 1 次妊娠，孕 17 周时胎死宫内，具体原因不详，未做相关遗传学检查。第 2 次妊娠，孕 25 周时系统超声检查提示中期妊娠（超声相当于孕 24^{+1} 周）伴胎儿水肿（皮肤水肿、胸腔积液），见图 3-2-37 及图 3-2-38：胎儿头部及周身皮肤明显水肿，颈后褶皱厚度 19 mm；胸腔内可见液性暗区，右侧最深处 13 mm，左侧最深处约 5 mm，右肺受压萎缩；未见其他异常。患者选择终止妊娠，未做相关遗传学检查。第 3 次妊娠为生化妊娠。第 4 次妊娠孕期平顺，于孕 41 周顺产一女婴，体重 3000 g，现 5 岁，体健。第 5 次妊娠，孕中期常规超声检查提示中期妊娠（超声相当于孕 20^{+6} 周），见图 3-2-39；胎儿淋巴水囊肿；胎儿胸腔及心包腔积液；胎盘前置状态：胎儿周身可见茧状物包绕，头部厚 11.9 mm，腹部厚 11.0 mm，肢体厚 8.5 mm；胎儿双侧胸腔可见液性暗区，双肺受压，较深处约 6.3 mm；胎儿心包腔内可见液性暗区，深约 1.9 mm；胎盘位置：右侧壁 I 级，略显局限，厚约 30 mm，下缘部分盖宫颈内口；未见其他异常。孕妇再次选择终止妊娠。

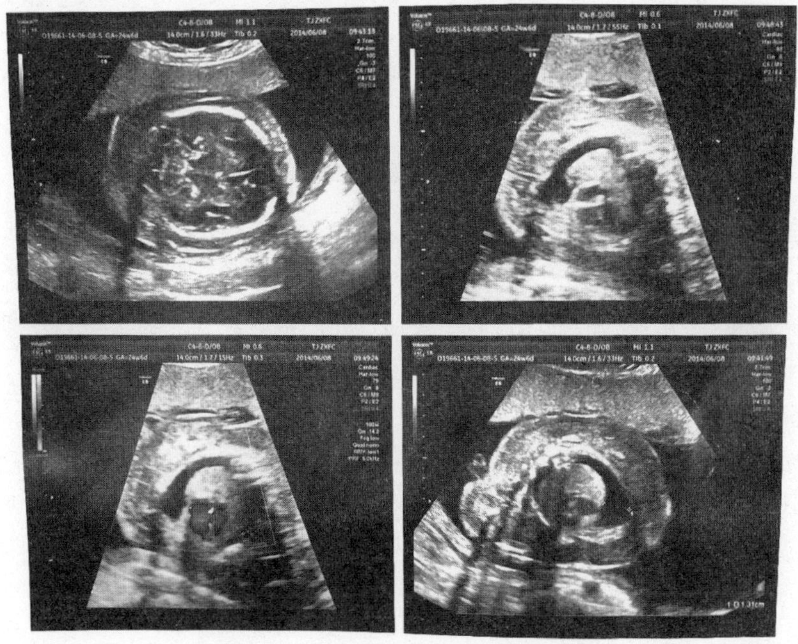

图 3-2-37　第 2 次妊娠系统超声检查结果

夫妇双方表型和智力均发育正常，非近亲结婚，无家族性遗传病史。每次妊娠均为自然受孕，否认孕前及早、中孕期不良因素暴露史。

3. 辅助检查

（1）第 5 次妊娠水肿胎儿行 SNP array。

（2）夫妇双方行染色体核型分析。

（3）家系（父母及第5次妊娠水肿胎儿）行WES分析。

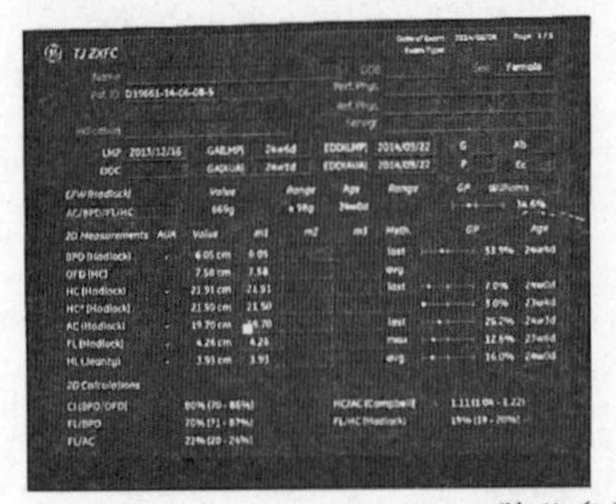

检查所见

胎位：　宫底胎头　标准平面

脊柱：　角度关系 骶尾部扫查欠清

胎心胎动：　有

胎盘位置：前壁　Ⅰ级

羊水：62　mm

受胎儿体位影响 胎儿颜面部等结构扫查不清

胎儿头部及周身皮肤明显水肿 颈后皱褶厚度约19mm

胸腔内可见液性暗区 右侧最深处约13mm 左侧最深处约5mm 右肺受压萎缩

胎儿大脑中动脉峰值流速约25cm/s RI=0.8　PI=1.6 S/D=5.1（胎儿大脑中动脉指数正常值RI>0.6　PI>1.6 S/D>4）

胎儿静脉导管未见反向A波 脐静脉未见心房搏动征

二、三尖瓣均呈双相充盈 三尖瓣可见少量返流信号

胎儿参数

双顶径	60 mm
头围	215 mm
腹围	197 mm
股骨	43 mm
肱骨	35 mm
心率	159 b/m

检查提示

中期妊娠（超声相当于孕24周+1天）

胎儿水肿（皮肤水肿、胸腔积液）

图3-2-38　第2次妊娠系统超声检查结果

【病例分析】

1. 诊断及鉴别诊断

（1）临床诊断：胎儿水肿的临床诊断主要通过超声检查。在实验室检查方面，孕妇血型和血型抗体检查可用来鉴别免疫性水肿及非免疫性水肿。

（2）实验室诊断：对于非免疫性水肿的胎儿，首先要排除染色体异常，尤其要排除染色体微缺失微重复，在染色体核型分析未见染色体结构、数目异常的情况下，需采用SNP array或CNV-seq检查染色体的拷贝数变异以排除染色体微缺失微重复。

对于反复胎儿非免疫性水肿而且染色体未见明确致病性拷贝数变异情况，建议做家系全外显子测序检查，以期找到致病基因。

2. 检测结果

（1）第5次妊娠水肿胎儿SNP array检测未发现明确致病性拷贝数变异。

（2）夫妇双方染色体核型分析分别为46,XY及46,XX。

（3）全外显子测序的家系分析结果：如表3-2-24、表3-2-25及图3-2-40所示，发现该病例受检胎儿*PIEZO1*基因的外显子存在一个遗传自父亲的杂合变异c.7492_7494delGAG，为缺失突变，HGMDpro数据库中突变位点c.7492_7494delGAG未见报道，ACMG变异分类指南将此变异分类为可能致病性变异；同时还存在一个遗传自母亲的杂合变异 c.4411 C>T，为无义突变，HGMDpro 数据库中突变位点 c.4411 C>T 未见报道，ACMG 变异分类指南将此变异分类为致病性变异。未发现与临床表现相关的致病性微重复或微缺失。

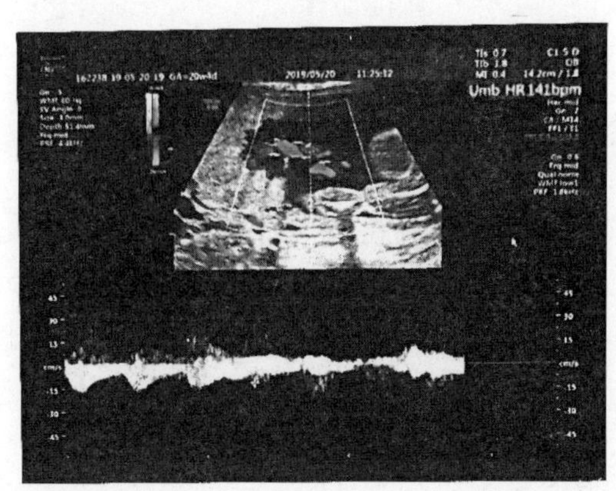

超声所见：

胎位： 趾上胎头 标准平面
脊柱： 角度关系 骶尾扫查欠清晰
胎心胎动：有
胎盘位置：右侧壁 Ⅰ级 略显局限 厚约30mm 下缘部分盖宫颈内口
羊水： 43mm
胎儿四腔心可见 余心脏结构显示不清
胎儿胃泡 双肾 膀胱均可见
受胎儿体位影响 胎儿颜面部、部分肢体及部分内脏等结构扫查不清
胎儿周身可见茧状物包绕 头部厚11.9mm 腹部厚11.0mm 肢体厚8.5mm
胎儿双侧胸腔可见液性暗区 双肺受压 较深处约6.3mm
胎儿心包腔内可见液性暗区 深约1.9mm

胎儿参数		
双顶径	51	mm
头围	185	mm
腹围	161	mm
股骨	31	mm
肱骨	33	mm
心率	141	b/m
S/D	/	

超声提示：

中期妊娠（超声相当于孕20周+6天）
胎儿淋巴水囊肿
胎儿胸腔及心包腔积液 考虑胎儿水肿
胎盘前置状态
建议产前咨询

图 3-2-39 第 5 次妊娠常规超声检查结果

表 3-2-24 家系全外显子测序结果

基因	遗传方式	突变信息	患儿	患儿父亲	患儿母亲
PIEZO1	AR/AD	c.4411 C>T chr16-88789661 p.Q1471*	杂合突变	无突变	杂合突变
PIEZO1	AR/AD	c.7492_7494delGAG chr16-88782085-88782087 p.E2498del	杂合突变	杂合突变	无突变

表 3-2-25　基因详细检测结果

基因	转录版本编号	突变比例 参照/突变	状态	gnomAD 携带频率	ACMG 变异评级
PIEZO1	NM_001142864 exon32	90/103(0.53)	杂合(Het)	0.000007	致病性
PIEZO1	NM_001142864 exon51	61/78(0.56)	杂合(Het)	-	可能致病性

PIEZO1 基因全称为压电式机械敏感离子通道组件 1(piezo-type mechanosensitive ion channel component 1，*PIEZO1*)[OMIM 616843],位于 16q24.3。Piezos 是一种存在于生物体内的大型跨膜蛋白,一般有 24~36 个跨膜结构域。*PIEZO1* 基因主要负责编码一种可在各种类型的细胞中诱导机械激活(mechanically activated,MA)电流的蛋白质。

Coste 等人通过研究小鼠神经母细胞瘤细胞系证明 Piezos 是 MA 阳离子通道的重要组成部分[4]。另有研究表明,作为剪切应力感受器 Piezo1 通道在人体血管发育形成中起决定性作用,它可以控制血压的急剧变化[5]。最新研究结果表明在免疫应答中 *PIEZO1* 也起到了重要作用,通过激活 *PIEZO1* 可以引发炎症反应,例如加重肺纤维化患者肺部炎症的程度和持续时间[6]。

PIEZO1 基因突变与淋巴畸形 6 型、脱水遗传性口形红细胞增多症伴或不伴有高钾血症和(或)围产期水肿相关。其遗传方式为常染色体隐性或显性遗传,理论上纯合突变,复合杂合突变及单杂合突变都有可能致病,与突变位点类型相关。淋巴畸形 6 型是全身性淋巴发育不良的表现形式之一,其特征是全身淋巴水肿,其分布均匀、广泛,可影响全身各组织,同时还可合并各体腔积液,例如胸腔积液、乳糜胸、心包积液及肠淋巴管、肺淋巴管扩张等。研究表明胎儿期 NIHF 在淋巴畸形 6 型中发生率很高,常致胎儿死亡,幸存新生儿一般智力正常,水肿在出生后可消退,后期仅表现为面部轻度水肿[7]。另一方面脱水遗传性口形红细胞增多症伴或不伴假性高钾血症和(或)围产期水肿是一种罕见的先天性溶血性贫血症。通常表现为中度贫血,网织红细胞计数增高,血涂片可显示不同含量比例的口形红细胞。随着病情的发展会出现高溶血并发症,具体表现为胆道结石和铁超负荷。口形红细胞增多与假性高钾血症是本病的终身症状,而水肿大多在出生前或出生后自愈[8]。

PIEZO1 基因突变引起的淋巴畸形 6 型,其遗传方式为常染色体隐性或显性遗传。该病例夫妇分别携带可能致病性变异 c.7492_7494delGAG 和致病性变异 c.4411 C>T,并同时遗传给胎儿,因胎儿携带 *PIEZO1* 基因的 2 个致病变异,故在孕 20 周出现全身水肿。该家系符合常染色体隐性遗传的模式,再次妊娠时子代罹患相同疾病的概率为 25%。

为避免再次妊娠水肿的胎儿,建议做胚胎植入前遗传学检测,也就是第三代试管婴儿,选择正常的胚胎植入子宫内,以避免再次妊娠水肿胎儿。

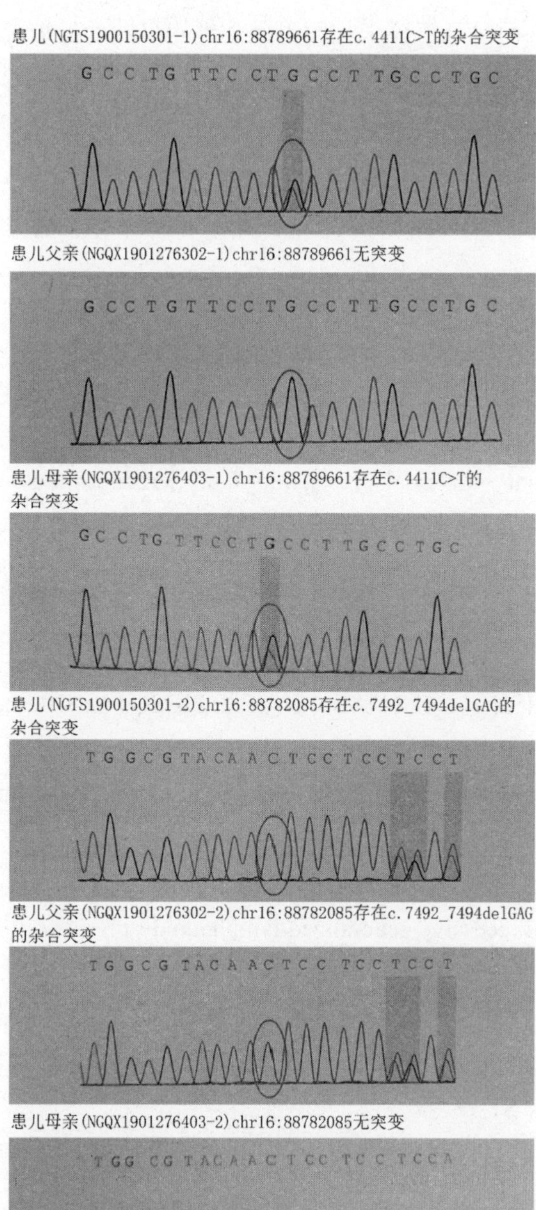

图 3-2-40 家系全外显子测序图

3. 随访 经过充分的遗传咨询,该家系选择胚胎植入前遗传学检测。目前尚在生殖门诊进行相关检查,尚未妊娠。

【专家点评】

对于胎儿水肿,首先要排除染色体异常,尤其要排除染色体微缺失微重复,在染色体核型分析未见染色体结构、数目异常的情况下,需采用 SNP array 或 CNV-seq 检查染色体的拷贝数变异以排除染色体微缺失微重复。

对于反复胎儿水肿而且染色体未见明确致病性拷贝数变异情况下，建议做家系全外显子测序检查，以期找到致病基因，为该家庭的再生育指导提供实验数据。

【参考文献】

[1] LEE A J，BETHUNE M，HISCOCK R J. Placental thickness in the second trimester：a pilot study to determine the normal range[J]. J Ultrasound Med，2012，31（2）：213-218.

[2] HEINONEN S，RYYNÄNEN M，KIRKINEN P. Etiology and outcome of second trimester non-immunologic fetal hydrops[J]. Acta Obstet Gynecol Scand，2000，79（1）：15-18.

[3] BRAUN T，BRAUER M，FUCHS I，et al. Mirror syndrome：a systematic review of fetal associated conditions，maternal presentation and perinatal outcome[J]. Fetal Diagn Ther，2010，27（4）：191-203.

[4] COSTE B，MATHUR J，SCHMIDT M，et al. Piezo1 and Piezo2 are essential components of distinct mechanically activated cation channels[J]. Science，2010，330（6000）：55-60.

[5] ZENG W Z，MARSHALL K L，MIN S，et al. PIEZOs mediate neuronal sensing of blood pressure and the baroreceptor reflex[J]. Science，2018，362（6413）：464-467.

[6] SOLIS A G，BIELECKI P，STEACH H R，et al. Mechanosensation of cyclical force by PIEZO1 is essential for innate immunity[J]. Nature，2019，572（7772）：69-74.

[7] FOTIOU E，MARTIN-ALMEDINA S，SIMPSON M A，et al. Novel mutations in PIEZO1 cause an autosomal recessive generalized lymphatic dysplasia with non-immune hydrops fetalis[J]. Nat Commun，2015，6：8085.

[8] ANDOLFO I，ALPER S L，DE FRANCESCHI L，et al. Multiple clinical forms of dehydrated hereditary stomatocytosis arise from mutations in PIEZO1[J]. Blood，2013，121（19）：3925-3935，S1-12.

（李晓洲　周佳妍　史云芳）

病例 93　产前诊断 *SCN4A* 基因复合杂合突变引起的先天性肌无力综合征一例

【背景知识】

先天性肌无力综合征（congenital myasthenic syndrome，CMS）是由于参与神经肌肉接头信号传导的突触前、突触间隙及突触后相关功能蛋白的遗传缺陷所致的一类罕见疾病，发病率为 1/50万 ~1/20万。目前已知 32 个基因的突变导致常染色体显性或常染色体隐性 CMS。这些突变涉及 8 个突触前、4 个突触、15 个突触后和 5 个糖基化蛋白。编码的蛋白质具有离子通道、酶或结构、信号、传感器或转运蛋白的作用。在表型上这些突变表现为异常易疲劳性或眼外肌、面部肌、延髓肌、轴肌、呼吸肌或四肢肌肉的永久性或波动性虚弱、张力减退或发育迟缓[1]。本文介绍的是一个由 *SCN4A* 基因杂合突变引起的 CMS16 [OMIM 614198] 的产前诊断病例。

【病例情况】

1. 主诉 患者，女，G_2P_0，两次不良妊娠史，孕期均提示胎儿超声异常进行遗传咨询。

2. 既往史 患者 30 岁，配偶 31 岁。夫妻自然受孕两次，但未生育健康孩子。无遗传病家族史。第一胎，孕 27 周时晚期流产，超声检查羊水过多，胎儿胸水多，未做流产物染色体及基因相关检测。第二胎，孕 24^{+4} 周时超声提示羊水偏多（羊水指数 21.5 cm，最大羊水深度 7.6 cm），未见其他异常；孕 30^{+2} 周羊水重度增多（羊水指数 44.8 cm，羊水深度 7.6 cm），胎儿脐带囊肿、头皮水肿、未探及胎动，双手呈握拳状，胸腔积液、肝脏增大，未探及明显肠管蠕动。患者于孕 30^{+5} 周选择终止妊娠，引产后胎儿 SNP 检测未见异常。

第二次怀孕引产后 47 天来优生遗传门诊就诊，排除地贫、微小病毒 B_{19}。建议行夫妻双方 WES，结果：患者本人 *SCN4A* NM_000334，c.3172 C>T（p.R1058 W），Chr17：62025396rs-764018183，杂合突变，意义未明。配偶 *SCN4A* NM_000334，c.1431delG（p.K477fs），Chr17：62041849，杂合突变，可能致病。夫妻双方分别为 *SCN4A* 基因意义不明确变异 c.3172 C>T 和可能致病性变异 c.1431delG 的携带者。常染色体隐性遗传病的携带者通常不发病，但其后代同时遗传这两个变异的几率为 25%，结合前两胎超声结果，推测 *SCN4A* 基因复合杂合子可能是前两个胎儿异常的原因。

【病例分析】

综合分析此对夫妇前两次妊娠的超声检查结果及相关检测，夫妻双方分别为 *SCN4A* 基因意义不明确变异 c.3172 C>T 和可能致病性变异 c.1431 delG 的携带者，推测 *SCN4A* 基因复合杂合子可能是前两个胎儿临床表现的致病原因。建议将 *SCN4A* NM_000334，c.3172 C>T（p.R1058 W）和 c.1431delG（p.K477fs）这两个突变作为此对夫妇再次怀孕时遗传咨询和产前诊断的重点。此对夫妇再次就诊为第三胎，孕 14 周超声检查提示胎囊右下方可见 12 cm × 13 cm × 9 mm 的液性暗区，胎心 145 次 / 分，羊水深度 3 cm。蛋白 S 32%，D-二聚体 860，抗 SSA 抗体阳性，遂进行抗凝及抗免疫治疗。孕 23^{+3} 周超声检测左肾积水，右肾中央集合器分离，双手同第二胎呈握拳状，胆囊增大，最大羊水深度 7.6 cm。孕 24^{+1} 周行羊膜腔穿刺，检测到胎儿分别携带 1 个遗传自父亲的可能致病性变异和 1 个遗传自母亲的意义不明确变异的 *SCN4A* 基因（复合杂合子），并通过 Sanger 测序进行验证（表 3-2-26 和图 3-2-41）。孕 27^{+2} 周超声提示胎儿胸廓窄小、胆囊增大、双肾中央集合器分离、左足内翻，轻度羊水过多（羊水深度 8.9 cm）。根据羊膜腔穿刺后取羊水进行相关基因检测和超声检查结果，胎儿诊断为 CMS，孕妇于 27^{+4} 周终止妊娠。建议此对夫妻再次妊娠通过 PGT 进行致病基因的检测，排除胎儿 CMS。

【专家点评】

CMS 是由于基因缺陷导致神经肌肉传导受损所引起的一组临床和遗传异质性疾病。神经肌肉接头是神经细胞和肌肉细胞末端之间的区域，信号被传递以触发肌肉运动。基因突变导致蛋白质发生变化，这些蛋白质在神经肌肉接头的功能中发挥作用，并破坏神经细胞和肌肉细胞末端之间的信号传导。而细胞之间的信号中断会导致骨骼肌运动能力受损、肌肉无力和运动技能发育迟缓。根据作用方式不同将其进行分类：突触前、突触基底层相关、乙酰胆碱受体缺陷、正常终板发育和维护所需的蛋白质缺陷、先天性糖基化缺陷及其他肌无力综合征。*CHRNE* 基因突变占所有病例的一半以上，其余还包括 *RAPSN*、*CHAT*、*COLQ* 和 *DOK7* 基因突变等。由 *SCN4A* 基因突变导致的骨骼肌电压门控钠通道缺陷在所有先天性肌无力病例中不足 1%，属于常染色体隐性遗传[2]。

表 3-2-26　第三次妊娠胎儿全外显子测序结果为复合杂合子

基因名称	Ref-Gene	变异	CRCh37 位置 dbSNP	变异类型	OMIM	遗传方式	基因型	东亚人群频率	ACMG 变异分类	相关疾病（OMIM）	来源
SCN4A	NM_000334	c.1431delG p.K477fs*89	Chr17:62041849	移码突变	603967	AR AD	het	-	可能致病性（PVS1，PM2）	1 先天性肌无力综合征 16 型 Myasthenic syndrorne, congenital, 16, 614198 2 高钾性周期性麻痹 2 型 Hypokalemic periodic paralysis, type 2, 170500 3 低钾型周期性麻痹 2 型 Hypokalemic periodic paralysis, type 2, 613345 4 非典型乙酰唑胺反应性先天性肌强直 Myotonia congenita, atypical, acetazolamider-esponsive, 608390 5 先天性肌强直 Paramyotonia congenita, 168300	父亲（het）
		c.3172 C>T p.R1058W	Chr17:62025396 rs764018183	错义突变			het	0	意义不明确（PM1，PM2，PP3）		母亲（het）

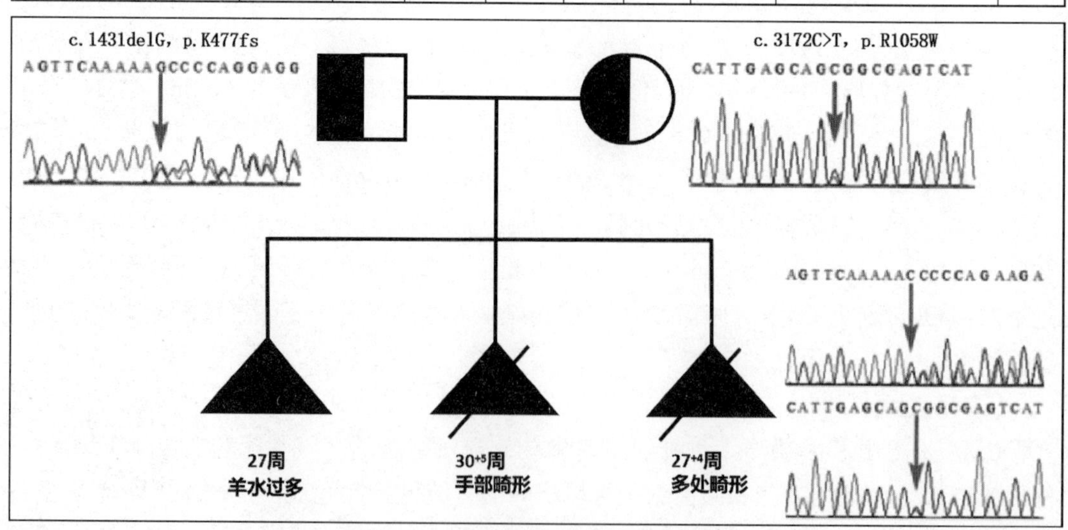

图 3-2-41　家系图及 Sanger 测序结果

父亲为杂合突变 c.1431delG（p.K477fs）的携带者，母亲为杂合突变 c.3172 C>T（p.R1058 W）的携带者，第三个胎儿超声检查异常且羊水穿刺验证为复合杂合突变

SCN4A 基因包含 24 个外显子，位于染色体 17q23.3，编码电压门控钠离子通道蛋白 Nav1.4，Nav1.4 由 1836 个氨基酸（208 kDa）组成，是骨骼肌纤维兴奋性的主要参与者，驱动肌肉力量响应神经刺激。*SCN4A* 突变导致 Nav1.4 功能丧失（loss-of-function，LoF）可引起先天性肌无力，而 Nav1.4 功能获得（gain-of-function，GoF）引起显性遗传的非营养不良性肌强直（由于肌纤维过度兴奋导致肌肉松弛延迟）、先天性副肌强直和高钾血症或低钾血症周期性麻痹（发作性肌肉松弛）[3]。本病例中前两次怀孕，超声检查胎儿皆有羊水过多，且第二胎可见手部畸形，SNP 等相关检测未见异常，建议夫妇行全外显子测序，结果显示夫妻均为 *SCN4A* 基因突变携带者，母亲为意义不明突变 c.3172 C>T（p.R1058 W）的携带者，父亲为致病突变 c.1431delG（p.K477fs）的携带者，第三个胎儿超声检测异常且羊水验证 *SCN4A* 复合杂合突变分别遗传自父母。文献报道 *SCN4A* 相关的 CMS 中，具有膝盖和脚踝的内收畸形[4-5]，此次胎儿可以诊断为 *SCN4A* 复合杂合突变引起的 CMS16。CMS 患者在宫内或新生儿期表现出不同严重程度的先天性肌无力，导致胎儿活动减少。其临床特征与胎儿运动功能减退有关，包括羊水过多、宫内上肢 / 下肢挛缩、足内翻和积水，导致宫内或产后早期死亡。症状较轻的患者在出生时或出生后几天表现出全身张力减退和虚弱，轻度至中度面部肌肉无力不伴上睑下垂、显著的早期呼吸和进食困难有关。幸存的个体在 3 岁前表现出运动发育迟缓，但能获得独立行走能力。此外，该疾病有较强的异质性，有些患儿在宫内表现出严重的运动功能减退，在出生后几个小时内死亡，而有些患者在婴儿期存活，随着时间推移，临床症状不断改善。

相关文献报道两例 *SCN4A* 基因的复合杂合或纯合突变引起 CMS16 的病例。Tsujino et al. 报道了一名 20 岁的女性出现了运动发育迟缓和严重的全身性肌肉无力。自出生以来，患者每月数次反复发作呼吸和延髓麻痹，导致脑缺氧和继发性认知障碍，肌肉无力因活动而恶化。其他特征包括高拱形的上颚、膝盖和脚踝的内收畸形和腰椎前凸，血钾正常。没有类似疾病的家族史。电生理研究显示复合肌肉动作电位（compound muscle action potential，CMAP）对重复刺激的反应递减，与肌无力综合征一致。通过测序分析，鉴定了 *SCN4A* 基因的复合杂合突变体?（p.V1442E 和 p.S246 L），体外实验证实了 V1442E 突变体钠通道显示出显著增强接近静息电位的快速失活[5]。Arnold et al. 报道了一名 57 岁的女性，近亲出生，每周发生数次且经常持续数小时的终身发作性全身无力。同时患有上睑下垂和几乎完全的外眼肌麻痹，无其他异常，认知正常。血钾正常，电生理研究显示重复刺激后 CMAP 反应递减，这与神经肌肉接头处的缺陷一致。吡啶斯的明试验无效。在 *SCN4A* 基因（R1457H）中发现了一个纯合错义突变。体外电生理研究表明，该突变导致失活电压依赖性发生 25 mV 的超极化转变，导致快速失活增强，以及从快速失活中恢复的速度减慢。此外，重复刺激引起明显较弱的电流反应。这些变化导致通道可用性降低，可以解释患者的肌肉无力[6]。

综上所述，考虑 *SCN4A* 基因复合杂合突变是该家系三个胎儿畸形的致病原因，建议该夫妇通过 PGT 妊娠，排除胎儿 CMS。

【参考文献】

[1] FINSTERER J. Congenital myasthenic syndromes[J]. Orphanet J Rare Dis, 2019, 14(1): 57.

[2] ABICHT A, MÜLLER JS, LOCHMÜLLER H. Congenital Myasthenic Syndromes Overview[M]. Seattle(WA): University of Washington, Seattle, 1993-2022.

[3] ELIA N, PALMIO J, CASTAÑEDA MS, et al. Myasthenic congenital myopathy from recessive mutations at a single residue in NaV1.4[J]. Neurology, 2019, 92(13): e1405-e1415.

[4] NICOLE S, LORY P. New challenges resulting from the loss of function of Nav1.4 in neuromuscular diseases[J]. Front Pharmacol, 2021, 12: 7510095.

[5] TSUJINO A, MAERTENS C, OHNO K, et al. Myasthenic syndrome caused by mutation of the SCN4 A sodium channel[J]. Proc Natl Acad Sci USA, 2003, 100(12): 7377-7382.

[6] ARNOLD W D, FELDMAN D H, RAMIREZ S, et al. Defective fast inactivation recovery of Nav 1.4 in congenital myasthenic syndrome[J]. Ann Neurol, 2015, 77(5): 840-850.

（史云芳　孟凡荣　孙艳　李晓洲）

病例94　范可尼贫血互补群D1的*BRCA2*突变再生育指导一例

【背景知识】

范可尼贫血互补群D1(Fanconi anemia, complementation group D1, FAD1)[OMIM 605724]是常染色体隐性遗传疾病,常发生在婴儿期或幼儿期,临床表征有身材矮小、胎儿宫内生长迟缓、小头畸形、非特异性畸形面部特征(部分患者)、心脏缺陷(部分患者)、肛门闭锁、原发性卵巢发育不全(女性)、手拇指发育不全、皮肤牛奶咖啡斑、骨髓衰竭、白血病和实体肿瘤的易感性。19%患者表现为VACTERL联合征(vertebral, anal, oesophageal, cardiacrenal, and radial dysplasia complex),包括脊柱/血管异常、肛门闭锁、心脏畸形、食道闭锁、食管气管瘘(或肺/消化道其他畸形)、肾或肋骨畸形以及肢体畸形。*BRCA2*/*FANCD1*是目前唯一与FAD1相关的基因。FAD1预后差,97%的患者6岁时患恶性肿瘤[1-2]。

【病例情况】

1. 主诉　曾生育一多发畸形患儿,有再生育需求,进行遗传咨询。

2. 现病史　咨询者孕31周,因胎膜早破经阴道分娩,出生体重1450 g,早产儿貌,心率120次/分,经皮血氧饱和度55%(应用T组合正压通气处理), Apgar评分1分钟7分(皮色、呼吸、反应1分,余均2分), 5分钟、10分钟均为8分(呼吸、反应1分,余均2分)。入新生儿科,诊断:早产儿(适于胎龄儿),极低出生体重儿,新生儿呼吸窘迫综合征,新生儿窒息(轻度),腭裂,副耳,食道闭锁,食管气管瘘?肺动脉高压,房间隔缺损,动脉导管未闭,冠状静脉窦扩张,喉发育异常?无家族史。

3. 辅助检查　患儿染色体核型分析46,XX, CNV-seq(100kb)未见异常,进一步Trio-WES检测。Trio-WES检测示:*BRCA2*, c.3097G>T,杂合,疑似致病,遗传自母亲;*BRCA2*, c.2484T>G,杂合,疑似致病,遗传自父亲(表3-2-27)。

【诊疗经过】

1.FAD1 的诊断及鉴别诊断

1）诊断：根据基因检测结果提示该患儿可能患有 FAD1，FAD1 是范可尼贫血（Fanconi anemia，FA）的互补群之一，占 3%~5%。

FA 的诊断基于病史、家族史及实验室检测结果。家族史中主要询问患者家庭成员有无近亲结婚史，是否有贫血史、形体及智力发育异常和肿瘤史。淋巴细胞染色体断裂试验提示染色体断裂增加，可考虑诊断 FA。如果淋巴细胞染色体断裂试验的结果正常或可疑，怀疑为杂合子，可以选择外周血淋巴细胞或皮肤成纤维细胞检测。有下列之一基因改变，可确诊。

（1）具有已知可导致常染色体隐性遗传 FA 的 21 个基因之一（*BRCA2*，*BRIP1*，*FANCA*，*FANCB*，*FANCC*，*FANCD2*，*FANCE*，*FANCF*，*FANCG*，*FANCI*，*ERCC4*，*FANCL*，*FAMCM*，*MAD2L2*，*PALB2*，*RAD51*，*SLX4*，*UBE2T* 和 *XRCC2* 等）的双等位致病突变。

（2）*RAD51* 杂合致病突变，引起常染色体显性遗传 FA。

（3）*FANCB* 半合子致病突变，引起 X 连锁遗传 FA。

如果是为了排除 FA，染色体断裂试验阴性患者，可以不再进行进一步的检测。对于染色体断裂试验为阴性，但临床症状高度怀疑 FA 者，则需要进一步基因检测。

*BRCA*2 中的双等位基因致病变异可以确诊为 FAD1，FAD1 大多数情况下都伴有严重的表型，常与 VACTERL 联合征联合存在，6 岁时有 97% 患恶性肿瘤，包括急性髓细胞白血病（acute myelocytic leukemia，AML），髓母细胞瘤和肾母细胞瘤。

2）鉴别诊断[3]

（1）Nijmegen 断裂综合征（Nijmegen breakage syndrome，NBS）：身材矮小，小头畸形伴进行性认知技能丧失，女性卵巢早衰，反复性肺部感染，癌症风险增加（特别是淋巴瘤），也可能表现出丝裂霉素 C 染色体断裂增加。遗传方式为常染色体隐性遗传，可以通过 NBN 分子遗传学检测与 FA 区别开来，几乎 100%NBS 患者有致病性分子变异。

（2）Seckel 综合征（Seckel syndrome）：生长迟缓，小脑功能障碍和特征性“鸟头”面部外观，也可能表现出 DNA 交联剂染色体断裂增加。一些患有 Seckel 综合征的人也会出现全血细胞减少症和 / 或 AML，为常染色体隐性遗传。*ATR*，*NIN*，*ATRIP*，*RBBP8*，*CEP152*，*CENPJ* 和 *CEP63* 中的双等位基因致病变异是其致病原因。

（3）其他疾病：包括神经纤维瘤病（neurofibromatosis 1，也可有咖啡斑），TAR 综合征（TAR syndrome，血小板减少伴桡骨缺失）和 VACTERL 症候群（可有桡骨侧缺陷 [OMIM 192350]）可以通过 DNA 交联剂染色体断裂测试与 FA 区分开来。

2. 检测结果　本例患儿基因检测 *BRCA*2 的双等位致病突变（母源 c.3097G>T 和父源 c.2484T>G），临床表现为部分 VACTERL 联合征，如食道闭锁、疑似食管气管瘘，心脏畸形（肺动脉高压，房间隔缺损，动脉导管未闭，冠状静脉窦扩张），因此基本符合 FAD1 的诊断标准。

表 3-2-27 先证者及家系成员 Trio-WES 检测结果

基因	染色体位置	转录本编号 核苷酸变化 （氨基酸变化）	基因亚区	家系成员检出情况（先证者 / 父亲 / 母亲）	致病性分类	相关疾病 / 遗传模式
BRCA2	chr13:32911589	NM_000059.3：c.3097G>T（p.Asp1033Tyr）	EX11/CDS10	杂合 / 野生型 / 杂合	疑似致病	家族乳腺 - 卵巢癌易感 2 型（OMIM：612555）/AD 胰腺癌易感 2 型（OMIM：613347）/AD 胶质瘤易感 3 型（OMIM：613029）/AR 范可尼贫血互补群 D1（OMIM：605724）/AR 乳腺癌易感型（OMIM：114480）/AD，SMu 前列腺癌（OMIM：176807）/AD，SMu 肾母细胞瘤瘤 1 型（OMIM：194070）/AD，SMu 髓母细胞瘤（OMIM：155255）/AD，AR，SMu
BRCA2	chr13:32910976	NM_000059.3：c.2484T>G（p.Tyr828*）	EX11/CDS10	杂合 / 杂合 / 野生型	疑似致病	家族乳腺 - 卵巢癌易感 2 型（OMIM：612555）/AD 胰腺癌易感 2 型（OMIM：613347）/AD 胶质瘤易感 3 型（OMIM：613029）/AR 范可尼贫血互补群 D1（OMIM：605724）/AR 乳腺癌易感型（OMIM：114480）/AD，SMu 前列腺癌（OMIM：176807）/AD，SMu 肾母细胞瘤瘤 1 型（OMIM：194070）/AD，SMu 髓母细胞瘤（OMIM：155255）/AD，AR，SMu

【专家点评】

目前已有 50 多例诊断为 FAD1 的患者，相关的 *BRCA2* 变异类型包括剪接位点变异、小的缺失、插入及错义突变，≥ 99% 可以通过测序分析进行检测[2]。所有 *BRCA2* 具有 IVS7 致病性变异的人，在 3 岁之前发生 AML；而发生其他 *BRCA2* 致病变异的患者发生 AML 的年龄在 6 岁之前[4]。本例患儿的变异位点为双等位疑似致病变异，变异类型分别为错义突变和无义突变，都不在 IVS7 中，因此，预计患 AML 的年龄在 6 岁之前。

再生育有 1/4 概率生育 FAD1 的患儿，1/2 概率子代为 FAD1 携带者，3/4 概率为上述肿瘤易感者，1/4 概率的子代正常。建议再生育时对本次检出的 *BRCA2* 两个疑似致病位点进行 PGT 或介入性的产前诊断。

【参考文献】

[1] ALTER B P，ROSENBERG P S，BRODY L C. Clinical and molecular features associated with biallelic mutations in FANCD1/BRCA2[J]. J Med Genet，2007，44（1）：1-9.

[2] WOODWARD E R，MEYER S. Fanconi anaemia，childhood cancer and the BRCA genes[J]. Genes（Basel），2021，12（10）：1520-1530.

[3] MEHTA P A，EBENS C. Fanconi Anemia. [Updated 2021 Jun 3]. GeneReviews® [Internet]. Seattle（WA）：University of Washington，Seattle；1993-2022.

（张美姿　刘丽　李卉）

第三节　X 连锁显性遗传

一、X 连锁显性遗传病特点

致病基因位于 X 染色体上，X 连锁显性遗传病不论男性、女性，只要有一个这种致病基因就会发病。与常染色体显性遗传不同，女性患者既可将致病基因传给儿子，又可以传给女儿，且机会均等；而男性患者只能将致病基因传给女儿，不传给儿子。由此可见，女性患者多于男性，大约为男性的 2 倍。另外，从临床上看，女性患者大多数是杂合子，病情一般较男性轻，而男患者病情较重。家系中可见到连续遗传现象。抗维生素 D 佝偻病是 X 连锁显性遗传病的典型实例。

二、X 连锁显性遗传病家族史或生育史

病例 95　X- 连锁低血磷抗 D 佝偻病一例

【背景知识】

X 连锁低血磷抗 D 佝偻病（X-linked hypophosphatemic rickets，XLH）是一种罕见的磷代谢失衡的骨矿化障碍性疾病，其发病率为（3.9~5.0）/10 万，是遗传性佝偻病中最常见的一型[1]。XLH 是由与 X 染色体上的内肽酶同源的磷酸盐调节基因（phosphate regulating gene with homologies to endopeptidases on the X-chromosome，*PHEX*）突变引起的，为 X 连锁显性遗传[2]。*PHEX* 基因突变导致血清成纤维细胞生长因子 -23（fibroblast growth factor-23，FGF-23）水平升高，使得近端肾小管对磷酸盐的重吸收下降，造成肾小管磷酸盐转运异常和

重吸收障碍，导致大量尿磷、低血磷、骨质矿化缺乏和维生素 D 代谢异常。

本病的临床表现在儿童主要为生长发育迟缓，身材矮小，骨骼疼痛，行走无力，双下肢弯曲畸形，骨质疏松，多发性骨折以及牙釉质发育不良；在成人，主要为软骨病和骨关节畸形[3]。

【病例情况】

1. 入院情况　因已到婚育年龄，希望获得与此病相关的遗传信息就诊。

2. 入院检查　男，24 岁，身高 160 cm，精神反应佳，营养中等，呼吸平稳，膝内翻，双下肢呈“O”型，膝间距 10 cm，踝间距 6 cm，两下肢自然伸直或站立时，两足内踝能相碰而两膝不能靠拢，神经系统及心肺腹检查无异常。

自诉幼时曾因佝偻病在儿童医院就诊，就诊时血磷正常，血钙降低显著，1, 25-(OH)D_3 显著降低，被儿童医院诊断为“低磷抗 D 佝偻病”，之后一直在儿童医院进行随访治疗，本次来我院进行遗传咨询。

其母亲患病，其他家庭成员表型正常。

基因测序：采取患者外周血，使用芯片捕获高通量测序技术，进行了与遗传性佝偻病相关的 1445 项基因检测，检测基因包括 *ALPL*、*CLCN5*、*CLCNKB*、*CYP27B1*、*CYP2R1*、*DMP1* 等。检出 *PHEX* 基因的一个已知致病突变 c.2239 C>T（p.Arg747Ter；Hemi），见图 3-3-1。

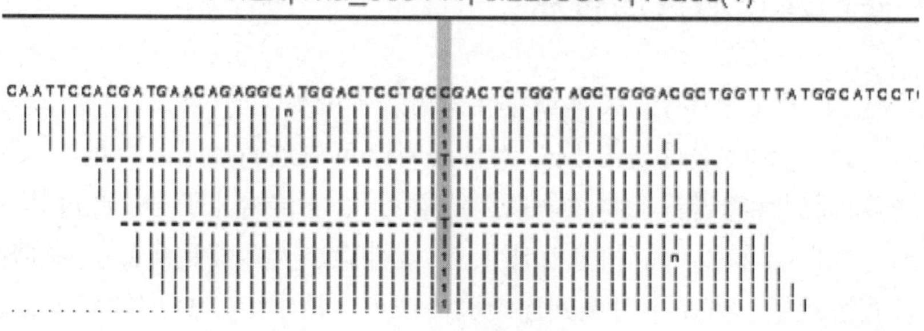

图 3-3-1　检测结果

对其母亲同步进行基因检测，同样检出 *PHEX* 基因的该已知致病突变 c.2239 C>T，见图 3-3-2，经询问三代亲属患病情况，绘制系谱图，见图 3-3-3。

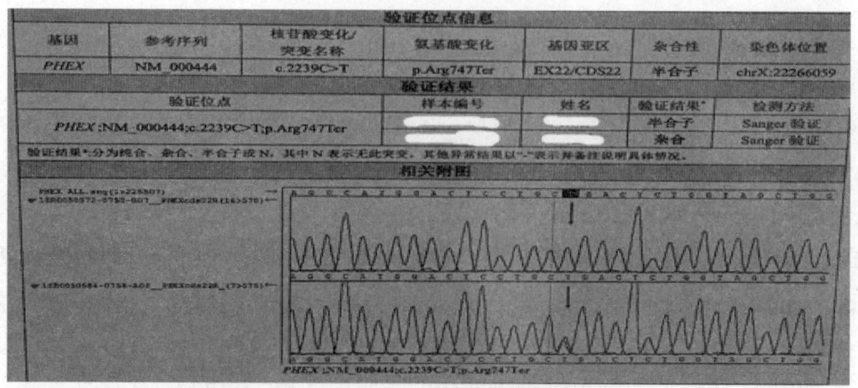

验证位点信息

基因	参考序列	核苷酸变化/突变名称	氨基酸变化	基因亚区	杂合性	染色体位置
PHEX	NM_000444	c.2239C>T	p.Arg747Ter	EX22/CDS22	半合子	chrX:22266059

验证结果

验证位点	样本编号	姓名	验证结果*	检测方法
PHEX:NM_000444;c.2239C>T;p.Arg747Ter			半合子	Sanger 验证
			杂合	Sanger 验证

验证结果*：分为纯合、杂合、半合子或N，其中N表示无此突变，其他异常结果以“-”表示并备注说明具体情况。

相关附图

PHEX:NM_000444;c.2239C>T;p.Arg747Ter

图 3-3-2　单基因遗传病基因检测验证报告

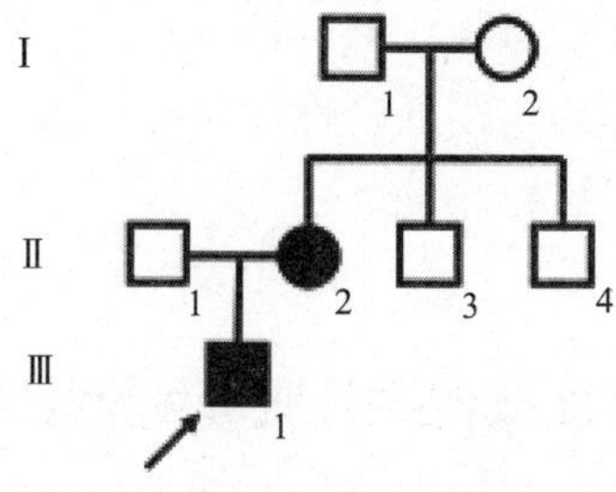

图 3-3-3 XLH 患者系谱图

3. 病例分析 先证者检出 *PHEX* 基因的 1 个已知致病突变 c.2239 C>T(p.Arg747Ter; Hemi), *PHEX* 基因相关的低磷酸盐血症为 X 染色体显性遗传。位点详情: *PHEX*; NM_000444; c.2239 C>T; p.Arg747Ter p.R747*; EX22; CDS22:无义突变,已有该位点在患者中检出的相关文献报道,该突变可能导致氨基酸编码蛋白发生提前终止,产生截短蛋白,可能会对蛋白质的结构和功能产生较大的影响,该位点在正常人中发生的概率极低。

【专家点评】

XLH 是一种以低磷血症为特征导致骨发育和营养不良的遗传性骨病,有阳性的家族史,在临床诊断上应注意与维生素 D 缺乏性佝偻病区分。XLH 血磷正常,血钙降低显著,严重者出现婴儿手足搐搦症, 1, 25-(OH)D_3 下降明显。XLH 对于常规剂量维生素 D 和钙剂治疗无效,需磷酸盐合剂和大剂量维生素 D 同时治疗方可有效,以上几点可作为鉴别诊断的主要方法 [4]。

中国 XLH 病人在 *PHEX* 基因报道中最常见的突变位置为第 22 外显子,最常见的突变类型为错义突变, X 染色体显性遗传的罕见病其临床表型差异较大,即使是同一个家系,临床表现的轻重也有所差异,应根据病患家系验证结果进行诊疗 [5]。据文献报道, XLH 病例的骨骼畸形随年龄增长而逐渐加重,早期及时的诊断和长期的治疗是决定患者预后的关键 [6]。

生育指导:① XLH 为 X 连锁显性遗传,即男性患者下一代生男孩则不出现此病,生女孩则 100% 患病;女性患者下一代无论男女均有 50% 可能患此病。②建议该患者在考虑生育下一代前,与女方一起进行遗传指导,建议 PGT 技术筛选性别后妊娠。

【参考文献】

[1] HANNA J D, NIIMI K, CHAN J C. X-linked hypophosphatemia. Genetic and clinical correlates[J]. Am J Dis Child, 1991, 145(8): 865-870.

[2] 王静,金春莲,任梅宏,等. 抗维生素 D 佝偻病 PHEX 基因突变分析 [J]. 国际遗传学杂志, 2008, 31(4): 251-253,276.

[3] DIXON P H, CHRISTIE P T, WOODING C, et al. Mutational analysis of PHEX gene in X-linked hypophosphatemia[J]. J Clin Endocrinol Metab, 1998, 83(10): 3615-3623.

[4] RAFAELSEN S, JOHANSSON S, RAEDER H, et al. Hereditary hypophosphatemia in Norway: a retrospective population-based study of genotypes, phenotypes, and treatment complications[J]. Eur J Endocrinol, 2016, 174(2): 125-136.

[5] 蔡慈静,陈晓铭. X- 连锁低血磷性佝偻病基因型与临床表型的相关性 [J]. 中华骨质疏

松和骨矿盐疾病杂志，2021，14(4)：419-424.

[6] 刘笑孝，王宇，褚亚男，等. X 连锁低磷性佝偻病一家系报告并文献复习 [J]. 天津医科大学学报，2021，27(4)：419-422.

（刘慧坤　谢晓媛　张钰）

病例 96　X 连锁显性遗传腓骨肌萎缩症家系及产前诊断一例

【背景知识】

腓骨肌萎缩症（Charcot-Marie-Tooth disease，CMT）亦称为遗传性运动感觉神经病，由 Charcot、Marie 和 Tooth 于 1886 年首次提出，其发病率约为 1/2500[1]。该疾病是临床最常见的遗传性周围神经病，多于儿童期或青少年期起病，且具有明显的遗传异质性[2]。CMT 主要表现为足内侧肌和腓骨肌进行性无力、萎缩，伴有轻到中度感觉减退、腱反射消失及弓形足。根据临床和电生理特征，CMT 可分为两型，即 CMT1 型（脱髓鞘型）和 CMT2 型（轴突型），呈常染色体显性、常染色体隐性和 X- 连锁遗传三种[3]。

【病例情况】

1. 入院情况　患者（Ⅲ 18），男，62 岁，进行性四肢乏力，走路困难，摔跤，肌萎缩 15 年，外院诊断为腓骨肌萎缩症，有家族遗传病史，女儿怀孕 15 周，来院遗传咨询。

追问病史：对其家系 5 代 57 人进行追踪调查，就诊者外祖母（Ⅰ 2）数十年来走路困难，四肢乏力，确诊为腓骨肌萎缩症；母亲（Ⅱ 7）、3 位舅舅（Ⅱ 2、Ⅱ 3、Ⅱ 8）和 3 位姨（Ⅱ 5、Ⅱ 7、Ⅱ 9）均确诊为腓骨肌萎缩症；2 位妹妹（Ⅲ 20、Ⅲ 21）、4 位表兄（Ⅲ 1、Ⅲ 2、Ⅲ 12、Ⅲ 13）和 1 位表姐（Ⅲ 5）也均为腓骨肌萎缩症患者；女儿（Ⅳ 8）、外甥（Ⅳ 2）和 2 位外甥女（Ⅳ 10、Ⅳ 11）同确诊为腓骨肌萎缩症；表孙（Ⅴ 1）出生后走路摔跤，确诊为腓骨肌萎缩症。家系图如图 3-3-4。

2. 入院检查

（1）体格检查：神志清楚，语言流利，智力正常，脑神经检查正常；行走姿势步态异常，足背伸不能，双下肢远端乏力明显，伴右侧下肢肢体麻木。查体见：四肢肌张力正常对称，双下肢近端肌力 5 级，远端肌力 4+ 级，双下肢腱反射（+），病理征（-）共济运动（-），四肢深浅感觉运动存在。

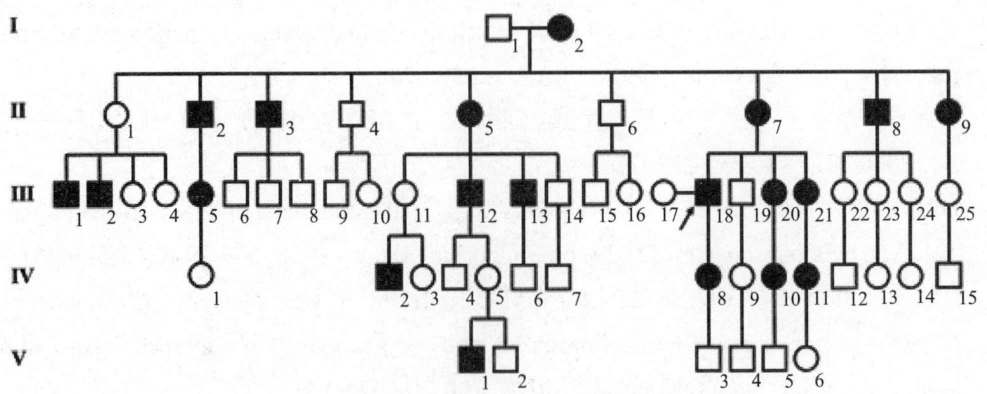

图 3-3-4　腓骨肌萎缩症家系图，Ⅲ 18 为先证者

（2）辅助检查：因考虑病位在脊髓，故完善胸腰椎磁共振。提示 L2/3、L3/4、L4/5 椎间盘突出。胸部 CT 未见明显异常。余血尿便、肝肾功、电解质、肌酶、免疫等相关检验指标均未见明显异常。神经电生理检查发现正中神经运动传导速度（MNCV）为 35.4 m/s，复合肌肉动作电位（CMAP）波幅为 0.1 mV，远端潜伏期 13.2 ms，正中神经感觉传导速度（SNCV）为 36.9 m/s，感觉神经动作电位（SNAP）波幅为 1.6 μV，远端潜伏期 5.8 ms，提示周围运动感觉神经中 - 重度病变（慢性进行性）。

（3）基因测序：检测人类基因组中约 2 万个基因外显子区，针对患者主诉对 OMIM 数据库收录的所有明确致病关系的 3583 个基因进行逐个分析，结果显示患者 *GJB1* 基因上检出一个已知致病突变：c.44G>A 的 X- 连锁显性遗传，女儿基因检测 *GJB1* 基因上也检出一个已知致病突变 c.44G>A，如图 3-3-5。

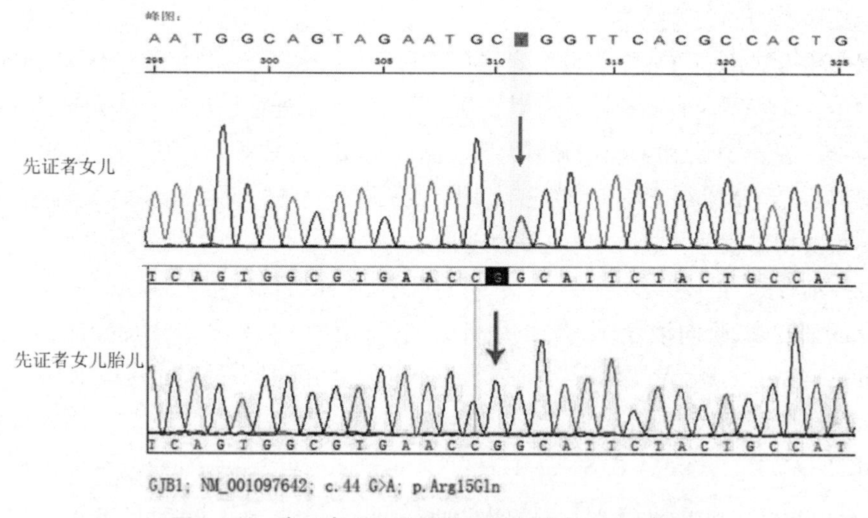

图 3-3-5 先证者女儿及其胎儿疑似致病 *GJB1* 基因
***GJB1*; NM_001097 642; c.44 G>A ; p.Arg15Gln 的 Sanger 验证**

3. 病例分析　在患者的 *GJB1* 基因上检出一个已知致病突变 NM_000166.5（*GJB*1）：c.44G>A。

详情如下：*GJB1*：NM_000166.5.c.44G>A：p.Arg15Gln.EX2E：Herni 错义突变。已有该位点在患者中检出的相关文献报道。用 PolyPhen 软件对其进行蛋白质功能预测，结果显示有害。该位点在正常人群中发生的概率极低。*GJB1* 基因相关的 X- 连锁 Charcot-Marie-Tooth 病Ⅰ型为 X 染色体连锁遗传。男性患者该等位基因上存在一个杂合子有害突变可能致病发生。

4. 生育指导

（1）CMT 是一种遗传性周围神经病，遗传方式有常染色体显性遗传、常染色体隐性遗传和 X- 连锁遗传。

（2）X 连锁显性遗传：即男性患者下一代生男孩则不出现此病，生女孩则 100% 患病，女性患者下一代无论男女均有 50% 可能患此病。

（3）女儿已怀孕可进行产前诊断，经羊膜腔穿刺术进行基因检测，结果提示胎儿 *GJB1*

基因上未检出已知致病突变，足月顺产，现追访至3岁半，尚未发现异常。

【专家点评】

X连锁腓骨肌萎缩症（CMTX）属于X-连锁遗传病，根据突变基因及遗传方式的不同可分为以下六种类型：CMTX1、CMTX2、CMTX3、CMTX4、CMTX5和CMTX6，其中CMTX1、CMTX6被认为是X-连锁显性遗传，而CMTX2~5型则被认为是X-连锁隐性遗传[4]。目前已发现CMT的致病基因超过100个，其中CMTX1是第二常见的CMT类型，约占所有CMT类型的6.2%，可导致90%的CMTX[4]。此外，CMTX1是由位于X染色体q13.1上编码Cx32的缝隙连接蛋白B1（Gap junction protein beta-1，*GJB1*）发生基因突变所致，目前已确定的*GJB1*基因有400多种不同的突变[5]。不同*GJB1*突变引起的CMTX1周围神经病变相似，但中枢神经系统症状有所不同，常表现为一过性的构音障碍、共济失调、偏瘫和类似周期性瘫痪的四肢瘫痪等[6]。

根据遗传方式不同，CMT可分为常染色体显性遗传、常染色体隐性遗传和X-连锁显性或隐性遗传。该家系内有多例临床症状患者，根据家系调查结果可初步确定遗传方式，但仍需要进行突变基因分析和DNA测序验证。结果证实，该家系为*GJB1*基因c.44G>A突变所致的显性遗传CMTX1型。CMT多为儿童或青少年发病，少数成年后发病。本例CMT患者发病年龄相对较晚，临床表现主要为进行性四肢远端肌无力伴肌萎缩。

通过产前诊断，可以减少遗传给下一代的概率，从而实现优生优育。近年来随着分子水平的研究逐渐增多，靶向治疗成为新的研究方向，有望为CMT治疗提供新的方向。目前仍有很多难以攻克的问题，希望随着医学技术的不断发展，争取早日攻克这些难题。

【参考文献】

[1] SISKIND C E，PANCHAL S，SMITH C O，et al. A review of genetic counseling for Charcot Marie Tooth disease（CMT）[J]. J Genet Couns，2013，22（4）：422-436.

[2] 杨茜，李啬夫，毛新发，等. 腓骨肌萎缩症的研究进展[J]. 医学综述，2013，19（19）：3545-3547.

[3] STAVROU M，SARGIANNIDOU I，CHRISTOFI T，et al. Genetic mechanisms of peripheral nerve disease[J]. Neurosci Lett，2021，742：135357.

[4] BRAATHEN G J，Sand J C，LOBATO A，et al. Genetic epidemiology of Charcot-Marie-Tooth in the general population[J]. Eur J Neurol，2011，18（1）：39-48.

[5] TOMASELLI P J，ROSSOR A M，HORGA A，et al. Mutations in noncoding regions of *GJB*1 are a major cause of X-linked CMT[J]. Neurology，2017，88（15）：1445-1453.

[6] KLEOPA K A，ABRAMS C K，SCHERER S S. How do mutations in GJB1 cause X-linked Charcot-Marie-Tooth disease？[J]. Brain Res，2012，1487：198-205.

（李阔韬　谢晓媛）

第四节 X连锁隐性遗传病

一、X连锁隐性遗传病特点

致病基因位于X染色体上，以隐性方式遗传，由于女性有两条X染色体，当隐性致病基因在杂合状态时，隐性基因控制的性状或遗传病不显示出来，这样的女性是表型正常致病基因携带者。只有当两条X染色体上等位基因都是隐性致病基因纯合子或正常的X染色体失活（X inactivation）才表现出来。在男性细胞中，只有一条X染色体，Y染色体上缺少同源节段，所以只要X染色体上有一个隐性致病基因就发病。这样，男性的细胞中只有成对的等位基因中的一个基因，故称为半合子（hemizygote）。红绿色盲、甲型血友病、乙型血友病、假肥大性肌营养不良症、葡萄糖-6-磷酸脱氢酶缺乏症等属于X连锁隐性遗传病。

二、X连锁隐性遗传病家族史或生育史

病例97 肌营养不良症病因分析及再妊娠遗传咨询一例

【背景知识】

肌营养不良症（或称肌肉萎缩症）是以渐进式虚弱和肌肉质量损失为主要症状的一组疾病的统称。肌肉萎缩症有很多种，且多数是由于患者的基因发生异常改变（如突变、缺失等），从而干扰形成健康肌肉所需功能蛋白质。

最常见的肌营养不良症为杜氏肌营养不良症（duchenne muscular dystrophy，DMD）[OMIM 310200]，它是由于患者的*DMD*基因（其编码蛋白为dystrophin，Dp）突变而不能在肌肉中表达dystrophin肌肉组织亚型Dp427 m而导致的严重型渐进肌肉萎缩症。DMD早期症状为爬台阶困难、步态蹒跚、频繁摔跤等，患者一般在2~3岁时出现上述症状，在10~12岁左右丧失行走能力，并随病情进展逐渐于20岁左右时丧失自主呼吸能力，患者一般在20~40岁期间死于呼吸衰竭或心力衰竭[1]。*DMD*基因突变除可以导致DMD外，也有部分*DMD*基因突变患者表现为症状较DMD轻且发病年龄较晚的贝克氏肌营养不良症（becker muscular dystrophy，BMD）[OMIM 300376]。

【病例情况】

1. 一般资料 患者，女，32岁，G_5P_1，孕15周进行遗传咨询（孕妇本人患者编号：16B0012328；孕妇配偶患者编号：16B0012329）。

追问病史：孕妇夫妻双方均无家族不良病史，孕妇有过3次人工流产史；第一胎为女孩杨某（患者编号：16B0005235），孕27周早产，现13岁，表现为智力落后，肢体无力，不能蹲起，曾于本市儿童医院就诊，被诊断为进行性肌营养不良症。染色体核型检测46,XX。

2. 入院检查　因孕妇夫妻均表型正常且无家族不良病史，患者 16B0005235 被认定为先证者。故首先对患者 16B0005235 的致病基因进行确认，发现患者携带 *DMD* 基因杂合突变（NM_004006：EX53DEL，突变致该基因 53 号外显子缺失）及 *ANO5* 基因杂合突变（NM_213599：c.1285_1286 insA（p.Glu429Glu fsX3））。验证位点详细信息如表 3-4-1 所示。

表 3-4-1　先证者 16B0005235 的基因突变位点验证

基因	参考序列	核苷酸变化 / 突变名称	氨基酸变化	基因亚区	杂合性	染色体位置
DMD	NM_004006	EX53 DEL	-	EX53/CDS53	Het	-
ANO5	NM_213599	c.1285_1286 insA	p.Glu429GlufsX3	EX13/CDS13	Het	chr11:22277021..2277022

患者分别携带 *DMD* 和 *ANO5* 基因的杂合突变。两个基因突变导致的肌营养不良相关疾病的常规遗传模式分别为 X 连锁隐性遗传及常染色体隐性遗传。

从验证结果来看，患者两个基因突变分别定位于 X 染色体和 11 号染色体，且均为杂合突变。

为明确先证者基因突变的来源，我们又对其父母的相关基因型进行验证，结果见表 3-4-2。从检测结果可以确认，患者的 *ANO5* 基因突变来源于其母方；但患者 *DMD* 基因相关的突变来源不明。

表 3-4-2　先证者及父母基因型确认

验证位点	样本编号	验证结果*	检测方法
DMD；NM_004006；EX53 DEL	16B0005235	**Het**	QPCR
	16B0012328	**N**	QPCR
	16B0012329	**N**	QPCR
ANO5；NM_213599；c.1285_1286 insA；p.Glu429GlufsX3	16B0005235	**Het**	Sanger
	16B0012328	**Het**	Sanger
	16B0012329	**N**	Sanger

先证者（16B0005235）及父（16B0012329）母（16B0012328）基因型确认检测提示患者父母外周血样本中均未检出 *DMD* 基因相关突变，而先证者的 *ANO5* 基因突变则遗传自其母亲。

【病例分析】

1. 先证者发病原因初探　先证者 16B0005235 的 *ANO5* 基因突变可能导致三种病症：常染色体显性遗传模式的颌骨骨干发育不良症（Gnathodiaphyseal Dysplasia，GD）、常染色体隐性遗传的 2 L 型肢带肌营养不良症（Limb-Girdle Muscular Dystrophy type 2 L）及常染色体隐性遗传的 Miyoshi 氏肌营养不良症（Miyoshi Myopathy，MM）。由于患者 16B0005235 未表现出 GD 的相关症状，因此可排除其 *ANO5* 基因突变导致 GD 的可能[2]；其余两种相关疾病虽与肌营养不良症相关，但其遗传模式为常染色体隐性遗传[3]，在患者仅携带单拷贝变异时不致病，因此我们暂不将 *ANO5* 基因突变纳入该患者发病的原因进行分析。我们将患者出现的肌营养不良相关症状归因于其 *DMD* 基因突变所致。

2. 女性 *DMD* 基因突变携带者的发病机理　作为一种 X 连锁隐性遗传的疾病，*DMD* 基因突变导致的肌肉萎缩症主要累及男性，活产男婴受该病影响的比例在 1/6000 至 1/5000 左右 [4, 5]。女性 *DMD* 基因致病突变的携带者（仅一条 X 染色体上的 *DMD* 基因发生致病突变）通常无 DMD 症状，但在极少数案例中表现出类似 BMD 的症状，如肌肉痛、运动后肌肉痉挛、扩张型心肌病等症状，但多数不会出现呼吸功能受损的情况 [6]。

DMD 基因突变导致的肌肉萎缩症在女性中发病率在百万分之一以下，文献中报道的女性患者多为 Turner 综合征，或其染色体易位区域涉及 *DMD* 基因，或其 *DMD* 基因为双等位突变等特殊情况 [1]。尽管超过 99% 的 DMD 或 BMD 患者都是由于 *DMD* 基因的缺失、重复或突变所致，也有少数案例是由于 X 染色体与常染色体发生的大片段易位所致 [7]。此类易位不仅在男性中致病，在女性中也会致病，其在女性患者中致病原因在于 X 染色体非随机失活 --- 这些案例的患者中发生易位的 X 染色体被随机失活时，其所在细胞理论上可以产生正常的 dystrophin 蛋白，但此类细胞却因为常染色体易位的抑制作用无法存活；而未发生易位的 X 染色体被随机失活时，相关的细胞虽能存活却不能正常表达的 dystrophin 蛋白，从而使患者出现 DMD 症状 [1]。如果本案例先证者的 *DMD* 基因外显子 53 号缺失为上述 X 染色体相关的易位所致，我们也许可以合理解释患者发病的原因。

除上述 *DMD* 基因所在位点相关的易位情况外，女性 *DMD* 基因突变携带者在本身亦存在 X 染色体失活偏倚而导致其发病的情况。患者在这种情况下以正常的 X 染色体失活为主，其突变的 *DMD* 基因所在 X 染色体未失活或较少失活，从而使患者体内不能正常表达足够的 *DMD* 基因。这种 X- 染色体失活偏倚可能是由于 X 染色体本身失活存在偏倚，也有可能是 Xp21.2 区域存在重组或染色体结构异常所致 [8]。为排查其它潜在致病性染色体结构异常的可能，我们采用高通量测序技术对患者的染色体非整倍体异常及染色体 100Kb 以上的缺失或重复结构异常进行排查。该检测项目并未在先证者样本中检出染色体非整倍体变异及已知的、致病性明确的 100Kb 以上的微缺失或微重复变异。

【专家点评】

通过对先证者致病基因的验证，我们明确了先证者 *ANO5* 基因突变来源于母系；而其 *DMD* 基因突变来源由三种可能：先证者新发突变、母系生殖腺嵌合、或父系生殖腺嵌合。由于客观条件限制，我们未能对先证者 *DMD* 基因突变来源进一步分析，目前仅能推断患者发病的机理可能与 X 染色体失活偏倚相关。这就意味着我们在面对孕妇希望分娩健康婴儿的诉求时，需要谨慎对待，建议孕妇进行产前诊断。

因此，我们在完成上述分析后，建议孕妇对妊娠中的胎儿（样本编号 16D1725075）进行遗传分析，分析的靶点为先证者中发现的两个突变基因及相关致病位点，结果如表 3-4-3 所示。孕妇在足月妊娠后诞下一正常女婴，随访至 3 岁未见有肌营养不良相关症状。

表 3-4-3 胎儿(样本编号:16D1725075)的致病基因分析结果未见异常

验证位点	样本编号	验证结果*	检测方法
DMD；NM_004006；EX53 DEL	16B0005235	**Het**	QPCR
	16D1725075	**N**	QPCR
ANO5；NM_213599；c.1285_1286 insA；p.Glu429GlufsX3	16B0005235	**Het**	Sanger
	16D1725075	**N**	Sanger

验证结果*:Hom 表示纯合突变，Het 表示杂合突变，Hemi 表示半合子突变，N 表示无此突变

【参考文献】

[1] DUAN D，GOEMANS N，TAKEDA S，et al. Duchenne muscular dystrophy[J]. Nat Rev Dis Primers，2021，7(1)：13.

[2] MIZUTA K，TSUTSUMI S，INOUE H，et al. Molecular characterization of GDD1/TMEM16E，the gene product responsible for autosomal dominant gnathodiaphyseal dysplasia[J]. Biochem Biophys Res Commun，2007，357(1)：126-132.

[3] GRIFFIN D A，JOHNSON R W，WHITLOCK J M，et al. Defective membrane fusion and repair in anoctamin5-deficient muscular dystrophy[J]. Hum Mol Genet，2016，25(10)：1900-1911.

[4] RYDER S，LEADLEY R M，ARMSTRONG N，et al. The burden，epidemiology，costs and treatment for Duchenne muscular dystrophy：an evidence review[J]. Orphanet J Rare Dis，2017，12(1)：79.

[5] TUFFERY-GIRAUD S，BROUD C，LETURCQ F，et al. Genotype–phenotype analysis in 2，405 patients with a dystrophinopathy using the UMD–DMD database：a model of nationwide knowledgebase[J]. Hum Mutat，2009，30(6)：934-945.

[6] BLADEN C L，SALGADO D，MONGES S，et al. The TREAT-NMD Dmd Global Database：analysis of more than 7，000 Duchenne muscular dystrophy mutations[J]. Hum Mutat，2015，36(4)：395-402.

[7] NEVIN N C，HUGHES A E，CALWELL M，et al. Duchenne muscular dystrophy in a female with a translocation involving Xp21[J]. J Med Genet，1986，23(2)：171-173.

[8] 中华医学会医学遗传学分会遗传病临床实践指南撰写组. 杜氏进行性肌营养不良的临床实践指南[J]. 中华医学遗传学杂志，2020，37(3)：258-262.

（冯树人 谢晓媛 刘霞）

病例 98 血友病 A*F8* 基因 22 内含子倒位家系一例

【背景知识】

血友病(hemophilia)是一种 X 染色体连锁的隐性遗传性出血性疾病，可分为血友病 A(hemophilia A)[OMIM 306700] 和血友病 B(hemophilia B)[OMIM 306900] 两种。前者为凝血因子Ⅷ(FⅧ)缺乏，后者为凝血因子Ⅸ(FⅨ)缺乏，均由相应的凝血因子基因突变引起

[1]。在男性人群中，血友病 A 的发病率约为 2.0/ 万，血友病 B 的发病率约为 0.4/ 万。所有血友病患者中，血友病 A 占 80%~85%，血友病 B 占 15%~20%。女性血友病患者罕见。

血友病 A 相关基因为 *F8*，位于 Xq28，*F8* 基因的缺陷导致凝血因子 Ⅷ（FⅧ）含量降低或功能丧失，进而使凝血过程的凝血活酶生成减少，凝血功能障碍，最终引起出血[2]。临床表现：关节、肌肉和深部组织出血，关节反复出血引起关节畸形；深部组织反复出血引起血肿。也可有胃肠道、泌尿道、中枢神经系统出血以及拔牙后出血不止等。根据患者凝血因子活性水平可将血友病 A 分为轻型、中间型和重型（表 3-4-4）[3]。

表 3-4-4　血友病 A 的临床分型

临床分型	因子活性水平（IU/dL）	出血症状
轻型	>5~40	大的手术或外伤可致严重出血，罕见自发性出血
中间型	1~5	大的手术或外伤后可有严重出血，偶有自发性出血
重型	<1	肌肉或关节自发性出血

【病例情况】

咨询者，女，30 岁。

1. 主诉　G_2P_1，育有 1 女，4 岁，体健，现孕 5 周，其父亲 55 岁，19 年前已确诊为血友病 A，凝血因子Ⅷ:C 0.025IU，为重型。

2. 现病史　咨询者父亲确诊为血友病 A，其家系中有多例血友病患者，见家系图（图 3-4-1），咨询者计划羊膜腔穿刺产前诊断，避免血友病胎儿出生。产前诊断必须明确致病基因及突变位点。

3. 辅助检查　对咨询者父亲进行血友病 A 基因检测，检测方法采用 PCR+ 高通量测序。咨询者和其女儿进行基因验证。

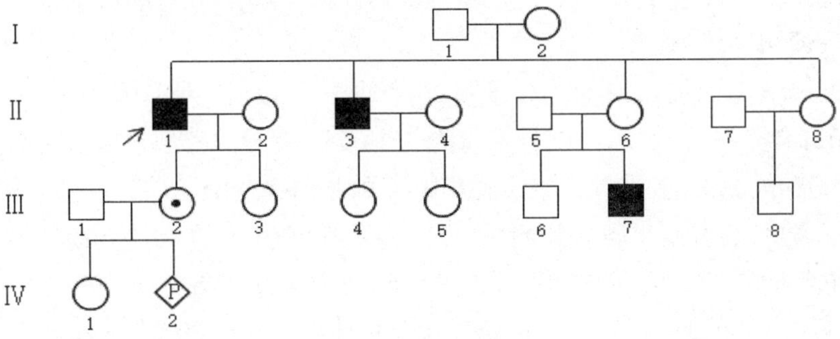

图 3-4-1　患者家系图

【病例分析】

1. 血友病 A 的诊断　血友病 A 的诊断依据是：正常功能性血管性血友病因子水平情况下，个体的低Ⅷ因子凝血活性。重型血友病 A 患者建议首先进行 *F8* 基因内含子 22 倒位和内含子 1 倒位的检测，检测阳性可明确诊断。轻、中型血友病患者以及倒位检测结果为阴性的重型血友病患者，需要进行 *F8* 基因外显子核苷酸测序。倒位检测结果阴性且核苷酸测序未找到致病性突变的患者，需要进行拷贝数变异的检测以明确诊断[4]。先证者凝血因子Ⅷ为 C 0.025IU，可诊断为血友病 A 重型，通过基因检测明确为 *F8* 基因第 22 号内含子倒位。

鉴别诊断：血友病 B 在临床表型上与血友病 A 不能区分，其诊断标准是：IX 凝血活性低于 40%，是由 *F9* 基因变异引起的，遗传方式遵循 X 连锁模式遗传。

2. 检测结果　咨询者父亲（Ⅱ1）为 *F8* 基因 22 号内含子倒位，未发现其他致病位点。咨询者（Ⅲ2）为携带者，咨询者的女儿（Ⅳ1）未检测到突变，检测结果见图 3-4-2。

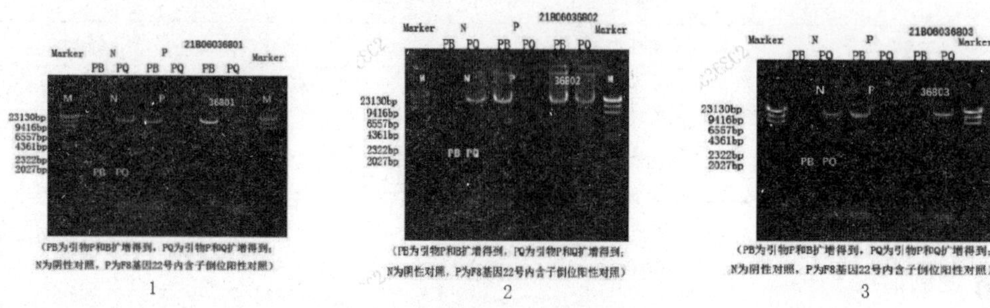

图 3-4-2　LD-PCR 产物扩增凝胶电泳图

1. 咨询者父亲的 LD-PCR 产物扩增凝胶电泳；2. 咨询者 LD-PCR 产物扩增凝胶电泳；3. 咨询者女儿的 LD-PCR 产物扩增凝胶电泳

血友病 A 按 X 连锁模式遗传，患病男性将致病性变异传给所有的女儿，但不传给任何一个儿子。先证者（Ⅱ1）将突变遗传给了女儿（Ⅲ2），女儿为携带者，她每次妊娠有 50% 的几率传递 *F8* 基因致病性变异，获得该致病性变异的儿子将受累，获得该致病性变异的女儿是携带者，很幸运女儿（Ⅳ1）没有遗传该变异。本家系已明确致病性变异，可以通过 PGT 和产前诊断有效预防患病胎儿出生，本例家系咨询者已经妊娠 5 周，建议选择产前诊断。孕 18 周电话随访孕妇自述 B 超确认女孩，拒绝产前诊断，再次告知可能风险。

【专家点评】

血友病 A *F8* 基因包含 25 个内含子和 26 个外显子，根据人类基因变异数据库（HGMD）报道，至 2021 年 2 月，血友病 A 变异数量为 3554 个。变异的类型包括基因倒位、小片段插入、重复、点变异、缺失、重排等。导致血友病 A 的基因突变中 *F8* 基因内含子 22 倒位是最常见的热点突变，约占血友病 A 患者的 20%，重型血友病 A 的 40%~50%。22 号内含子倒位的机制主要是由 22 内含子内的一段约 9.5kb 的序列（Int22 h-1）与 *F8* 基因上游约 500kb 的两个同源序列（Int22 h-2 或 Int22 h-3）发生染色体内的同源重组[5]。除第 22 号内含子倒位外，1 号内含子倒位也是 *F8* 基因热点突变，其倒位机制与 22 内含子相似[6]。明确突变位点血友病 A 的夫妻可以通过 PGT 和产前诊断有效预防患病胎儿出生。

【参考文献】

[1] 中华医学会血液学分会血栓与止血学组，中国血友病协作组. 血友病诊断与治疗中国专家共识（2013 年版）[J]. 中华血液学杂志，2013，34（5）：461-463.

[2] LENTING P J, VAN MOURIK J A, MERTENS K. The life cycle of coagulation factor VIII in view of its structure and function[J]. Blood, 1998, 92(11): 3983-3996.

[3] 中华医学会血液学分会血栓与止血学组、中国血友病协作组. 血友病诊断与治疗中国专家共识(2017年版)[J]. 中华血液学杂志, 2017, 38(5): 364-370.

[4] 中国医师协会生殖专业委员会精准辅助生殖研究学组,中国医师协会医学遗传医师分会. 血友病的胚胎着床前遗传学检测专家共识[J]. 中华医学杂志, 2021, 101(14): 995-1001.

[5] LAKICH D, KAZAZIAN H H J R, ANTONARAKIS S E, et al. Inversions disrupting the factor VIII gene are a common cause of severe haemophilia A[J]. Nat Genet, 1993, 5(3): 236-241.

[6] BAGNALL R D, WASEEM N, GREEN P M, et al. Recurrent inversion breaking intron 1 of the factor VIII gene is a frequent cause of severe hemophilia A[J]. Blood, 2002, 99(1): 168-174.

(邱建永 刘丽 徐凤琴)

病例 99 *ATP7A* 基因大片段缺失导致 Menkes 病一例

【背景知识】

Menkes 病(Menkes disease, MD)[OMIM 309400] 是一种罕见的先天性铜代谢异常疾病,由 Menkes 等[1]于 1962 年首次报道,主要表现为生长障碍、精神运动发育迟缓、肌张力减退、癫痫发作、身材矮小、结缔组织异常及各种毛发异常等,实验室检查可见血铜及铜蓝蛋白降低。典型 MD 患儿出生时可正常,多在 2~3 个月开始出现严重的进行性神经系统退化表现,预后差,通常在 3 岁之前死亡。Menkes 病呈 X 连锁隐性遗传模式,由 X 染色体上编码跨膜铜转运 p 型腺苷三磷酸酶(adenosine triphosphatase, ATPase)的 *ATP7A* 基因缺陷所致, *ATP7A* 基因变异可引起铜代谢紊乱,从而影响体内多种铜依赖酶的活性及功能,导致 Menkes 病多样的临床表型[2-3]。本例则介绍 *ATP7A* 基因大片段缺失导致 Menkes 病一例。

【病例情况】

孕妇,37 岁,G_4P_1,因"既往不良生育史,现妊娠 7 周"就诊。

现病史:孕妇平素月经规律, 7/30 天,量中, LMP: 2020-5-12。停经 30 天自测尿 HCG(+),早孕 B 超与实际孕周相符,提示宫内早孕。G_4P_1,药物流产一次,人工流产(胎停育)一次, 2014 年足月顺娩一男活婴,出生体重 2490 g,出生后逐渐出现精神运动发育迟缓,不会抬头、翻身等大动作,不会精细运动,咀嚼能力差,不会说话, 6 月龄时于外院行 4000 种单基因遗传病检测,结果提示 *FLG* 基因 c.10277G>A(p.A3426 V)纯合变异,与寻常性鱼鳞病相关,未明确精神运动发育迟缓病因。患儿至就诊时(5 岁半)体重 10 kg,肌张力差,牙齿生长发育差。孕妇身高 143 cm,体重 60 kg,自述有鱼鳞病家族史,否认其他遗传性疾病家族史。

【病例分析】

在进行检测前遗传咨询并签署知情同意书后,对患儿、孕妇及其配偶三人进行家系的全外显子组测序,经家系数据分析,结果提示患儿 *ATP7A* 基因 3-14 号外显子存在半合子缺失

（Ex3-14del），同时该孕妇携带该杂合缺失，并进一步采用 MLPA 对该变异进行了验证（图 3-4-3）。该缺失变异未见既往研究报道，未在正常人群数据库中检出，查阅 HGMD 数据库，可见多篇功能丧失型变异及大片段缺失变异致病的报道，且可见该缺失变异下游其他大片段缺失变异致病的报道（PVS1）。根据 ACMG 指南，该变异被判定为疑似致病性变异（PVS1+PM2）。

结合患儿的临床表型，考虑 *ATP7A* 基因变异与 X 染色体隐性遗传的 Menkes 病相关，进一步完善患儿的相关实验室检查，可见患儿血清铜及血浆铜蓝蛋白均降低，综上所述，考虑患儿为 *ATP7A* 基因变异所引起的 Menkes 病患者。

对该孕妇再次进行遗传咨询后，常规产检至孕 23 周，未见特殊异常，于孕 23 周在超声引导下行羊膜腔穿刺术，抽取羊水同时行胎儿染色体核型分析、CNV 及 *ATP7A* 基因变异检测，均未见明显异常。告知孕妇产前诊断结果后，继续常规产检并于孕 38^{+3} 周足月顺娩一男活婴，体重 2730 g，身长 46 cm，Apgar 评分 9-10-10 分。

随访：该孕妇第一胎患儿已于 2021 年 5 月夭折（6 岁半），第二子目前追踪至出生后 1 年 3 个月，体健，智力及精神运动发育未见明显异常。

【专家点评】

Menkes 病系 *ATP7A* 基因变异导致先天性铜代谢异常而引起的以进行性神经退行性变及结缔组织异常为主要表现的 X 连锁隐性遗传病[4]。对于 Menkes 病的诊断，目前尚无金标准，主要是根据典型的临床特征和相关辅助检查进行临床诊断，最终确诊还需依赖于分子遗传学检测。根据临床表型的轻重程度不同，MD 可分为三型[3, 5]：经典型 Menkes 病、轻型 Menkes 病以及枕角综合征（occipital horn syndrome，OHS）。其中，经典型 Menkes 病通常于婴儿期发病，2-3 个月时出现生长发育如抬头、坐、站等的消失或发育停滞、肌张力低、智力低下及癫痫发作等，多于 3 岁前即死亡，少部分可生存至 20 岁[6]。轻型 Menkes 病及 OHS 多于青少年早期发病，临床症状以结缔组织及骨骼改变为主，神经系统表现相对较轻，可有自主神经功能失调症状和轻微的认知功能缺陷，智力可正常或表现为轻度的智力低下，预后相对较好，可存活至成年甚至更长时间。本例孕妇第一胎患儿出生后不久即表现为明显的精神运动发育迟缓，不会抬头、翻身等大动作，不会精细运动，喂养困难、低体重、语言发育差，肌张力低，牙齿生长停滞，且已于 6 岁半夭折，结合实验室检查提示血清铜及血浆铜蓝蛋白均降低，符合典型的 Menkes 病临床表现，故临床拟诊为经典型 Menkes 病。

经家系全外显子组测序分析，本例患儿 *ATP7A* 基因存在 3-14 号外显子半合子缺失，其母亲为该杂合缺失携带者且无临床异常表型，符合 Menkes 病 X 连锁隐性遗传模式。*ATP7A* 基因位于 X 染色体 q21.1 区域，编码包含 23 个外显子的由 1500 个氨基酸构成的铜转运 p 型 ATPase，并广泛表达于肠细胞、胎盘、星形胶质细胞、脑血管内皮细胞及神经元和脉络丛细胞中[7]。当 *ATP7A* 基因发生变异，所编码的 ATPase 功能缺陷时，铜不能由肠黏膜上皮细胞被转运至血液及其他组织中，导致血铜过低，体内铜分布缺陷，多种铜依赖蛋白酶如酪氨酸酶、抗坏血酸氧化酶、细胞色素 C 氧化酶、赖氨酰氧化酶、铜蓝蛋白等不能发挥正常的生理功能，从而导致了 Menkes 病多种多样的临床表型[8]。

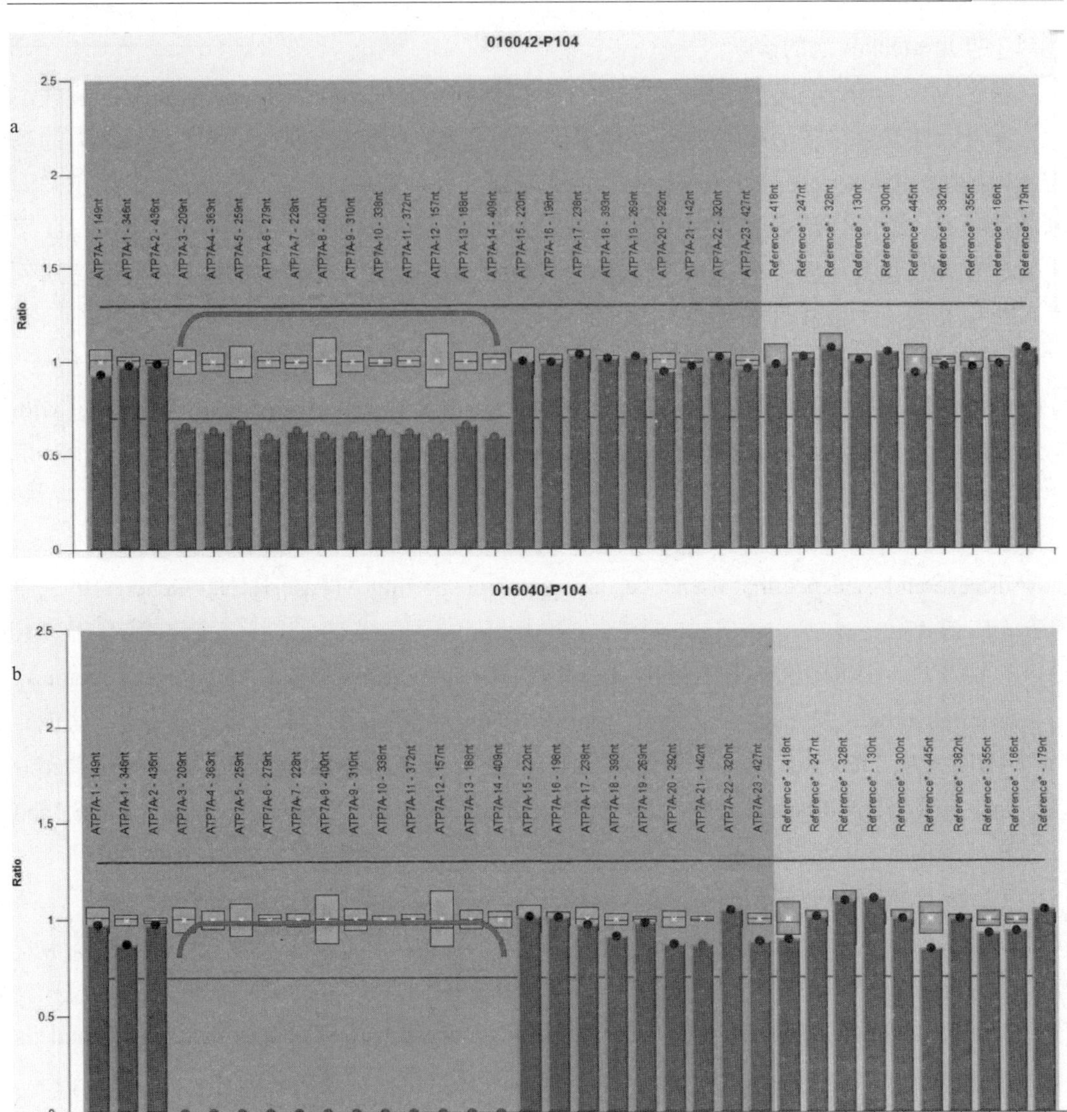

图 3-4-3 孕妇及患儿 *ATP7A* 基因 MLPA 检测结果

a：孕妇携带 *ATP7A* 基因 3-14 号外显子杂合性缺失；b：患儿 *ATP7A* 基因 3-14 号外显子半合子缺失

截止目前，HGMD 数据库已收录 MD 相关 *ATP7A* 基因致病性变异 300 余种，以点突变为主，缺失型、插入型及重复型变异占致病性变异的 33% 左右[9]。本例患儿 *ATP7A* 基因大片段缺失属于功能丧失型变异，未见既往文献报道，且在相关数据库正常对照人群中未发现该变异存在。该缺失变异可能导致患儿 ATPase 蛋白质结构及功能损伤，患儿体内血清铜及血浆铜蓝蛋白浓度均降低，同时结合其典型的临床表现及家系内遗传方式，可确诊该患儿为 *ATP7A* 基因 3-14 号外显子缺失所导致的 Menkes 病患者。患儿遗传学诊断明确后，对该孕妇进行产前诊断，胎儿染色体核型、CNV 及 *ATP7A* 基因检测均未提示可疑致病变异。该孕妇于孕 38^{+3} 周足月顺娩一男活婴，产程顺利，产后随访至出生后 1 年 3 个月，智力及精神运动发育均未见明显异常，后续将继续对其进行定期随访至成年。此结果也进一步证实了上述对于患儿 Menkes 病的诊断。

对于 MD 的治疗，目前临床上以皮下注射组氨酸铜替代治疗为主，然而，有效的替代治疗方案需要建立在早期治疗（出生后几天内开始）或患儿 ATPase 具有一定铜转运能力的基础上，延迟使用组氨酸铜对改善神经退行性变及癫痫发作效果欠佳[10-11]。因此，早期正确诊断和及时启动铜替代治疗对于 MD 患儿的预后改善具有重要意义。同时，对于具有 MD 家族史或有 MD 患儿生育史的夫妇，妊娠前遗传咨询及妊娠后的产前诊断对于有效避免致死性 MD 患儿的出生也极为重要。

【参考文献】

[1] MENKES J H，ALTER M，STEIGLEDER G K，et al. A sex-linked recessive disorder with retardation of growth，peculiar hair，and focal cerebral and cerebellar degeneration[J]. Pediatrics，1962，29：764-779.

[2] VULPE C，LEVINSON B，WHITNEY S，et al. Isolation of a candidate gene for Menkes disease and evidence that it encodes a copper-transporting ATPase[J]. Nat Genet，1993，3（1）：7-13.

[3] CAICEDO-HERRERA G，CANDELO E，PINILLA J，et al. Novel ATP7A gene mutation in a patient with Menkes disease[J]. Appl Clin Genet，2018，11：151-155.

[4] AHUJA A，DEV K，TANWAR R S，et al. Copper mediated neurological disorder：visions into amyotrophic lateral sclerosis，Alzheimer and Menkes disease[J]. J Trace Elem Med Biol，2015，29：11-23.

[5] Tümer Z，Møller L B. Menkes disease[J]. Eur J Hum Genet，2010，18（5）：511-518.

[6] 张婧，王显龙，朱俭，等. Menkes 病一家系三例头颅 MRI 表现及文献复习 [J]. 临床放射学杂志，2014，33（4）：634-637.

[7] Chen J，Jiang Y，Shi H，et al. The molecular mechanisms of copper metabolism and its roles in human diseases[J]. Pflugers Arch，2020，472（10）：1415-1429.

[8] Ojha R，Prasad A N. Menkes disease：what a multidisciplinary approach can do[J]. J Multidiscip Healthc，2016，9：371-385.

[9] Li J，Hu R，Wang J，et al. Menkes disease diagnosed by a novel ATP7A frameshift mutation in a patient with infantile spasms-a case report[J]. Transl Pediatr，2021，10（7）：1965-1971.

[10] Verrotti A，Cusmai R，Darra F，et al. Epilepsy in Menkes disease：an electroclinical long-term study of 28 patients[J]. Epilepsy Res，2014，108（9）：1597-1603.

[11] Vairo F P E，Chwal B C，Perini S，et al. A systematic review and evidence-based guideline for diagnosis and treatment of Menkes disease[J]. Mol Genet Metab，2019，126（1）：6-13.

（李晓洲　马瑞玉　史云芳）

病例 100 和病例 101 雄激素不敏感综合征二个家系分析

【背景知识】

雄激素不敏感综合征（androgen insensitivity syndrome，AIS）[OMIM 300068] 也被称为睾丸女性化综合征，是一种靶细胞对雄激素部分或完全无反应而导致的性腺发育障碍遗传性疾病。遗传方式为 XR，主要原因是由于定位于 Xq11- q13 区域的雄激素受体（androgen receptor，*AR*）基因突变，致使 AR 结合雄激素的作用减弱，从而导致男性性发育障碍。该病发病率为（0.10~0.77）/ 万。根据疾病严重程度可分为完全型雄激素不敏感综合征（complete androgen insensitivity syndrome，CAIS）和不完全型雄激素不敏感综合征（incomplete androgen insensitivity syndrome，IAIS）。本文介绍 2 个 CAIS 家系，旨在介绍 XR 遗传病遗传特点及临床咨询要点。

【病例情况】

病例 100

先证者（II3）18 岁，社会性别为女性，主因“无月经来潮”就诊，既往体健，否认高血压、低血钾等特殊病史。体格检查：生命体征平稳，女性体态，身高 172 cm，体重 68 kg，女性第二性征，乳房饱满，乳头及乳晕发育差，腋毛稀疏。妇科检查：外阴呈幼稚型，阴毛稀少。PR：未触及子宫及双附件，右侧腹股沟区可触及约 4 cm × 3 cm × 3 cm 椭圆形包块，活动度好，无压痛，左侧腹股沟区未触及明显肿物。实验室检查：外周血染色体核型为 46,XY；*SRY* 基因（+）；性激素检查：FSH 22.6 mIU/mL、LH 24.67 mIU/mL、PRL 104.43 mIU/mL、E_2 22 pmol/L 、T 76.2 ng/dL；家族史：患者有姐妹 2 人，目前姐姐孕 15 周左右，妹妹 13 岁初潮，否认家族遗传病史。

根据患者症状、体征及实验室检查，临床诊断为 AIS。2015 年 6 月行剖腹探查术，术中未见子宫及卵巢，见右侧腹股沟区有一约 2 cm × 2 cm × 3 cm 椭圆形肿物，左侧腹腔内环口处有一约 1 cm × 1 cm × 2 cm 睾丸样物，切取部分性腺组织送冰冻病理检查，病理回报：（性腺）送检组织中可见小灶曲细精管样结构，考虑睾丸组织，遂行双侧性腺切除术。术后病理：（左侧睾丸及附近输精管组织）镜下见睾丸组织，曲细精管发育不良，伴多灶支持细胞增生，输精管囊性扩张。术后雌激素长期替代治疗，以维持第二性征。

AIS 为 XR 遗传，考虑到姐姐（II2）已怀孕 15 周，遂对 II3 进行高通量基因测序检测，发现 *AR* 基因 c.1988 C>G；p.Ser663Ter；Hemi：无义突变，该突变可能导致编码蛋白序列提前终止，产生截短蛋白或被降解；该位点在正常人群中发生的概率极低，因此该变异为疑似致病变异（图 3-4-4 和 3-4-5）。

由于 II2 为 *AR* 基因变异携带者，其携带的致病基因可遗传子代，因此于孕 20^{+3} 周行羊膜腔穿刺对胎儿进行产前诊断，结果提示胎儿（III1）*AR* 基因 c.1988 C>G 半合子变异（图 3-4-6），III1 为 CAIS 患者。经详细遗传咨询，II2 终止妊娠。

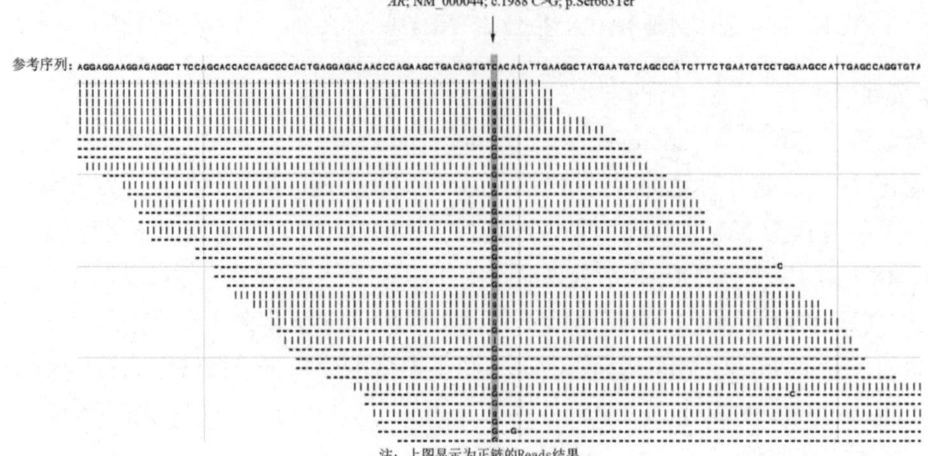

图 3-4-4　先证者高通量测序结果

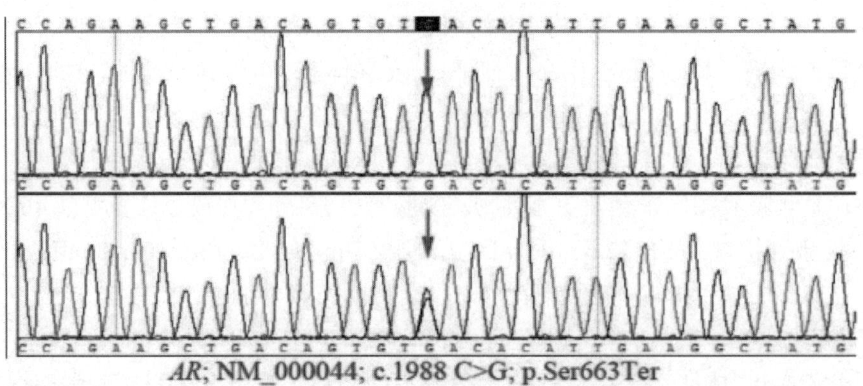

图 3-4-5　先证者及其姐姐 Sanger 测序验证结果（上图为先证者Ⅱ3，下图为姐姐Ⅱ2）

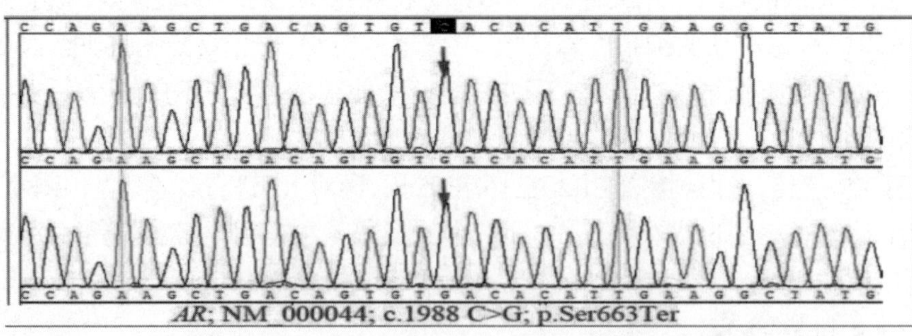

图 3-4-6　II2 产前诊断与 II3 比对结果（上图为Ⅱ2 产前诊断，下图为先证者Ⅱ3）

1 年后，II2 再次怀孕，于孕 19^{+5} 周再次行羊膜腔穿刺对胎儿（III2）进行产前诊断，结果 III2 未检出 *AR* 基因致病性变异（图 3-4-7）。

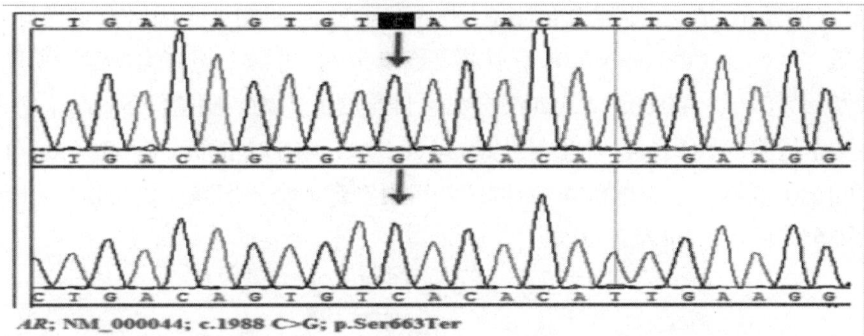

图 3-4-7 II2 第二次产前诊断与 II3 比对结果(上图为先证者Ⅱ3,下图为Ⅱ2 第二次产前诊断)

3.5 年后,先证者妹妹(II4)结婚后准备生育,进行基因检测,结果 II4 不携带致病基因变异(图 3-4-8),家系见图 3-4-9。

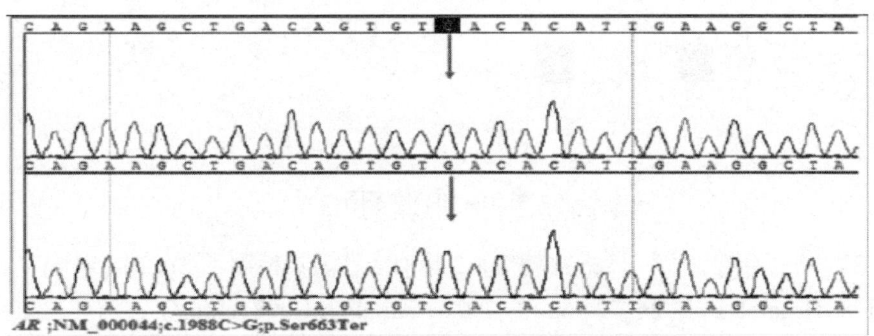

图 3-4-8 II4 与 II3 比对结果(上图为先证者Ⅱ3,下图为Ⅱ4)

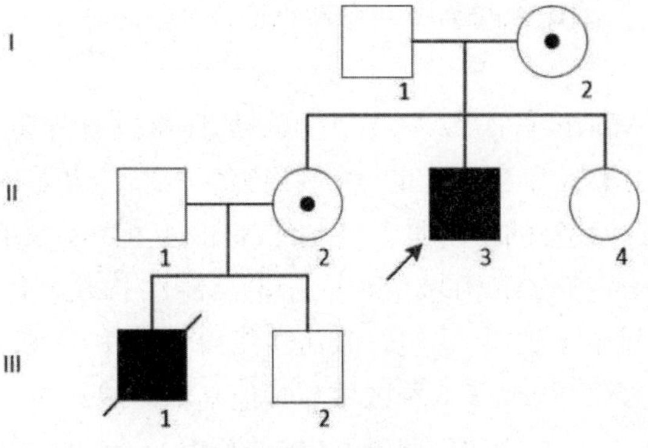

图 3-4-9 家系图

病例 101

如图 3-4-10 所示,先证者(Ⅲ2)25 岁,社会性别女。自幼发现外阴肿物,原发闭经。因婚前准备手术切除外阴部肿物而就诊。患者为足月顺产,产后家长发现外阴部左右侧各有一肿物,随年龄增长,外阴肿物逐渐长大。14 岁后有少许腋毛、乳房发育,但无月经,无周期性下腹痛。查体:女性体态,皮肤纤细,皮下脂肪较厚、下腹部尤显,发音尖细,未见喉结,手指较正常女性长。无唇须,有少许腋毛,两侧乳房小于同龄未婚女性,骨盆小,臀大。妇科检查：阴毛呈女性分布，量少，外阴为女性型，阴蒂正常大小，两侧大小阴唇发育尚好。左腹股沟处可触及一 4.5 cm×2.5 cm×2.0 cm 肿物，质韧，光滑，可活动至左大阴唇，无压痛；右大阴唇可触及一 5.0 cm×3.0 cm×2.5 cm 肿物，可推至腹股沟处。阴道深 5 cm，未触及子宫及肿物。性激素检测：FSH 10.43 U/ L，LH 8.35 U/L，PRL 10.55 nmol/L，E_2 53.62 pmol/ L，P 0.5 nmol/L，T 1030 nmol/L。病理检查：两侧睾丸组织发育不全。细胞遗传学检查：患者外周血淋巴细胞染色体核型为 46,XY。

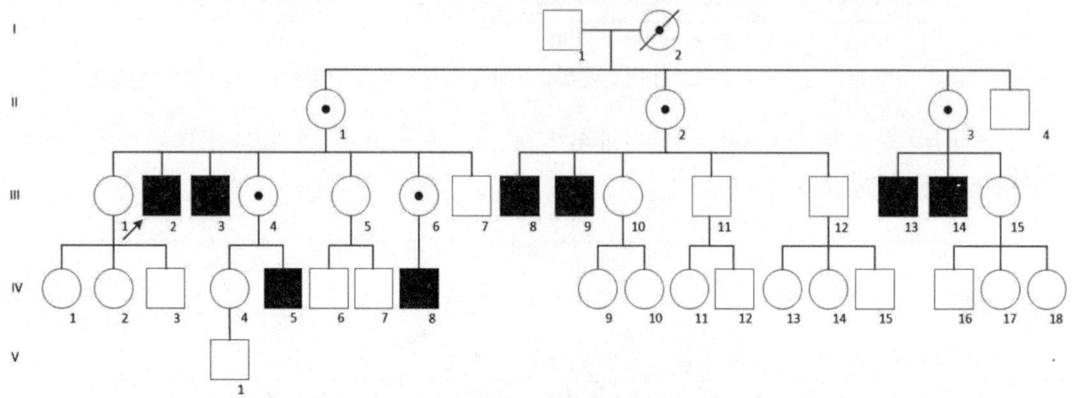

图 3-4-10 家系图

Ⅲ8 23 岁，社会性别女。体格检查与Ⅲ2 相似。性激素检测：FSH 20.45 U/ L，LH 25.14 U/L，PRL 8 .11 nmol/ L，E_2 26 .72 pmol/L，P 0.81 mmol/L，T 908 mmol/ L。病理及细胞遗传学检查同Ⅲ2。家系调查发现 5 代有 8 人临床表现与先证者相同，除Ⅲ2、Ⅲ8 外，其余 6 人均于 80 年代在我院手术切除腹股沟肿物，查阅住院病例，这 6 人的病史、症状、体征以及病理、细胞遗传学检查均同Ⅲ2，临床诊断为睾丸女性化综合征。

【专家点评】

AIS 于 1953 年由 Morris 首次报道，其为 46,XY 性腺发育异常中最常见的类型。AIS 是一种 XR 遗传病，是由于 X 染色体上的 *AR* 基因突变所致，*AR* 基因由 8 个外显子组成，编码一个含有 920 个氨基酸残基的蛋白质，AR 蛋白是由 4 个功能域组成的单链多肽：①N 端结构域（NTD）；② DNA 结合结构域（DBD）；③铰链结构域；④ C 端配体结合结构域（LBD）。NTD 区由外显子 1 编码，它包含激活功能 -1（AF-1）区和含有谷氨酰胺和甘氨酸聚合重复的均聚氨基酸区。均聚氨基酸区域与其他基因区域共同作用，干预转录调控并决定 AR 的最终三维结构。此外，均聚氨基酸区域的长度与 *AR* 的转录活性呈负相关。DBD 区由外显子 2 和 3 编码，由两种锌指蛋白组成：一种与特异识别激素反应原件有关，另一种对稳定 DNA 受体蛋白起重要作用。DBD 区和铰链结构域之间的重叠区域使激活的 AR 从胞浆转运到细胞核。铰链结构域包含 *AR* 的磷酸化位点，负责 AR 结合雄激素后的结构变化。C 端 LBD 区由外显子 4~8 编码，具有雄激素的特定结合位点、各种转录辅助激活因子和激活功能区 -2（AF-2）。AF-2 区域对于稳定整个蛋白结构、维持 NTD 区域与特定的辅调节因子相互作用非常重要。

目前已发现的可导致 AIS 的 *AR* 基因突变已超过 900 多种[1]。由于基因突变或缺失，导致 *AR* 功能异常，进而导致雄激素对靶组织的作用发生障碍。而胚胎期男性的性分化和第二性征依赖于雄激素与 AR 的结合，因此 AIS 患者表现为性腺发育异常和外生殖器不同程度的女性化。

在 AIS 的临床诊断中，还需要与其他类型的性发育异常疾病进行鉴别：① Swyer 综合征，该病表现为完全的性腺发育不良，是由于抗苗勒管激素（anti-mullerian hormone，AMH）分泌的缺乏导致了苗勒管结构的正常发育。10%~20% 的病例是由于 *SRY* 基因的突变引起的。影像学检查及性腺病理活检可鉴别。②苗勒管永存综合征，是 AMH 或 AMH 受体基因（*AMHR*）突变引起的一类性发育异常疾病（disorders of sex development，DSD），基于内生殖器可分为男性表型和女性表型，血清 AMH 检测可鉴别。③其他类型 DSD，如 5α 还原酶缺陷症、17 羟类固醇脱氢酶缺陷症等，均可通过临床表现及基因检测进行鉴别。

目前 AIS 治疗的最棘手问题是性别选择。有研究认为性别决定应基于生殖潜能、性功能、最简便的医疗处理、合适的性别外观、稳定的性别认同感和健康的性心理，其中最重要的是个体的自我期望[2]。但目前认为 CAIS 的社会性别为女性，应按女性抚养，一般在青春期后选择切除睾丸组织，因睾丸组织分泌雄激素转换为雌激素可维持正常的青春期启动；IAIS 患者选择女性性别，则应在青春期前切除睾丸并应用雌激素替代治疗，以防出现男性化表现。如选择男性性别，则需要行睾丸固定术、尿道下裂修补术等，严重者还需进行多期手术。而关于性腺切除问题，目前仍存在争议。部分研究认为，异位的性腺有较高的恶变概率，建议 CAIS 患者在青春期后切除性腺、IAIS 患者在青春期前切除性腺。但也有研究认为，AIS 患者无论选择男性或是女性，均可保留性腺，存留的性腺能够保证青春期发育、骨骼健康及潜在的生育能力，还可为性别转换提供机会。但无论何时切除性腺组织，均应充分告知潜在的恶变风险，应加强随访[2-4]。

随着分子生物学激素及生物信息学技术的发展，单基因遗传病可以实现基因检测。对基因检测结果明确及家系分析符合遗传方式的疾病，可以通过产前诊断实现出生缺陷的二级预防，甚至可以通过 PGT 技术实现一级预防。家系 100 因及时进行了遗传咨询并进行基因检测，避免了携带者姐姐生育患儿，也为家系中的携带者女性产前诊断提供了遗传学数据；家系 101 因为是早期的病例，当时尚无基因诊断技术，仅能通过患者表型及染色体核型分析结果确诊病例，故使家庭中连续多代出现患者。

【参考文献】

[1] PRANCKĖNIENĖ L，BUMBULIENĖ Ž，DASEVIČIUS D，et al. Novel androgen receptor gene variant containing a premature termination codon in a patient with Androgen insensitivity syndrome[J]. J Pediatr Adolesc Gynecol，2019，32(6)：641-644.

[2] WEIDLER E M，LINNAUS M E，BARATZ A B，et al. A management protocol for gonad preservation in patients with androgen insensitivity syndrome[J]. J Pediatr Adolesc Gynecol，2019，32(6)：605-611.

[3] ISLAM R，LANE S，WILLIAMS S A，et al. Establishing reproductive potential and ad-

vances in fertility preservation techniques for XY individuals with differences in sex development[J]. Clin Endocrinol（Oxf），2019，91（2）：237-244.

[4] TOUZON M S，GARRIDO N P，MARINO R，et al. Androgen insensitivity syndrome：clinical phenotype and molecular analysis in a single tertiary center cohort[J]. J Clin Res Pediatr Endocrinol，2019，11（1）：24-33.

（李晓洲　吴金珊　史云芳）

病例 102　新生儿鸟氨酸氨甲酰转移酶缺乏症一例

【背景知识】

鸟氨酸氨甲酰基转移酶缺乏症（ornithine transcarbamylase deficiency，OTCD）[OMIM 311250] 是由于鸟氨酸氨甲酰基转移酶（OTC）缺乏造成尿素循环障碍的罕见先天性遗传代谢病，有种族和地区差异。OTCD 是尿素循环障碍中最为常见的一种疾病，*OTC* 基因变异后造成酶活性下降或丧失，鸟氨酸和氨甲酰基生成瓜氨酸受阻，氨不能被代谢为无毒的尿素排出体外，导致血氨升高、血瓜氨酸降低、血谷氨酸升高、尿乳清酸排泄增加等生化异常，血氨异常升高后出现中毒性脑病表现。OTCD 临床上分两种类型，即新生儿期起病型 OTC 完全缺乏型和迟发型（或为婴儿期发病型）OTC 部分缺乏型，长期的研究显示 OTC 部分缺乏型的发病比例高于 OTC 完全缺乏型。新生儿期起病型多见于男性半合子发病，女性发病罕见。而迟发型部分缺乏型可以是半合子男性或杂合子女性。杂合子女性发病年龄及临床表现个体差异明显，与基因突变类型、等位基因异质性及携带变异基因的 X 染色体的残存活性有关[1]，即携带 *OTC* 基因致病变异的 X 染色体异常活化，使正常的 *OTC* 基因无法正常表达，导致 OTC 活性下降。可表现为严重的新生儿期起病型，但女性新生儿期起病型罕见。

【病例情况】

患者，男，2 天。

1. 主诉　因“发绀一次”入院。

2. 现病史　患儿是 3 胎 3 产，胎龄 39 周，其母因“瘢痕子宫”行剖宫产，出生体重 3020 g。生后 Apgar 评分 10 分，生后入母婴同室，生后 2 天无明显诱因出现发绀 1 次，伴口唇抽动，颜面发青，肌张力增高，不能缓解，立即于新生儿科就诊。

3. 辅助检查　TcSO2 80%~86%，血糖 9.2mmol/L，血气分析示：pH 7.191，PCO_2 52.3mmHg，PO_2 54.5mmHg，BE -9.2mol/L，Lac 4.5mmol/L，Glu 10.6mmol/L，Na 130.1mmol/L，K 5.94mmol/L，Ca 1.12mmol/L，示代谢性酸中毒。生化（心、肾功能 + 电解质）示：线粒体同工酶 18.8U/L，谷丙转氨酶 20U/L，谷草转氨酶 77U/L，总蛋白 50.3 g/L，白蛋白 34.2 g/L，球蛋白 16.1 g/L，白球比 2.1，前白蛋白 135.3 mg/L，总胆红素 124.63μmol/L，直接胆红素 11.48μmol/L，间接胆红素 113.15μmol/L，碱性磷酸酶 301U/L，谷氨酰转肽酶 245U/L，总胆汁酸 28.3μmol/L，尿素 2.04mmol/L，肌酐 73μmol/L，尿酸 290.7μmol/L，乳酸脱氢酶 821U/L，羟丁酸脱氢酶 465U/L，肌酸激酶 579U/L，肌酸激酶同工酶 54.6U/L，二氧化碳 17.2mmol/L，钾 6.17mmol/L，钠 131.7mmol/L，氯 99.4mmol/L，钙 1.81mmol/L，镁 1.1mmol/L，磷 2.97mmol/L。

尿液有机酸综合分析结果示乳清酸增高，结合血串联质谱遗传代谢病检测结果中瓜氨酸降低分析，提示鸟氨酸氨基甲酰转移酶缺乏症（图 3-4-11），疾病确诊需进一步做基因检测。

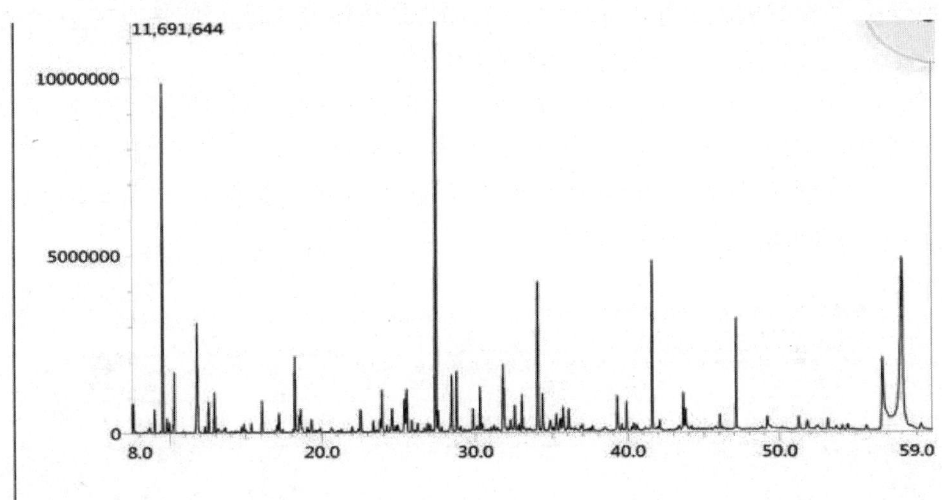

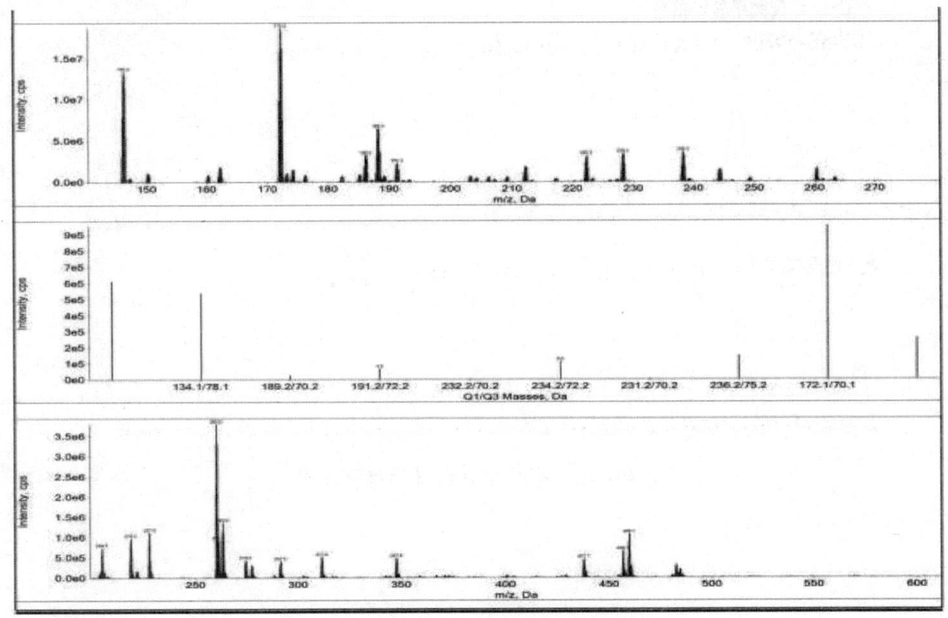

图 3-4-11 患儿检查结果

【病例分析】

1. 诊疗过程 患儿因"发绀一次"入院，尿液有机酸综合分析结果示乳清酸增高，结合血串联质谱遗传代谢病检测结果中瓜氨酸降低分析，提示鸟氨酸氨基甲酰转移酶缺乏症，疾病确诊需进一步做基因检测。患儿是 3 胎 3 产，第 1 胎为男婴，生后 2 个月夭折，未查明原因；第二胎女孩，2 岁，体健；第三胎为患儿。追踪其家系，患儿母亲自述其母亲曾生育两男婴均夭折，具体原因不明。其父无遗传病史。对患儿及其父母进行全外显子组捕获高通量测序检测，结合临床表型进行数据分析，先证者检测到 *OTC* 基因 c.596 A>G 半合子变异，其

母检测到 *OTC* 基因 c.596 A>G 杂合变异，其父未检测到该变异，该突变变异评级为疑似致病。*OTC* 基因的遗传模式是 X 连锁隐性遗传，本次基因检测在患者 *OTC* 基因中发现 1 个半合子变异，该变异来源于母亲，符合 X 连锁隐性遗传模式，因此可能是 *OTC* 基因缺陷导致患者发病。建议家属对其女进行基因检测，家属拒绝。

2. 检测结果　对患儿及其父母进行全外显子组捕获高通量测序检测，结合临床表型进行数据分析，先证者检测到 *OTC* 基因 c.596 A>G 半合子变异，其母检测到 *OTC* 基因 c.596 A>G 杂合变异，其父未检测到该变异，该突变变异评级为疑似致病（图 3-4-12）。根据患者母亲口述绘制家系图（图 3-4-13）。

检测结果：检测受检者和从检者基因全外显子组，对测序数据进行深入分析，确定了可能的基因变异，并进行一代测序验证。变异位点及其临床意义的详细信息如下：

染色体位置和 rs 编号	基因和转录本	外显子/内含子	核苷酸和氨基酸改变	基因型	人群频率	致病性分级	疾病[遗传模式]	变异来源
X:38262926 rs72558406	OTC NM_000531.5	Exon 6	c.596A>G p.Asn199Ser	半合子	-	疑似致病	鸟氨酸氨甲酰基转移酶缺乏症[XLR]	母亲

基因组版本是 hg19；人群频率是 1000 Genomes、ExAC、gnomAD 数据库中位点频率的最大值；XLR：X 连锁隐性遗传。

附图：一代测序验证结果

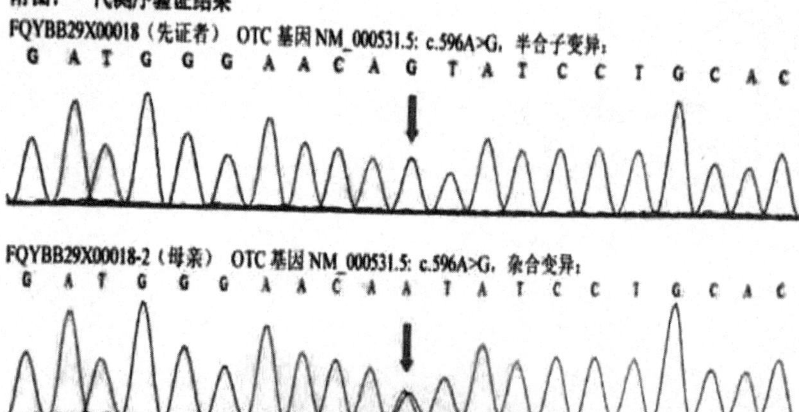

图 3-4-12　患儿及其母基因检测结果

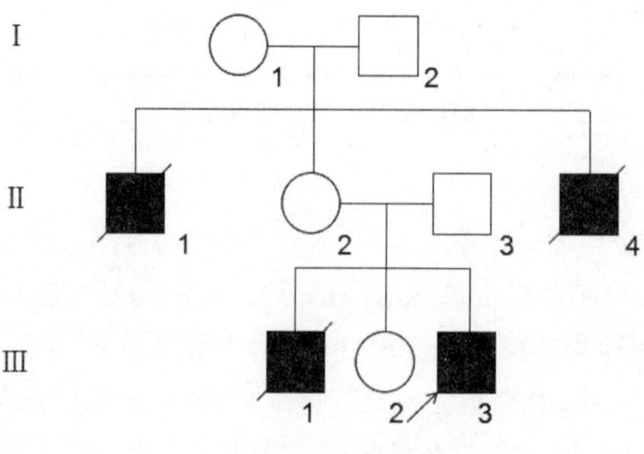

图 3-4-13　家系图

箭头示先证者

3. 随访 患儿生后 2 天放弃喂养，夭折。嘱患儿父母再次生育时可行辅助生殖婴儿或自然受孕，孕中期羊膜腔穿刺行基因检测，生育正常胎儿。夫妻双方暂无生育要求。

【专家点评】

OTC 基因定位于 Xp21.1，基因全长约 73kb，包含 10 个外显子，编码 354 个氨基酸，经转录后修饰形成含 322 个氨基酸的 OTC，*OTC* 基因大多表达于肝脏，很少一部分表达于小肠黏膜。目前已报道 400 多种突变和 29 个多态性位点，其中 4% 为大片段缺失变异，小片段缺失变异或插入变异占 12%，84% 为单碱基替代突变[2]。

Storkanova 等[3] 报道了 12 例新生儿期起病型 OTCD 患儿，其中仅有 1 例杂合子女性新生儿，为 p. Lys210Gln 的单碱基替代变异。而检测出大片段缺失的分别是缺失 10kb 的男性新生儿患儿和缺失 24.5kb 的 3 岁女性患儿。龚珠文等[4] 报道 5 例 OTCD 患儿中，有 1 例 20 天男性新生儿检测出携带外显子 7-10 的纯合缺失。Choi 等[5] 报道 20 例新生儿起病型 OTCD 患儿，死亡率达到 45%，其中 2 例男性患儿分别携带 exon10 缺失和 exon 6-10 的缺失。Shao 等[6] 报道 1 例 3 天发病的新生儿期起病型 OTCD 男性患儿，测序发现 *OTC* 全基因缺失，第 5 天死亡。

血液透析和或血液透析滤过是治疗急性高氨血症脑病的首选方法，具有良好疗效。尽管迅速清除血氨治疗后临床症状和实验室指标改善，但新生儿期发病型 OTCD 预后仍然很差，有的新生儿期高氨血症昏迷治疗成功后，即使给予适当治疗，也容易再次发生高氨血症，这些患儿通常须在 6 个月龄时行肝移植治疗改善生活质量。

OTCD 属于 X 染色体隐性遗传或不完全显性遗传，部分迟发型病例起病较重，无有效治疗方案，因此早期诊断对预后、临床风险的预测有意义，在新生儿筛查时对于瓜氨酸异常的患儿可积极随访，提高家属的复诊依从性，及时复查，必要时进行遗传代谢性疾病的筛查。OTCD 患者家系中携带者受孕女性，应行孕早期绒毛膜穿刺、孕中期羊膜腔穿刺进行产前诊断，必要时需适当终止妊娠。对疑似患者应及早检测血氨、血和尿氨基酸测定甚至基因检测，一旦确诊应予低蛋白、高热量饮食，补充精氨酸、瓜氨酸等加强血氨代谢，有条件也可及早进行血液透析。

【参考文献】

[1] 朱蔚云，谢天炽，李佩琼，等. 人类 X 染色体失活与基因的剂量补偿效应 [J]. 中国优生与遗传杂志，2017，25(11)：61-63.

[2] 崔清洋，刘娟，曹银利，等. 女性新生儿期起病型鸟氨酸氨甲酰基转移酶缺乏症 1 例并文献复习 [J]. 临床荟萃，2021，36(12)：1128-1131.

[3] STORKANOVA G，VLASKOVA H，CHUZHANOVA N，et al. Ornithine carbamoyltransferase deficiency：molecular characterization of 29 families[J]. Clin Genet，2013，84(6)：552-559.

[4] 龚珠文，韩连书，叶军，等. 多重连接探针扩增技术诊断鸟氨酸氨甲酰转移酶缺乏症五例 [J]. 中华儿科杂志，2016，54(6)：437-440.

[5] CHOI J H，LEE B H，KIM J H，et al. Clinical outcomes and the mutation spectrum of the

OTC gene in patients with ornithine transcarbamylase deficiency[J]. J Hum Genet, 2015, 60(9): 501-507.

[6] SHAO Y, JIANG M, LIN Y, et al. Clinical and mutation analysis of 24 Chinese patients with ornithine transcarbamylase deficiency[J]. Clin Genet, 2017, 92(3): 318-322.

（郝颖新　杨微微　任晨春）

病例 103　因 DMD 患儿生育史行产前诊断发现性反转一例

【背景知识】

DMD 为一种严重的 X- 连锁隐性遗传病，患者大多为男性，发病率为活产男婴的 2.86/ 万 [1]。主要临床特征为进行性肌萎缩和肌无力伴小腿腓肠肌假性肥大，患者一般在 3~5 岁时发病，12 岁以前丧失站立和行走的能力，最后于 20 岁前死于心力衰竭或呼吸衰竭 [2]，严重影响青少年男性的健康成长。目前此病尚无有效的治疗方法，因此，确诊先证者、早期检出携带者并进行有效的产前诊断以杜绝患儿出生显得尤为重要。

【病例情况】

患者，女，37 岁。

1. 主诉　G_4P_1 孕 19^{+6} 周，因生育 DMD 患儿要求产前诊断。

2. 现病史　2015 年足月剖宫产一男孩，系 DMD 患儿，后因继发不孕此次妊娠 IVF-ET 受孕。孕期平顺。NT1.4 mm，NIPT 未做，超声未发现胎儿发育异常。现因前胎 DMD 行羊膜腔穿刺术，进行胎儿羊水细胞染色体核型分析、CNV-seq 及 *DMD* 基因检测。自述既往体健，曾行人工流产 2 次。否认外伤史，否认毒物、药物及放射性物质接触史，否认传染病史。

【病例分析】

1.DMD 的诊断　对于近端肌无力、腓肠肌肥大、肌酶显著升高的男性患者，应怀疑可能为 DMD 患者，可进行神经肌电图、肌酶谱检测、肌肉活检，免疫组化染色或 Western 检测辅助诊断。肌活检早期表现为非特异性的肌营养不良病理改变，包括肌纤维大小不一、变性、坏死、再生，而晚期可见脂滴沉积及结缔组织的增生，免疫组化染色中 dystrophin 蛋白表达的缺失可明确诊断 [1]。*DMD* 基因的分子遗传学检测是确诊和分类的重要手段，该先证者临床症状与 DMD 表现相符合，*DMD* 基因检测证实存在 *DMD* 基因缺失突变，可以明确是 DMD 患者。

2. 鉴别诊断

（1）脊肌萎缩症：多于儿时隐袭起病，表现为四肢近端无力，肌酶谱无明显升高、肌电图提示神经源性损害，排除肌肉系统损害。DMD 也是儿童期发病，为对称性肢体无力，近端重于远端，伴有双侧腓肠肌假性肥大。肌电图提示肌源性损害。基因检测可明确诊断。

（2）慢性多发性肌炎：本病无遗传史，病情进展较快，常有肌痛、血清酶谱增高，肌肉病理符合肌炎改变，皮质类固醇激素或免疫抑制剂治疗有效。DMD 没有肌痛表现，且药物治疗无效。基因检测可明确诊断。

3. 检测结果 先证者 *DMD* 基因 44 外显子缺失(图 3-4-14),孕妇 *DMD* 基因未携带该变异。胎儿羊水细胞染色体核型显示 46,XY(图 3-4-15), CNV-seq 提示 X 染色体 p21.2 区域存在 434.05kb 重复,为致病性变异(图 3-4-16),该区域与 46,XY 性反转 2 型相关。胎儿 *DMD* 基因未见缺失(图 3-4-17)。

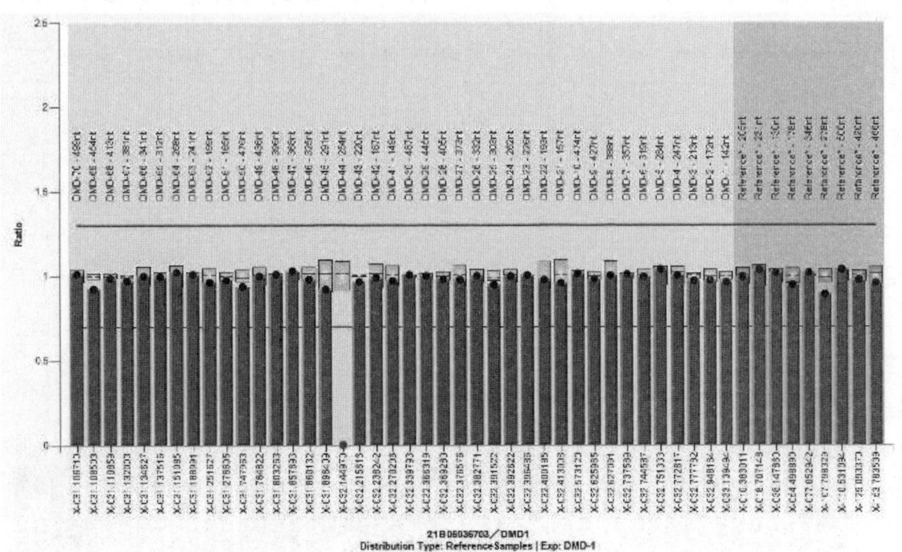

图 3-4-14 先证者 *DMD* 基因 44 外显子缺失

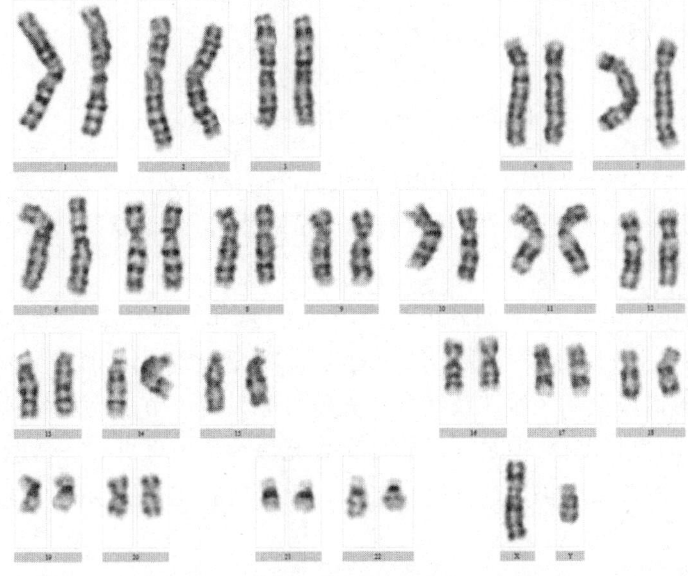

图 3-4-15 胎儿核型结果显示男性核型

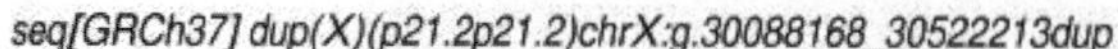

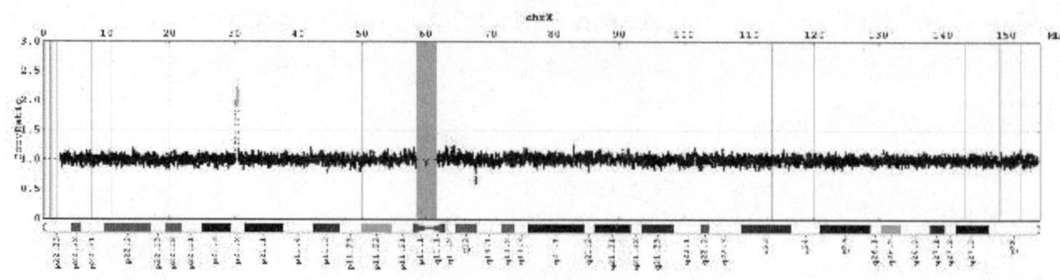

图 3-4-16 胎儿 CNV-seq 结果

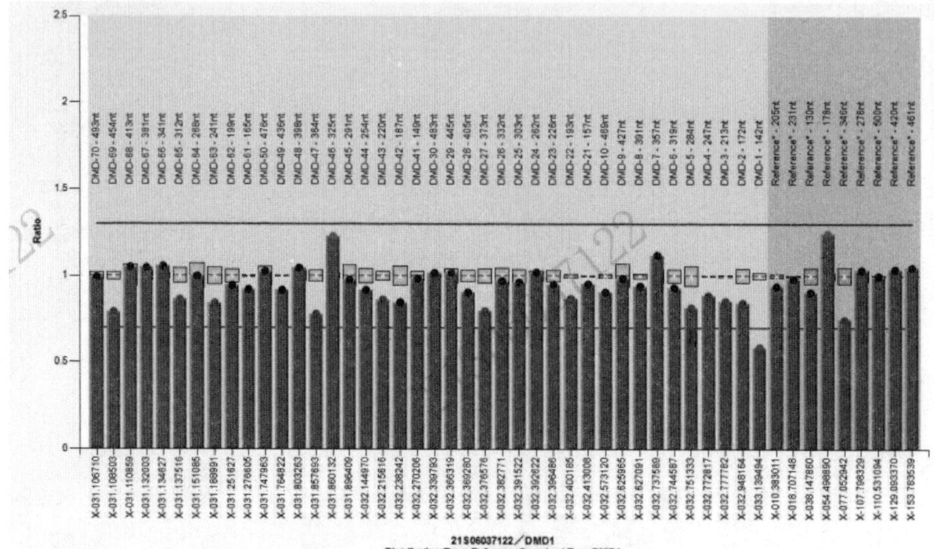

图 3-4-17 胎儿 *DMD* 基因未见缺失

3. 遗传咨询 本例孕妇因生育 DMD 患儿行产前诊断，胎儿虽然没有 *DMD* 相关基因片段缺失，却发现 X 染色体上存在“性反转的剂量敏感”区域重复，可导致 46,XY 性反转 2 型，患者可有 46,XY 性反转表现。

羊膜腔穿刺结果出来后，对胎儿进行超声检查，显示外生殖器为正常男胎形态，未见明显异常。因为该孕妇已有一名患 DMD 的儿子，虽然此胎儿目前未显示外生殖器有异常，且根据文献报道该重复区域涉及性反转表型可能只有生殖系统发育问题，不影响智力及身体其他器官的生长发育，但是该孕妇及家人无法承受家里再有一名患儿，在经过充分的遗传咨询后，孕妇及家人仍然选择终止妊娠。引产后胎儿外生殖器外观呈男性，未见明显异常。

【专家点评】

DMD 的致病基因为抗肌萎缩蛋白基因，位于 Xp21.2，是人类最大的基因之一，全长 2 400 000bp，共 79 个外显子。目前的研究发现，60%~65%DMD 由大片段的缺失所致，其他的突变包括 5%~10% 的重复，25%~30% 的点突变[1]。根据 *DMD* 基因突变类型随之出现多种分子学检测方法包括 STR 基因连锁分析、MLPA 以及 Sanger 测序等。

在 *DMD* 基因内存在许多重复序列，形成许多断裂和交换热点，导致 DMD 家系中新发突变较多。约 1/3 的 DMD 家系无 DMD 家族史，是新发突变或生殖腺嵌合引起，是非垂直遗传 [2]。因此对于有 DMD 生育史的女性，应高度警惕孕妇为生殖腺嵌合体的可能性，无论其 *DMD* 基因外显子是否有突变，其再次妊娠时仍建议进行 *DMD* 基因产前诊断，以避免出现生殖腺嵌合女性再次生育 DMD 患者的情况。本例先证者为 44 号外显子缺失，其母未携带该突变，但不能排除生殖腺嵌合及新发突变可能，故而对胎儿进行 *DMD* 基因测序加 MLPA 检测。

胎儿 CNV-seq 提示 X 染色体 p21.2 区域存在 434.05kb 重复，为致病性变异。该区域包含 *NR0B1* 在内的 5 个蛋白编码基因，且包括 ClinGen 判定的（TS：3）剂量敏感区域 Xp21.2 复发区域（包括 *NR0B1*），该区域与 46,XY 性反转 2 型 [OMIM 300018] 相关。46,XY 性反转是一种罕见的先天性男变女的性反转疾病。

有报道在一个家族两个姐妹中检出 *NR0B1* 位点重复，且患有 46,XY 性反转；第一例患者在 16 岁表现出原发性闭经，拥有女性外生殖器，内分泌检查显示促性腺激素显著升高，雌二醇水平较低，睾酮水平为 1nmol/L，雄烯二酮为 2.4 nmol/L。于 17 岁接受了性腺切除术。组织学检查示输卵管及条索状性腺。第二例患者 12 岁时接受性腺切除术，双侧输卵管、卵巢间质细胞和性腺母细胞瘤不明显 [3]。有报道一对患有 46,XY 性反转的姐妹检出 Xp21.2 区域重复，姐姐在 15 岁闭经，没有阴蒂肿大或大阴唇融合。可见子宫但未见卵巢，可见双侧输卵管及条索状性腺，左性腺伴性腺母细胞瘤；其妹妹 10 岁多表现出雌二醇 < 50 pmol/L，睾酮 1.1 nmol/L，二氢睾酮 0.31 nmol/L。外生殖器没有男性化，也拥有子宫但未见卵巢，可见正常的输卵管和条索状性腺伴双侧性腺母细胞瘤 [4]。还有学者在一例患者中检出 Xp21.2 区域约 726Kb 的重复变异，该患者表现出 46,XY 性反转、睾丸残留、阴蒂肥大 [5]。目前未见有关该重复在胎儿期的相关报道。

本例孕妇因生育 DMD 患儿行产前诊断，胎儿虽然没有 DMD 相关基因片段缺失，却发现 X 染色体上存在"性反转的剂量敏感"区域重复，可导致 46,XY 性反转 2 型，患者可有 46,XY 性反转表现。故而，在进行产前诊断的过程中，针对指征进行相应检查的同时，对常规的细胞遗传学及微缺失微重复的检测也不应疏漏，以免造成漏诊情况出现，给孕妇及家庭带来痛苦和伤害。

【参考文献】

[1] 邬玲仟，张学. 医学遗传学 [M]. 北京：人民卫生出版社，2016：217.

[2] 李焕铮，徐晨阳，毛义建，等. 50 个假肥大型肌营养不良家系的基因突变检测及产前诊断 [J]. 中华医学遗传学杂志，2018，35（2）：169-174.

[3] BARBARO M，COOK J，LAGERSTEDT-ROBINSON K，et al. Multigeneration inheritance through fertile XX carriers of an NR0B1（DAX1）locus duplication in a kindred of females with isolated XY gonadal dysgenesis[J]. Int J Endocrinol，2012，2012：504904.

[4] BARBARO M，OSCARSON M，SCHOUMANS J，et al. Isolated 46,XY gonadal dysgenesis in two sisters caused by a Xp21.2 interstitial duplication containing the DAX1 gene[J]. J

Clinl Endocrinol Metab，2007，92(8)：3305-3313.

[5] LEDIG S，HIORT O，SCHERER G，et al. Array-CGH analysis in patients with syndromic and non-syndromic XY gonadal dysgenesis：Evaluation of array CGH as diagnostic tool and search for new candidate loci[J]. Hum Reprod，2010，25(10)：2637-2646.

（梁玥宏　徐凤琴　刘丽　李卉）

病例 104　重度联合免疫缺陷疾病家系分析一例

【背景知识】

重度联合免疫缺陷(severe combined immunodeficiency，SCID)是一组由多个基因突变引起的严重的原发性免疫缺陷病，以严重的细胞免疫和体液免疫缺陷为主要特征，是由于影响淋巴细胞尤其是 T 细胞成熟的突变引起的。通常在 7 个月内就会出现临床症状，表现为生长停止、腹泻、口腔念珠菌病和机会感染。如果不进行成功的骨髓移植，大多数患者会在 2 岁前死亡。在活产婴儿的发病率约为 1/30000，具有遗传异质性。SCID 在成人中的发病率为 1/50 万到 1/10 万 [1]。

目前发现 SCID 发生至少与以下 8 个基因相关：*IL2RG*、*ARTEMIS*、*RAG1*、*RAG2*、*ADA*、*CD45*、*JAK3* 和 *IL7R*，SCID 的主要遗传方式为 X 连锁隐性遗传和常染色体隐性遗传 2 种。其中 X-SCID 最常见，占 SCID 病例的 50%~60%。致病基因 *IL2RG* 定位于染色体 Xql3.1，编码包括 369 个氨基酸组成的 IL-2，IL-4，IL-7，IK-9，IL-15 和 IL-21 等细胞因子受体的共同 γ 链(common γ chain，γc)。γc 在 T 细胞、B 细胞、NT 细胞上高度表达，如 *IL2RG* 基因发生突变可导致细胞内信号转导障碍，引起细胞或体液免疫功能缺陷 [2,3]。

【病例情况】

1. 入院咨询情况　因咨询胎儿患病风险就诊。

2. 入院检查　孕妇 38 岁，G_1P_0，孕 11 周。

其表妹第一胎男孩于生后 1 岁因反复发烧查 X-SCID 相关基因 *IL2RG*，检测出 IVS2-15 A>G 突变(图 3-4-18)，诊断为 X- SCID，现已死亡。其表妹查 X-SCID 相关基因 *IL2RG*，检测出 IVS2-15 A>G 突变。其表妹第二胎于孕中期做产前诊断未查到相关致病基因改变，足月分娩一男婴，身体健康。

询问三代亲属的患病情况，绘制系谱图(图 3-4-19)。

基因测序：采取孕妇(咨询者 III-3)外周血，使用芯片捕获高通量测序技术检测 *IL2RG* 基因携带情况，孕妇未检出致病突变。

3. 病例分析　先证者 IV-2 的母亲 III-6 存在 *IL2RG* 致病性突变，其每次妊娠将该致病性变异遗传给子代的几率是 50%，遗传此类致病性变异的男性将受累，而遗传此类致病性变异的女性则为杂合子(携带者)，并且通常不会受累。咨询者 III-3 经基因测序，未检出致病突变。为避免生殖器嵌合的情况，建议胎儿产前诊断，孕妇本人拒绝，建议生后随访。

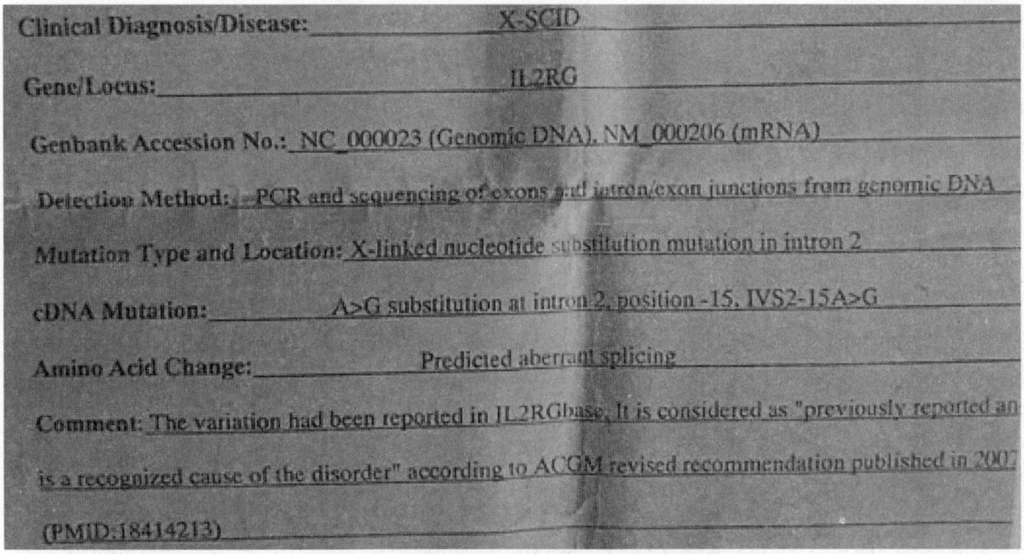

Clinical Diagnosis/Disease: X-SCID

Gene/Locus: IL2RG

Genbank Accession No.: NC_000023 (Genomic DNA), NM_000206 (mRNA)

Detection Method: PCR and sequencing of exons and intron/exon junctions from genomic DNA

Mutation Type and Location: X-linked nucleotide substitution mutation in intron 2

cDNA Mutation: A>G substitution at intron 2, position -15, IVS2-15A>G

Amino Acid Change: Predicted aberrant splicing

Comment: The variation had been reported in IL2RGbase. It is considered as "previously reported an is a recognized cause of the disorder" according to ACGM revised recommendation published in 2007 (PMID:18414213)

图 3-4-18　单基因遗传病基因检测报告

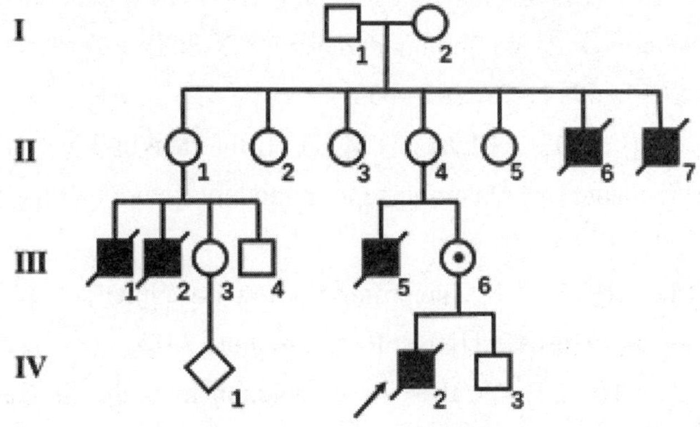

图 3-4-19　X-SCID 患者系谱图

【专家点评】

X-SCID 是威胁儿童生命的原发性免疫缺陷疾病中最严重的疾病。Noguchi 等于 1993 年首次报道 X-SCID 是由于 *IL2RG* 基因发生突变所致 [4]，*IL2RG* 基因编码细胞因子受体的共同链 γc 肽链，该链在 T 细胞、B 细胞、NK 细胞上高度表达，同时 γc 肽链的胞内区与信号转导激酶 Jak-3 可相互作用，γc 肽链包括不同的结构区段：信号肽（1-22AA）、胞外区（23-262AA）、跨膜区（263-283AA）、胞内区（284-369AA）。*IL2RG* 基因突变可引起 γc 肽链缺陷从而导致 T 细胞发育过程中细胞内信号转导障碍，引起严重的 T 细胞功能缺陷。T 细胞功能对 B 细胞的成熟起重要作用，所以同时也造成了 B 细胞功能障碍，临床表现为细胞免疫和体液免疫功能下降诱发机体反复感染 [5]。

患 SCID 的婴儿如果未经正确有效的治疗，通常在 2 岁内就会死亡。国外文献中强烈建议这些患者进行骨髓移植，干细胞移植或基因治疗 [6]。在临床中遇到免疫缺陷和反复感染病史的婴儿和儿童不明原因的死亡或死于感染，恶性肿瘤和血液疾病等情况，应注意询问家族病史及进行相关基因分析并进行指导治疗。

生育指导:① SCID 的主要遗传方式为 X 连锁隐性遗传和常染色体隐性遗传 2 种。X 连锁隐性遗传:一般由女性携带致病基因突变,即子代中有 1/2 机会遗传到致病基因突变,所有携带致病基因突变的男性都发病;女性为携带者,一般不发病,纯合突变时才发病,但由于生殖细胞嵌合体存在的可能性,未携带致病基因的女性仍有较小的遗传风险。②建议咨询者告知该家族其他女性亲属,在考虑生育下一代前进行遗传遗传学相关检测,如携带致病基因突变,可自然受孕后进行产前诊断或直接进行 PGT。

【参考文献】

[1] KWAN A, ABRAHAM R, CURRIER R S, et al. Newborn screening for severe combined immunodeficiency in 11 screening programs in the United States[J]. JAMA, 2014, 312(7):729-738.

[2] FUCHS S, RENSING-EHL A, ERLACHER M, et al. Patients with T^{+}/low NK^{+} IL-2 receptor γ chain deficiency have differentially-impaired cytokine signaling resulting in severe combined immunodeficiency [J]. Eur J Immunol, 2014, 44(10):3129-3140.

[3] TAN W, YU S, LEI J, et al. A novel common gamma chain mutation in a Chinese family with X-linked severe combined immunodeficiency (X-SCID; T(-) NK(-) B(+))[J]. Immunogenetics, 2015, 67(11-12):629-639.

[4] NOGUCHI M, YI H, ROSENBLATT H M, et a1. Interleukin-2 receptor gamma chain mutation results in X-linked severe combined immunodeficiency in humans[J]. Cell, 1993, 73(1):147-157.

[5] KLATZMANN D, ABBAS A K. The promise of low-dose interleukin-2 therapy for autoimmune and inflammatory diseases[J]. Nat Rev Immunol, 2015, 15(5):283-294.

[6] MOU W, HE J, CHEN X, et al. A novel deletion mutation in *IL2RG* gene results in X-linked severe combined immunodeficiency with an atypical phenotype[J]. Immunogenetics, 2017, 69(1):29-38.

(刘慧坤　谢晓媛　邵平)

第四章　产前诊断专家共识

孕妇外周血胎儿游离 DNA 产前筛查实验室技术专家共识

国家卫生健康委临床检验中心 产前筛查与诊断专家委员会

孕妇外周血胎儿游离 DNA 产前筛查(non-invasive prenatal testing, NIPT)是应用高通量基因测序等分子生物学技术检测孕妇外周血中胎儿游离 DNA 片段,以评估胎儿常见染色体非整倍体(T21、T18、T13)风险的一种产前筛查方式。相对于传统的孕妇外周血血清学筛查,NIPT 具有高检出率及低假阳性率的优点。随着技术的快速发展,NIPT 的临床应用日益增加,其临床适用范围参见《孕妇外周血胎儿游离 DNA 产前筛查与诊断技术规范》(国卫办妇幼发[2016]45 号附件 1)。为规范 NIPT 的应用,国家卫健委临床检验中心产前筛查与诊断实验室室间质评专家委员会《产前筛查与诊断实验室技术专家共识》专家组进行充分讨论,制订本共识对 NIPT 实验室技术的临床应用作出要求和建议。本共识着重在质量管理与质量控制等方面进行详细描述,并将随着技术的发展持续更新以满足临床需求。

一、实验室总体要求

开展 NIPT 检测的实验室在机构要求、实验室资质、设备试剂要求、质量管理及工作要求等方面必须符合《医疗机构临床实验室管理办法》(卫医发[2006]73 号)、《孕妇外周血胎儿游离 DNA 产前筛查与诊断技术规范》(国卫办妇幼发[2016]45 号附件 1)、《医疗机构临床基因扩增检验实验室管理办法》(卫办医疗政发[2010]194 号)等相关规定。

(一)人员资质要求

从事孕妇外周血胎儿游离 DNA 产前筛查与诊断的专业技术人员应当按照《产前诊断技术管理办法》要求取得相应资质;从事孕妇外周血胎儿游离 DNA 产前检测的实验室人员应当经过省级及以上卫生行政部门组织的临床基因扩增检验技术培训,并获得培训合格证书。实验室审核 NIPT 检测结果的专业技术人员需具有中级及以上专业技术职称。临床报告必须由产前诊断机构中具备产前诊断资质的副高及以上职称临床医师审核签发。

(二)实验室设置要求

NIPT 实验室应当合理规划实验区域,各区空气和人员流向应严格按照《医疗机构临床基因扩增检验实验室管理办法》规定设置,并应取得临床基因扩增检验实验室资质。分区可根据实际情况酌情合并,但至少应包括试剂准备区、标本与文库制备区、文库扩增与检测区、测序区,各区功能如图 1 所示。实验室温湿度、压力差应当符合技术规范和仪器工作的要求。

开展 NIPT 检测项目的实验室应当定期对实验室环境进行评估,以满足检测系统说明书所要求的环境条件。

（三）主要设备、试剂及配套要求

NIPT实验室配套的设备、试剂和数据分析软件应当符合《医疗器械监督管理条例》和《医疗器械注册管理办法》等相关规定，经过中国食品药品监督管理总局（CFDA）认可，证照资质齐全、合法。实验室应选择合格的供应商，并定期对其进行评价。在选择实验室配套设备时，建议从以下几个方面考虑：

1. 不同测序平台有其各自的特异性参数，包括通量、读长、运行时间等。实验室应结合临床需求，如标本量、实验报告周期等选择合适的测序平台。

2. 不同测序平台有不同的质控方法。实验室应根据测序平台原理及技术标准，按照测序平台说明书要求，选则针对该测序平台的主要质控参数，如测序深度、碱基质量值（Qscore）、每个标本有效数据量、唯一比对序列数目等建立质控方法。

3. 按照测序平台说明书进行性能验证并建立完整的标准操作程序（standard operating procedure，SOP）文件，包括供应品采购、验收、保存程序和质控标准等指导保证实验全过程质量的文件。

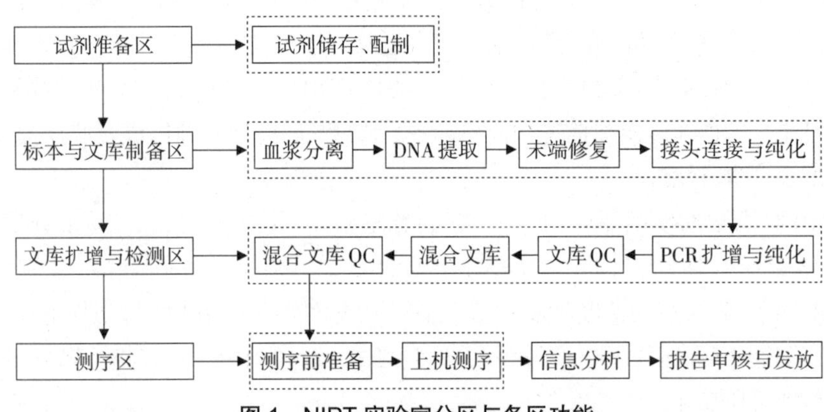

图1 NIPT实验室分区与各区功能

4. 按照测序平台不同，应与供应商共同建立完善的、应对意外情况的发生的保障措施及应急预案。如测序仪故障、芯片质量问题、异常断电、操作失误等导致的上机失败等。

二、实验室工作流程

本流程主要针对标本接收与保存、血浆分离与DNA提取、实验室检验、检验报告发布等涉及实验室操作、质量控制及持续改进的各个环节的标准操作流程，以便于对整个实验室过程进行质量监控，确保检验质量（见图2）。

三、NIPT实验程序及检验过程质量管理

NIPT检验实验室应按照SOP文件体系开展工作，以保证标本采集与转运、标本接收与保存、实验室检测各个环节均按照标准有序进行，确保检测结果的准确性和可重复性。实验过程中应严格执行SOP文件，不得擅自修改。同时，在实验程序实施过程中检验SOP文件及其相关记录表单的编写的准确性和可操作性。积极参加国家卫健委临床检验中心室间质量评价，并建立持续质量改进计划。

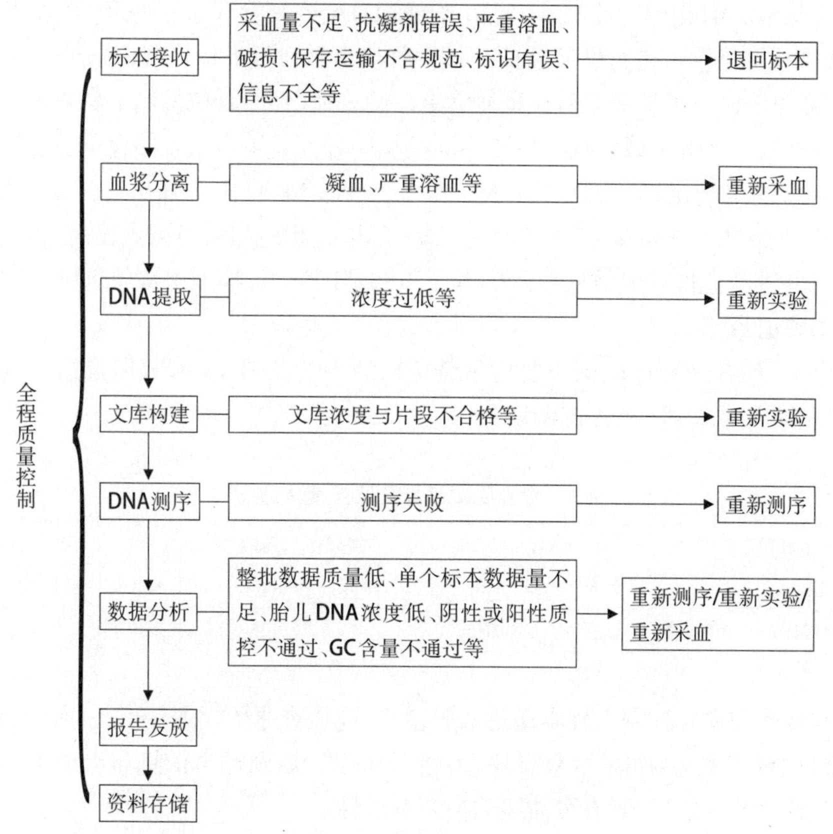

图2 NIPT 实验室质量控制工作流程

(一)分析前过程及质量控制

检验前临床咨询、知情同意书签订及申请单填写、孕妇信息采集、标本采集及转运、标本分离及保存等因素直接影响 NIPT 检测结果的准确性和有效性。

1. 知情同意书签订及申请单填写　临床医师应掌握 NIPT 检测适应证与禁忌证,详细询问病史后根据孕妇基本情况判断孕妇是否适用于 NIPT 检测筛查胎儿非整倍体疾病风险。对孕妇及家属详细告知 NIPT 检测技术的目标疾病、检测目的、意义、准确率、局限性、风险、失败情况及其他筛查与诊断方案,对符合适用人群并自愿进行检测,或符合慎用情形在充分知情同意的前提下仍自愿要求检测的孕妇,签订书面知情同意书并填写申请单。

医师应当详细询问并协助孕妇完整、如实、准确填写检测申请单所包含的信息。知情同意书及检测申请单所含要点详见《孕妇外周血胎儿游离 DNA 产前筛查与诊断技术规范》(国卫办妇幼发[2016]45 号文件附件 1)具体要求。如实验室有能力报告目标疾病以外的其他异常高风险,应在知情同意书中另行说明并由孕妇自愿选择是否需要获得相关信息。

2. 样本采集及保存运输　医务人员接收 NIPT 检测申请单后,应仔细核对送检单和受检者基本信息,确保一致。并在采血管、知情同意书、送检单上粘贴样本唯一识别编码,在采血管上注明受检者姓名、年龄、检测项目等信息并确保与送检单一致。全血及血浆标签应为抗冻标签,并且粘贴牢固,确保在运输、检测、储存过程中不会脱落或字迹模糊不清。

采血人员应具有相应专业资质，使用普通 EDTA 抗凝管或血浆游离 DNA 专用采血管（采血管使用或更换前应进行性能验证），按照外周血采血标准操作规程采集 5 ml 孕妇外周血，采集时避免溶血。采集完毕后在采血管上注明采血时间，轻微颠倒采血管数次并根据采血管类型暂存放于 2~8 ℃或室温环境。不同类型的采血管采血量及储存、运输要求不同，应严格按照其说明书规定进行操作（见表 1）。已分离的血浆样本可在 -20 ℃条件下暂存 1 周，应在 -70 ℃条件下长期保存、干冰冷链运输；运输过程应当避免剧烈振荡、符合生物安全和环境要求并进行温度及时效监控。标本应与知情同意书、检测申请单等资料同时进行转运并做好相关记录。

样本采集、保存及转运的核心要点是避免血液中游离 DNA 降解以及白细胞裂解释放 DNA，从而降低胎儿游离 DNA 的浓度比例。

表 1　全血标本采集及储存、运输要求

采血管类型	采血量	储存 / 运输条件	送检时间
EDTA 抗凝管	5 ml	2~8℃	8 h 内
血浆游离 DNA 专用采血管	5~10 ml	室温（6~35℃）	按说明书要求，一般不超过 96 h

3. 标本接收与质量控制　标本送达实验室后，应检查原始标本标识、采血管类型及采血量、运输条件、标本状态（如是否有凝块、溶血、超时等）以及标本信息与申请单内容的一致性。不符合检测要求的标本，有可能影响检测准确性。

实验室对以下情况的标本应拒绝接收，并将拒收原因反馈给送检单位：①标本标识不清；②抗凝管（剂）使用不正确；③采血量不足；④严重溶血或有血凝块；⑤采血管破裂及开盖；⑥标本未按照规定保存及运输；⑦送检信息不完善或受检者不符合本实验检测要求等。

实验室可根据具体情况设置其他可能影响检测准确性的拒收条件。

（二）分析中过程及质量控制

1. 血浆分离及质量控制　一般推荐的血浆分离方法是两步离心法。孕妇外周血在 4 ℃条件下进行 1 600 × g 低速离心 10 min，吸取上清液转入离心管中，在吸取血浆过程中不能吸到中间层的白细胞及红细胞，然后将上清液 16 000 × g 离心 10 min，吸取上清液至另一个 2 mL 离心管中，避免吸到底层残留细胞。如不慎吸到细胞成分，应将吸取的血浆重新置回管中，重新离心后再进行血浆分离。分离完的血浆样本可在 -20 ℃暂存 1 周，应避免反复冻融，可在 -70 ℃以下长期保存。此步骤操作应双人复核标本信息。正常血浆呈透亮的黄色或淡黄色，无明显溶血；如有严重溶血或颜色异常等情形，须登记注明标本状态并重新采血。

2. 核酸提取及文库制备　血浆游离 DNA 提取操作应在标本与文库制备区进行，应在每批次中设立无模板对照（纯水）、阴、阳性对照。此实验步骤应按照制定的 SOP 文件操作并严格执行双人复核流程。

3. 文库构建及质量控制　文库构建流程和上机文库质量评估应在标本与文库制备区进行。此实验步骤操作应避免不同批次组份试剂混用、移液器未校准、试剂过期、未按 SOP 文件操作等其他影响实验结果的情况发生。关键步骤(如试剂配制及分配)需双人复核。所有标本经 DNA 提取和文库构建后应做文库质控。

文库质控:包括文库检测浓度及文库片段分布范围分析。分析结果应当符合 SOP 文件要求,以确定标本符合上机测序要求。

(1)若临床样本 DNA 文库质控出现低浓度或异常峰则为质控不合格,需重新进行 DNA 提取和文库构建。

(2)若无模板对照 DNA 文库浓度过高提示样本污染或混淆,该批结果不可信,应重新提取 DNA 构建文库。

(3)混合后文库浓度过低提示文库构建失败,需重新混合文库。

(4)如若 2 次提取建库后仍不符合质量标准,应当与采血机构充分进行沟通后决定后续处理。

4. DNA 测序、生信分析、结果判读及质量控制

(1)实验室按照所选择的测序平台说明书要求建立的 SOP 文件,应包括所有数据质量参考标准,如原始数据量、有效数据量、样本有效序列中鸟嘌呤(Guanine, G)和胞嘧啶(Cytosine, C)碱基对所占的比率(GC 含量, GC content)、拆分率、比对率、重复率、胎儿浓度、碱基质量值(Qscore)等指标。考虑到降低数据量可能导致假阴性和假阳性发生,单个样本原始数据量和单个样本有效数据量不得低于试剂盒说明书的要求,一般单个样本有效数据量不低于 3.5M。

(2)检测质量合格的标本应当严格按照 SOP 文件规定进行实验室结果判读。

(3)实验室应当建立完善的复检流程,对检测质量不合格的标本应当进行复检确认:①对于胎儿浓度低的样本,检测效度有限,应根据孕周情况考虑重新采血;② 对于检测中考虑为数据波动导致无法给出明确的高风险或者低风险结果(灰区)或单个样本 GC 孤立等情况时,建议使用留存血浆重新提取核酸建库进行复检;③ 整批数据质控不通过(如 GC 质控不通过、整批数据质量低等),应进行原因调查分析后重新实验;④ 阴阳性质控品检出与预期不符时,该批次数据不可信,该批次样本需重新提取建库实验。

复检后仍不符合数据分析或结果判断质量要求的标本,检测机构应当与产前诊断机构充分沟通后确定后续处理。

(4)应考虑其他常见影响 NIPT 实验结果的生物学因素:如母体背景影响(母体存在染色体数目异常或拷贝数异常、母体染色体嵌合、母体肿瘤等)、胎盘嵌合(胎盘正常、胎盘异常)、胎儿自身染色体拷贝数变异或嵌合、胚胎停育(如双胎消失综合征)、单亲二倍体(uniparental disomy, UPD)、胎儿游离 DNA 浓度低以及方法学局限性等。

(三)分析后过程及质量管理

应记录检测过程中从事实验操作的人员信息、关键仪器及试剂状态等情况。对血浆分离、样本信息核对、试剂配制、标本转移、上机、数据分析、结果审核等关键实验步骤应进行双人复核,复核无误后签字确认 。

实验室使用两套及以上 NIPT 检测系统时,应有比对数据表明其检测结果的一致性,比

对频次每年至少 1 次,样本数量应不少于 20 例,应定期进行检验人员的结果比对、考核并记录。比对结果应符合分子诊断项目分析性能标准 。

1. 检测报告出具及质量控制

(1)采血后 15 个工作日内,由产前诊断机构出具临床报告,以书面形式通知孕妇。检测机构只能出具检测报告,报告应注明检测单位,应有检测人及审核人签名。对于需要重新检测或重新抽血的情形应在 10 个工作日以内通知孕妇。

(2)临床报告可参照国家卫健委推荐模板,应包括以下信息:送检单位和送检医师姓名、检测单位和检测人员信息、孕妇基本信息、标本信息、检测项目、检测方法、目标疾病检测值、参考范围、低风险或高风险结果以及对结果的描述与建议。

(3)对检测失败的标本,应当发放检测失败报告并注明原因。实验室如发现报告错误应立即纠正同时上报相关负责人,并进行记录,质量管理组应定期核查检测报告及相关记录。

(4)检测数据的储存及安全:实验室应当设定数据分析者权限并严格保护孕妇隐私,严禁泄露受检者信息。检测数据应当进行安全备份,并与互联网物理隔离。检验结果报告后,可追溯的原始序列的核心数据及检测记录应至少保存 3 年。

2. 检测报告的解读

(1)高风险报告解读:当检测结果为高风险时,一方面提示胎儿可能患有本筛查目标疾病,另一方面,由于当前的 NIPT 技术尚未能完全排除母体因素的干扰,可能出现因限制性胎盘嵌合等因素导致的假阳性。因此,产前诊断机构应尽快通知受检者到本机构进行后续遗传咨询及相应介入性产前诊断,不应仅根据本检测高风险的结果给予直接终止妊娠的建议和处理。

产前诊断机构应当负责高风险病例的后续临床咨询和产前诊断,临床咨询率应达到 100%,产前诊断率应达到 95% 以上。

(2)低风险报告解读:检测结果为低风险(未见明显异常),提示胎儿患筛查目标疾病的风险低。但由于 NIPT 技术仍存在一定假阴性率,同时,检测结果为低风险也不能排除其他异常的可能,如不能排除胎儿患 21 号、18 号、13 号染色体部分单体、部分三体、部分四体型综合征和嵌合型三体综合征,以及其他因素所引起的智力障碍、畸形等疾病。因此,NIPT 检测结果不能作为最终产前诊断结果。产前诊断机构应建议孕妇按时进行后续的常规产前检查。

(3)其他:① 在孕妇知情同意的情况下,对目标疾病以外的其他异常高风险结果,产前诊断机构应告知孕妇或其家属进行进一步遗传咨询和产前诊断。② 若报告提示检测失败要求重新采血,则根据知情同意书内容告知该检测的局限性、影响因素,并对受检者说明医师认为应该说明的其他问题。③ 若胎儿影像学检查发现异常,则无论 NIPT 检查结果是高风险还是低风险,都应当对其进行专业的遗传咨询及建议后续相应的产前诊断。④ 对于 NIPT 检测结果无法确定或无法解释的孕妇,由于其胚胎非整倍体风险增加,应建议其接受进一步遗传咨询并进行全面的超声评估及产前诊断。

(四)仪器校准

NIPT 实验室应配备 DNA 定量仪、核酸片段分析仪、PCR 仪、加样器、离心机、生物安全柜等常规设备。NIPT 特有设备为高通量基因测序仪。一般情况下,按照设备制造商推荐维持系统稳定性所需要的校准频率(一般不少于 1 次 / 年)进行校准,当仪器设备主要部件或光路检测设备进行移动后,需要重新校准。高通量基因测序仪一般由设备制造商具备资质的工程师进行校准;主要校准参数包括光学模块的光路测试、液路测试、温度校准,具体见测序仪使用说明书。每次校准时,实验室工作人员应与设备制造商工程师共同完成校准工作,并保留原始校准记录,与厂家工程师最终出具的校准报告一同作为相应仪器的校准记录 。常规 PCR 实验室设备按照《医疗机构临床基因扩增检验实验室管理办法》及其附件进行校准。

(五)性能验证

为保证实验室检测结果的准确性,在检测系统用于临床标本检测前,需要对其进行性能验证 。需要进行性能验证的几种情况如下:

(1)新引进的检测系统在投入使用前需要对各项性能进行全面的性能验证,确认满足预期用途。

(2)每年在仪器校准后,需要重新对该检测系统的主要性能和指标进行评审,确认满足预期用途。

(3)如遇到对检测系统有质疑的情况时,需要有针对性的进行验证。

(4)实验室技术人员及质量管理员认为需要进行性能验证的其他情况。

使用新的检测系统(仪器、试剂、对照品等)时,性能验证的内容包括验证敏感度、特异度、准确度(与金标准比较),最低检测限,批内重复性,批间重复性,抗干扰能力等;对于同种试剂更换批号或同一批号不同货运号的试剂,则需进行试剂质量一致性验证 。主要指标验证方法如下:

(1)验证敏感度、特异度、准确度:至少选择已知 T21、T18、T13 的阳性标本各 20 例,阴性标本 20 例。根据检测结果计算检测方法的灵敏度、特异度及准确度。按照表 2 对结果进行评价。

(2)最低检测限:以试剂盒说明书内的检测限为参考,选择在检测限临界值(一般为 3.5%)的阳性质控品(T21、T18、T13)各 1 例,同时在检测限上下浮动一定比例(如 1.5%)各选择 1 例阳性质控品,共 9 例质控品进行检测,重复检测 3 次。

表 2　检测结果与已知结果的比较

检测结果	真阳性	真阴性	合计
检测阳性	A	B	A + B
检测阴性	C	D	C + D
合计	A + C	B + D	A + B + C + D

注:计算结果如下:① 敏感度= A/(A + C)× 100% ;② 特异度= D/(B + D)× 100%;③ 准确度=(A + D)/(A + B + C + D)× 100%

（3）批内重复性：可根据检测通量选择一定数量的临床样本，在同一批检测中进行一定次数（≥2次）重复检测来实现，建议至少包括T21、T18、T13三体阳性样本和阴性样本各1例。若临床样本暂无T21、T18、T13阳性样本，可采用企业阳性质控品代替。

（4）批间重复性：根据检测通量选择一定量的临床样本，在不同批次（2~3批）进行重复检测。样本应至少包括T21、T18、T13的阳性标本各1例及阴性标本1例。

（5）更换试剂批号或使用相同批号不同货运号的试剂前，应进行试剂质量一致性验证。选择已知结果的临床标本，至少应包括T21、T18、T13阳性标本各1例及阴性标本1例，最好胎儿cffDNA浓度百分比接近检测下限，以证实低百分比胎儿游离DNA可以被检出。

（6）抗干扰能力：按照不同浓度梯度向基础血浆标本（如基础血浆标本胎儿浓度水平分别为8%、5%和0%，其中最低检出浓度水平为5%）中分别加入潜在干扰物质如血红素、甘油三酯、胆红素、二乙胺四乙酸二钾（EDTA-K_2）和肝素钠（详见各厂商说明书）。

以上性能验证结果评价：检测结果应与厂商说明书要求相符。

（六）室内质控

室内质控是监测和保证实验室工作的精密度及性能稳定性的有效方法。一般来说，NIPT检测的室内质控有3种形式 。

（1）质控及对照样本检测：实验室检测过程中每批次应插入阴性质控品、阳性质控品、和无模板对照，与临床标本同步检测。阳性质控品应至少包括1个已知三体型（如T21），最好胎儿游离DNA浓度百分比接近检测下限，以证实低百分比胎儿游离DNA可以被检出。

（2）NIPT特有质控指标监测：NIPT检测通过分析日常检测指标，如构建的文库浓度、GC含量、测序有效数据量、唯一比对序列数等，有助于发现检测中的问题 ，详见文中各实验环节质控要求。

（3）质量指标监测：实验室可通过定期统计如提取失败率、文库构建失败率、上机测序失败率、阳性检出率等指标来帮助判断实验室检测中可能的假阳性或假阴性结果。

实验室质量控制指标：阳性检出率的T21不低于95%，T18不低于85%，T13不低于70%。T21、T18、T13的复合假阳性率不高于0.5%。T21、T18、T13的复合阳性预测值不低于50%。由于凝血、溶血、DNA质量控制不合格等标本原因造成的一次检测失败率不超过5%。

（七）室间质评

实验室应定期参加国家卫健委临床检验中心组织的室间质量评价活动及国家卫健委临床检验中心开展的产前筛查质量指标数据的调查，以提升本实验室持续改进质量的能力。

室间质量评价的开展是为了发现实验室间结果准确性或可比性方面的问题。实验室应当将室间质评样本随机插入日常检测样本中一起完成整个实验流程，从而真实反映实验室检测能力。

四、信息上报

妊娠结局随访和信息上报对保障NIPT技术的临床应用质量和持续改进有至关重要的

作用。具体操作要求参见《孕妇外周血胎儿游离 DNA 产前筛查与诊断技术规范》(国卫办妇幼发[2016]45 号文件附件 1)。

胎儿染色体核型分析判读指南

中华预防医学会出生缺陷预防与控制专业委员会

胎儿染色体核型分析是通过对胎儿来源的细胞或组织样本进行染色体数目和结构分析,从而对其是否存在染色体异常做出诊断,是产前诊断胎儿染色体异常的经典细胞遗传学方法。

本指南适用于产前诊断中胎儿染色体核型的分析。本指南的制定以《产前诊断技术管理办法》及《中华人民共和国卫生部行业标准 WS322.2-2010 胎儿常见染色体异常与开放性神经管缺陷的产前筛查与诊断技术标准》为基础,参考了国内外的相关指南及规范,如美国医学遗传学会《临床遗传学实验室标准及指南》(2018 年版)《AGT 细胞遗传实验室手册》(2017 版)和《人类细胞遗传学国际命名体制》(ISCN 2016 版)。

进行胎儿染色体核型分析的基本要求(包括机构、人员、设备试剂及工作要求)均应按照国家和地方卫生行政部门的相关法律法规执行。

1　胎儿染色体核型分析一般要求

1.1　由至少两名具有产前诊断资质的专业技术人员进行分析,由一名具有产前诊断资质的副高级及以上职称的专业技术人员进行审核并签发检测报告。

1.2　建议采用 ISCN 最新版本的要求来描述核型。

1.3　建立计数和核型分析细胞的最低标准。常规计数并至少分析 2 个来自不同培养容器的细胞;对于任何培养方法,至少对 5 个细胞进行完整分析;至少生成 2 个核型图并保存图像;在嵌合的情况下,每个细胞系至少有一个核型图。

1.4　采用客观且可重复的方法来评估染色体条带级别,建议胎儿染色体核型分析 G 显带分辨率至少达到 400 条带。

1.5　记录所有计数和分析细胞、评分细胞以及核型分析细胞的玻片号及核型坐标或染色体图像分析对应的编号。

1.6　建议实验室能够用 C 显带以及其他特殊染色分析描述一些特殊的染色体变异。

1.7　如果没有足够的细胞进行完整核型分析(如原始样本量少、细胞生长差或克隆量少等),应在采样后两周内通知临床医师,共同讨论决定下一步的处理方案。

1.8　在某些特定的临床情况下,如检测到异常但可供分析的细胞数少于分析标准所规定的细胞数,分析的细胞数量可根据观察到的特定异常情况而定。实验室应建立增加或减少细胞计数及细胞分析数的程序及标准,说明何时进行这种分析、进行这种分析的理由、临床原因、样本类型,以及在这种情况下进行计数、分析和核型图的最少细胞数和核型分析数。

1.9　对于胎儿的染色体结构重排或标记染色体,建议在同一实验室对家系成员进行外周血染色体核型分析,从而进行溯源和/或对比分析。

1.10　对于染色体嵌合、衍生染色体、标记染色体等情况,必要时可结合其他遗传学检测方法，如荧光原位杂交（fluorescence *in situ* hybridization，FISH）、特殊显带分析（如 C 显带）、染色体微阵列分析（chromosomal microarray analysis，CMA）等，对未培养细胞或备份样本进行进一步检测。

1.11 核型分析记录 应准确记录所有分析情况，关于特殊情况的讨论应有记录，任何结果发布之前应进行审核。内容包括：孕妇姓名、样本编号（标识符建议采用条码管理）；染色体众数、核型、嵌合性；中期细胞坐标位置；培养方法（培养瓶 / 原位培养）；使用的显微镜型号；计算机文件名；玻片保存位置；分析人员签名；分析日期；结果讨论；审核人员签名；审核日期等。

1.12 核型判读结果的复核 胎儿核型分析判读需要双人进行；审核人员对分析人员的核型判读结果结合临床信息（如胎儿的筛查结果、影像学结果、临床病史等）进行最后审核。有条件者还可结合胎儿的其他遗传学检测方法进行审核。

1.13 报告发放

1.13.1 检测报告内容 孕妇基本信息：包括姓名、年龄、临床诊断等；样本信息：包括样本编号、样本类型、培养方法（培养瓶 / 原位培养）、采（收）日期等；送检单位和送检医师姓名；检测项目和检测方法；结果描述：包括细胞计数及分析数目、显带分辨率、结果总结、与临床和其他研究相关信息、ISCN 版本号；建议；免责声明；检测时间、检测人员姓名；报告审核发放时间、审核人员签名等。

1.13.2 产前诊断核型报告注意事项 选择一个最佳的核型图和细胞原图进行报告发放，若非性染色体异常核型，报告中应对性染色体（X 和 Y 染色体）进行遮盖或删除。

1.13.3 报告发放的时限 对于羊水及绒毛样本，建议在收到样本后的 20 个工作日内完成报告发放；对于脐血样本，建议在收到样本后的 15 个工作日内完成报告发放。因特殊情况需延迟报告发放或因检测失败需重新采集样本，应在 10~15 个工作日之内通知患者和临床医师。

2 胎儿染色体核型分析标准

2.1 羊水样本

2.1.1 计数 至少应在两个独立的细胞培养容器中进行平行培养。原位法应计数来自至少 15 个克隆的 15 个细胞，即一个克隆计数一个细胞；如果没有 15 个克隆，则至少计数 10 个克隆中的 15 个细胞；培养瓶法应计数不少于 20 个细胞。记录所观察到的任何染色体数目或结构异常。

2.1.2 分析 至少应分析来自 2 个独立的细胞培养容器的 5 个细胞，所分析细胞的染色体显带分辨率至少达到 400 条带水平。

2.1.3 核型分析 至少对分析细胞中的 2 个细胞进行核型分析和图像保存。

2.1.4 如果仅在一个克隆中同时观察到一个与其他细胞不同的异常细胞，在增加计数后仍未发现第 2 个相同的异常细胞，而在其他克隆中未发现同样的异常，则不应在结果中描述异常细胞（表 1）。如果发现 2 个或 2 个以上同样的异常细胞，则按嵌合处理。

2.2 绒毛样本 应对培养后的绒毛细胞进行核型分析（培养瓶法或原位法），不宜采用直接法进行绒毛染色体核型分析。

2.2.1　计数　至少应在 2 个独立的细胞培养容器中进行平行培养，原位法应计数来自至少 15 个克隆的 15 个细胞，一个克隆计数一个细胞；如果没有 15 个克隆，则至少计数 10 个克隆中的 15 个细胞；培养瓶法应计数不少于 20 个细胞。记录所观察到的任何染色体数目或结构畸变。

2.2.2　分析　至少分析在 2 个以上独立培养容器中的 5 个细胞，所分析细胞的染色体显带分辨率至少达到 400 条带水平。

2.2.3　核型分析　至少对分析细胞中的 2 个细胞进行核型分析和图像保存。

2.2.4　如果发现嵌合情况，建议进一步行羊水细胞核型分析。

2.3　脐血样本

表 1　羊水培养嵌合的推荐处理解释标准

嵌合分类	处理标准				
	收获第三份培养	仅在原来的 2 份培养中扩大计数	仅增加细胞评分	增加细胞计数	FISH
真性嵌合：在一个以上培养容器中，发现两个或两个以上的不同核型，每个核型存在于一个以上的细胞中	√			√	
可疑嵌合：在一个培养容器中发现除主要核型外，发现两个或两个以上不同的核型，每个核型存在于一个以上细胞中					
两个或两个以上的细胞，有一条染色体增加（“增多”），该染色体相关的临床综合征不危及生命	√			√	
两个或两个以上细胞多一条标记染色体	√		√		
两个或两个以上的 X 单体细胞	√				
两个或两个以上细胞有缺失或重复	√				
两个或两个以上细胞有同样的染色体重排	√				
培养假象：在一个培养容器中，发现两个或两个以上不同的核型，一种占主要，另一种存在于一个细胞中					
一个细胞多一条常染色体，该染色体与常见的可存活的嵌合综合征相关（8，9，13，17，18，20，21，22 号染色体）	√			√	
一个细胞多一条性染色体	√			√	
一个细胞一条染色体缺失，该缺失与常见的综合征相关（del4p，del5p，del9p，del10pter,del11p（interstit.），del12p，del13q，del18p）		√	√		
一个细胞有染色体缺失，如 del（15q11-13）有 Prader-Willi/Angelman 综合征，del（17p），或 del（22q11，2）有 DiGeorge/velofacial 综合征		√	√		√
一个细胞多一条常染色体，该染色体很少与可存活的嵌合综合征相关（3，10，12，14，15 号染色体）		√		√	
一个 X 单体细胞		√	√		
一个细胞多一条标记染色体		√	√		

续表

嵌合分类	处理标准				
	收获第三份培养	仅在原来的2份培养中扩大计数	仅增加细胞评分	增加细胞计数	FISH
两个或两个以上细胞多一条常染色体，该染色体与可存活综合征不相关	NA	NA	NA	NA	NA
一个细胞多一条常染色体，该染色体与可存活的嵌合综合征不相关	NA	NA	NA	NA	NA
一个细胞有染色体重排	NA	NA	NA	NA	NA
一个细胞有缺失或重复	NA	NA	NA	NA	NA

注：1. 每个病例常规收获来自两个培养容器中的细胞，每个容器计数 10 个细胞，共计数 20 个细胞。2. 当符合第Ⅰ类和第Ⅱ类以及第Ⅲ类中的第 1 和第 2 的标准时，收获第三个培养容器中的细胞，每个容器计数 20 个细胞，共计数 60 个细胞。3. 在符合第Ⅲ类的第 3、4、5、6 和 7 条标准情况下，在原来两个培养容器内额外计数 20 个细胞，共计数 40 个细胞；在符合第Ⅲ类第 8、9、10 和 11 条标准情况下，不进行额外细胞计数。4. 对超众数细胞的额外检查要求进行细胞计数，而检查细胞的重排，缺失，重复，和性染色体缺失只需要对特定异常细胞进行评分。5. 第Ⅲ类中的第 4 条标准要求具有特定区域探针和标识的 FISH 检查。6. 最终报告解释标准：可疑嵌合的解释为：正常 - 不可能为真性嵌合；培养假象的解释为：正常 - 可能为培养假象；NA（not available）：最终报告将不提及观察到的异常

2.3.1 计数 至少应在两个独立的细胞培养容器中进行平行培养，计数至少 20 个细胞。记录所观察到的任何染色体数目和结构畸变。

2.3.2 分析 至少分析在 2 个以上独立培养容器中的 5 个细胞，所分析细胞的染色体显带分辨率至少达到 400 条带水平。

2.3.3 核型分析 至少对分析细胞中的 2 个细胞进行核型分析和图像保存。

3 嵌合（mosaicism/chimerism）的分析与解释

嵌合分为同源嵌合和异源嵌合。同源嵌合（mosaicism）通常发生在受精后，是由两种或多种具有不同核型的细胞系所组成的个体，这些细胞系均来自同一个受精卵。异源嵌合（chimerism）较前者少见，是由两个或多个胚胎（受精卵）融合所致，个体中不同核型的细胞系来自遗传学上完全不同的两个或多个受精卵，其来源包括：异卵双生受精卵的融合；卵和极体的双重受精；异卵双胎间造血干细胞的交换等。在细胞遗传学水平一般难以区分上述两种嵌合，需要进一步行分子遗传学的分析。

3.1 羊水细胞嵌合的分析与解释

3.1.1 建立区分真性嵌合、假性嵌合和培养假象的诊断标准，及其后续处理方案。

3.1.2 羊水细胞核型分析发现嵌合时，建议在原来的 2 份培养中扩大计数，根据嵌合比例将计数加大到至少 50 个细胞，可结合 FISH 或（和）单核苷酸多态性微阵列（single nucleotide polymorphism array，SNP-array）等结果是行综合分析。建议各实验室建立针对特定染色体异常嵌合的分析程序。

3.1.3 基于目前推荐的计数和分析细胞数标准，即使核型分析未发现嵌合，也不能完全排除羊水或胎儿其他组织中存在另一种细胞系的可能性。

3.1.4 并非所有羊水中发现的异常核型都能在胎儿血细胞中被发现。因此，羊水细胞中发现嵌合时，应谨慎考虑是否进一步行经皮脐血管穿刺术。

3.1.5 对于产前诊断标本中发现的嵌合，建议在妊娠终止后，通过分析妊娠产物（胎盘、胎儿血液和 / 或组织）来确认嵌合。

3.2 限制性胎盘嵌合（confined placental mosaicism，CPM）的分析与解释

3.2.1 CPM 指胎盘内同时存在染色体正常和异常的细胞系、而胎儿染色体正常的情况，发生率约为 1%~3%。当绒毛染色体核型分析发现嵌合时，应确定该嵌合是否局限于胎盘。

3.2.2 发现绒毛染色体嵌合时，建议进一步行羊膜腔穿刺，对羊水细胞进行培养和染色体核型分析，以明确或排除 CPM 的诊断。

3.2.3 当绒毛染色体核型分析发现涉及 6、7、11、14、15、20 号染色体三体嵌合时，应对孕妇进行遗传咨询，并进一步行分子遗传学检测以明确胎儿是否存在单亲二体（uniparental disomy，UPD）。

4 G 显带分辨率确定方法

4.1 应按照 ISCN 最新版本评估。

4.2 G 显带分辨率确定方法有多种，通常计数不同染色体中长度较长、条带较清晰的染色体条带数，借以判断 G 显带分辨率。

4.3 显带分辨率确定方法应在实验室以及每个技术人员中进行验证，任何两位分析人员在分析某个特定中期细胞时，两者之间的评估可有小的可接受范围或标准偏差。

5 术语

核型（karyotype）是指按照 ISCN 最新版本的格式，对一个细胞中的全部染色体，按照其大小及形态等特征进行分组、排队、配对所形成的染色体组图像（照片或数字处理图像）。

染色体计数（chromosome counts）在显微镜下计数一定数量的中期细胞中具有着丝粒的染色体数目。

分析细胞（analyzed cells）指在显微镜下、或根据数字化图像或打印后的染色体照片，对显带标本中期细胞中每一条染色体的形态进行分析的细胞。

评分细胞（scored cells）指用于评估标本中具有或缺少某一特殊细胞遗传学特点而需要分析的细胞，一般是由于患者具有某种临床病史，或在分析过程中发现有 1 到 2 个异常细胞。评分细胞数通常由实验室负责人决定。

克隆（clone）是指由来源于同一个祖细胞的细胞群。

同源嵌合（mosaicism）指由两种或多种具有不同核型的细胞系所组成的个体，这些细胞系均来自于同一个受精卵。

异源嵌合（chimerism）指由两种或多种具有不同核型的细胞系所组成的个体，这些细胞系来自于不同的受精卵。

假性嵌合（pseudomosaicism）是指在培养的细胞中发现有异常的细胞，这些异常细胞在体外培养过程中产生，并不代表真正的核型。

荧光原位杂交技术在产前诊断中应用的专家共识

荧光原位杂交技术在产前诊断中的应用协作组

目前，G 显带的染色体核型分析技术仍然是细胞遗传学产前诊断的“金标准”，但该技术具有细胞培养耗时长以及耗费人力的局限性。随着分子细胞遗传学的发展，新的实验方法不断出现，并逐步走向临床，目前，在临床工作中已开展的有荧光原位杂交（fluorescence in situ hybridization，FISH）、荧光定量 PCR（QF-PCR）、多重连接探针扩增技术（multiplex ligation dependent probe amplification,MLPA）、产前液相芯片技术（BACs-on-Beads, BoBs）等技术。这些分子遗传学诊断技术无需细胞培养，分析周期短，可以快速检出胎儿常见的染色体非整倍体异常，显示出高通量、快速、易于大规模开展的优势，对于解决当前以细胞遗传学核型分析为主流技术的产前诊断技术服务能力不足、诊断周期长等问题具有重要的现实意义。FISH 技术是利用荧光标记的特异性寡核苷酸片段作为探针，与染色体、细胞或组织中的核酸按照碱基互补配对原则进行杂交，通过荧光系统检测，对待测 DNA 进行定性或相对定位分析。相对于传统的核型分析技术，FISH 技术具有快速及特异性高的优点。更由于其直观性，成为众多遗传学诊断技术的有效验证方法，具有广阔的应用前景。

FISH 技术的临床应用已有 20 多年的历史。1993 年，美国医学遗传学学会（American College of Medical Genetics，ACMG）发布了 FISH 技术应用于产前诊断的技术说明，指出在充分知情同意的提下，FISH 技术与传统的核型分析技术结合可用于胎儿常见染色体（13、18、21、X、Y）非整倍体异常的产前检测；还可用于出生缺陷及智力低下的检测（包括染色体微缺失及微重复综合征、标记染色体或衍生染色体）等方面。2000 年，ACMG 基于多中心的研究数据发布了 FISH 技术临床应用的技术标准，认为 FISH 技术是 1 种准确性很高的检测技术，可标准化并易于质量控制管理；FISH 产前检测结果异常可出具报告，但临床决策时应该考虑染色体核型分析进一步验证以及后续临床信息的支持。2010 年，ACMG 修订了临床细胞遗传学技术标准及指南，对 FISH 技术制定了详细的技术路线、分析标准及质量控制要求。近年来，其他一些国家和地区也发布了相关的技术规范或指南。

我国临床开展 FISH 技术也有多年的历史。其应用大致有以下几类情况：①对胎儿常见染色体非整倍体的快速产前诊断；②对产前（或出生后）核型分析结果异常或其他分子细胞遗传学检测（如染色体微阵列分析）结果异常，但无法确认异常染色体片段的来源或性质者，进行目标染色体的验证；③对自然流产、死胎等妊娠产物的遗传学分析。在产前诊断领域中，主要应用于第 1 种情况，目前，已有经国家食品药品监督管理局批准注册的用于常见染色体非整倍体检测的商品化探针试剂盒。

FISH 技术作为 1 种快速产前诊断技术，其临床应用已较为广泛，我国的产前诊断专家组在多次讨论中也提出：可将 FISH 技术用于唐氏综合征血清学产前筛查高风险、产前核型分析细胞培养失败及孕周大的孕妇，作为核型分析技术的有效补充。但在我国至今缺乏 FISH 技术用于产前诊断的相应技术规范。如何统一各级医务人员的认识，正确定位 FISH 技术适宜的临床应用指征，确定其在临床使用中的技术路线、产前咨询、规范应用等，均是亟须解决的问题。在这种形势下，由国家卫生和计划生育委员会召集、北京协和医院产前诊断中心主办的“全国产前筛查与诊断技术管理规范编制研讨会”于 2015 年 11 月 14 日在成都召开，会议就 FISH 等快速产前诊断技术的临床应用进展及其在国内应用存在的具体问题进行了深入而广泛的探讨，并形成了 FISH 技术在产前诊断中应用的专家共识。

一、FISH 技术的临床应用指征及标本类型

1. FISH 技术的临床应用指征

（1）唐氏综合征血清学产前筛查高风险孕妇，有常见染色体非整倍体产前诊断要求，无不良孕产史，超声检查未发现异常者。

（2）无创性产前基因检测（noninvasive prenatal testing，NIPT）高风险孕妇，需要明确诊断者。

（3）FISH 作为快速产前诊断技术与细胞遗传学技术（染色体核型分析）联合应用，可对所有具备侵入性细胞遗传学产前诊断指征的胎儿进行检测（参照细胞遗传学产前诊断指征），有助于尽早获得胎儿常见染色体数目的信息。

（4）对于孕周过大、染色体核型分析细胞培养失败或其他原因不能行细胞遗传学产前诊断者，FISH 技术可作为补救诊断手段之一，能提供常见染色体非整倍体异常的检测。

（5）FISH 技术与其他分子遗传学诊断技术联合应用，在临床应用其他分子遗传学诊断技术时，可同时采用 FISH 获得 13、18、21、X、Y 等染色体数目的信息。包括：①在进行单基因遗传病分子诊断时，同时进行 FISH 检测有助于排除常见染色体数目异常的情况；②在其他分子遗传学诊断技术（如 QF-PCR、BoBs 等）诊断结果不明确时，可采用 FISH 技术进行验证。

2. FISH 检测的标本　可采用绒毛、羊水、脐血等。标本采集的操作程序参照卫生行业标准 WS322.2-2010 附录 B.3 执行，采集时间可至妊娠 36 周。

二、FISH 技术的实验室工作

1. 实验室质量保障体系　实验室应有内部质量控制体系，要求贯穿于整个实验过程，实验的关键环节（如滴片、探针配制、探针滴加）要求双人核对信息。

2. 试剂及仪器　应采用经国家食品药品监督管理局批准注册的用于常见染色体非整倍体产前检测的商品化探针试剂盒，按试剂盒说明书操作。应具有符合实验要求的杂交设备、荧光显微镜及电脑分析系统等。

3. 结果判读　每份 FISH 结果由两位阅片人独立阅片；选择各通道信号均清晰可辨、信号强度均一、信号边缘圆润、背景干净、单一无重叠的细胞进行计数。每组探针随机计数 50 个细胞；如发现 1 个以上信号异常的细胞，则扩大计数到 100 个细胞。单独判断每种指标，正常细胞的比例≥ 90%，异常细胞的比例 <10%，提示该指标无异常；某种指标异常细胞的比例≥ 10%，提示该指标异常（异常细胞的比例介于 10%~60% 之间者提示为嵌合）。

4. FISH 结果异常的验证　若 FISH 检测结果为染色体非整倍体异常，建议采用其他技术（如 QF-PCR、BoBs 或染色体核型分析技术）进行验证。对绒毛标本异常的诊断应该慎重，不能排除存在胎盘局限性嵌合情况时，建议于中孕期行羊水细胞染色体核型分析以确诊。

5. 母体细胞污染　实验室应有相应的技术路线及质量控制措施排除母体细胞污染（maternal cell contamination, MCC）。对怀疑 MCC 的标本，建在诊断实验的同时进行 MCC 鉴定（如采用 QF-PCR）。若不能排除 MCC，则在报告中予以说明，并与临床咨询医师进行沟通，向受检孕妇说明情况。

6. 报告发放　推荐产前诊断实验室至少采用 1 种其他方法（如 QF-PCR、BoBs）进行验证后，再发放 FISH 快速产前诊断报告。报告内容按照人类细胞遗传学命名国际体系 (ISCN, 2013) 进行描述。每份 FISH 报告应至少由两个具有产前诊断资质的人员进行分析，并由审核者在报告上签名方可发放。

7. FISH 实验室资料的完善与存档　针对每例产前诊断的每个探针的检测结果，至少有 2 个细胞图像的记录并保存。FISH 检测的荧光玻片保存时间有限，其保存时间由实验室主任决定。在每次实验完成之前必须保存备份标本。

8. 产前诊断病例的追踪和随访　对 FISH 产前诊断病例应进行随访，了解并记录胎儿的发育情况以及妊娠结局。

三、产前咨询的相关问题

FISH 技术在产前诊断中的应用已较为广泛，但也存在局限性，主要如下：①通常只对常见染色体（13、18、21、X、Y）的非整倍体异常进行检测，而未对其他染色体数目异常进行检测；②在非特殊情况下，未对染色体结构异常进行检测。基于 FISH 技术在产前诊断应用中存在的上述问题，在进行胎儿 FISH 检测前和检测后，应进行适当的产前咨询，主要包括：

1. 咨询内容　产前咨询应由有资质的专业医务人员承担。医师应了解孕妇的个人史、既往史、孕产史、遗传病家族史、FISH 产前诊断指征等，帮助孕妇正确理解胎儿可能罹患染色体病的风险、染色体病的临床表现，FISH 检测染色体非整倍体异常的利弊等，帮助孕妇及家属在充分知情后选择检测项目，并签署知情同意书；医师应在取样手术前开具必要的术前检查项目，排除孕妇侵入性取材手术的禁忌证。

2. 知情同意　FISH 技术用于胎儿染色体非整倍体异常检测前的咨询应详细解释其优点和局限性，并让受检者充分地知情同意，明确指出：① FISH 能够检出胎儿常见的 13、18、21、X、Y 染色体非整倍体异常，不能诊断其他染色体数目异常及染色体结构异常。② FISH 不能检出其他的遗传性疾病（如单基因遗传病、多基因遗传病），或其他原因（包括药物）导致的胎儿畸形或异常。③ FISH 检测结果正常，胎儿仍有可能因其他因素导致出生缺陷或智力发育不全。④由于现有医学技术水平的局限，FISH 检测不可能做到完全准确，例如某些嵌合体异常可能难以检出；可能会存在各种原因如细胞过少、MCC 等，致使不能得出结果或结果不准确等。

3. FISH 检测结果异常的咨询　告知受检孕妇及其家属 FISH 检测结果异常的临床意义、胎儿的预后及风险以及再次发生的可能及风险等。

四、FISH 技术在产前诊断中的规范化应用

1. 产前诊断技术资质　根据 2002 年颁发的《产前诊断技术管理办法》的有关规定，开展产前诊断技术的医疗保健机构，是指经省级卫生行政部门许可开展产前诊断技术的医疗保健机构。故应用 FISH 技术进行产前诊断，需在具有产前诊断技术资质的医疗机构内、由具有产前诊断技术资质的医务人员进行。

2. 产前咨询资质　在进行产前 FISH 检测前和检测后，须对孕妇及其配偶进行相关的产前咨询，根据 2002 年颁发的《产前诊断技术管理办法》的有关规定，从事产前诊断技术的卫生专业技术人员，必须经过系统的产前诊断技术专业培训，通过省级卫生行政部门的考核并获得从事产前诊断技术的"母婴保健技术考核合格证书"。

3. 签署知情同意书　在进行产前 FISH 检测之前，须对准备受检的孕妇进行产前咨询并签署知情同意书。知情同意书上需详细说明 FISH 检测的优点和局限性。

4. FISH 技术的应用范围　主要用于快速产前诊断胎儿常见染色体（13、18、21、X、Y）的非整倍体异常。

5. FISH 检测报告的发放　在实验室发放 FISH 检测报告时，应在报告上明确说明 FISH 的检测内容、检测范围、局限性以及验证的方法。

五、行政和法律层面的顾虑

产前诊断中存在较高的风险，FISH 技术作为 1 种快速分子细胞遗传学产前诊断技术，目前在临床实践中应用较为广泛。本共识的制定是基于目前 FISH 技术的国内应用情况及国外应用指南，并参考了相关的行政管理条例的规定。随着技术的进步，会进行修订，并为进一步制定相关指南打下基础。希望国家相关机构和部门能尽快解决 FISH 技术面临的一些行政许可问题（如出台相关的应用规范），为 FISH 技术的临床应用奠定合理合法的基础。

荧光定量 PCR 技术在产前诊断中的应用专家共识

荧光定量 PCR 技术在产前诊断中的应用协作组

自 2002 年起，我国启动了以唐氏综合征等常见染色体异常为主要目标疾病的产前筛查及产前诊断，染色体核型分析技术是确诊的"金标准"。染色体核型分析技术准确、可靠，但以手工操作为主，需要进行细胞培养，存在耗时长、检测通量低、需培养专业人员及实验室建设周期长等诸多问题，已难以满足日益增长的临床产前诊断需求。

近年来，分子遗传学诊断技术发展迅速，荧光定量 PCR（quantitative fluorescent polymerase chain reaction, QF-PCR）技术、荧光原位杂交（fluorescence in situ hybridization, FISH）技术、多重连接探针扩增（multiplex ligation dependent probe amplification, MLPA）技术、实时（real time）荧光 PCR 技术、染色体微阵列分析（chromosomal microarray analysis, CMA）技术、产前液相芯片（BACs-on-Beads, BoBs）技术、无创性产前基因检测（noninvasive prenatal testing, NIPT）等已逐渐成熟，并开始向临床转化。分子遗传学诊断技术多以遗传物质 DNA 为检测对象，不需要进行细胞培养，为传统的细胞染色体核型分析技术提供了有效的补充。

QF-PCR 技术是通过检测遗传标记短串联重复序列（STR）进行染色体异常的产前诊断，由 Adinolfi 等于 1995 年建立。一定人群中每个 STR 基因座有数个至数十个的等位基因,而每个个体STR基因座的等位基因数量与染色体数目具有对应关系。QF-PCR基于PCR扩增和毛细管电泳分离技术,通过定性、定量分析STR的多态性,能诊断出99.2%~100.0%目标染色体(21、18、13、X和Y等5种染色体)的非整倍体异常;除此之外,还能检测出三倍体和母体细胞污染,以及根据STR等位基因的个性化信息判别多余染色体的父亲或母亲来源,为临床提供更多的遗传信息。与其他分子诊断技术相比,QF-PCR技术可半自动化和批量检测,24 ~ 48 h内能得到结果,在高通量检测、价格低廉、可质量控制等方面具有突出优势,有望解决产前诊断技术资源的"缺口"问题。

QF-PCR技术是快速靶向分子诊断技术,主要针对21、18、13、X和Y共5种染色体的数目异常,不能检测出所有的染色体异常。QF-PCR技术对高风险染色体异常(可导致异常临床表现)的漏诊风险是临床应用研究中关注的重点。Speevak等发现,在所有的产前诊断适应证下,QF-PCR技术能检测出98.5%的高风险染色体异常,如果把超声检查结果异常的适应证排除在外,则可以检测出99.92%的高风险染色体异常。

2004年,英国国家筛查委员会(UK NationalScreening Committee, UKNSC)建议,在产前诊断中可用QF-PCR或FISH技术取代染色体核型分析技术;2005年4月,英国临床细胞遗传学和临床分子遗传学协会(Association for Clinical Cytogenetics and Clinical Molecular Genetics Society, ACC-CMGS)发布了第1版的QF-PCR应用指南,2012年又推出了新版。近年来,世界其他地区的实验室也陆续进行了QF-PCR技术产前诊断的研究,并基本达成共识:在明确诊断适应证的情况下,即当胎儿超声检查未显示结构异常、且孕妇无染色体异常家族史时,QF-PCR技术能可靠地用于常见染色体异常的产前诊断,有助于降低染色体核型分析检测量、减少产前诊断费用、缓解孕妇及家属的等待焦虑。

QF-PCR技术在国外已有较广泛的应用,但目前尚未在国内产前诊断临床中普遍开展。为规范使用QF-PCR技术,由国家卫生和计划生育委员会召集、中国医学科学院北京协和医院产前诊断中心主办的"全国产前筛查与诊断技术管理规范编制研讨会"于2015年11月14日在成都召开,会议就QF-PCR等快速产前诊断技术的临床应用进展及其在国内应用中存在的具体问题进行了深入而广泛的探讨,并形成了QF-PCR技术在产前诊断中的应用专家共识。

一、QF-PCR技术临床应用的适应证

1. QF-PCR技术单独用于产前诊断的指征　①常规产前筛查提示染色体非整倍体高风险的孕妇或高龄孕妇(需告知局限性):有常见染色体非整倍体产前诊断需求,无既往不良孕产史,超声筛查胎儿结构未发现明显异常。② NIPT高风险孕妇:已采用针对21三体、18三体、13三体等常见染色体非整倍体的NIPT筛查,提示高风险,需要明确诊断者。

2. QF-PCR与其他细胞遗传学分子诊断技术联用的指征

(1)QF-PCR与染色体核型分析技术联合应用于染色体异常的产前诊断:染色体核型分析技术通常需要2 ~ 3周的时间发出报告。QF-PCR与染色体核型分析技术联合应用,有助于早期诊断常见染色体异常,使临床能早期处理异常胎儿,并有助于缓解孕妇及家属的等待焦虑。适用的产前诊断指征包括:产前筛查高风险,高龄孕妇,超声检查示胎儿异常且提示为 13、18、21、X、Y 等染色体数目异常等。

（2）QF-PCR 与其他细胞遗传学分子诊断技术同时应用：QF-PCR 技术检测的是样本 DNA 而不是活体细胞，所需样本量少，方便应用。在临床应用其他细胞遗传学分子诊断技术时，可同时应用 QF-PCR 技术获得 13、18、21、X、Y 等染色体数目的信息，有助于排除常见染色体异常情况，辨别是否存在母体细胞污染，或对其他分子诊断技术的检测结果进行验证等。其指征包括：①在进行单基因遗传病分子诊断时，应用 QF-PCR 技术检测常见 5 种染色体的数目异常；②在产前诊断操作中疑有母体细胞污染时，利用 QF-PCR 技术检测的 STR 多态性信息辨别采集的胎儿标本中是否混有母体组织细胞；③当其他用于常见染色体数目异常诊断的分子诊断技术（如 FISH）的结果异常或不明确时，可采用 QF-PCR 技术进行验证。

二、QF-PCR 技术在产前诊断应用中的相关问题

1. 不同的标本类型及处理建议　QF-PCR 技术检测可采用各种类型的产前标本。所需要的标本量为羊水 1~5 mL，或绒毛 0.2~2.0 mg，或脐血 0.2~2.0 mL。需注意的是：①羊水标本离心后如肉眼可见红色血液污染，则需将羊水标本同孕妇外周血标本同时检测，判断有无母体细胞污染；②所有的绒毛标本均需将胎儿标本同孕妇外周血标本同时检测，以排除母体细胞污染；③由于局限性胎盘嵌合体现象的存在，绒毛标本的细胞可能嵌合有正常及异常核型的细胞，采用绒毛标本提取 DNA 时应尽可能使用多条绒毛的混合细胞提取核酸；④如果绒毛标本经 QF-PCR 技术检测出染色体三体，而胎儿又无其他临床征象提示异常则建议对绒毛标本进行染色体核型分析，或抽取羊水进行 QF-PCR 技术检测。

2. 关于 QF-PCR 技术检测试剂　建议采用已注册的商品化试剂盒进行 QF-PCR 技术检测，按试剂盒说明书进行染色体非整倍体异常的诊断。参考 ACC-CMGS 指南，试剂盒所采用的 STR 基因座应在所应用的人群中具有高度的异质性和多态性。其中，常染色体和 X 染色体的检测基因座应至少有 4 个，Y 染色体特异性检测基因座至少两个（建议包含 SRY 基因座），同时应包含能反映 X 染色体、Y 染色体数量比例的基因座（如 AMEL 基因座）；建议加用 1 个 X 染色体计数基因座，如 TAF9b 基因座（同时位于 3 号染色体短臂和 X 染色体长臂上），当 Y 染色体缺如时可以对 X 染色体计数。

3. 特殊染色体数目异常的诊断

（1）关于 X 单体的诊断：如 Y 染色体特异性检测基因座（如 SRY）未出现基因型，并且其余性别基因座均显示为单等位基因型，可初步考虑 X 单体高风险；确诊需要结合 X 染色体计数基因座（如 TAF9b）的检测。需注意：性染色体的多态性检测（即 STR 检测）对单体而言只是筛查不是诊断，特别是当 STR 使用数量较少或家族具有同族血缘关系时假阳性风险更高。确诊必须采用 X 染色体计数基因座，如果没有，则需应用其他产前诊断技术进行确诊或在出具的报告内说明局限性。

（2）关于染色体三体的诊断提示：超过两条染色体的 STR 出现三等位基因型，其他染色体的 STR 检测无与之矛盾的结果，提示可能存在染色体三体，可采用其他产前诊断技术进一步验证。

(3)关于三体嵌合体的诊断:当某染色体上有单个或多个 STR 出现多余等位基因(三体最多出现 3 个等位基因),应注意观察是否存在嵌合体。QF-PCR 技术一般可检测出嵌合比例在 20% 及以上的三体嵌合体。

4. QF-PCR 技术检测结果的应用　QF-PCR 技术检测结果异常,可单独出具诊断报告,以便临床早期处理异常胎儿; QF-PCR 技术检测结果未显示异常,不排除存在目标染色体以外的其他染色体异常,应在报告中告知 QF-PCR 检测的局限性和存在其他染色体异常风险等情况。

三、产前遗传咨询的相关问题

QF-PCR 技术的优势在于快速、高通量检测、适用于多种标本类型,在产前诊断领域有广泛的适用性。但 QF-PCR 技术为目标靶向检测,存在技术固有的局限性。表现在:①不能检测出目标范围外的其他染色体异常;②无法可靠地检测出低于 20% 的嵌合体。在进行 QF-PCR 技术检测前应告知孕妇 QF-PCR 技术的优势与局限性,并签署知情同意书,在检测后应结合孕妇的临床情况(如胎儿超声检查情况)进行遗传咨询。

四、QF-PCR 技术在产前诊断中的规范化应用

1. 产前诊断技术资质　QF-PCR 技术临床检测项目应在有产前诊断资质的医疗机构中开展。项目申请的要求参照我国卫生行业标准《胎儿染色体异常与开放性神经管缺陷的产前筛查与诊断技术标准》(WS 322.2-2010)。申请 QF-PCR 技术检测的医师应是经过产前诊断专业培训的、有资质的医师。

2. 产前遗传咨询资质　在进行产前 QF-PCR 检测前和检测后,必须对孕妇及家属进行相关的产前遗传咨询。根据 2002 年颁发的《产前诊断技术管理办法》的有关规定,从事产前诊断技术的卫生专业技术人员,必须经过系统的产前诊断技术专业培训,通过省级卫生行政部门的考核并获得从事产前诊断技术的"母婴保健技术考核合格证书"。

3. 签署知情同意书　在进行产前 QF-PCR 技术检测之前,必须与孕妇有充分的知情谈话,需说明 QF-PCR 技术检测的内容、风险和技术局限性,并签署相关的知情同意书。

4. 标本采集　参照卫生行业标准《胎儿染色体异常与开放性神经管缺陷的产前筛查与诊断技术标准》(WS 322.2-2010)进行标本采集。

5. QF-PCR 技术的实验室检测　QF-PCR 技术检测应在获得体外基因扩增检测资质的 PCR 实验室中进行。实验室应配备毛细管电泳仪、PCR 扩增仪等相应的实验设备,并建有实验操作技术文件;实验室操作人员应经过体外基因扩增检验实验室技术的专业培训并获得许可资质;出具诊断报告的人员应是具备产前诊断资质的医师,并经过 QF-PCR 技术的相关培训。

6. QF-PCR 技术检测报告的应用　出具 QF-PCR 技术检测报告时,应在报告中明确说明检测结果的提示意义与局限性。

QF-PCR 技术虽然不能检测完整核型,但对 21 三体、18 三体、13 三体及性染色体的数目异常而言,是 1 项性价比较高的产前分子遗传学诊断技术,有良好的应用前景。在产前筛查蓬勃发展,而国内产前细胞染色体核型分析诊断资源不足的情况下,规范应用 QF-PCR 技术有助于缓解细胞染色体核型分析供不应求的矛盾,也有助于加强我国染色体异常出生缺陷二级预防的力量,完成常见染色体非整倍体异常的产前诊断,希望在降低严重缺陷儿出生率、提高出生人口素质等方面发挥出积极的社会意义和经济意义。

染色体微阵列分析技术在产前诊断中的应用专家共识

染色体微阵列分析技术在产前诊断中的应用协作组

目前，G 显带染色体核型分析技术仍然是细胞遗传学产前诊断的“金标准”,但该技术具有细胞培养耗时长、分辨率低以及耗费人力的局限性。包括荧光原位杂交 (fluorescence in situ hybridization，FISH) 技术在内的快速产前诊断技术的引入虽然具有快速及特异性高的优点,但还不能做到对染色体组的全局分析。染色体微阵列分析 (chromosomal microarray analysis，CMA) 技术又被称为“分子核型分析”,能够在全基因组水平进行扫描,可检测染色体不平衡的拷贝数变异 (copy number variant，CNV),尤其是对于检测染色体组微小缺失、重复等不平衡性重排具有突出优势。根据芯片设计与检测原理的不同,CMA 技术可分为两大类:基于微阵列的比较基因组杂交 (array based comparative genomic hybridization，aCGH) 技术和单核苷酸多态性微阵列 (single nucleotide polymorphism array，SNP array) 技术。前者需要将待测样本 DNA 与正常对照样本 DNA 分别标记、进行竞争性杂交后获得定量的拷贝数检测结果,而后者则只需将待测样本 DNA 与一整套正常基因组对照资料进行对比即可获得诊断结果。通过 aCGH 技术能够很好地检出 CNV,而 SNP array 除了能够检出 CNV 外,还能够检测出大多数的单亲二倍体 (uniparental disomv，UPD) 和三倍体,并且可以检测到一定水平的嵌合体。而设计涵盖 CNV+SNP 检测探针的芯片,可同时具有 CNV 和 SNP 芯片的特点。

2010 年,国际细胞基因组芯片标准协作组 (International Standards for Cytogenomic Ar Consortium，ISCA Consortium) 在研究了 21698 例具有异常临床表征,包括智力低下、发育迟缓、多种体征畸形以及自闭症的先证者的基础上,发现 aCGH 技术对致病性 CNV 的检出率为 12.2%,比传统 G 显带核型分析技术的检出率提高了 10%。因此，ISCA Consortium 推荐将 aCGH 作为对原因不明的发育迟缓、智力低下、多种体征畸形以及自闭症患者的首选临床一线检测方法。近年来，CMA 技术在产前诊断领域中的应用越来越广泛,很多研究也证明了该技术具有传统胎儿染色体核型分析方法所无法比拟的优势。CMA 对非整倍体和不平衡性染色体重排的检出效率与传统核型分析方法相同,并具有更高的分辨率和敏感性,且 CMA 还能发现额外的、有临床意义的基因组 CNV,尤其是对于产前超声检查发现胎儿结构异常者，CMA 是目前最有效的遗传学诊断方法。基于上述研究结果,不少学者认为，CMA 技术有可能取代传统的核型分析方法,成为产前遗传学诊断的一线技术。但到目前为止,尚缺乏基于人群的大规模应用研究结果。

目前,在国内 CMA 只有少数具有技术条件和资质的医疗机构进行了小规模的探索,大致有以下几类临床应用情况:

（1）儿童复杂、罕见遗传病,如:智力障碍、生长发育迟缓、多发畸形、孤独症样临床表现,排除染色体病、代谢病和脆性 X 综合征之后的全基因组 CNV 检测。

(2)对自然流产、胎死宫内、新生儿死亡等妊娠产物 (product of concept, POC) 的遗传学检测。

(3)对产前诊断中核型分析结果异常,但无法确认异常片段的来源和性质者进行 DNA 水平的更精细分析。

(4)对产前超声检查异常而染色体核型分析结果正常的胎儿进一步行遗传学检测。

在产前诊断领域中, CMA 的应用主要在后两种情况中。虽然目前应用研究的范围不广,积累的例数也不多,但却显现出一些问题的存在,主要表现在:

(1)在部分开展应用的医疗机构,对 CMA 检测前和检测后的产前咨询能力存在不足。

(2)对 CMA 检测结果的临床意义的判读能力不足,尤其是对临床意义不明确的 CNV(-variants of unknown significance, VOUS) 的判读和解释。

(3)缺乏规范化的对 CNV 检测结果的验证工作。

新技术的发展、成熟和应用,必然会对现有的临床体系产生巨大的影响。随着 CMA 技术逐步进入产前诊断的临床实践,如何统一各级医务人员的认识,正确定位其适宜的临床应用适应证和禁忌证,确定该项技术在临床使用中的技术路线、产前咨询、规范应用等,以及指明下一阶段该领域的临床研究方向,均成为亟须解决的重要课题。在这种形势下,由中华妇产科杂志编辑委员会主办,北京协和医院产前诊断中心和四川大学华西第二医院产前诊断中心承办的“2013 年产前分子诊断新技术专家研讨会”于 2013 年 12 月 14 日在成都召开,会议就 CMA 技术在产前诊断中临床应用问题的研究进展口吸其在国内应用存在的具体问题进行了深入而广泛的探讨,并形成了 CMA 技术在产前诊断中应用的专家共识。

一、CMA 技术的临床应用适应证和禁忌证

(1)产前超声检查发现胎儿结构异常是进行 CMA 检查的适应证,建议在胎儿染色体核型分析的基础上进行,如核型分析正常,则建议进一步行 CMA 检查。

(2)对于胎死宫内或死产、需行遗传学分析者,建议对胎儿组织行 CMA 检测,以提高其病因的检出率。

(3)对于胎儿核型分析结果不能确定染色体畸变情况时,建议采用 CMA 技术进行进一步分析以明确诊断。

(4)CMA 应用于评估早、中孕期胎儿丢失原因的研究数据积累不足,暂不推荐使用。

(5)CMA 技术(特指具有 SNP 探针的平台)对于异常细胞比例≥ 30%的嵌合体检测结果比较可靠,反之,对异常细胞比例 <30%的嵌合体结果不可靠。

二、涉及 CMA 技术的产前诊断技术路线

对于产前超声检查发现有胎儿结构异常的患者,建议先行胎儿染色体核型分析和快速产前诊断,如结果异常,则可直接发放诊断报告。如结果正常,则应进一步行 CMA 技术检测,对重要的 CMA 异常结果,应采用 FISH 技术对其进行验证,并在必要时对父母的外周血进行检测。

三、产前遗传咨询相关问题

虽然有关 CMA 技术在产前诊断中应用的研究结果令人鼓舞，但 CMA 也存在固有的局限性，主要表现在以下几个方面：①无法可靠地检出低水平的嵌合体。②无法检出平衡性染色体重排和大多数的基因内点突变。③ aCGH 检测平台无法检出三倍体。④ CMA 的阳性检出率仍然较低（并非所有病例都能发现具有临床意义的 CNV），对于超声检查发现结构异常但胎儿染色体核型正常的病例，目前 CMA 增加检出致病性 CNV 的比例 <10%。⑤最主要的难点是对 VOUS 的判读和解释，其中部分情况是罕见的新生突变，部分与突变基因的外显率有关，即胎儿有罹患某种遗传病的易感性，但并不一定发病，如自闭症。对胎儿父母样本进行检测、综合家系分析对 VOUS 结果的判读和解释有一定帮助。但在很多情况下，就目前对人类基因组的认识和数据库的积累，仍然无法对全部结果给出确切的临床性质判读。这种情况往往会导致孕妇及其家属的焦虑，甚至是错误的终止妊娠。⑥采用不同的 CMA 检测平台以及不同分辨率的芯片，对同一胎儿样本，也可能会得出不同的检测结果。这是 CMA 检测本身的技术特点所决定的，并非医务人员造成的误诊或漏诊。

基于 CMA 在产前诊断应用中存在上述问题，在对患者进行产前 CMA 检测前和检测后，进行恰当的遗传咨询十分重要，内容包括：

（1）产前遗传咨询：在进行产前 CMA 检测之前和检测之后必须进行相关的产前遗传咨询。

（2）咨询资质：产前遗传咨询应由有产前遗传咨询资质的专业医务人员担任。

（3）患者知情：CMA 检测前的咨询应详细解释 CMA 的优点和局限性，并让患者充分地知情同意，明确指出：① CMA 能够检出所有通过染色体核型分析能够检出的染色体不平衡变异，并可能发现其他的特定遗传性疾病，但不能检出所有的遗传性疾病，如低比例嵌合体、平衡性染色体重排、单基因突变等。②所检出的特定疾病在不同患者间临床表现可能存在很大的变异，原因是与所累及基因的表现度和外显率不同有关。③ CMA 检测可能会发现 VOUS，可能需要对父母样本进行检测并辅以家系综合分析，协助对胎儿样本检测结果的判读。但在很多情况下，基于目前对人类基因组的认识和数据库的积累程度，仍然无法对某些检测结果进行判读和解释。④ CMA 检测可能会发现一些成人期迟发型疾病，这提示父母之一可能罹患同一疾病但尚未表现出临床症状。

（4）客观看待差异性结果：检测前的咨询应强调，采用不同的 CMA 检测平台以及不同分辨率的芯片，即使是针对同一胎儿样本分别进行检测，也可能会出现差异性结果。这是 CMA 检测本身的技术特点所决定的，并非医务人员造成的误诊或漏诊。

四、CMA 技术在产前诊断中的规范化应用

1. 产前诊断技术资质　根据 2002 年颁发的《产前诊断技术管理办法》的有关规定，开展产前诊断技术的医疗保健机构，是指经省级卫生行政部门许可开展产前诊断技术的医疗保健机构。强调利用 CMA 技术进行产前诊断，需在具有产前诊断技术资质的医疗机构内、由具有产前诊断技术资质的医务人员进行。

2. 产前遗传咨询资质　在进行产前 CMA 检测前和检测后，必须对患者进行相关的产

前遗传咨询，根据2002年颁发的《产前诊断技术管理办法》的有关规定，从事产前诊断技术的卫生专业技术人员，必须经过系统的产前诊断技术专业培训，通过省级卫生行政部门的考核并获得从事产前诊断技术的“母婴保健技术考核合格证书”。

3. 签署知情同意书　在进行产前CMA检测之前，必须让患者签署有关的知情同意书。知情同意书上需详细说明CMA检测的优点和局限性。

4. 发放CMA检测报告　在实验室发放CMA检测报告时，应在报告上明确说明所使用的CMA检测技术平台以及该技术平台的检测内容和优缺点。

5. 规范化操作　应遵循产前CMA检测的技术路线进行规范化操作，由于CMA技术不足以提供染色体重排类型方面的信息，其结果应得到核型分析和FISH等技术的验证。通过核型分析和中期核分裂象的FISH获得染色体异常的表述形式，阐明其发生机制，评估再次妊娠时发生染色体异常的风险，给患者提供全面的咨询。

目前，针对CMA技术的临床应用，在医务人员层面还缺乏正确客观的知识培训和宣教，导致了该技术在临床应用层面观点不一、流程混乱，不利于该技术在临床应用的长期健康发展。在专家层面，取得较一致意见的基础上应加强对普通医务人员的宣教和培训，规范该技术的临床应用。

五、行政和法律层面的顾虑

产前诊断中存在较高的风险，其检测结果具有不确定性，需要高新技术的支撑。CMA技术是非常重要的分子诊断技术，需要在临床应用实践中发展完善。但是在法律法规对其应用管理暂时缺位的情况下，应用CMA技术会对产前诊断医疗机构和从业人员造成相当大的压力甚至困扰，这不仅不利于这项技术的健康发展，也不利于对复杂遗传病患者和罕见胎儿异常的产前诊断服务。希望国家相关机构和部门能尽快解决该技术面临的一系列行政许可问题。同时，CMA技术相关产品的厂商也应遵守中国对临床诊断医疗器械和体外诊断试剂的管理规定，第一时间申报进口注册或产品许可。这样才有利于国内医疗机构规范CMA技术的临床应用，保障患者的医疗安全并得到较高质量的产前诊断服务，规避医疗风险，为该项技术的临床应用奠定合理合法的基础。

低深度全基因组测序技术在产前诊断中的应用专家共识

中华医学会医学遗传学分会临床遗传学组

中国医师协会医学遗传医师分会遗传病产前诊断专业委员会

中华预防医学会出生缺陷预防与控制专业委员会遗传病防控学组

我国出生缺陷的发生率约为5.6%，其中染色体畸变约占出生缺陷遗传学病因的80%以上，具体包括染色体数目异常、大片段缺失／重复及致病性基因组拷贝数变异(pathogenic copy number variations，pCNVs)等。多年来，染色体核型分析技术一直被认为是确诊染色体畸变的“金标准”，也是染色体病产前诊断的一线方法，但其检测周期长、分辨率较低，无法检出5 Mb以下的CNVs。截至目前，已明确由pCNVs所致的染色体微缺失／微重复综合征已达300多种，综合发病率近1/600，占染色体畸变所致出生缺陷的一半。有研究表明，核型分析未见异常但超声提示结构异常的胎儿中，有 6%~7% 存在明确致病或可能致病的 CNVs。此外，核型分析与超声均未发现异常的胎儿中有 1.0%~1.7% 存在明确致病或可能致病的 CNVs。因此，对包括 pCNVs 在内的染色体畸变进行及时、准确的产前诊断，将有利于进一步减少活产儿的严重出生缺陷。

目前主要用于全基因组范围 CNVs 检测的技术为染色体微阵列分析 (chromosomalmicroarray analysis，CMA)。然而，该技术较高的成本与较低的通量限制了其在产前诊断中的大规模应用。此外，由于 CMA 所使用的芯片探针覆盖范围有限，可能导致部分 pCNVs 无法被检出。

基于下一代测序 (next generation sequencing，NGS) 技术的基因组拷贝数变异测序 (copy number variation sequencing，CNV-seq) 为产前诊断提供了新的手段。CNV-seq 采用 NGS 技术对样本 DNA 进行低深度全基因组测序，将测序结果与人类参考基因组碱基序列进行比对，通过生物信息分析以发现受检样本存在的 CNVs。与其他技术相比，CNV-seq 技术主要有以下优势：①检测范围广：覆盖全染色体非整倍体、大片段缺失 / 重复及全基因组 CNVs；②高通量：可更好地缓解当前产前诊断服务供给严重不足的矛盾；③操作简便：实验流程简便，数据分析自动化程度高，质控标准清晰，报告周期短，可在显著节省人力的同时降低人为误差风险；④兼容性好：一台高通量测序仪可同时进行无创产前筛查 (noninvasive prenatal screening，NIPS) 和 CNV-seq 检测，有效节约实验室的空间和设备成本；⑤低比例嵌合体的检测：CMA 技术对于 <30% 的嵌合体无法进行准确分析，而 CNV-seq 技术可以检测更低比例的嵌合体，在理想条件下可检测低至 5% 的染色体非整倍体嵌合，在临床样本中可发现超过 10% 的染色体非整倍体嵌合；⑥低 DNA 样本量的检测：有研究表明，CNV-seq 技术可精确检测低至 10~50 ng 的 DNA 样本，更具有临床适用性。

国内外研究者对 CNV-seq 技术的临床应用进行了一系列的探索，充分评估了该项技术的临床适用性与准确性。结果表明，CNV-seq 技术可以应用于外周血、流产物与胎儿组织以及产前诊断样本分析。研究还发现在核型分析判定的平衡易位样本中，有 7.9% 的样本在断裂连接处存在 CNVs。《美国妇产科学杂志 (American Journal of Gynecology and Obstetrics)》于 2018 年报道的对接受产前诊断且无 CNVs 异常高风险 (如胎儿超声检查发现的结构异常等) 的羊水样本进行 CNV-seq 的前瞻性临床研究结果显示，与核型分析相比，该技术对致病或可能致病的染色体异常的检出率由 1.8% 提高至 2.8%。综上表明，具备条件的产前诊断机构可将 CNV-seq 作为一线产前诊断技术应用于临床。

随着 CNV-seq 技术被逐步用于产前诊断的临床实践，中华医学会医学遗传学分会临床遗传学组、中国医师协会医学遗传医师分会遗传病产前诊断专业委员会、中华预防医学会出生缺陷预防与控制专业委员会遗传病防控学组共同成立专家组，讨论并提出将低深度全基因组测序技术应用于产前诊断中的专家共识，以期规范其临床应用，更好地服务于临床。

1　适用范围

1.1　对于有介入性产前诊断指征或需求的孕妇，在其充分知情的前提下，可将 CNV-seq 作为一线的产前诊断方法供其选择。

1.2 胎儿核型分析不能确定染色体畸变的来源和构成者。

1.3 胎儿新发染色体结构重排且无法排除重排过程是否导致染色体微缺失／微重复者。

1.4 夫妇为染色体平衡重排携带者。

1.5 需要行产前诊断排除染色体异常，但已无法进行羊水细胞培养的中晚期孕妇。

1.6 流产物、死胎或死产胎儿组织需明确遗传学病因者。

2 局限性

2.1 CNV-seq 无法检测三倍体及多倍体。

2.2 CNV-seq 无法发现染色体相互易位、倒位等染色体平衡性结构重排，也无法区分游离型三体 (例如 47,XX,+21) 和易位型三体 (例如 46,XX,der(14;21))，建议结合核型分析进行诊断。而且，在 CNV-seq 技术检测结果提示胎儿为 13、14、15、21、22 号染色体单体或三体时，建议对其父母行外周血染色体核型分析，以排除亲本存在染色体罗氏易位的可能。

2.3 当 CNV-seq 检测提示性染色体拷贝数异常时，为了明确是否为嵌合体以及具体细胞系的组成情况，建议进一步行荧光原位杂交 (fluorescence in situ hybridization，FISH) 检测。

2.4 对于由 47,XXX 与 45,X 两种性染色体非整倍体构成的嵌合体，若其细胞比例各占 50%，则 CNV-seq 会将其判断为 X 染色体拷贝数无异常。

2.5 CNV-seq 无法对包括单亲二倍体 (uniparental disomy，UPD) 在内的杂合性缺失 (10ss of heterozygosity，LOH) 进行检测。若临床高度怀疑胎儿为单亲二倍体，则建议用短串联重复序列 (short tandem repeats，STR)、单核苷酸多态性微阵列 (single nucleotide polymorphism array，SNP array) 等技术进行检测。

2.6 CNV-seq 检测对人类基因组中的高度重复区域存在局限性，部分染色体微缺失／微重复无法完全被检出。

2.7 CNV-seq 无法对单个碱基突变及小片段缺失／重复所导致的单基因疾病进行检测。

3 临床应用路线

3.1 在产前诊断的过程中，建议将 CNV-seq 技术与荧光定量 PCR(quantitative fluorescence PCR，QF-PCR) 或者 STR 检测进行联合应用。QF-PCR 或者 STR 检测可以对样本的母源污染情况进行判断，确保检测结果反映胎儿的真实情况。

3.2 CNV-seq 的实验操作主要分为三步 ①样本基因组 DNA 提取；②文库构建；③上机测序。其中，文库构建可以选择 PCR 或者 PCR-free 的方法进行。因 PCR-free 建库方法无 PCR 扩增偏好性，检测更精准，推荐使用该方法进行文库构建。实验操作应严格按照产前诊断实验室标准执行。各实验室在实验各环节均应有严格的质控标准。

3.3 在测序完成后，将样本的 DNA 序列与已知人类参考基因组序列进行比对，通过生物信息学分析，判断样本是否存在染色体非整倍体及 CNVs。通过检索数据库及查阅文献，参考美国医学遗传学会 (American College of Medical Genetics，ACMG) 指南，对这些变异的致病性进行客观、全面的评价。

4　检测前遗传咨询

4.1　应充分重视检测前的遗传咨询，告知孕妇 CNV-seq 技术的适用范围与局限性，使孕妇及其家属在充分知情的前提下进行自主选择。

4.2　对夫妻双方的外周血样本和胎儿样本同时进行 CNV-seq 检测，将有利于及时确定 CNVs 的来源并判断胎儿 CNVs 的致病性。

4.3　CNV-seq 检测报告的结果可分为致病、可能致病、致病性未知 (variants of unknown significance，VOUS)、可能良性、良性等 5 种情况。对于致病性未知的结果，受限于目前医学对于人类疾病的认知，无法得到预期的判读。

4.4　因部分 CNVs 导致的疾病存在表现度与外显率的差异，同一疾病在不同患者中的临床表型可能会存在较大的差异。因此，即使胎儿与父母携带相同的 pCNVs，也可能无法通过其父母的表型确定胎儿出生后的表型。

4.5　CNV-seq 检测可能发现胎儿以及父 / 母存在迟发性疾病，目前父 / 母表型正常是由于尚未到发病的年龄。

5　检测后遗传咨询

5.1　在充分分析胎儿及其家系的临床信息与 CNV-seq 检测结果后，告知父母检测结果、相应的诊疗措施以及可能的其他后续检测项目。

5.2　致病或可能致病结果

5.2.1　常染色体非整倍体　建议终止妊娠。对于 13、14、15、21、22 号染色体的非整倍体，建议对父母行外周血染色体核型分析，排除存在罗氏易位的可能性。

5.2.2　性染色体非整倍体　可同时结合超声检测的结果，充分告知不同核型的胎儿在出生后可能出现的问题。

5.2.3　染色体缺失 / 重复　对于同时存在染色体末端缺失和重复者，建议对其父母进行染色体核型分析或 FISH 检测，以排除染色体平衡易位的可能性；对于一条染色体末端同时存在重复与缺失者，建议对其父母进行染色体核型分析或者 FISH 检测，以排除染色体倒位的可能性；若 2 次及以上妊娠均发现胎儿存在同一 pCNVs，建议对父母进行染色体核型分析或者 FISH 检测，以排除双方染色体插入易位的可能性。

5.2.4　嵌合体　建议结合超声检查的结果进行综合判断，充分告知父母胎儿出生后可能出现的问题，以及无法在产前对胎儿预后进行准确评估。若继续妊娠，则建议胎儿出生后多组织取样进行 CNV-seq 分析并密切随访。

5.3　致病性未知结果　若胎儿的 CNVs 遗传自父母，则可参考其父母的表型进行遗传咨询；若胎儿的 CNVs 为新发突变，则建议结合超声检查的结果进行综合判断。受限于医学对人类疾病的认知，目前尚无法对所有的致病性未知结果给出准确的判读。建议加强监测胎儿的宫内发育及出生后情况，并密切随访。

5.4　良性或可能良性结果　表明胎儿因此类 CNVs 导致疾病的可能性较小。若胎儿超声及其他临床检测结果未发现明显异常，可建议继续妊娠，并进行常规产检；若胎儿超声或者其他临床检测提示异常结果，则建议转诊至上级产前诊断机构或胎儿医学中心进一步评估。

5.5 意外发现 若 CNVs-seq 检测中发现了有文献报道或病历记载的与神经系统、智力、迟发性疾病、胚细胞变异所致恶性肿瘤等相关的 pCNVs，同样需要告知患者，使其充分知情。

6 规范化临床应用

6.1 机构及人员资质 机构及人员资质应符合产前诊断管理办法的相关要求。

6.2 知情同意原则 在进行产前 CNV-seq 检测之前，应为孕妇及其家属提供充分的咨询并签署知情同意书，详细说明 CNV-seq 检测的适用范围和局限性。

6.3 报告发放 产前诊断报告应由具有副高以上职称、且具有产前诊断服务资质的临床医师签发，应在报告上明确说明所使用的 CNV-seq 检测技术平台以及该技术平台的检测内容和局限性。

拷贝数变异检测在产前诊断中的应用指南

中华预防医学会出生缺陷预防与控制专业委员会

中国优生科学协会基因诊断与精准医学分会

拷贝数变异（copy number variation，CNV）是指染色体上大于 1 kb 的 DNA 片段的增加或者减少，主要表现为亚显微水平的缺失和重复。致病性 CNV 可导致一类重要的遗传病——基因组病，其临床表型复杂多变，主要包括智力低下、发育滞后、面容异常、多发畸形等。CNV 检测除能发现显微水平的染色体不平衡改变外，亦能发现传统 G 显带核型分析所无法检出的染色体亚显微结构异常（通常＜5~10 Mb）。在儿科领域，CNV 检测已被作为不明原因发育滞后 / 智力低下、孤独症伴（或不伴）多发畸形患儿的一线检测方法，目前也被作为针对超声发现结构异常的胎儿进行产前诊断的一线遗传学检测方法。

目前用于 CNV 检测的技术主要包括染色体微阵列分析（chromosomal microarray analysis，CMA）以及基于下二代测序（next generation sequencing，NGS）技术的拷贝数变异测序（copy number variation sequencing，CNV-seq）。根据芯片设计与检测原理的不同，CMA 检测芯片又分为基于微阵列的比较基因组杂交（array comparative genomic hybridization，aCGH）（以下简称 CGH 芯片）及单核苷酸多态性微阵列（single nucleotide polymorphism array，SNP-array）。

为规范 CNV 检测技术在产前诊断领域的临床应用，我们制定了本指南，内容主要包括开展 CNV 分析产前诊断的基本要求、适用范围、临床检测及咨询流程、检测流程等。

1 基本要求

1.1 机构要求

（1）开展 CNV 产前诊断的医疗机构应当获得产前诊断技术类《母婴保健技术服务执业许可证》，且包含分子遗传学产前诊断项目。

（2）开展 CNV 产前诊断的医疗机构应当具备临床基因扩增检验实验室资质，严格遵守《医疗机构临床实验室管理办法》《医疗机构临床基因扩增检验实验室管理办法》等相关规定，并定期参加国家卫生健康委临床检验中心组织的室间质量评价。

1.2　人员要求

（1）从事 CNV 产前诊断、临床遗传咨询及实验室的医务人员应按照《产前诊断技术管理办法》的要求取得相应资质。

（2）从事 CNV 产前诊断的实验室人员应经过省级以上卫生健康行政部门组织的临床基因扩增检验技术培训，并获得培训合格证书。

1.3　设备和试剂的要求

（1）在具备细胞遗传学实验诊断设备的基础上，同时具备相应开展 CNV 检测的主要设备。设备的种类、数量应与实际开展检测项目及检测量相匹配。

（2）设备、试剂及数据分析软件应符合《医疗器械监督管理条例》及《医疗器械注册管理办法》等相关规定。

1.4　工作要求

严格遵守《中华人民共和国母婴保健法》《中华人民共和国母婴保健法实施办法》《产前诊断技术管理办法》《医疗机构临床实验室管理办法》等法律法规的有关规定。

2　适用范围

2.1　目标疾病

根据目前的技术发展水平，CNV 产前诊断的目标疾病至少应包括染色体非整倍体、已知的染色体微缺失 / 微重复综合征。SNP-array 应在此基础上能够额外检出染色体多倍体、部分单亲二体（uniparental disomy，UPD）、基因组纯合区域（regions of homozygosity，ROH）等。

2.2　样本类型

CNV 产前诊断应能针对产前诊断的所有样本类型，包括绒毛、羊水及脐血样本等。

2.3　适用人群

针对以下情形，建议首选 CMA（SNP-array）检测：

（1）无法排除胎儿存在 UPD。

（2）胎儿宫内生长受限。

（3）可能与 UPD 相关的超声软指标：胎儿长骨小于同孕周第 5 百分位。

（4）孕妇外周血胎儿游离 DNA 产前筛查（non-invasive prenatal screening，NIPS）提示 6、7、11、14、15 及 20 号染色体异常。

针对以下情形，建议对胎儿进行 CNV 检测（CMA 或 CNV-seq 均可）：

（1）超声检测提示胎儿存在一处或多处结构异常。

（2）颈后透明层（nuchal translucency，NT）≥第 99 百分位（NT ≥ 3.5 mm）。

（3）和 CNV 相关性较高的超声软指标：如右锁骨下动脉迷走。

（4）当 NIPS 提示除 6、7、11、14、15 及 20 号染色体以外的其他染色体异常。

（5）当胎儿染色体核型分析存在染色体新发平衡性改变。

（6）胎儿染色体核型分析无法明确诊断（如检测出标记染色体、衍生染色体等）时。

（7）夫妻一方为染色体微缺失 / 微重复综合征患者，或既往有染色体微缺失 / 微重复综合征妊娠史或生育史。

（8）夫妻一方为染色体平衡重排携带者时，在充分知情同意情况下，可同时行胎儿染色体核型分析和 CNV 检测。

（9）既往有不明原因的不良孕产史。

针对以下情形，可选择对胎儿进行 CNV 检测或染色体核型检测：

（1）孕妇高龄或常见胎儿染色体非整倍体筛查结果提示高风险。

（2）第 95 百分位≤ NT ＜第 99 百分位（3.0 mm ≤ NT ＜ 3.5 mm）。

（3）与染色体非整倍体相关性较高的超声软指标：如 NF 增厚、鼻骨缺如或发育不良。

（4）夫妻一方为染色体非整倍体（含嵌合型）患者，或具有常见染色体非整倍体妊娠或生育史时。

（5）因其他原因需要进行介入性产前诊断的孕妇（如夫妻双方同型地中海贫血），在充分知情同意情况下，可同时行胎儿染色体核型分析或 CNV 检测。

其他情况：

临床医师认为应进行胎儿 CNV 检测的其他情况。

2.4 局限性

CNV 产前诊断存在一些固有的局限性，对下列情况存在漏检的可能性，包括：

（1）染色体平衡性结构异常：CMA 或 CNV-seq 均无法检测染色体平衡性结构异常，包括染色体平衡易位（含罗氏易位）及倒位等，需结合染色体核型分析进行诊断。此外，CMA 或 CNV-seq 均无法区分游离型和罗氏易位型三体，建议对胎儿的生物学父母进行外周血染色体核型溯源分析，以判断亲代是否携带染色体罗氏易位，并进一步评估再发风险。

（2）可以检出染色体的不平衡改变，但无法阐明其在核型上的表现。

鉴于上述局限性，所有行 CNV 产前诊断的孕妇，在充分知情同意的情况下，均可同时进行染色体核型分析。

（3）嵌合体：基于分子诊断学技术的 CNV 检测对染色体嵌合体存在漏诊的可能性。对于嵌合比例＜ 30% 者的检出存在不确定性，建议结合荧光原位杂交（fluorescence *in situ* hybridization，FISH）或核型分析进行验证。

（4）多倍体：aCGH 及 CNV-seq 无法检出多倍体，建议同时行短串联重复（short tandem repeat，STR）或染色体核型分析以避免漏诊。SNP-array 可检出多倍体，但对于部分四倍体可能存在漏诊。

（5）ROH：aCGH 与 CNV-seq 均无法检出 ROH。后者的病因包括血源同一（identity by descent，IBD）；近亲关系；UPD，即某条染色体的两个拷贝均来自父亲或母亲，又包括单亲异二体（heterodisomy，hUPD）和单亲同二体（isodisomy，iUPD）两种情况。单样本的 SNP-array 检测可检出 iUPD，家系样本的 SNP-array 检测则可分析出 hUPD 或 hUPD 与 iUPD 的复合 UPD。

（6）多个细胞系的净平衡：在极端情况下，如 47,XXX 与 45,X、或者 47,XYY 与 45,X 两种非整倍体细胞的比例各占 50% 的嵌合体，CNV 检测会提示性染色体数目未见异常。此时即使同时进行 STR 检测仍存在漏检的可能性。

（7）性染色体异常：当 CNV 检测提示性染色体异常，但无法判断其是否为嵌合体以及相应细胞系的组成和比例时，建议进一步行染色体核型或 FISH 检测。

（8）全基因组的覆盖率及分辨率：对于涉及人类基因组高度重复区域的染色体微缺失 / 微重复综合征，CNV-seq 可能存在漏检或检出的 CNV 片段小于实际范围的可能性（如 1q21.1 再现性微缺失 / 微重复、16p13.11 再现性微重复 / 微缺失等）；CMA 无法检测其探针覆盖区域以外的 CNV。芯片检测的分辨率与探针密度及分布有关，CNV-seq 的分辨率与测序量，即有效序列（reads）数有关。

（9）生物学关系的鉴定：对于 CNV 的溯源检测必须在确定受检对象的真实生物学关系后进行。aCGH 及 CNV-seq 检测均无法鉴定亲缘关系，需要对家系成员加行 STR 位点或 SNP 位点检测。此外，生物学关系的鉴定不能用于亲子鉴定。

（10）母体污染：aCGH 及 CNV-seq 均无法检出母体细胞污染（对于女性胎儿将完全无提示；对于男性胎儿则可能表现为性染色体拷贝数异常），建议同时行 STR 检测，排除母体细胞污染的可能性。

（11）单基因病：aCGH 及 CNV-seq 均无法对单碱基变异及低于其分辨率的微小片段缺失 / 重复所致的遗传病进行检测。

3 临床检测及咨询流程

3.1 检测前咨询及知情同意

（1）对符合检测指征并自愿接受检测的孕妇，医师应详细告知孕妇及其亲属检测的目标疾病、目的、意义、准确性、检测方法、检测费用、检测周期、局限性、风险及其他可替代的产前诊断技术等。在充分知情的情况下，由孕妇及亲属自主选择，并由孕妇或其亲属签署知情同意书。

（2）知情同意书应包括以下要点：告知该检测技术的目标疾病；告知该检测的局限性；告知检测平台、检测分辨率及报告阈值；告知该检测可能存在的后续检测及流程；告知可能影响该检测准确性的相关因素；告知该检测有因检测失败需要再次介入性产前诊断取样的风险；在保证患者隐私的前提下，有可能将样本和数据用于医学研究；其他可替代的检测方法；医师认为对于病例个案应该说明的问题；医务人员、受检者和（或）亲属 / 法定监护人签字。

（3）该检测可检出并出具报告的 CNV 包括致病、可能致病及临床意义不明的 CNV（variants of unknown significance，VUS），不同类别的 CNV 预后有所不同。检测发现胎儿存在 VUS 时，建议其生物学父母采用相同的平台进行溯源检测，以判断胎儿 VUS 的来源，指导进一步的临床处理，帮助判断胎儿的预后。须告知患者需要支付相应的费用。

（4）部分 CNV 相关的表型存在外显不全或表现度差异，如某些神经发育障碍类疾病，并可能遗传自表型无明显异常的父母。由于这类 CNV 可能伴发结构异常，因此超声随防可能为胎儿的预后提供部分信息。对于存在这类 CNV 的胎儿，即使进行了生物学父母的比对，仍可能无法判定其生后的表型。

(5)额外发现：aCGH 及 CNV-seq 可能发现一些成人期延发性疾病或肿瘤易感性疾病，这提示父母之一可能罹患同一疾病但尚未表现出临床症状。应根据疾病的严重程度，酌情报告。

(6)胎儿期检测的特殊性：告知胎儿影像学诊断有一定的局限性。一些神经系统、消化道、面容、体表以及内分泌代谢等方面的异常将难以通过超声发现和证实，对于 CNV 致病性的判断将更加困难。此外，产前诊断的时间窗较短。由于孕周所限，临床观察时间较短，对于一些需进一步验证、补充的遗传学检测可能存在限制，给临床处理造成一定的困难。

3.2 检测信息的采集

医师应仔细询问孕妇的基本情况、本次妊娠的情况、既往史、孕产史、生育史及家庭史等。真实、准确、详细地填写检测知情同意书。

3.3 样本采集及转运

用于产前诊断的胎儿样本的采集应由具有产前诊断资质的临床医师在具有产前诊断资质的医疗机构中进行。

(1)样本编号：医疗机构应当对样本进行唯一编号。该编号应与知情同意书、检测报告单的编号一致。

(2)样本采集：孕妇绒毛、羊水或脐血样本的采集和处理均应按照标准操作流程进行。应采用无菌离心管收集羊水样本，采用装有生理盐水无菌管收集绒毛样本；采用乙二胺四乙酸(ethylenediamine tetraacetic acid，EDTA)盐抗凝采血管收集脐血样本，所有样本均应留有备份。采集绒毛样本及脐血样本时，需同时用 EDTA 盐抗凝采血管采集孕妇的外周血样，用于排除母体细胞污染(maternal cell contamination，MCC)及证实样本的胎源性。

(3)样本的保存与转运：样本应在离体后 48 h 内用 4 ℃ ~8 ℃冷链送至检测机构。应与知情同意书等资料同时转运。转运过程应符合生物安全和环境要求，同时做好交接记录。

3.4 检测报告的出具与发放

(1)从采集样本到发放报告的时间应不超过 15 个工作日，因特殊情况需要延迟发放报告或因检测失败需要重新采集样本时，应在 10 个工作日内通知患者和相关医师。

(2)检测报告应由两名具有产前诊断资质的专业技术人员出具，由具有产前诊断资质的副高级以上职称的专业技术人员签发。

(3)检测报告应当由开展相关技术的医疗机构出具，以书面报告的形式告知受检者。

(4)检测报告应包括以下信息：送检单位与送检医师姓名；孕妇的基本信息，包括姓名、年龄、患者 ID 号、临床诊断等；样本信息，包括样本编号、样本类型、采(收)样日期等；检测项目和检测方法；结果描述与建议；报告注释，包括检测平台、分析软件及基因组参考序列、检测分辨率及报告阈值，检测局限性、参考数据库或文献信息的时效性等；检测时间、检测人员姓名；报告审核发放时间、审核人员签名等。

3.5 检测后咨询及处理

检测后的咨询应结合临床信息进行。

（1）对于阴性报告，建议定期进行常规产前检查，加强超声监测，必要时进行其他相关遗传学检查。

（2）染色体数目异常和致病性 CNV：告知相应染色体异常的表型、预后情况等，是否继续妊娠由孕妇及家属自主知情选择。必要时应对父母样本进行溯源检测，以协助对于胎儿样本检测结果的判读，并判断再次妊娠时的再发风险。

（3）VUS：可能需要对父母样本进行溯源检测辅以家系分析，以协助对胎儿样本检测结果的判读。但在很多情况下，基于目前对于人类基因组的认识和数据的积累程度，仍然坎法对某些检测结果进行判读和解释。是否继续妊娠应由孕妇及其亲属自主知情选择。

（4）嵌合体：充分告知 CNV 检测所提示的嵌合比例与胎儿出生后表型无对应关系，由于无法明确胎儿不同脏器或组织中异常细胞所占的比例，因此无法预测胎儿出生后可能出现的表型，是否继续妊娠由孕妇及亲属自主知情选择。

（5）外显不全或表现度差异：告知这类 CNV 在不同患者中可出现轻重不同的表型，通过生物学父母比对可了解 CNV 的来源，但无法判断胎儿生后表型。若选择继续妊娠，建议加强超声监测，生后加强临床检查。可对夫妻双方进行 CNV 检测评估再发风险。

（6）ROH：若为 UPD 原因导致，且涉及印记基因的 UPD 存在明确的临床表型，应告知相关预后，是否继续妊娠由孕妇及亲属自主知情选择。不涉及印记基因的 UPD，因无法排除三体或单体自救不完全可能，应密切监测胎儿生长发育情况及胎盘情况，判断胎儿预后。ROH 若为血源同一或近亲关系导致，本身不致病，但可能增加胎儿常染色体隐性遗传病患病风险，应告知 CNV 检测无法了解基因变异情况，建议结合家庭史，加强超声监测，有条件者可选择基因检测技术排除纯合变异致病可能及进一步评估胎儿预后。

（7）额外发现：当 CNV 涉及明确的胚细胞变异所致恶性肿瘤、缺失片段涉及抑癌基因等，应予报告，并告知孕妇及家属可能存在的风险。

3.6　妊娠结局随访

（1）医疗机构应负责对孕妇的妊娠结局进行追踪随访。对于产前诊断结果为常见染色体数目异常及致病性 CNV 的孕妇，妊娠结局的随访率应达到 100%；对于其他孕妇，妊娠结局的随访率应达到 90% 以上。

（2）随访内容应包括：晚期流产、引产、早产或足月产、死产、死胎等妊娠结局。同时应随访胎儿出生后的生长发育等情况，尤其是产前诊断结果异常的胎儿，应尽可能加强远期随访，明确其 CNV 与临床表型之间的关系。

3.7　样本与资料信息的保存

医疗机构应保存知情同意书、实验室检测核心数据信息及检测剩余 DNA 样本。样本保存期限应不少于 3 年，知情同意书、实验室检测核心数据信息保存期应不少于 15 年。

4　检测技术流程

4.1　样本接收

医疗机构应制定样本接收和拒收的原则。在拒绝接收不符合要求的样本时，应当书面反馈拒绝的原因。拒收的情况建议包括：

(1)样本采集不当。如采集管破裂或开盖、样本标识不清、抗凝剂使用不正确、样本信息不全等。

(2)样本未按照规定的温度、时限进行保存和运输。

(3)知情同意书填写不完整。

(4)样本量无法满足实验平台的要求。

4.2 信息记录要求

实验室应具有规范的样本接收记录、实验记录、结果分析记录及报告发放记录等,相关资料应至少保存5年。

4.3 样本检测前质量评估

在提取产前样本全基因组DNA前,应对样本进行初步评估,建议如下:

(1)羊水样本:清亮,离心后细胞沉淀物足量且无肉眼可见的血样沉淀物。如出现羊水样本浑浊或肉眼可见血样沉淀物,则需进行细胞培养,培养成功后提取DNA,经STR检测排除MCC后,方可进行后续检测。

(2)绒毛样本:在体视显微镜下无菌分离时可见绒毛。提取DNA后,应与孕妇外周血DNA同时进行STR检测,在排除MCC并证实胎源性后,方可进行后续检测。

(3)脐血样本:提取DNA后应与孕妇外周血DNA同时进行STR检测,在排除MCC并证实胎源性后,方可进行后续检测。

4.4 样本的检测

实验操作应符合《医疗机构临床基因扩增检验实验室管理办法》的相关要求。实验室分区的温度和湿度应符合设备说明书要求。采用不同的平台进行CNV检测,应当严格按照标准操作流程及试剂说明书要求进行。剩余DNA样本应于-20 ℃以下保存不少于3年,并避免反复冻融。

实验室应具备对异常结果进行验证的能力,包括对嵌合体的验证、常见与CNV相关的单基因病的验证(如Duchenne肌营养不良等)、染色体溯源检测等。

4.5 实验室室内质控及室间质评

(1)室内质量控制:检测仪器需定期进行保养、维护和校准;实验人员应定期进行培训、考核;试剂应有出入库记录及有效期核对。实验室应根据不同平台的要求和产前诊断的特点制定相应的室内质量控制体系,对检测进行质量控制。

(2)室间质量评估:实验室应定期参加国家卫生健康委临床检验中心组织的室间质量评估,有条件的地区可开展不同机构之间的实验室比对。

4.6 数据分析及结果判断

(1)检测质量控制合格的样本应严格按照产品说明书进行实验室结果的判读。由于羊水样本的特殊性,部分样本的质量控制结果可能略低于标准。对于这类数据,需经两上的CMA技术组成员进行综合评估,判断仍能用于后续分析的,应记录确认的结果。

(2)检测质量控制不合格的样本应重新提取DNA进行再次检测,若再次检测仍不符合数据分析或结果判读质量要求,实验室应当与临床沟通后确定后续的处理方案。

（3）实验室应规定检测的切割值及报告阈值，并以此为基础进行数据分析及结果判断。

（4）CNV 数据的分析（附件 1）。

4.7　检测报告的出具

产前诊断医疗机构所出具的检测报告应包含检测结果及结果说明（附件 2）。

4.8　检测数据的存储与安全

相关医疗机构应严格保护孕妇的隐私，严禁泄露受检者的信息，并采取措施确保信息安全。检测数据应进行备份，并与互联网物理隔离。可追溯的核心检测数据应保存不少于 15 年。

附件 1　CNV 产前诊断数据的分析

1　CNV 的分类

按照国际标准，将 CNV 分为 5 类（致病、可能致病、临床意义不明、可能良性、良性）：

（1）致病性 CNV：以往多篇同行评议文献均已明确致病的临床意义，无论其是否存在外显率不同或表现度差异，均应判定为致病性。包括以下情况：覆盖已知明确的微缺失 / 微重复综合征致病区域；缺失片段包含明确单倍剂量不足（haploinsufficiency，HI）基因；重复片段包含明确三倍剂量敏感（triplosensitivity，TS）基因；按照 ClinGen 致病性 CNV 综合评分网站（http://cnvcalc.clinicalgenome.org/cnvcalc/）得分≥ 0.99。

（2）可能致病性 CNV：已存在证据表明很可能致病，但目前尚不足以得出肯定的结论。包括以下情况：缺失片段未包含整个 HI 基因、但涉及 HI 基因的 5′ 端（编码区）；缺失片段未包含整个 HI 基因但涉及 HI 基因的多个外显子（含 3′ 端）；缺失片段包含可疑 HI 基因或重复片段包含可疑的 TS 基因；多篇文献报道包含与高度特异性表型相关的基因；按照 ClinGen 致病性 CNV 综合评分网站得分介于 0.98~0.90。

（3）VUS：目前无法进行分类，但通过研究的累积，未来可能被定义为致病性或良性。包括以下情况：不包含编码蛋白或有重要功能的基因，但超过了实验室定义的出具报告的片段阈值；仅有少量文献报道在正常人群中存在、但频率＜ 1%；包含少量基因，但基因剂量敏感性未知；虽在文献中有报道，但结论不一致，确切临床意义尚无结论；位于基因内部，但尚不明确是否影响编码框；按照 ClinGen 致病性 CNV 综合评分网站得分介于 −0.89~0.89。

（4）可能良性 CNV：已存在证据表明与孟德尔遗传病无关，但目前尚不足以得出肯定的结论。包括以下情况：在病例人群和对照人群中出现频率无统计学差异；含有基因的 CNV 在正常人群中多次报道，但频率＜ 1%；超过了实验室定义的出报告的片段大小阈值，但该区域内无基因；按照 ClinGen 致病性 CNV 综合评分网站得分介于 −0.98~−0.90。

（5）良性 CNV：在多篇同行评议文献或数据库中报道为良性变异，或 CNV 本身就是常见的多态性；在 DGV 数据库或实验室内部数据库中发生频率＞ 1%；或在正常人群中有报道，虽频率＜ 1%，但该 CNV 不涉及基因；或按照 ClinGen 致病性 CNV 综合评分网站得分≤ −0.99。

2　数据库查询

对于 CNV 的分类，需要对数据库及文献进行查询后综合判断，目前常用的数据库包括但不限于：

（1）Databases of Genomic Variants（DGV）（http：//projects.tcag.ca/variation/）：收录了CNV研究中对照样本的CNV情况。绝大多数研究的对照样本均为正常对照，因此认为DGV数据库中收录CNV多为多态性。

（2）Database of Chromosomal Imbalance and Phenotype in Humans Using Ensembl Resources（DECIPHER）（http：//decipher.sanger.ac.uk/）：收录了与疾病表型相关的遗传变异。包含了目前已知的常见染色体微缺失/微重复综合征。

（3）Clinvar（http：//www.ncbi.nlm.nih.gov/clinvar/）：收录了与疾病表型相关的遗传变异。对部分CNV进行了致病性分级。

（4）Clinical Genome Resource（ClinGen）（https：//www.ncbi.nlm.nih.gov/projects/dbvar/clingen/）：收录了剂量效应基因，包括明确的TS/HI基因（3分）、可疑的TS/HI基因（1~2分）；收录了与CNV相关的剂量效应区域，包括明确TS/HI区域（3分）、可疑TS/HI区域（1~2分）。

（5）GeneReviews（https：//www.ncbi.nlm.nih.gov/books/NBK1116/）：包含描述特定遗传疾病的标准化同行评议文章，内容涉及疾病的诊断、治疗和遗传咨询等。

（6）Online Mendelian Inheritance in Man（OMIM）（http：//www.ncbi.nlm.nih.gov/omim）：即在线人类孟德尔遗传数据库，收录了人类基因和遗传性疾病，描述了各种疾病的临床特征、诊断、治疗及有关基因、遗传方式等。

（7）PubMed（https：//www.ncbi.nlm.nioh.gov/pubmed）：可查询与CNV相关的文献。

（8）实验室内部数据：实验室对已检测的产前、产后病例的临床表型进行总结、随访，创建实验室内部的正常人群CNV及异常CNV数据库。

3 数据分析流程

对于检测结果数据的分析流程如下：

3.1 评估染色体数目异常：

（1）染色体非整倍体：对于常见的常染色体非整倍体（21、18、13三体）需同时进行染色体快速检测，如荧光定量PCR（quantitative fluorescence polymerase chain reaction，QF-PCR）、FISH或染色体核型分析等进行验证；对于性染色体数目异常，需同时进行染色体核型分析或FISH检测，明确其是否为嵌合体以及各细胞系的组成和比例；对于罕见染色体非整倍体，建议结合染色体核型分析或FISH结果进行验证。

（2）染色体多倍体：SNP-array可直接检出多倍体，aCGH和CNV-seq需结合QF-PCR或染色体核型结果进行判定。

3.2 评估嵌合体 CNV检测可稳定检出异常细胞比例＞30%的嵌合体，必须报告；CNV检测对于异常细胞比例＜30%的嵌合体，检出存在不稳定性，建议采用FISH或核型分析进行验证。

3.3 评估CNV的致病性：

（1）检索DGV数据库及实验室内部数据库，判断CNV是否为良性或可能良性；

（2）对于非良性或可能良性 CNV，建议检索以下数据库进行评估：

对于 CNV 片段，检索 DECIPHER、Clinvar、ClinGene、GeneReivews 等数据库；对于 CNV 中涉及的基因，检索 ClinGene、OMIM 等数据库；对于病例报道，检索 PubMed 等数据库。

3.4 评估 ROH（仅针对 SNP-array）：

（1）某一条染色体 ROH：若 ROH 涉及整条染色体或 6、7、11、14、15 和 20 号染色体存在部分 ROH（≥ 10 Mb）时，建议进行 UPD 验证，可选择相同平台进行家系 CMA 检测，也可进行甲基化多重连接探针扩增（multiplex ligation-dependent probe amplification，MLPA）检测。

（2）多条染色体均存在大片段 ROH：考虑胎儿生物学父母存在近亲关系。ROH 片段总和占全基因组（除外性染色体）的比例可反映亲缘关系的程度：25% 左右提示为一级亲缘关系，12.5% 左右提示为二级亲缘关系；6.25% 左右提示为三级亲缘关系。

附件 2 CNV 产前诊断报告的内容

染色体数目异常及嵌合体应直接在报告中描述，以下内容主要针对 CNV 及 ROH。

1 CNV 报告的内容

所有 CNV 产前检测，建议对于缺失片段＜ 500 kb 及重复片段＜ 1 kb 的 VUS、所有可能良性及良性 CNV 均无需在产前诊断报告中进行描述。

1.1 检测结果的规范书写

根据国际人类细胞遗传学命名委员会（International System for Human Cytogenetic Nomenclature，ISCN）最新版本的要求对 CMA 或 CNV-seq 检测出的 CNV 进行规范化命名。命名包括检测方法（如采用 CMA 应以 arr 为开头命名；如采用 CNV-seq 应以 seq 为开头命名）、基因组版本号、细胞遗传学定位（染色体编号和细胞遗传学条区带名称）、坐标、剂量、大小。

CMA：arr[GRCh37]22q11.21(18 648 855_21 800 471) × 1(3.512 Mb)

CNV-seq：seq[GRCh37]dup(22)(q11.21)chr22：g(18 880 000_21 480 000)dup(2.600 Mb)

1.2 CNV 检测结果的说明

对于检测结果，应在查询相关数据库后进行说明，包含以下内容：

（1）CNV 片段所包含的基因：应报道 CNV 片段涉及的蛋白编码基因数；应报道是否涉及剂量效应基因，并根据 ClinGen 数据库对其进行描述；应报道缺失片段涉及的常染色体显性遗传基因，并根据 OMIM 数据库对相关内容进行描述；应报道缺失片段中涉及的明确的隐性遗传基因或人群携带率≥ 1/50 的隐性遗传基因（如 16p13.3 区的 *HBA*1/*HBA*2 基因杂合缺失），并根据 OMIM 数据库对相关内容进行描述，并报告携带状态；应报道缺失片段涉及的与表型一致的隐性遗传基因；应报道 CNV 片段涉及的可导致严重遗传病的 X 连锁隐性遗传基因，应根据 OMIM 数据库对涉及的内容，对不同性别进行相应描述（男性胎儿应描述涉及的遗传病，女性胎儿应描述携带状态）。

（2）剂量效应区域：对 CNV 中涉及的剂量效应区域，应根据 ClinGen 数据库所涉及的内容进行描述。

（3）致病性 CNV：对于 CNV 涉及的微缺失 / 微重复综合征，可参考 DECIPHER、GeneReviews、OMIM、Clinvar 等数据库对相关内容进行描述；对于外显不全或存在表现度差异的致病性 CNV，应在报告中描述其外显率或表现度情况，以及可能的家系成员表型。

（4）VUS：应结合生物学父母的检测结果，对 CNV 涉及的病例进行报告，并说明遗传来源。

（5）人群发生频率：应根据 DGV 数据库或本地数据库对人群发生频率进行描述。

（6）报告结论：CNV 是致病性、可能致病或临床意义不明。

（7）报告建议：建议受检者在专业遗传咨询人员处进行报告解读。

（8）附注：应说明检测平台、分析软件及基因组参考序列、检测分辨率、切割值及报告阈值、检测局限性、参考数据库或文献信息的时效性等。

2　ROH 报告的内容

以下内容仅针对 SNP array，建议仅报告≥ 10 Mb 的 ROH。内容包括：

2.1　ROH 检测结果的规范书写

根据人类细胞遗传学命名国际系统（ISCN）最新版本的要求对 ROH 进行规范化命名。命名包括检测方法、基因组版本号、细胞遗传学定位（染色体编号和细胞遗传学条区带名称）、坐标、剂量、大小等，如 arr[GRCh37]15q11.2q26.3（22 817 870_102 397 317）hmz（79.579 Mb）。

2.2　ROH 检测结果的说明

（1）应告知 ROH 区域涉及的常染色体隐性遗传病基因若发生致病变异，则患病的风险增高，但 SNP array 检测无法确定相关基因是否存在变异，有条件者可进一步行基因检测以排除纯合变异致病的可能。

（2）某条染色体的 ROH：若 ROH 涉及整条染色体，需优先考虑 UPD 的可能性；若 6、7、11、14、15 和 20 号染色体存在部分 ROH，即使 ROH 区域不涉及印迹基因，仍需考虑病性 UPD 的可能性。建议采用相同的检测平台进一步进行家系 CMA 检测或家系 STR、胎儿样本甲基化 MLPA 分析，以判断 UPD 的来源，并对不同来源的 UPD 所导致的疾病进行描述。

（3）多条染色体均存在大片段 ROH：根据 ROH 片段的总和占全基因组（除外性染色体）的比例来判断亲缘关系。

（4）报告结论：ROH 为致病性或临床意义不明（除致病性 UPD 外，其余 ROH 均报告为临床意义不明）。

（5）报告建议：建议受检者在专业遗传咨询人员处进行报告解读。

（6）附注：应说明检测平台、分析软件及基因组参考序列、检测分辨率、切割值及报告阈值、检测局限性、参考数据库或文献信息的时效性等。

全外显子组测序技术在产前诊断中应用的专家共识

全外显子组测序技术在产前诊断中的应用协作组

大约 2%~4% 的妊娠存在明显的胎儿结构异常。目前常用的遗传学检查技术（染色体核型分析和染色体拷贝数分析）可为 20% 左右的这类胎儿提供诊断，但仍有超过一半的病例未能得到有效的诊疗。近年来，高通量测序技术被逐渐应用于先天性疾病的检测，极大地提高了遗传性疾病的诊断预期，其中全外显子组测序（whole exome sequencing,WES）的检测效能被逐渐认可，国内外对这类技术在产前诊断中应用的研究和指导意见也在不断地形成和累积。大规模的前瞻性研究提示，在染色体核型和染色体拷贝数分析未见异常的胎儿中，WES 可将诊断率提高 8.5%~10%。其中，多发结构畸形和骨骼发育不良胎儿的诊断率较高，可达 15.4%，先天性心脏病胎儿的诊断率约为 11.1%。我国对于胎儿结构畸形的研究数据表明，产前高通量测序在常规染色体核型和染色体拷贝数检测的基础上，可额外提高 12.7%~24.0% 的诊断率。我国新生儿随机群体基因筛查报告及危重病新生儿遗传学分析表明，单基因变异在婴幼儿期疾病中占比较高。产前 WES 基因检测对于部分严重先天性疾病在孕期的诊断可能发挥重要的作用。基因诊断能够为确定胎儿预后、宫内治疗价值、分娩计划和新生儿管理决定提供关键信息，从而降低发病率和死亡率。

产前 WES 不同于成人或儿童患者的 WES 分析。WES 是基于表型的数据分析，鉴于胎儿表型的评估是间接的、有时是不完全确定的，目前产前 WES 分析可能仅限于胎儿结构异常相关的基因变异。此外，对胎儿异常的准确识别还取决于产前影像学检查设备的性能、孕周以及医疗团队的经验。此外，胎儿产前诊断还涉及较多的伦理问题。为了更科学、规范地将 WES 应用于产前诊断，我们参考了国内外最新的指南、专家共识和权威文献，讨论形成了本共识，内容主要涉及开展 WES 产前诊断的基本要求、适用范围、临床服务流程、检测技术流程等。

1　产前 WES 的适用群体

1.1　产前 WES 的适用群体　WES 在产前诊断中的应用目前仅限于对影像学（超声和磁共振成像）发现的胎儿结构畸形进行遗传学病因筛查。综合遗传学研究的结果，目前认为适合产前 WES 的常见胎儿结构异常包括、但不限于多发畸形、临床诊断的骨骼发育异常、心血管畸形、中枢神经系统畸形（包括中度以上的侧脑室增宽及脑积水）、颜面部畸形、泌尿生殖系统畸形等。不同系统的胎儿结构畸形的遗传诊断率存在较大的差异。对于提示染色体非整倍体的大多数超声软指标异常，包括鼻骨缺如或发育不良、肠管回声增强、脉络丛囊肿、轻度肾盂分离等，WES 不作为推荐检测项目。然而，大量的研究表明，NT 增厚、尤其是＞ 4 mm 的胎儿，其罹患 Noonan 综合征的风险明显增高。可与孕妇及家属沟通，提出常规产前检查胎儿核型 + 染色体拷贝数变异分析 +WES 检测的建议。对于具有多项超声软指标异常的胎儿，应由产前诊断专家酌情决定是否需要进行产前 WES 检测。产前 WES 目前并不适用于有不良孕产史、但本次妊娠未见胎儿畸形的情况以及其他的医学情况。

1.2　产前 WES 的特殊性　WES 是一种基于表型的检测。因此，临床医师应为实验室提供充分、准确的信息，以实现最准确的结果分析。需提供的临床信息包括详细的胎儿影像报告(例如超声检查、磁共振成像和/或胎儿心脏超声检查)、先前的胎儿产前检查结果和/或临床实验室报告、父母的既往病史、种族、生育史和家庭史,包括父母的血缘关系等。由胎儿及双亲组成的核心家系分析优于单例分析(仅胎儿)或二重分析(胎儿和父母之一)。除非生物学父母无法提供标本的特殊情况,建议所有的产前 WES 均进行核心家系检测。

开展产前 WES 的机构应确保有通过遗传学知识培训的医师或者遗传联合门诊提供检测前咨询,咨询医师应熟悉每种检测方案和技术的优缺点和适用范围。如果胎儿异常或者孕妇家庭史及生育史高度提示特定的诊断,则单基因检测或基于表型的基因 Panel 检测可能更适合作为一线的方法。但是当标准检测均无法确定诊断时,可将 WES 视为一种选择。病例选择的严谨性、测试平台以及是否可取得胎儿父母的数据均可能影响诊断的结果。

产前 WES 检测的处理周期必须尽快,提供产前 WES 诊断的实验室应明确出具报告的时间,以供咨询医师和孕妇进行参考。

2 产前 WES 检测前咨询

2.1 检测前咨询及知情同意

2.1.1 对符合检测指征并自愿接受检测的孕妇,医师应详细告知孕妇及其亲属检测的意义、准确性、检测方法、费用、检测周期、局限性、相关风险及其他可替代的产前诊断技术等。应特别告知存在 WES 检测后仍无法明确诊断的可能性,并强调产前 WES 结果阴性并不能排除所有的遗传学异常,告知不应将阴性结果作为胎儿正常的保证。在充分知情的前提下,由孕妇及亲属自主选择,并由孕妇本人或在特殊情况下由其亲属签署知情同意书。

2.1.2 知情同意书应包括以下要点 检测的目标疾病;检测的局限性;检测可能存在的后续检测及流程;可能影响检测准确性的相关因素;因检测失败需要再次介入性产前诊断取样的风险;存在针对性家系验证的可能性;在保证患者隐私的前提下,有可能将样本和数据用于医学研究;对于偶然发现的处理约定;医师认为对于病例个案应该说明的问题;医务人员、受检者和(或)亲属/法定监护人签字等。

3 产前 WES 的取样及实验室检测

3.1 联样 可用于产前 WES 检测的样枯主要包括羊水、绒毛、脐带血及胎儿父母的外周血等。胎儿样本的采集应参照《产前诊断技术管理办法》及其配套文件要求进行。所有的产前 WES 检测必须排除可能干扰胎儿结果的母体细胞污染。

3.2 DNA 提取、质控、保存及转运 建议针对不同的标本类型建立相应的核酸提取标准操作规程,同时制定相应的质量评估标准。提提的 DNA 超出实验所需的部分建议分装、单独存放,并妥善保管。检测周期内短期可置于 4 ℃或者 -20 ℃存放,长期应保存 -80 ℃保。对于 4 ℃冷藏的样本,可于 36 小时内常温转运;-20 ℃冷冻标本于 36 小时内干冰转运。

3.3 WES 实验室检测 开展产前 WES 检测的医疗机构应当对实验室的管理体系、检测技术、数据分析能力等进行充分评估,并制定适当的质量控制方案,以确保产前 WES 的规范性、可控性以及技术的持续改进。

（1）文库构建及质控

无论是商业化试剂盒还是自制的建库试剂，均须有可靠的实验方法评估其有效性，且需要经过一定的试用期进行复验。实验室应通过方法学的验证，制定相应的标准操作规程，探索出有效且能够满足建库要求的最低起始建库 DNA 输入值、即检测限度。建议在建库过程中同时设置空白阴性对照，并使用标准品作为阳性对照。对于构建好的文库，需要根据产前 WES 的要求来监测文库的浓度和总量、产物片段的长度及分布、阴性及阳性文库质检情况，并制定接受或拒绝的标准，以判定批次建库的成功与否。建议对文库的中间产物保存 1 个月。

（2）上机测序及质控

数据分析部分可参考文献进行。测序时应根据检测的样本量和质量要求，确定适宜的测序平台与方案，以保证临床遗传病的二代测序数据能够满足数据质量及靶向区域覆盖度的要求。实验室应具备测序仪正常运行所必需的实验室洁净度、温 / 湿度、防震和光照等条件。鉴于产前诊断的特殊性，建议进行更为规范、严格的质量控制。测序质量的参考值为：不同捕获探针的原始数据量（raw data）应达到 6~8 G 以上；测序数据的单碱基质量评估指数 Q30 ＞ 90%；文库复杂度的指示值重复读数百分比（duplication reads rate）也应控制在一定的范围内；目标区域的平均测序深度应根据检测策略对基因变异判定所需的数据深度的需求而定，建议平均深度≥ 100×，30× 覆盖度比例＞ 98%，20× 覆盖度比例＞ 97.5%，平均覆盖度＞ 99.5%。因涉及仪器损耗与试剂批次之间的差异，建议在更换二代测序试剂批次时，进行标准品文库的测序与数据质量评估，对测序试剂与仪器的稳定性进行评估。同时基于数据安全的考虑，应考虑实施必要的防火墙、加密等管理措施。

3.4　样本追踪　为确保在检测过程中样本无混淆或污染，建议检测机构设置样本追踪流程。在上传数据前，对数据与原始样本做强制性一致性分析，通过后方可上传数据，用于后续的生物信息学及遗传信息分析。样本追踪包括两个方面：性别一致性鉴定与单核苷酸多态性一致性鉴定。产前全外显子分析需增加孕妇与胎儿的 STR 分型实验以排除母体污染，同时建议在生物信息学分析阶段对数据中的低频突变进行监控。该指标若异常升高，也提示数据可能存在污染。

3.5　数据分析　生物信息学分析是整个 WES 检测流程的重要组成部分。对于各个步骤，不同实验室可能选择不同的分析软件，因此，目前尚无标准化的数据分析流程。实验室在建立生物信息学分析流程时，需充分了解各软件、算法和数据库的特点、适用范围及局限性，并慎重选择，建立、优化和确认生物信息学分析流程，并形成实验室数据分析准操作程序（SOP）。一般建议至少两个人分别使用两种不同的分析流程同时进行分析。

在获得原始测序序列（sequenced reads）后生物学信息分析流程大致如下：

（1）测序数据的过滤与质量评估

为保证信息分析质量，需要对原始测序的序列 reads 进行过滤，得到 clean reads，再进行后续的数据分析。数据过滤的步骤一般为：去除带接头（adapter）的 reads 对；当单端测序 read 中 N（N 表示无法确定的碱基信息）的比例大于 10% 时，需要去除此对 reads；当单端测序 read 中含有的低质量（＜5）碱基数超过该条 read 长度比例的 50% 时，需要去除此对 reads。需将过滤后合格的 reads 数据（FastQ 文件）比对到参考基因组（GRCh38）的相应位置，常用的软件有 BWA、SOAPaligner 等；比对后最常见的文件类型为 BAM/SAM。将比对结果进行标记重复 reads，对结果进行覆盖度、深度等的统计。当一个位点的碱基覆盖深度（read depth）达到 30X 以上时该位点处检测出的 SNP 才比较可信。各实验室需要根据自身测序数据的质量标准，对每次测序的数据质量进行评估。

（2）变异检测及注释

全外显子测序主要检测的变异包括单碱基变异（single nucleotide variant，SNV）和小片段的插入或缺失变异（insertion/deletion，INDEL），根据检测目的可以对参数进行调整。检测后需要对变异进行注释，即根据所在的基因组范围对变异位点关联具体的变异名称、变异类型和可供下一步变异致病性解读参考的信息。主要内容为变异基本信息、基因相关的疾病信息、变异在正常人群中的频率、疾病数据库收录情况、软件预测结果等。

（3）变异筛选

鉴于产前 WES 存在缺乏完善的先证者信息、检测结果具有预测性、涉及更多的伦理问题等特点，建议产前 WES 仅针对具有临床意义的基因进行分析。基因与疾病关系的有效性评价建议参考美国临床基因组发布的基因临床有效性管理工作组建议（ClinGen Gene Curation Working Group（https：//www.clinicalgenome. org/working-groups/gene-curation/projects-initiatives/clinical-validity-classifications/）和 Gene Curation Coalition（GenCC）数据库（https：//thegencc，org/）。对以上数据库有评级的基因，建议仅分析基因 - 疾病的关系定性为“明确的”和“强的”基因。考虑到近几年疾病关联基因不断被挖掘、更新，实验室对其他评级基因（如“中等的”“有限的”“无证据报道的”“有争议的”“否定的”）或数据库暂无评级的其他基因的处理方案应当有明确规定，并在知情同意书中注明。

由于全外显子测序能够获得大量的变异信息，其中绝大多数为良性的多态或者与疾病无直接关联的变异，因此可结合疾病的发病率与变异的正常人群的携带频率对其进行筛选，过滤掉良性或疑似良性的变异。筛选后的具有临床意义基因的变异应按照美国医学遗传学与基因组学学会（American College of Medical Genetics，ACMG）的变异分类标准与指南进行分类，包括致病、可能致病、意义不明、可能良性、良性。分类的依据主要为变异的人群携带频率、变异是否影响编码蛋白的功能、相关数据库（ClinVar、NCBI、HGMD、OMIM 等）的收录情况、文献报道、变异来源及家系共分离的情况等。各级证据的使用及强弱程度需要根据已有的研究和文献报道进行适当的调整（升、降级）。之后根据胎儿的表型，筛选出相关疾病的变异。对于致病、可能致病或与胎儿表型高度相关的 VUS 变异，建议使用第二种方法，如 Sanger 测序、荧光定量 PCR 等进行验证。

4　产前 WES 的报告

产前 WES 报告的形成和撰写应当符合遗传病基因检测报告规范。报告建议包括：①基本信息；②家庭史及临床表现；③结果分析：包括与临床表现密切相关的致病性、可能致病性以及意义不明突变，次要突变和偶然发现应在检测前咨询中询问胎儿父母是否愿意被告知;④检测方法描述;⑤参考文献;⑥报告 / 审核人和日期;⑦相关基因列表:应包括基因名称、变异位点、氨基酸改变、遗传模式、亲本来源、权威群体数据库频率、ClinVar 等疾病数据库是否有报道及致病性判断,以及相关文献等;⑧质控信息:包括测序深度,原始数据达到质控标准的百分率等;⑨一些通用信息(附录与声明等):如建议遗传咨询,外显不全的声明,一些情况如 GC rich 区域、染色体拷贝数变异、低比例嵌合、染色体结构异常等无法检出情况的声明,数据再分析及报告更新等信息。除外形式上的要求外,应当特别注意产前诊断报告内容的特殊性。

4.1　已知的致病基因　①推荐实验室报告与胎儿表型一致的、ACMG 分级为致病和可能致病的变异。②对于是否报告意义不明确(VUS)基因变异,每个实验室可能有不同的政策。实验室应考虑报告与胎儿表型相符且符合遗传模式的 VUS 变异。

4.2　临床有效性不确定的基因　WES 可能检测到临床有效性不确定的基因(内部实验室数据、动物模型或已发表病例报告等提供的基因与某些疾病可能相关的证据)。产前 WES 不建议报道临床有效性不确定的,ClinGen 评价系统分类为“有限的”、“无证据报道的”和“证据不一致的”基因。对于基因与疾病的关系是“中等的”基因的处理,实验室应当有明确规定;如果实验室选择报告,则其变异最高可分类为“可能致病的”。数据库暂无评级基因的处理方案实验室也应当有明确规定,并在知情同意书中注明。

随着研究的进展,基因与疾病的相关性证据也可能会随着文献的更新而升级或降级。实验室应在知情同意书中告知。

4.3　胎儿偶然发现　偶然发现包括未包含在 ACMG 次要发现列表中、与胎儿表型无关的基因变异。胎儿的偶然发现可能包括神经发育障碍、智力障碍或代谢异常等超声无法检测的疾病的相关变异,也可能检测到一些成人期迟发性疾病或肿瘤易感性疾病。实验室应就产前 WES 偶然发现的分析和报告制定明确的政策,并且对受试胎儿的监护人做到知情同意。

(1)建议报道虽与胎儿表型无关,但会导致中至重度的儿童期发病的致病性或可能致性的变异。这些疾病中的许多疾病,尤其是与非综合征性智力障碍 / 神经发育和代谢相关的疾病,均无法通过胎儿影像学检测到。

(2)实验室应为是否报告胎儿或儿童期无表型的变异,以及与胎儿临床表型无关的胎儿常染色体隐性和 X 连锁隐性疾病的携带情况制定政策,并在知情同意书中进行说明。无论 ACMG 致病性分级如何,实验室有不报告这些变异的权利。特殊情况或者严重先天性疾病携带者是否报告应根据实验室规定和知情同意书进行。

4.4　父母的偶然发现　实验室应为是否报告检测中的父母偶然发现以及常染色体隐性和 X 连锁隐性疾病的携带者情况制定政策,并在知情同意书中进行说明。实验室有选择不报告这些变异的权利。产前 WES 不建议报告与胎儿发现无关的父母偶然发现;严重先天性疾病携带者情况的报告应根据知情同意书约定进行。

4.5　几种特殊情况的报告

4.5.1　非生物学亲子关系　WES 检查可以鉴定出非生物学亲子关系。实验室应制定明确的政策,以规定如何将非生物学亲子关系透露给受试者。实验室应制定有关如何处理提交的标本为非生物学父母的分析方案。

4.5.2 存在外显不全和表现度差异的变异报告 若需要报告的基因涉及外显不全和临床表现度差异,应当注明。有外显率数据的需要注明,并标注参考文献。

4.5.3 涉及胎儿性别的基因变异报告 建议报告医学需要的性别鉴定,以及意外发现的伴性遗传致病变异及可能致病变异。禁止非医学需要的胎儿性别鉴定。

4.5.4 数据再分析及报告更新 对于未明确诊断或者 WES 结果为阴性的胎儿,如果产前或者出生后出现了新的临床表型,或初次检测后已经过了相当长的时间,则可考虑进行再分析。产前诊断报告不能对胎儿表型完全解释的,随着时间推移出现其他表型的,可以考虑进行重新分析。

由于发现了新的基因疾病关联(在初始分析时未知),也可以考虑再分析诊断结果和胎儿表型相关的结果。

目前儿科验证数据表明 12 个月后对外显子组测序数据的再分析有助于临床诊断,实验室可参考规定再分析的情况和时间,并在知情同意书中注明。

5 检测后咨询

5.1 报告解释 无论检测结果如何,均应当在检测后进行遗传咨询。遗传咨询建议由经过培训、熟练掌握遗传学知识,且具备产前诊断资质的医师提供,或通过遗传咨询医师、产前诊断医师及其他相关医师联合门诊及多学科会诊模式完成报告的咨询。

(1)对于阴性报告,建议加强影像学随防观察;必要时应组织多学科会诊,对胎儿期处置、分娩期及新生儿期风险、预后等情况进行讨论评估,并制定相应处理措施。应当强调的是,产前外显子组结果阴性并不能排除所有的遗传学异常,不应将阴性结果当作正常结果的保证。

(2)致病性和可能致病性变异:告知相应疾病的表型、预后情况等,是否继续妊娠由孕妇及家属自主知情选择.必要时应扩大家系样本进行溯源检测,以协助对于胎儿样本检测结果的判读,并判断再次妊娠时的再发风险。

(3)VUS:可能需要对父母样本进行溯源检测辅以家系分析,以协助对胎儿样本检测结果的判读。然而,在很多情况下,基于目前对于人类基因组的认识和数据的积累程度,仍然无法对某些检测结果进行判读和解释。是否继续妊娠应由孕妇及其亲属自主知情选择。

(4)次要发现和偶然发现:2021 年最新版的 ACMG 指南已更新了 73 个次级基因,主要与肿瘤及心血管疾病相关。对符合实验室政策和知情同意选择的偶然发现也应当给出合理的解释及咨询。

(5)在咨询时,还应讨论所报告的基因变异的致病性可能随时间推移而升级或降级。建议其下次怀孕再次进行产前检查时,应考虑对相关的基因变异进行再分析。

5.2 再生育风险的评估 医师应当综合检查结果,对孕妇夫妇再次妊娠的风险进行合理评估和解释。

6　复杂病例的多学科会诊

建议所有的产前 WES 报告均由实验检验人员、生物信息学分析人员、医学遗传学专业人员、产前诊断或者母胎医学专业医师讨论审核后发放。复杂疑难病例建议组织遗传咨询医师、产前诊断医师、影像科（超声科）、儿科及其他相关专业医师进行多学科会诊。

7　妊娠结局的随访

产前诊断机构应负责对孕妇的妊娠结局进行追踪随访。对于产前诊断结果为致病性基因变异的孕妇，妊娠结局的随访率原则上应达到 98% 以上。对于其他孕妇，妊娠结局的随访率应达到 90% 以上。随访的内容应包括晚期流产、引产、早产或足月产、死产、死胎等妊娠结局，同时应随访胎儿出生后的生长发育情况，尤其是产前诊断结果为异常的胎儿，应尽可能加强远期随访，明确其基因变异与临床表型之间的关系。

8　样本与资料信息的保存

产前诊断样本与资料的保存应参照《产前诊断技术管理办法》配套文件的要求进行。产前诊断的病历，包括术前相关检查登记、知情同意书、遗传学分析记录应合并到病历中，存入产前诊断档案，保存 20 年以上。二代测序的下机原始数据建议保存 1 个月。对于 Fastq 格式文件的保存应考虑原始数据的可溯源性、现有技术（包括测序技术、遗传变异分析技术）版本的可溯源性、基于目前知识注释阶段的可溯源性。保存的时间和方式可按实验室规定进行，建议至少保存 5 年。实验室应当保存有部分原始标本、细胞培养物或者细胞沉淀物，保存期限应不少于 3 年。

【参考文献】

[1] 国家卫生健康委临床检验中心，产前筛查与诊断专家委员会. 孕妇外周血胎儿游离 DNA 产前筛查实验室技术专家共识 [J]. 中华检验医学杂志，2019，42（5）：341-346.

[2] 中华预防医学会出生缺陷预防与控制专业委员会. 胎儿染色体核型分析判读指南 [J]. 中华医学遗传学杂志，2021，38（5）：409-413.

[3] 荧光原位杂交技术在产前诊断中应用协作组. 荧光原位杂交技术在产前诊断中应用的专家共识 [J]. 中华妇产科杂志，2016，51（4）：241-244.

[4] 荧光定量 PCR 技术在产前诊断中的应用协作组. 荧光定量 PCR 技术在产前诊断中的应用专家共识 [J]. 中华妇产科杂志，2016，51（5）：321-324.

[5] 染色体微阵列分析技术在产前诊断中的应用协作组. 染色体微阵列分析技术在产前诊断中的应用专家共识 [J]. 中华妇产科杂志，2014，49（8）：570-572.

[6] 中华医学会医学遗传学分会临床遗传学组，中国医师协会医学遗传医师分会遗传病产前诊断专业委员会，中华预防医学会出生缺陷预防与控制专业委员会遗传病防控学组. 低深度全基因组测序技术在产前诊断中的应用专家共识 [J]. 中华医学遗传学杂志，2019，36（4）：293-296.

[7] 中华预防医学会出生缺陷预防与控制专业委员，中国优生科学协会基因诊断与精准医学分会. 拷贝数变异检测在产前诊断中的应用指南 [J]. 中华医学遗传学杂志，2020，37

（9）：909-917.

[8] 全外显子组测序技术在产前诊断中的应用协作组. 全外显子组测序技术在产前诊断中应用的专家共识 [J]. 中华医学遗传学杂志，2022，39（5）：457-463.

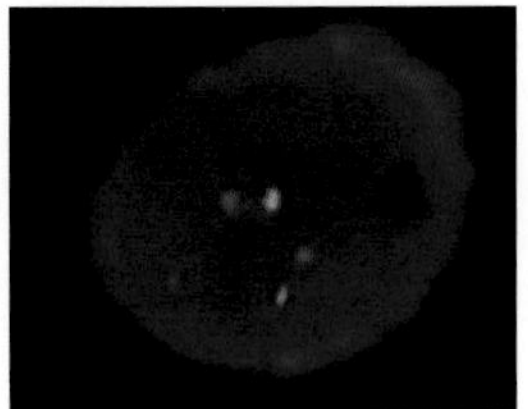

彩图 1 胎儿 FISH 结果(21 三体)
(红色为 GLP21 探针,绿色为 GLP13 探针)

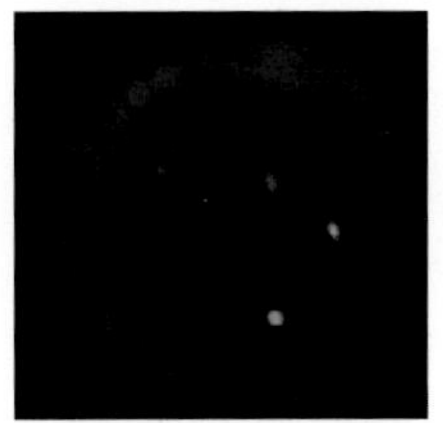

彩图 2 胎儿 FISH 结果(正常)
(红色为 GLP21 探针,绿色为 GLP13 探针)

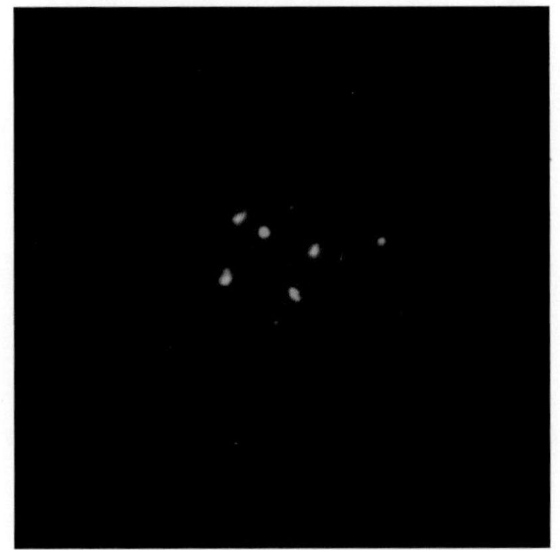

彩图 3 羊水细胞 FISH 检测图,蓝色为 18 号染色体信号,绿色为 X 染色体信号

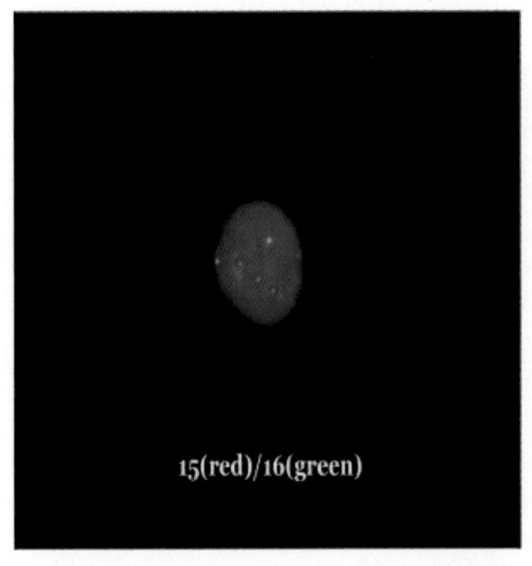

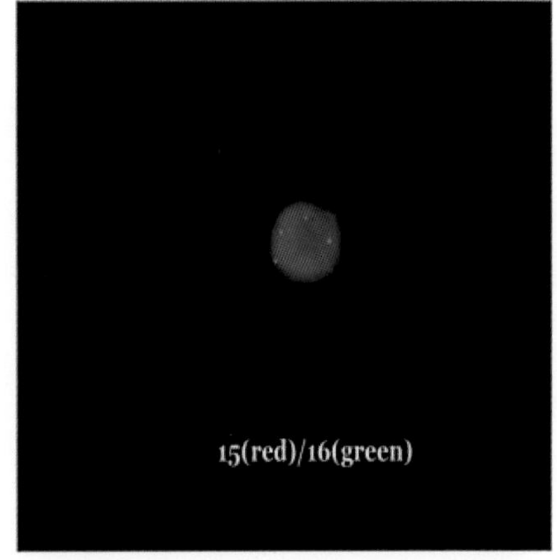

彩图 4 胎儿 FISH 结果

检测结果:nuc ish(D15Z1)x3,(D16Z1)x2[26]/(D15Z1,D16Z1)x2[74]

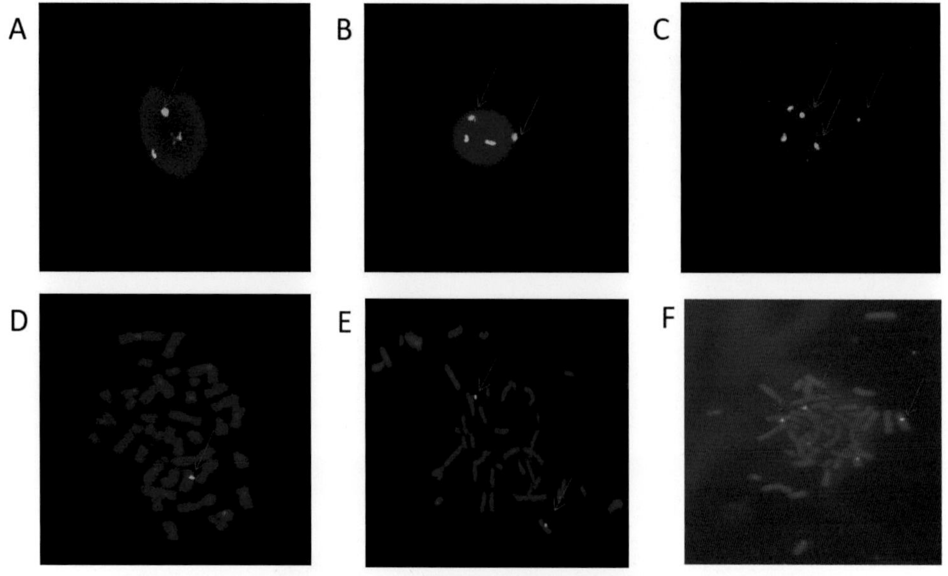

彩图 5 胎儿间期和中期的 FISH 结果

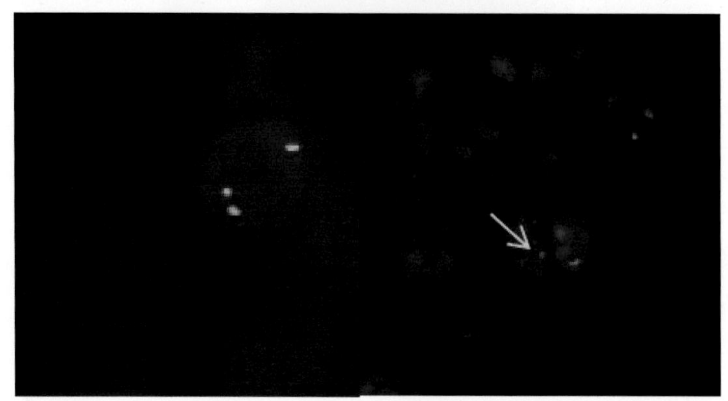

彩图 6 孕妇羊水细胞 FISH 结果

绿色探针位点为 CSPX（Xp11.1-q11.1），箭头所示红色探针位点为 CSPY（Yp11.1-q11.1）

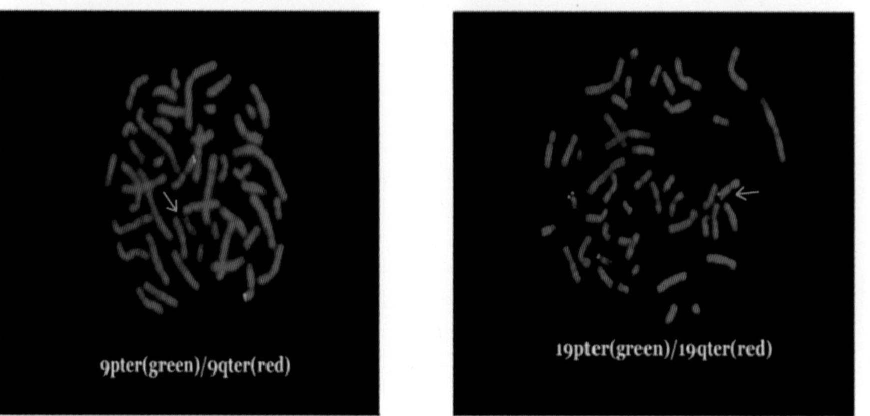

彩图 7 患者（Ⅲ4）FISH 检测结果

9pter、19pter 为绿色信号，9qter、19qter 为红色信号

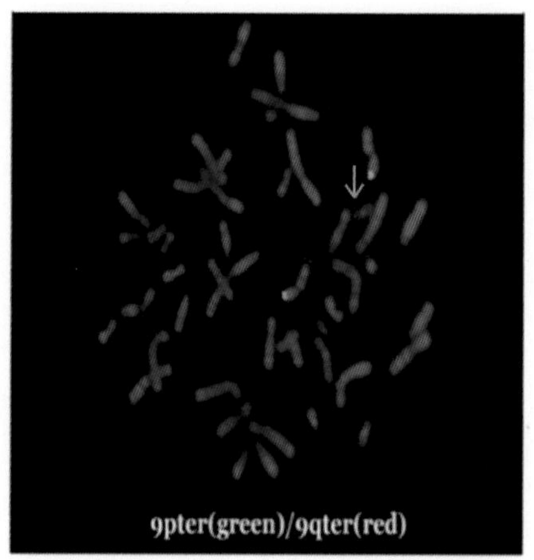

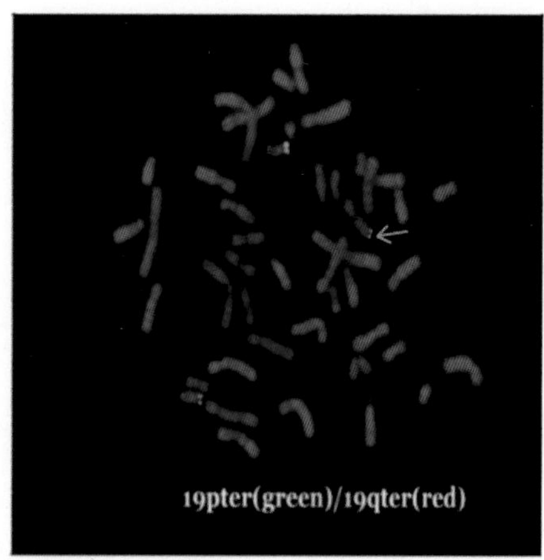

彩图 8　患者弟弟(Ⅲ6)FISH 检测结果

9pter、19pter 为绿色信号，9qter、19qter 为红色信号

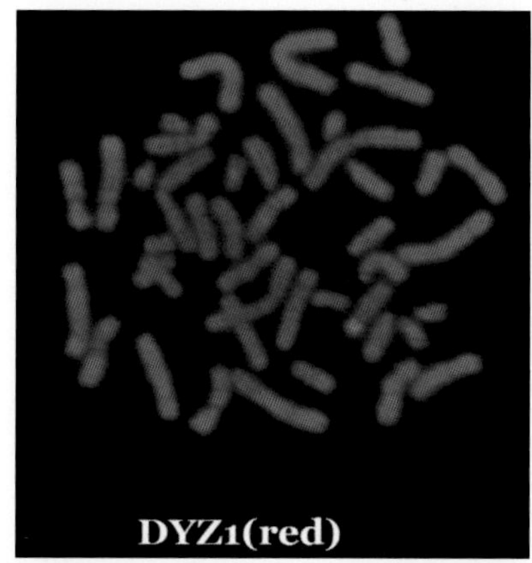

彩图 9　DYZ1 探针(红色)FISH 检测

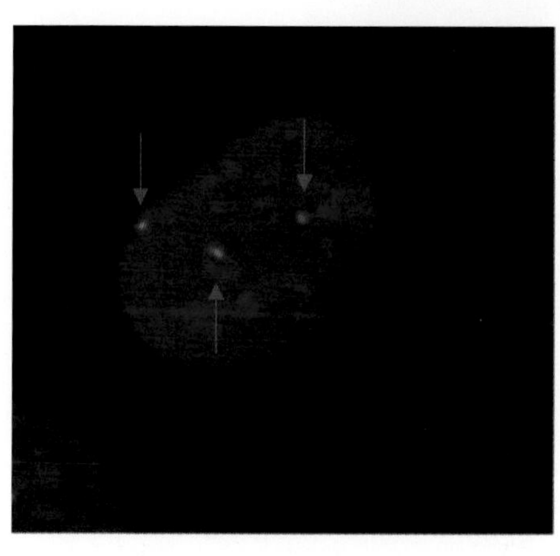

a

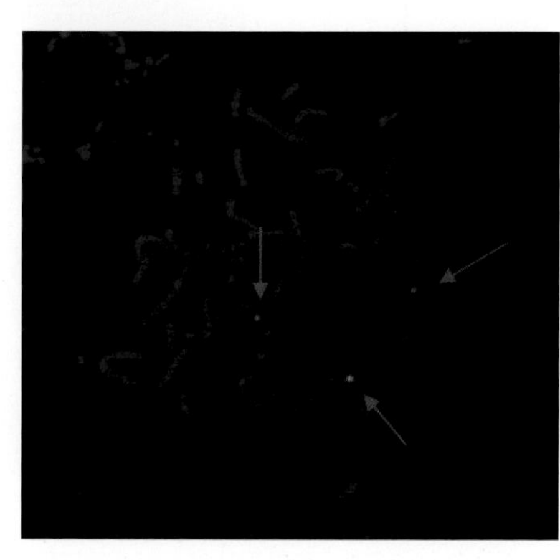

b

彩图 10

a 未培养羊水细胞间期 FISH，可见 3 个 18 号染色体的天蓝色杂交信号，b 培养羊水细胞中期 FISH，可见 18 号染色体杂交信号不仅位于 18 号染色体，还位于易位的 2 号和 18 号染色体

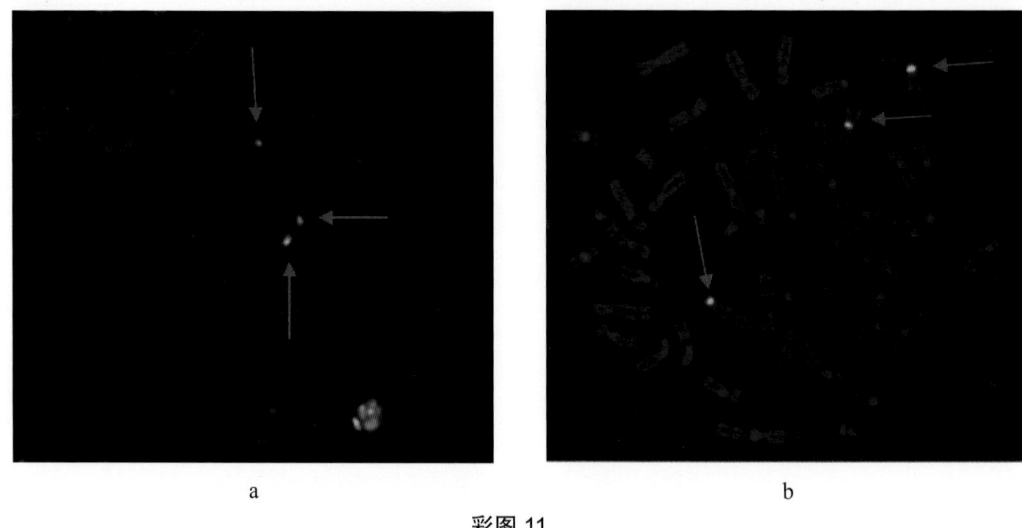

a b

彩图 11

a 孕妇外周血间期 FISH,可见 3 个 18 号染色体的天蓝色杂交信号，b 孕妇外周血中期 FISH,可见 18 号染色体杂交信号不仅位于 18 号染色体,还位于易位的 2 号和 18 号染色体

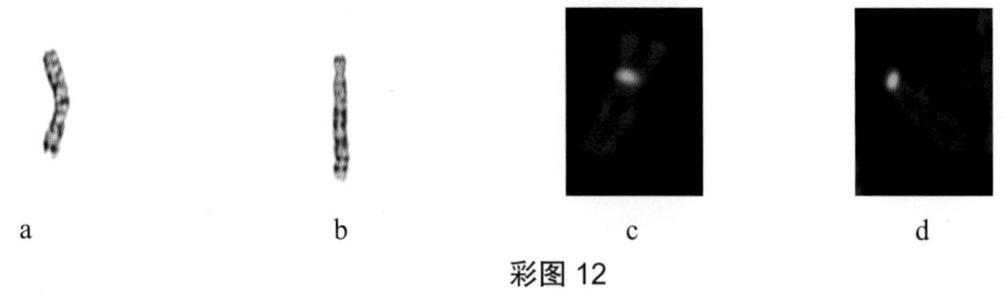

a b c d

彩图 12

a 和 b:t(2;18)(p10;q10) 的 G 显带细节效果图;c 和 d:t(2;18)(p10;q10) 的 FISH 细节效果图

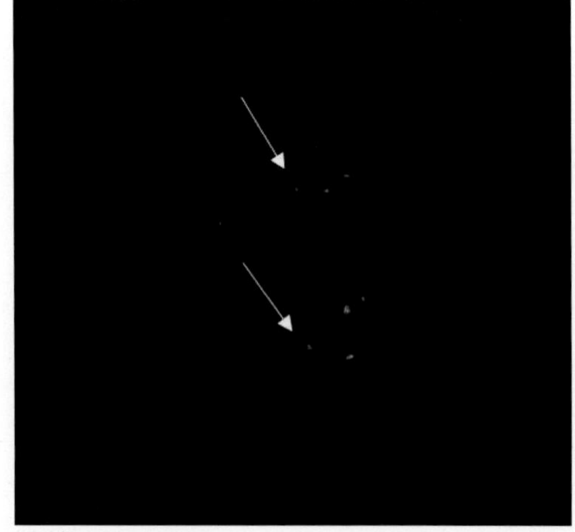

彩图 13 羊水细胞 FISH 结果,箭头所指红色为 Y 染色体信号,蓝色为 18 号染色体信号,绿色为 X 染色体信号

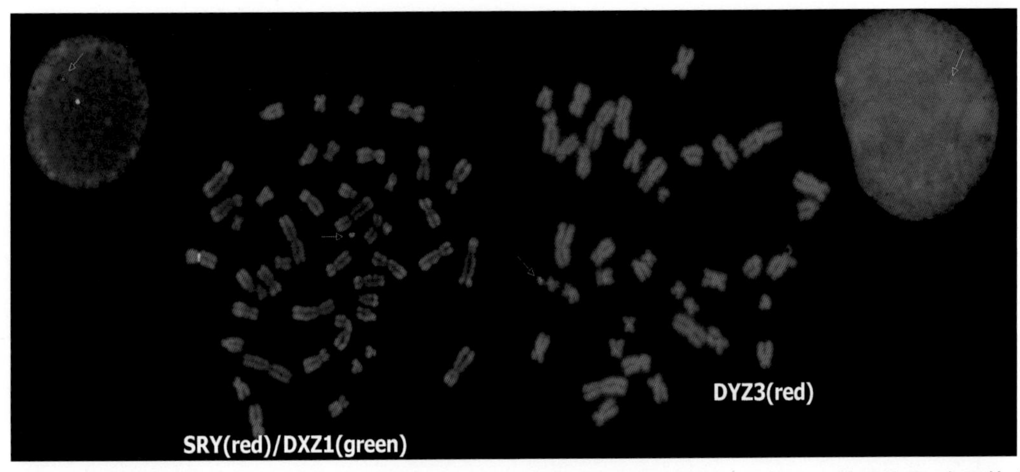

彩图 14　脐带血细胞 FISH 结果，左图绿色为 *DXZ*1 基因信号，箭头所指为红色 *SRY* 基因信号，右图箭头所指为红色 *DYZ*3 基因信号

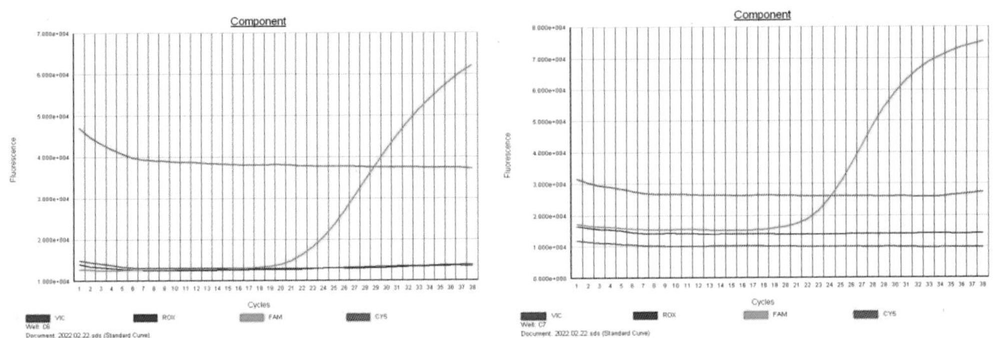

彩图 15　AZF 检测结果图，左图绿色 FAM 荧光标记内标 *SRY* 基因，红色 VIC、蓝色 ROX 和粉色 Cy5 荧光分别标记 AZF a、b 和 c 区的 sY84、sY127 和 sY255 位点；右图绿色 FAM 荧光标记内标 *ZFX*/*ZFY* 基因，红色 VIC、蓝色 ROX 和粉色 Cy5 荧光分别标记 AZF a、b 和 c 区的 sY86、sY134 和 sY254 位点

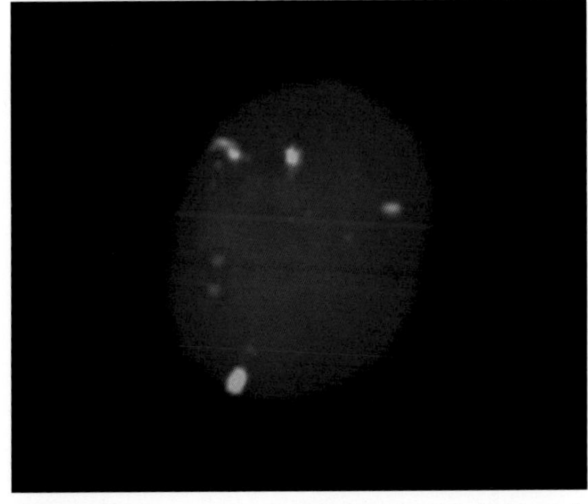

彩图 16　未培养羊水细胞间期 FISH，可见 2 个绿色信号(X 染色体)和 2 个红色信号(Y 染色体)

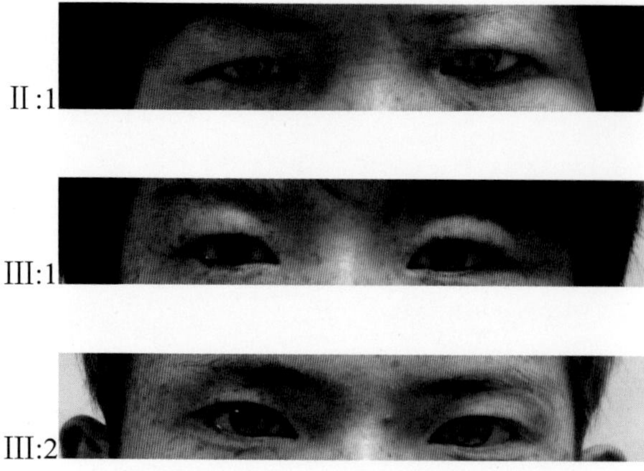

彩图 17 先证者及其母亲、弟弟虹膜异色，面部色素沉着